景岳全書

新方八陣의 새로운 이해

明·張介賓 原著
최달영·김준기·염용하 共編譯

法仁文化社

序 文

장경악(張景岳)은 명말(明末)의 의가이지만 이미 우리에게 친숙한 존재이다. 역자의 연구를 통하여 경악의 의론과 처방이 조선 후기의 주요 의서에 다수 인용되었고, 오늘날까지 다용되는 처방의 상당수가 경악의 창방임을 밝힌 바 있다. 특히 황도연(黃度淵)은 『방약합편(方藥合編)』에서 『동의보감(東醫寶鑑)』 이후 증보된 처방을 수록하고 있는데, 이러한 증보방의 대부분이 「신방팔진(新方八陣)」에 속하는 처방들이다. 『방합합편』 상통(上統)·중통(中統)·하통(下統) 전체 467개 처방 중에서 경악의 처방으로 확인된 것이 상통 19개, 중통 9개, 하통 2개로 전체 처방의 6.4%를 차지하며, 특히 상통에 집중된 것으로 보아 경악의 온보사상(溫補思想)이 우리 의학에 상당한 영향을 미쳤음을 알 수 있다.

역자들은 한의과대학의 교육과정이 지나치게 세분화되어 있는 현실 속에서 전통적 한의학 교학 방법의 장점을 취하는 방법론의 하나로서 한의학의 전 분야를 포괄하고 있는 경악의 저서 전체를 회통하는 것이 도움이 될 것으로 생각하여 『유경(類經)』 『질의록(質疑錄)』 『경악전서(景岳全書)』 등에 지속적인 관심을 가지고 관련 논문을 다수 발표한 바가 있는데, 본서는 이러한 연구의 작은 결실이라고 할 것이다.

역자들이 「신방팔진」을 강독하던 중 처방의 약미와 약량을 도표화하는 것이 좋겠다는 의견이 나와 이를 반영하였다. 「신방팔진」의 처방은 일반적으로 말하는 후세방의 범주에 속하나 처방당 약미의 평균 숫자는 소위 경방(經方)에 속하는 『상한론(傷寒

論)』과 『금궤요략(金匱要略)』 처방의 평균 약미와 비슷하여 경악의 방제운용이 대단히 엄격했음을 알 수 있고 「신방팔진」 전체를 도표화할 수 있는 근거가 되었다.

역자의 역량부족으로 인해 생긴 번역과 해설상의 많은 오류에 대해서는 따뜻한 격려의 말이 있기를 바라며, 본서가 「신방팔진」의 임상적 활용을 위한 지침서뿐만 아니라 『경악전서』 전체를 이해하는 디딤돌로서의 역할을 해주기를 바라는 마음이 간절하다.

마지막으로 강독내용을 정리하고 도표를 작성해주신 병리학교실 교실원 하기태선생과 원고를 최종적으로 교정해주신 법인문화사 장재석선생에게 깊은 감사를 드리며, 어려운 출판여건 하에서도 선뜻 출판을 결정해주신 김근중사장께도 감사를 드린다.

역자를 대표하여 경주 온방골에서
동국대학교 한의과대학 병리학교실 최달영 씀

차　례

總 論

1. 景岳의 生涯와 著作

張景岳(1563~1640)은 朱丹溪의 滋陰學說을 비판하여 溫補學派로 널리 알려진 明末의 醫家이다. 그러나 그의 名聲에도 불구하고 그의 生涯에 관한 자료는 빈약한 편이다. 景岳은 滿洲에서 興起한 淸에 의해 明이 멸망하기 4년 전인 1640년에 사망하였으므로, 그의 傳記가 『明史』에도 『淸史稿』에도 남아있지 않다. 그의 傳記는 明末淸初의 三遺老로 알려진 黃宗羲의 『南雷文案』에 수록되어 있으며, 또한 外孫 林日蔚이 1700년에 『景岳全書』를 刊行하면서 쓴 「全書紀略」도 景岳의 生涯를 파악하는 데 귀중한 자료가 된다. 그 외에도 『類經』과 『景岳全書』의 序文 및 그 속에 포함된 醫案과 論說 중에서 그의 생애를 파악할 수 있는 작은 실마리들이 散見된다.

張景岳의 본명은 張介賓으로서 1563년에 현재의 浙江省 紹興市[1]에서 태어났다. 景岳 이외에도 通一子라는 號가 있으며, 字는 會卿이다. 그의 貫鄕은 四川省 綿竹縣이며, 선조 중에서 明初에 軍功이 있어서 紹興衛의 관직을 받았으며, 指揮使의 자리를 세습한 전통적인 武人 가문이었다. 黃宗羲의 「張景岳傳」에 의하면 부친 張壽峰 公은 武人으로 定西候 蔣建元[2]의 門客이었는데, 景岳이 14

---

1) 옛 이름은 山陰縣이며 景岳이 살아있을 때의 이름은 會稽縣이었다.

세 되던 때 부친을 따라 明代 제2의 수도였던 南京[3]에 올라가서 當代의 名醫였던 金夢石[4]에게 의학을 배웠다고 한다. 그러나 金夢石이 어떤 인물인지는 명확하지 않다. 또 그의 부친이 그에게 『內經』을 가르쳤다고 하는데 그 명확한 근거는 알 수 없다. 그러나 『景岳全書·雜證謨·痰飮·先君吐法記』에는 弱冠의 景岳과 父親 張壽峰 公이 吐法에 대해 토론하는 장면이 나오는데, 이에 따르면 그의 家系에 醫學的인 傳統이 있었으며 景岳은 20세 이전에 상당한 醫學知識이 있었음을 알 수 있다. 이외에도 그는 다방면에 걸쳐 博學했던 것으로 알려져 있는데, 兵法에 대한 지식은 八陣의 분류에 영향을 미친 것으로 보이며, 天文에 대한 지식은 『類經圖翼·運氣』에, 易學에 대한 지식은 『類經附翼·醫易義』에, 音律에 대한 지식은 『類經附翼·律原』 등에 나타나고 있다.

壯年이 되어서는 家門의 전통에 따라 從軍하여 현재의 河北과 遼西 지방을 두루 다녔으며,[5] 兵法과 劍法이 매우 뛰어났던 것으로 알려져 있다.[6] 또 「全書紀略」에 戎幕府를 따라서 山海關을 나가서 碣石[7], 鳳城[8]을 지나 鴨綠江을 건넜다는 말이 있는 것으로 보아 壬辰倭亂 때 朝鮮에도 파병된 것으로 보인다. 그러나 그는 軍功을 세우기 위하여 많은 시간과 노력을 허비하였으나 뜻을 이루지 못하였고, 家勢가 기울고 父親이 병환까지 얻자 뜻을 꺾고

2) 『萬病回春』에 龔廷賢이 定西候蔣公의 哮喘을 치료한 醫案이 있는데, 동일 인물로 생각된다.

3) 朱元章이 興起한 곳이 南京이었기 때문에 光武帝가 北京으로 遷都하기 이전까지 明의 수도였으며, 北京으로 遷都한 이후에도 제2의 首都로 중요시되었다. 당시에는 京師로 불리었다.

4) 本名은 金英이라고 하며, 當代의 名醫로 이름이 높았다고 한다.

5) 壯歲游燕冀間.(「全書紀略」)

6) 談兵說劍, 壯士遜其顔色.(賈序)

7) 현재 河北省 昌黎의 서북쪽.

8) 현재 遼寧省 鳳城縣.

1621(辛酉)년에 낙향하였다. 이때 그의 나이 58세였으며 光宗이 죽고 喜宗이 즉위하여 天啓 年號가 시작되던 해이다.

말년에는 고향으로 돌아가 1640년 만 77세로 사망할 때까지 20년간 의학에 전력하였다고 하는데, 이때 저작한 책으로 『類經』과 『類經圖翼』, 『類經附翼』, 『質疑錄』 및 『景岳全書』가 있다. 이 가운데 『景岳全書』에 대해서는 다음 장에서 상술하고, 이 장에서는 『類經』과 『類經圖翼』, 『類經附翼』, 『質疑錄』에 대해서만 논하기로 한다.

그의 저서 중 최초로 완성된 『類經』 32권은 전통적으로 韓醫學 最古의 經典으로 알려져 있으면서도 별로 접근되거나 이해되지 못하고 있었던 『素問』과 『靈樞』, 즉 『黃帝內經』을 그 내용에 따라서 條目을 나누고 자신의 견해에 따라 注釋을 가한 것으로, 그 注釋과 編輯의 합리성 때문에 현재까지도 많은 『內經』 연구가들이나 한의학도들이 애독하는 서적이다. 그는 『內經』의 내용을 攝生, 陰陽, 臟象, 脈色, 經絡, 標本, 氣味, 論治, 疾病, 針刺, 運氣, 會通의 12類 390條로 나누고, 아울러 注文을 붙였다. 내용을 類로 나누었기 때문에 이름을 『類經』이라고 하였다. 이 책에 대해서는 古書를 자기 마음대로 찢어 갈랐다는 비판이 있기도 하지만, 이러한 정리와 분류를 통하여 복잡다단한 『內經』의 내용을 정리, 주석하여 쉽게 접근할 수 있게 했다는 데 더 큰 의의가 있다.

『類經圖翼』과 『類經附翼』은 『類經』의 내용을 보충하기 위해 저술하였다. 『類經圖翼』은 1~2권과 3~11권의 두 부분으로 나누어 주로 運氣를, 뒤에서는 經絡 등을 그림과 함께 설명하여 학습에 참고하게 한 참신성이 있다. 특히 후반부의 「經絡」과 「針灸要覽」편은 鍼法보다는 灸法을 중심으로 서술되어 있는데, 이는 孫思邈과 같은 愛灸派의 계열을 이은 것으로 보이며 또한 자신이 후에 저술한 『景岳全書·雜證謨』 속에 나타나는 灸法과 연계선상에 있는 것으로 볼 수 있다.

『類經附翼』은 『類經』을 보충하기 위해 저술한 책으로 「醫易」, 「律原」, 「求正錄」, 「針灸賦」 등 4권으로 되어 있다. 특히 「求正錄」에는 「三焦包絡命門辨」, 「大寶論」, 「眞陰論」, 「十二臟脈候部位論」 등 景岳의 의학사상을 엿볼 수 있는 중요한 醫論들이 서술되어 있다. 이 두 권의 책의 저술동기에 대해서 그는 "뜻이 깊어 말로써 다할 수 없는 것은 그림으로써 나타내지 않으면 그 精微함을 모을 수 없고, 그림이 비록 자세하나 뜻이 통하지 않는 것은 해설로써 보충하지 않으면 그 오묘한 뜻을 엿볼 수 없기 때문"이라고 말하고 있다.

『類經』과 『類經圖翼』, 『類經附翼』은 모두 1624년[9]에 출판되었으며 그의 벗인 葉秉敬[10]의 序文과 景岳 자신의 序文이 붙어 있다. 책의 방대한 규모에 비추어 볼 때 景岳이 落鄕 후에 집필을 시작한 것으로 보기는 어려우며 그 이전부터 꾸준히 집필해왔던 것으로 생각된다. 또한 이 책은 景岳이 생존해 있을 때부터 이미 유명해졌던 것으로 보이는데, 清代에 이르면 外孫 林日蔚은 "세상이 이미 金匱玉函과 같이 여긴 지 오래다"[11]고 하였으며, 黃宗羲도 "최근 20년 동안 세상에 유행한 醫書로는 張景岳의 『類經』과 趙養葵의 『醫貫』이 있다. 그러나 『醫貫』이 하나만 알고 둘을 몰랐다면 『類經』은 岐伯과 黃帝의 學問을 빛내고 王冰이 미진했던 부분을 보충하였으므로 學士나 大夫라 하더라도 여러 달이 걸려서야 이해할 수 있을 정도이다"라고 하였다.[12]

---

9) 天啓四年으로 景岳이 落鄕한 지 4년이 되는 해이다.

10) 序文에 弟友라고 된 것으로 보아 景岳보다 나이가 적었던 것으로 생각된다.

11) 若志編輯內經, 窮年縷析, 彙成類經若干卷問世, 世奉爲金匱玉函者久矣.(「全書紀略」)

12) 二十年來, 醫家之書盛於世者, 張景岳類經, 趙養葵醫貫, 然醫貫一知半解耳. 類經明岐黃之學, 有王冰之所未盡者, 卽學士大夫亦必累月之後能通之.(「張景岳傳」)

『質疑錄』은 그의 만년작으로 모두 45편의 醫論을 싣고 있다. 내용 중에는 金元 醫家들의 偏僻된 것을 바로잡고 자신의 溫補學說을 주장하였으며, 주로 治則을 중심으로 서술되어 있다. 또한 자신이 그 이전에 발표했던 논설 가운데서도 부당한 것이 있으면 분석하여 새롭게 정정하고 있으며, 『質疑錄』에서 미진한 것은 다시 『景岳全書』를 통해 보충하고 있다. 예를 들어 景岳은 『類經附翼 · 求正錄 · 包絡命門三焦辨』에서 三焦의 有形說을 주장하였으나 『質疑錄』에서는 다시 無形說로 돌아서고 있으며, 『景岳全書』에서는 有形과 無形을 모두 긍정하는 모습을 보이고 있다. 또한 暑證에 대해서도 『類經』과 『質疑錄』에서는 中暍과의 관계성만을 강조하였으나 『景岳全書 · 雜證謨』에서는 陽暑와 陰暑를 구분하여 서술하고 있다. 이러한 모습에서 景岳의 철저한 治學精神을 배울 수 있으며, 이러한 자세는 韓醫學의 발전이 절실한 오늘날에 더욱 요구되는 德目이라고 생각된다.[13]

2. 景岳의 學術的 淵源

그에게는 '景岳' 이외에 '通一子'라고 하는 別號(通一齋라는 말을 보아 堂號로 보임)가 있는데, 이로 미루어 보아 道家에 대한 상당한 관심이 있었음을 알 수 있다. 물론 이러한 道家的 사상은 三教統一의 분위기가 사상계를 지배하던 시대의 영향일 수도 있겠고, 그의 의학 사상을 대변하는 많은 論說, 즉 『景岳全書 · 傳忠錄 · 明理』나 「傳忠錄 · 陰陽」, 『類經附翼 · 求正錄 · 包絡命門三焦辨』 등에서도 살펴볼 수 있다. 그가 陽氣를 생명의 기운으로 보고, 陰氣를 죽음의 기운으로 보아 陽氣를 중시한 것은 이러한 道

---

13) 『質疑錄』에 대해서 더욱 자세한 것은 다음의 논문을 참고하기 바란다.
김준기 : 「『質疑錄』에 나타난 張景岳의 의학사상 연구」(『동의병리학회지, 13(1)』 pp.11~25)

家的 사상의 영향이라고 생각된다. 「傳忠錄」에 나타나는 많은 논설들은 道家的 사상과 陽明學的 배경이 그의 醫哲學의 기저를 이루고 있음을 보여주고 있다.

그러면 그의 醫學的인 淵源은 어디일까? 「全書記略」에 의하면 그는 십여 세에 부친을 따라 南京에 가서 當代의 名醫로 알려져 있던 金英(金夢石)으로부터 醫學을 배운 것으로 되어 있다. 그러나 金英에 대해서는 淸初에 이루어진 『醫部全錄』의 「古今醫家姓氏」에도 언급이 없으며, 그가 남긴 著作이 없으므로 자세히 알 수 없다. 어쨌든 景岳은 장년이 되기까지 醫學을 본격적으로 시작하지 않았으며, 軍功을 세우기 위해 무척 노력했던 것으로 보인다. 또 앞에서 언급했듯이 父親으로부터 『內經』을 배웠다는 것이나 『景岳全書 · 雜證謨 · 痰飮』의 내용을 보더라도 그의 가계에 원래 醫學的인 傳統이 있었음을 알 수 있다.

『東醫寶鑑 · 集例』에서 許浚은 王節齋의 말을 빌어 中國醫學을 北醫와 南醫로 구분하고 그에 상대되는 개념으로 韓國醫學을 東醫라고 칭하였다. 北醫라 함은 東垣의 학술을 말하는 것으로 羅謙甫가 江蘇와 浙江에 그의 학설을 전하였다고 하며, 南醫라 함은 丹溪를 말하는 것으로 劉宗厚가 그의 학설을 陝西에 전하였다고 한다. 或者들은 景岳은 北醫이고 丹溪는 南醫라고 한다.[14] 그러나 이 말은 景岳이 東垣의 학풍을 계승했다는 의미라면 정확한 말이지만, 그의 출신을 말하는 것이라면 틀린 것이다. 景岳과 丹溪는 모두 浙江省 출신이기 때문이다.

『中國醫學史』에서는 그를 臟腑病機學派의 한 사람으로 분류하고 있다. 즉 그는 易水學派라 불리는 張元素(潔古)와 李東垣의 학풍을 이은 것으로 보고 있다. 이 學派에 해당하는 사람으로는

---

14) 元奏喜 編著 : 『韓醫學 治療率 어떻게 높일 것인가?』(서울, 대성문화사, 1995, p.40)

薛己(立齋)와 徐春甫(東皐), 趙養葵(獻可) 등의 溫補學派라 불리는 이들이 대표적이다. 시대적으로 張景岳은 明末에 위치하므로 明代의 溫補學說을 종합하여 그 전통을 淸代에 물려주고 있다고 볼 수 있다. 景岳이 속한 이 學派와 대립되는 것이 六氣病機學派이다. 主火派라고도 불리는 이들은 劉完素(河間), 張從政(子和), 朱震亨(丹溪)로 이어지는 學脈을 가지고 있다. 韓國醫學을 대표하는 『東醫寶鑑』의 주된 인용 서적인 李梴의 『醫學入門』이나 虞摶의 『醫學正傳』도 이 流派의 後裔에 속한다.

張景岳은 그의 저서에서 특별히 「辨河間」, 「辨丹溪」란 條文을 만들어 이들의 誤謬를 비판할 정도로 공격적인 자세를 취하고 있는데, 이것은 明末에 이르러 이러한 學派間의 대립이 더욱더 첨예해졌음을 반증하는 것으로 볼 수 있다. 즉 明初에는 六氣病機學派의 한 유파인 朱丹溪의 滋陰學派가 醫學界를 지배하였으나, 明末에 이르러서는 臟腑病機學派의 한 부류인 溫補學派의 세력이 점차 확대되었으며, 이러한 시대적인 영향아래 溫補學說의 집대성자인 景岳이 자신의 學脈에 반대되는 六氣病機學派의 태두인 劉河間과 그 학설의 집대성자인 朱丹溪를 강력히 비판한 것은 어쩌면 당연한 귀결이었는지 모른다. 이에 비하여 같은 臟腑病機계열에 속하는 李東垣이나 薛己, 徐春甫의 학설을 인용할 때는 그의 비판의 칼날이 조금은 무뎌짐을 알 수 있다.

그러나 그의 비판이 단순히 이런 학파적인 이해관계에만 근거했다고 보는 시각은 무리가 있다. 왜냐하면 그는 六氣病機 계열의 학설을 많이 이용하고 있기 때문인데, 예를 들면 「非風」의 論證과 論治에서 河間의 '將息失宜'說과 丹溪의 '濕生痰, 痰生熱' 등의 학설을 적극 인용하고 있는 것을 그 실례로 들 수 있다. 오히려 그의 비판의 칼날은 經書로 尊重되던 『內經』과 『傷寒論』을 제외한 모든 醫書와 醫家를 향하고 있으며, 「雜證謨 · 飮食」에서는 같은 學脈의 大父格인 李東垣의 補中益氣湯을 비판하고 補陰益氣煎을 창방한 이유를 『周易』의 卦象에 비유하여 장황하게 설명하고 있을 정도이다. 어쨌든 이러한 그의 비판사상은 자신의 학설을 가다듬는 데 큰 역할을 했을 뿐만 아니라, 후대 여러 의가들에게도 영향을 미쳐서 학술적인 논쟁이 더욱더 활발하게 되는 계기를 마련하였다. 특히 清代의 徐大椿의 『醫貫砭』이 趙獻可의 『醫貫』을 비판하고, 景岳 자신에 대해서도 陳修園이 『新方八陣砭』에서 조목조목 비판하는 등 변론과 비판의 학풍이 활발히 일어났던 것이다.

그의 醫學思想의 根源으로서 빠뜨릴 수 없는 것이 『內經』이다. 그는 王冰 이후 宋代의 林億 등의 손을 거치면서 이미 醫經으로서의 권위를 확보하고 있던 『內經』에 과감하게 칼질을 하여 篇次를 고치고 注釋을 달아 『類經』을 著作하고, 그에 대한 보충으로 『類經圖翼』과 『類經附翼』을 저술하였다. 또한 그는 『類經』을 저작하는 데 그치지 않고, 『景岳全書·雜證謨』의 각 편마다 「經義」라는 章을 통해 자신의 醫學思想이 『內經』에 근거한 것임을 강조하고 있으며, 동시에 『內經』의 권위를 빌어서 자신의 醫學思想이 정통적이라는 것을 과시하고 있다.

3. 景岳의 醫學思想과 後代에 미친 影響

위에서 살펴본 바와 같이 景岳은 醫史學的으로 明代醫學과 清代醫學을 잇는 가교역할을 하였으며, 臟腑病機學派 혹은 溫補學派라고 불리는 학설의 이론적 틀을 완비하였다. 또한 그는 『類經』이라는 방대한 서적을 통하여 『內經』을 자기 나름대로 재해석하고 이를 바탕으로 傷寒, 內科雜病, 婦人, 小兒, 痲疹, 痘疹, 外科, 針灸, 本草, 方劑 등을 연구하고 개발해 낸 理論과 臨床을 겸비한 醫師

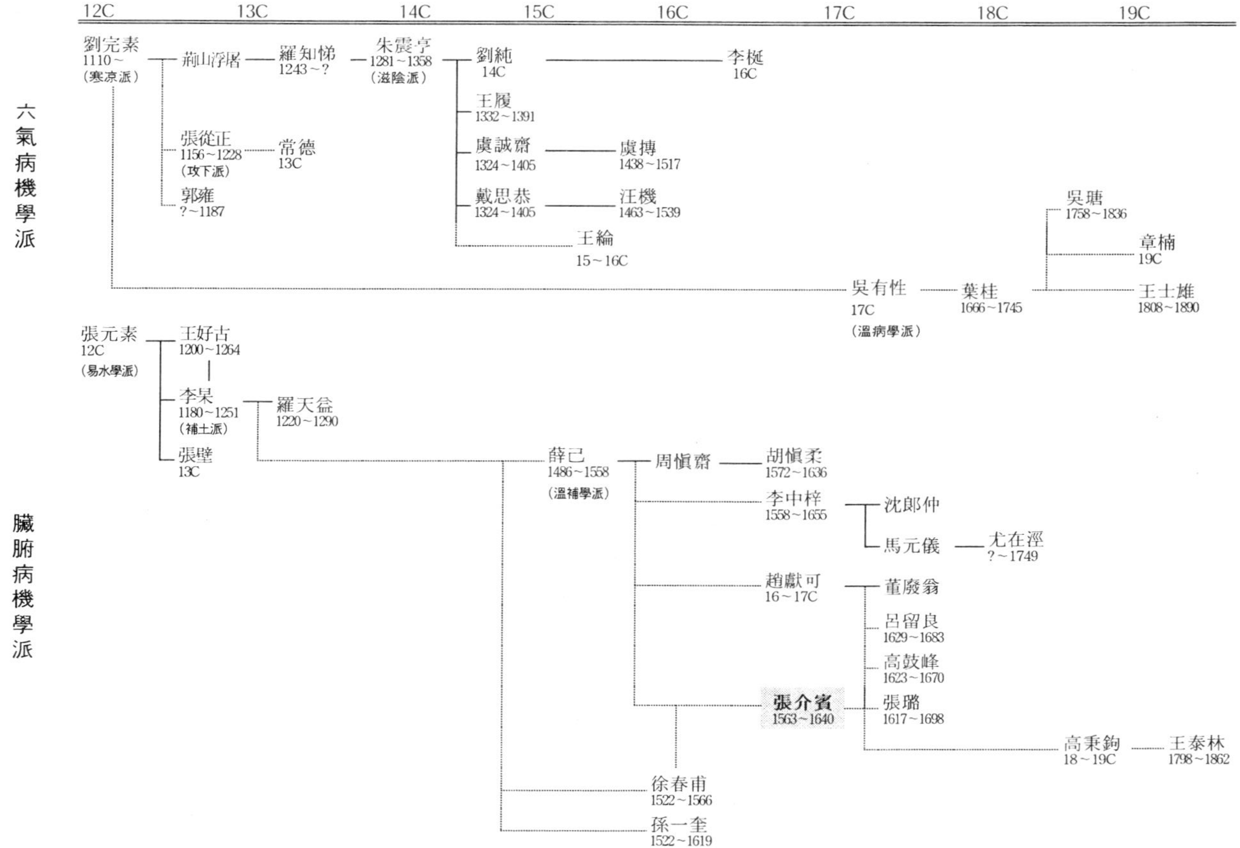
12C
13C
14C
15C
16C
17C
18C
19C
六氣病機學派
劉完素 1110~ (寒凉派)
荊山浮屠
羅知悌 1243~?
朱震亨 1281~1358 (滋陰派)
劉純 14C
李梴 16C
王履 1332~1391
虞誠齋 1324~1405
虞摶 1438~1517
戴思恭 1324~1405
汪機 1463~1539
王綸 15~16C
張從正 1156~1228 (攻下派)
常德 13C
郭雍 ?~1187
吳有性 17C (溫病學派)
葉桂 1666~1745
吳瑭 1758~1836
章楠 19C
王士雄 1808~1890
臟腑病機學派
張元素 12C (易水學派)
王好古 1200~1264
李杲 1180~1251 (補土派)
羅天益 1220~1290
張壁 13C
薛己 1486~1558 (溫補學派)
周愼齋
胡愼柔 1572~1636
李中梓 1558~1655
沈郎仲
馬元儀
尤在涇 ?~1749
趙獻可 16~17C
董廢翁
呂留良 1629~1683
高鼓峰 1623~1670
張介賓 1563~1640
張璐 1617~1698
高秉鈞 18~19C
王泰林 1798~1862
徐春甫 1522~1566
孫一奎 1522~1619

로서의 모범을 보이고 있다. 趙立勛[15]은 景岳의 醫學思想을 크게 다음과 같이 정리하고 있다.

1) 생리상으로는 陽氣를 중시하고 치료상으로는 溫補를 강조하였다.
2) 命門을 臟腑의 근본이고 元氣의 뿌리로 보아 命門과 腎의 元陰·元陽을 補益하는 것을 중시했다.
3) 陰陽과 正氣는 互根·互濟하므로 치료에 있어서 陽中求陰, 陰中求陽할 것을 주장하였다.
4) 易과 哲學의 이론으로 醫學理論을 풀이하여 醫易同源 학설을 중흥시켰다.
5) 病을 변별함에 있어서 옛 학설에 구애되지 않고, 새로운 지식과 견해를 과감히 제출하였다.
6) '治病必求於本'과 '用藥貴專精'을 강조하였다.
7) 그 외에 方劑學 방면에서 八陣의 방법으로 처방을 계통화하였고, 新方 189首를 새롭게 창제했다.

이 외에도 內科學에 있어서는 종래에 불리어오던 '中風'은 『內經』이나 『傷寒論』 등의 古典에서 말하는 '中風'과는 다름을 지적하고 '非風'이라는 이름으로 불러야 한다고 주장하기도 하였으며, 婦人科 領域에서도 丹溪와 더불어 가장 큰 영향을 미친 醫家로 손꼽히고 있다.

이렇듯 그의 醫史學的 공헌은 生理, 病理, 臨床에까지 두루 미치며 특히 여러 後代 醫家들에게 지대한 영향을 미쳤다. 또한 景岳의 辨證論治에 기초한 유용한 처방들은 보편적으로 사용되기 시작했으며, 그의 『類經』이나 『景岳全書』 등은 清初 많은 의학자들에게 애독되었다. 앞에서 언급한 清初의 巨儒 黃宗羲의 「張景岳傳」은 이러한 영향력을 확인시켜주고 있다.

이 외에도 明末清初 浙江과 江蘇 지역의 醫家들에게 景岳은

15) 趙立勛 : 「校後記」(『景岳全書』 北京, 人民衛生出版社, 1991년, pp.1811~1828)

매우 큰 영향을 미쳤는데, 예를 들면 趙養葵, 趙貞觀 父子와 高斗魁, 呂留良, 張路玉 등이 있다. 鄞縣의 趙獻可는 字가 養葵이며 號가 醫巫閭子인데, 醫學에 매우 정통한 학자였으며 그의 著書로는 『醫貫』이 유명하다. 그가 張景岳과 직접 대면했는지는 확인할 수 없지만 그의 論說은 張景岳의 주장과 부합하는 면이 많으며, 治法에 있어서도 확실히 景岳의 溫補學說의 영향을 받아 발전시킨 것으로 생각된다. 또한 그의 아들 趙貞觀은 字가 如葵이며 의학에 매우 뛰어났는데 그의 아버지를 따라 溫補學派의 학설을 계승하였다.

高斗魁(1623~1670)는 字가 旦中이며 號는 鼓峰인데, 또한 鄞縣 출신으로 명이 멸망하자 세상을 등지고 살았으며, 姚江의 黃宗羲, 黃宗炎 형제와 石門의 呂留良과 교우하였다. 그는 書法에 뛰어났을 뿐 아니라 醫藥方書를 좋아하였고 趙養葵와 張景岳의 學說을 心服하여 溫補를 위주로 치료하였는데, 江蘇와 浙江지역에서 名醫로 이름이 높았다. 그의 저서인 『醫家心法』은 王琦의 『醫林指月十二種』에 들어 있으며, 그 醫論의 宗旨는 張景岳의 理論에 가까우나 종종 편협한 부분도 보인다.

또 石門의 呂留良(1629~1683)은 字는 莊生이고 光綸이라고도 하며 號는 晩村이다. 그는 明이 멸망하자 세상을 등지고 살았는데, 郡守가 隱逸士로 推荐하자 淸朝에서 관직을 하기 싫어서 삭발하고 중이 되어 耐可로 이름을 바꾸고 字를 不昧, 號를 何求老人이라고 하였다. 高斗魁와 交友하여 議論이 서로 비슷하였고, 用藥에 있어서 張景岳을 존중하였다. 著書로는 『東莊醫案』 1권이 있는데, 『醫宗己任編』에 들어 있다.

江蘇省 吳江의 張路玉(1617~1698)은 이름이 璐이고 號는 石頑老人이다. 醫學을 연구하여 古今의 醫藥書를 두루 수집하였으며 明이 멸망한 후에 太湖의 東庭山에 숨어들어 醫書를 편집하였다.

그의 저작으로는 『張氏醫通』 등이 있는데, 各門의 분류방법은 王肯堂의 『證治準繩』을 모방하였고, 處方과 主治는 薛立齋와 張景岳을 많이 따르고 있다. 順治[16]와 康熙[17] 사이에 醫學大家로 널리 알려졌으며, 그 후 100여 년간 의학계에 많은 영향을 미쳤다.

그리고 淸代에는 景岳의 著作에 대한 整理와 批評을 가한 책들도 상당수 출판되었는데, 『景岳全書發揮』와 『類經纂要』, 『景岳新方歌括』, 『新方八陣砭』 등이 대표적인 저작이다. 이 중에서 『景岳全書發揮』는 1844년 간행된 책으로 葉桂의 저작으로 알려져 있으나 曹禾의 『醫學讀書志』에는 無錫 梁溪 출신인 姚球의 저작이라고도 한다.[18] 이 책에서는 張景岳이 주장한 溫補學說에 대해서 批評을 가하고 있으며, 賈序의 "談兵說劍, 壯士遜其顏色"란 구절에 대해서 "乃殺人之手"라고 評하는 등[19] 인신공격도 마다하지 않고 있다. 따라서 『景岳全書』의 中風陰虛說을 인용하여 肝風內動의 理論을 創始하는 등 景岳의 영향을 많이 받은 葉桂의 저작으로 보기는 어려우며, 다른 학파의 辯論作이라고 생각된다.

『類經纂要』는 1867년에 간행된 것으로 張景岳의 『類經』에 대해서 虞庠이 撰하고 王庭俊이 增注한 것이다. 本書는 『類經』의 原文을 간략하게 기록하였기 때문에 내용이 完備되지 못하고 注釋도 별로 상세하지 못하다.

『景岳新方歌括』은 1809년[20]에 吳辰燦, 高秉鈞, 姚志仁이 공동으로 편집한 저작으로 『景岳全書·新方八陣』에 수록된 189首의 처

---

16) 1644년에서 1661년 사이를 말한다.

17) 1662년에서 1722년 사이를 말한다.

18) 陳夢賚 : 『中國歷代名醫傳』(北京, 科學普及出版社, 1997, p.375)

19) 葉桂 : 『景岳發揮』(臺北, 旋風出版社, 中華民國62年, p.1)

20) 『韓醫學大辭典·醫史文獻分冊』에는 1805년으로 되어 있으나, 최근 필자가 中國에서 入手한 淸代 木刻本 『景岳新方歌括』의 序文에 의하여 嘉慶 己巳(1809)年으로 고친다.

방을 8言의 歌括로 만들어 暗誦에 편리하게 만든 것으로 張景岳의 新方이 淸代에 얼마나 큰 영향을 미쳤는가를 잘 보여주고 있다. 또한 編者 중에서 高秉鈞는 王旭高(1798~1862)의 장인인 高錦庭인데,[21] 이것으로 보아 王旭高도 景岳의 영향을 상당히 받았음을 짐작할 수 있으며, 그가 『退思翁類方歌注』, 『醫方歌括』 등의 歌括書籍을 많이 저술한 것도 장인의 영향으로 볼 수 있다. 또 陳修園의 『新方八陣砭·張景岳新方砭小引』에는 "景岳의 「新方八陣」은 일찍이 내 친구 林雨創이 좋아하여 歌括을 만들었는데 나에게 注解를 부탁하였다. 내가 거듭 사양했는데도 애써 청하기에 어쩔 수 없이 수락하였다"[22]라는 말이 있는데, 여기서 말하는 林雨創의 『新方八陣歌括』과 『景岳新方歌括』이 어떠한 관계인지는 명확하지 않다.

『新方八陣砭』은 4권으로 된 陳修園의 저작으로 1804년에 간행되었다. 「新方八陣」에 수록된 방제와 이론에 대해서 書評의 형식으로 조목조목 반박하고, 자기의 사상을 펴고 있다. 아울러 陳修園은 이 책에서 景岳의 처방을 '雜沓模糊'하다고 비판하고 있으며, 補陰補陽說도 仲景의 입방요지와 맞지 않는다고 주장하였다. 그러나 그는 『醫學三字經』과 『醫學從衆錄』에서는 그가 비판했던 「新方八陣」의 처방인 右歸飮, 左歸飮 및 六安煎 등을 각 병증에 기본방으로 사용하고 있다. 이것은 陳修園이 復古的 傾向으로 『內經』과 『傷寒論』, 『金匱要略』의 理論만을 尊崇하였으나, 실제 臨床에 있어서는 景岳의 新方을 活用한 것으로 볼 수 있다.

이 외에도 『中國醫籍考』에는 劉奎의 『景岳全書節文』이 수록되어 있는데, 原書는 현재 남아있지 않고 『溫疫論類編』 序에 書名만 보인다.[23] 이 책은 節文이라는 이름으로 보아 『景岳全書』의

21) 陳夢賚 : 상게서, p.438

22) 陳修園 : 『景岳新方八陣砭』(福州, 福建科學技術出版社, 1987)

내용을 일부 인용하여 재편집한 것으로 생각된다. 또 1986년 上海에서 나온『珍本醫書集成』에는『景岳全書·婦人規·宜麟策』과 그에 덧붙여『續宜麟策』이란 책이 수록되어 있는데, 著者는 佚名이며 紹興 출신의 裘慶元(1873~1948)이 校하였다.

이렇듯 景岳의 醫學思想은 淸代醫學에 많은 영향을 미쳤는데, 淸代의 學者들 가운데는 景岳을 批判하는 부류도 많이 나타났다. 특히 復古的인 시대 분위기와 考證學이라는 學問的 思潮 및 醫學에서의 溫病學의 興起 등의 영향으로 景岳의 溫補學說에 대해 많은 비판이 나타나기 시작했다. 그러나 일부의 醫家들은 景岳을 옹호하기도 하여 상당한 논쟁이 있었다. 景岳을 비판한 醫家로는 章虛谷과 陳修園 등이 대표적이며, 景岳의 입장을 지지하면서「新方八陣」의 처방들을 적극적으로 활용한 사람으로는 張璐, 程杏軒, 李冠仙 등이 유명하다. 이러한 정황을 잘 보여주는 것이 章虛谷의『醫門棒喝』에 수록된「論景岳全書」인데, 여기서 그는 "일찍이 景岳의 책을 암송하는 자를 보았는데, 그 집의 문 앞에는 시장 바닥과 같이 사람들이 매우 많았다"[24]고 하였다. 章虛谷은 景岳을 신랄하게 비판하였지만, 이러한 비판은 오히려 景岳의 理論이 淸代에 매우 큰 영향을 끼쳤다는 것을 반증하는 것으로 볼 수 있다.

4.『景岳全書』에 대하여

『景岳全書』는 景岳이 晩年에 과거의 臨床經驗을 종합하여 저술한 책으로, 전체 64권으로 구성되어 있으며 크게 세 부분으로 구분할 수 있다. 먼저 전체의 총론격인「傳忠錄」과『內經』이하 諸家의 脈診에 대한 논술과 자기의 의견을 첨부한「脈神章」,『傷寒

---

23) 丹波元胤 :『中國醫籍考』(北京, 人民衛生出版社, 1983, p.832)

24) 嘗見誦景岳者, 其門如市.

論』에 대한 그의 이해를 엿볼 수 있는 「傷寒典」이 책의 첫머리를 이루고 있다. 그 다음으로 內科 雜證에 해당하는 「雜證謨」와 婦人科 專門書籍인 「婦人規」, 小兒科 專門書인 「小兒則」, 痲疹과 痘疹에 대한 저술인 「痲疹詮」, 「痘疹詮」, 外科學 저술인 「外科鈐」 등 임상 각과에 대한 저술들이 뒤를 잇고 있다. 그 다음 부분은 그의 저작에서 가장 특이한 부분으로 볼 수 있는데, 그는 그 이전의 어떤 책과도 달리 처방을 醫論과 倂記하지 않고 新方 및 古方이란 이름으로 2624首의 처방을 따로 모으고 있기 때문이다. 중요한 本草 300종에 대한 해설인 「本草正」과 그가 창방한 189首의 처방을 兵家의 八陣의 이름을 따서 분류한 「新方八陣」, 古來로 내려오는 諸家의 처방을 모은 「古方八陣」, 「婦人規古方」, 「小兒古方」, 「痘疹古方」, 「外科古方」 등이 책의 마지막 부분을 이루고 있다.

그리고 景岳은 「傳忠錄·明理」에서 醫學의 가장 핵심적인 一理, 一心으로서의 陰陽, 八綱을 강조하였다. 특히 그는 『景岳全書』 전체가 이 8이라는 수에 依據하여 편집되었다고 하면서 "列門爲八, 列方亦爲八"이라 하였는데, 여기서 列方爲八은 八陣의 분류 방법을 의미하며, 列門爲八은 病證을 傳忠錄, 脈神章, 傷寒典, 雜證謨, 婦人規, 小兒則, 痲疹詮,[25] 外科鈐의 여덟 門으로 분류하였음을 의미한다. 또 『景岳全書』 전체는 64卷 24集으로 구성되어 있는데, 이는 모두 8의 배수로 象數學的으로 매우 중요시되는 숫자들이다. 특히 24集에는 모두 각기 고유한 이름이 있어서 그것을 모으면 다음과 같은 6言 4句의 歌訣이 된다. "入道須從性理, 明心必貫天人, 謨烈聖賢大德, 圖書宇宙長春." 이 歌訣을 景岳 자신이 직접 붙인 것인지는 확실하지 않지만 '八'을 강조한 「傳忠錄·明理」의 내용과 잘 부합되며, 性理와 明心 등을 강조하는 것은 性理學과 陽明學이 공존하던 明末의 시대상에 영향을 받은 것으로 생각된다.

---

25) 痘疹詮 포함.

『韓醫學大辭典·醫史文獻分册』에는 『景岳全書』가 1624년에 지어졌다고 기록되어 있지만 이는 『類經』의 出版年代이며, 『景岳全書』는 1636에서 1637년 사이에 완성된 것으로 보인다. 「雜證謨·諸氣·總論氣理」에 "時崇禎丙子, 後學介賓謹識"[26]이란 말이 있는데, 丙子란 崇禎 9(1636)년을 말하며, 당시 景岳은 74세로서 책이 아직 완성되지 않았던 때로 보인다. 또 「傳忠錄·陽不足再辨」에는 "玆於丙子之夏, 始得神交一友"[27]라는 말이 있고, 「傳忠錄·辨丹溪」에는 "玆余年逾古稀, 經歷不少"[28]라고 하였고, 「雜證謨·齒牙·論證」에는 "故余年逾古稀, 而齒無一損"[29] 등의 기록이 있다. 이것들은 모두 책의 성립연대를 증명해주는 증거가 된다. 이로부터 4년 뒤인 1640년에 景岳은 세상을 떠나게 된다. 따라서 『景岳全書』의 成書년대는 1636년에서 1637년, 늦어도 1640년을 넘지 않는다고 볼 수 있다.

『景岳全書』가 저술된 후 몇 년 뒤에 景岳이 사망하고, 그가 사망하고 4년 뒤인 1644년에 明이 멸망하였다. 따라서 이러한 혼란기에 재력이 그리 넉넉하지 못한 개인의 힘으로는 『景岳全書』와 같이 방대한 책을 출판하기 힘들었을 것이다. 따라서 『景岳全書』는 1700년, 즉 저술된 후 대략 60여 년이 지나서야 겨우 출판할 기회를 얻게 된다. 그의 外孫인 林日蔚의 「全書記略」에는 "이 책은 말년에 저술되어 재력이 모자라 상재하지 못하고 선친에게 넘겨주셨으며, 선친은 또 다시 나에게 넘겨주셨다"[30]고 하였고, 賈棠의 序에는 "책이 이미 완성되었으나 재력이 모자라서 널리 전파되지 못하고 돌아가셨으며, 遺稿는 모두 外孫 林日蔚에게 물려

26) 張景岳 : 『景岳全書』(北京, 人民衛生出版社, 1994, p.795)

27) 상게서, p.49

28) 상게서, p.69

29) 상게서, p.628

30) 是編成於晩年, 力不能梓, 授先君, 先君復授日蔚.

졌다"[31]라고 하였다. 또 黃宗羲의 「張景岳傳」에도 "그 책이 집안에만 감춰져 있어서 세상에 늦게 나온 것을 애석하게 생각한다"[32]고 하였다. 그리고 1687년에 石階가 쓴 『質疑錄』의 序文에서는 "선생의 『全集』 중에 「雜證謨」, 「傷寒典」, 「婦人規」, 「傳忠錄」, 「本草類攷」 등의 서적이 더 있다면, 후손들은 마땅히 여러 동지들과 함께 次第에 출판하여 기쁘게 나누어 보아야 할 것이라고 생각한다"[33]라고 하였는데, 이로써 『景岳全書』가 최초로 출판된 1700년 이전에도 알려져 있었으며 출판을 위한 노력이 있었음을 알 수 있다. 또한 『景岳全書』를 全集이라고 부르고있고 「本草正」 대신 「本草類攷」가 있으며 각편의 순서가 『景岳全書』와는 동일하지 않은데, 이것으로 보아 『景岳全書』가 처음부터 현재와 같은 모습을 가지고 있었던 것은 아니라고 생각된다.

또한 『景岳全書』의 8개의 病證門 가운데 앞의 전반부와 후반부는 文體가 상당히 차이가 난다. 전반부에 해당하는 「傳忠錄」, 「脈神章」, 「傷寒典」, 「雜證謨」는 景岳이 자신을 지칭할 경우 愚按, 余 등으로 표현하고 있으나, 후반부의 「婦人規」, 「小兒則」, 「痘疹詮」, 「外科鈐」 등에서는 자신의 의견을 提出할 때 "景岳子曰: ……" 등으로 표현하기도 하였다. 또한 인용의 방식에 있어서도 전반부에서는 주로 景岳 자신의 醫論 속에서 論據로 제시하기 위하여 他人의 醫論을 引用하는 형태가 주류를 이루고 있으며 故人의 醫論을 직접 인용할 경우에는 述古, 辨古 등의 條文을 따로 설정하는 경우가 많았다. 또한 河間과 丹溪 등 先輩 醫家들의 學說에 대해서 철저히 비판하는 입장을 취하고 있다. 그러나 후반

---

31) 書旣成, 限於貨, 未及流傳而歿, 遺草屬諸外孫林君日蔚.

32) 惜其書晩出, 尙藏於家.

33) 若先生全集中更有雜證謨 · 傷寒典 · 婦人規 · 傳忠錄 · 本草類攷等書, 嗣當謀諸同志君子, 次第梓行以其欣賞焉告.(張介賓: 『質疑錄』[中國醫學大成三編12卷] p.318)

부에서는 先輩 醫家들에 대한 批判의 강도는 약해지면서 他人의 醫論을 직접 인용하는 비율이 늘어나며 述古, 辨古 등의 條文을 따로 설정하는 경우가 드물다. 이러한 文體의 차이는 各門이 최종 완성된 시기와 관련이 있을 것으로 추정되는데, 著作時期에 차이가 있다고 하더라도 전반부와 후반부 모두가 景岳이 직접 著述한 것은 확실하다고 생각된다.[34]

『景岳全書』는 數次에 걸쳐서 출판되었는데, 크게 魯本과 賈本 및 査本이라는 세 가지의 판본으로 나누어 볼 수 있다. 康熙 39(1700)년에 景岳과 同鄕의 廣東布政使 魯超가 廣州에서 간행한 것이 魯本이다. 그 다음이 康熙 49(1710)년에 兩廣轉運使 賈棠이 廣州에서 간행한 것인데, 이것을 賈本이라고 한다. 賈序에서는 "널리 유포되지 못한 것을 애석히 여겨 봉급을 털어 인쇄하여 세상에 널리 알린다"[35]라고 하였다. 그후 康熙 52(1713)년에 査禮南이 魯本을 기초로 교정하여 重刊한 것이 査本이다. 이상의 세 版本은 모두 廣東에서 출판되었는데, 廣東地方이 남북을 통하는 교통의 요지이면서 상업이 활발한 지역이었으므로 『景岳全書』는 상당히 널리 유포되었다. 특히 이중에서도 마지막의 査本에 이르러 『景岳全書』가 廣東 지방만이 아닌 中國 전역으로 전파되었다고 한다. 그후에도 계속 重刊되어 현재 확인된 것만으로도 약 40종의 異本이 있으나, 모두 이 세 가지 版本으로 분류할 수 있다.

이 세 가지 版本의 구별은 『景岳全書』의 맨 앞부분의 「全書記略」과 「査序」, 「賈序」, 「魯序」와 范時崇의 「范序」가 붙은 형태에 따라서 결정된다. 魯本 계통에는 魯序와 「全書記略」이 있으며, 각 권마다 "會稽魯超謙庵訂"이란 글이 있다. 賈本 계통으로 대표적인 것은 '本衙藏板'인데 「范序」, 「賈序」, 「全書記略」만 있고 「魯序」가

34) 이러한 文體의 차이점에 대해서는 앞으로 더 깊은 연구가 필요할 것으로 생각된다.

35) 惜其流傳不廣, 出俸翻刻, 公諸宇內.

없으며, 각권마다 "瀛海買棠靑南訂"이란 말이 붙어 있다. 査本 계통은 「査序」, 「范序」, 「買序」와 「全書記略」만 있고 역시 「魯序」는 없으며, 대신 「重訂景岳全書姓氏」가 붙어 있으며 각권마다 그 권을 重訂한 사람의 이름이 적혀 있다. 魯本의 대표는 '學海屢藏版'이고, 買本의 대표적인 것은 '本衙藏版'이고, 査本의 대표적인 것은 '岳峙屢藏版'인데, 그 중에서 '本衙藏版'이 가장 誤字가 적고 교정이 정확하므로 1991년 人民衛生出版社에서 點校한 『景岳全書』에서는 이 계통에 속하는 '光德堂版'을 低本으로 삼았다. 그러나 우리나라에서 많이 유행했던 査本은 買本을 기초로 重校한 것으로 새로운 誤字까지 많이 발생한 版本이라고 한다.

현재 韓國에 유행하는 版本으로는 크게 세 가지 影印本이 있는데 1975년 杏林書院에서 영인한 판본과 一中社에서 영인한 판본, 大星文化社에서 영인한 판본이 있다. 杏林書院에서 영인한 판본은 「全書記略」과 「魯序」만 있으므로 魯本에 속하는 것으로 추정되며, 一中社에서 영인한 판본은 '岳峙屢藏版'이란 표제가 붙어있으므로 査本에 속하는 것으로 보인다. 그러나 大星文化社에서 영인한 판본은 文淵閣版 『四庫全書』에서 영인한 것으로 『四庫全書』를 편집하면서 쓴 孫士毅의 「提要」와 「全書記略」만 있고 「買序」, 「査序」, 「魯序」 등은 모두 삭제되었으므로 어느 부류에 속하는지 정확하게 알기가 어렵다.

5. 『景岳全書』가 韓國醫學에 미친 影響

『景岳全書』는 1637년, 그러니까 『東醫寶鑑』보다 27년 후에 완성된 저작이다. 이렇게 시기적으로 큰 차이가 나지 않는데도 불구하고 『東醫寶鑑』과 『景岳全書』는 다음과 같이 여러 가지 면에서 많은 차이를 보이고 있다.

첫째로 『東醫寶鑑』은 임금의 勅令에 의해 편집된 官纂醫書인데 비하여 『景岳全書』는 張介賓 개인의 저작이다. 둘째로 『東醫寶鑑』은 官纂醫書의 성격상 자신의 견해가 거의 없는 데 비하여 『景岳全書』는 '長廣舌'이라고 할 만큼 이전의 醫家들을 攻駁하고 자기의 견해를 선명하게 드러내고 있다. 셋째로 편집 체계상으로도 많은 차이를 보이고 있는데, 『東醫寶鑑』은 먼저 精, 氣, 神 등의 생리적인 체계와 頭, 項, 腹, 背 등의 해부학적인 신체개념이 전제가 되고 그 다음으로는 風, 寒, 暑, 濕 등의 六氣를 중심으로 분류하고 있다. 그러나 『景岳全書』는 먼저 「傳忠錄」 3권으로 자신의 의학사상의 개략을 밝히고, 그 다음 「脈神章」, 「傷寒典」, 「雜證謨」, 「婦人規」, 「小兒則」, 「麻疹詮」, 「痘疹詮」, 「外科鈐」, 「本草正」, 「新方八陣」, 「古方八陣」 등의 임상적인 각과 분류에 의거하여 책을 편집하고 있다. 雜病에 해당하는 「雜證謨」도 風, 寒, 暑, 濕 등의 六氣에 의한 분류보다는 「諸風」, 「非風」, 「厥逆」, 「傷風」 등의 임상적인 證候를 중심으로, 즉 전통적인 雜病分類 방식을 기준으로 편집되어 있다. 특히 傷寒에 관해서도 『東醫寶鑑』은 「雜病篇・寒門」에서 다루고 있지만, 景岳은 「傷寒典」을 따로 구분하여 서술하고 있는 차이점을 보이고 있다. 넷째로 醫學思想的으로 본다면 『東醫寶鑑』은 15세기 『醫方類聚』에서 시작하여 朝鮮에 輸入되기 시작하던 金元四大家의 醫學에 虞摶의 『醫學正傳』, 李梴의 『醫學入門』, 龔信의 『古今醫鑑』, 龔廷賢의 『萬病回春』[36] 등 明代 中國醫書들을 첨가하여 만들어진 것으로 볼 수 있다. 그에 비해 『景岳全書』는 金元四大家에 대한 비판과 더불어 『內經』, 『傷寒論』에서부터 累代에 걸친 여러 醫書들을 인용하면서 자기의 의견을 강력히 피력하고 있으며, 明代를 걸쳐 발전해온 溫補學派

36) 『東醫寶鑑』의 引用書目에서는 『萬病回春』을 龔信의 저작으로 기술하였으며, 또한 龔信의 字가 龔廷賢이라고 하였다. 그러나 龔廷賢은 龔信의 아들이며, 『萬病回春』은 龔信의 저작이 아니라 龔廷賢의 저작으로 알려져 있다.

혹은 臟腑病機學派라고 불리는 학설을 集大成하고 있다. 또 婦人科 영역에서만 보더라도 『東醫寶鑑』은 자신의 견해보다는 주로 朱丹溪의 학설을 인용하고 그 처방을 專用하고 있지만, 『景岳全書』는 자기 이전에 一家를 이루고 있던 丹溪의 학설을 攻駁하고 자신의 의견을 선명하게 피력하고 있다.

張景岳은 明末의 사람이고 『景岳全書』는 淸初에 출판되었다. 『景岳全書』가 광범하게 유포되기 시작한 것이 1713년이었고, 『古今圖書集成』의 醫學部分인 『醫部全錄』[37]에도 인용되어 있다. 시대적으로는 『東醫寶鑑』보다 약간 뒤지만 醫學的인 思想이나 내용면에서 상당한 차이를 보이는 이 書物에 대해서 의식 있는 朝鮮의 醫學者라면 당연히 관심을 가졌을 것이다. 특히 『東醫寶鑑』의 번잡함에 불만을 가지고 있는 사람이라면 더욱더 『景岳全書』에 매료되었을 것으로 생각되는데, 실제로 朝鮮後期에는 『東醫寶鑑』에 대한 批判的인 視覺을 가진 여러 醫書들이 출판되었다.[38] 또한 여러 醫書에 『景岳全書』가 광범위하게 인용되어 있는데, 대표적인 서적들로는 景宗 4년 周命新의 『醫門寶鑑』[39]을 필두로, 正祖 연간 丁若鏞의 『痲科會通』[40], 高宗 연간 黃度淵의 『醫宗損益』[41],

---

37) 이는 『古今圖書集成』의 일부로서 520권임. 淸代 蔣廷錫 등이 편찬하여 1723년에 간행함. 본서의 편집은 『內經』에서 청대 초에 이르는 의학문헌 100여 종을 분류, 편찬했는데, 古典醫籍에 대한 注釋, 各科疾病에 대한 辨證論治 및 의학과 유관한 藝文, 記事와 醫家의 傳記 등을 포괄하고 있다.(『한의학대사전 · 의사문헌분책』 p.10)

38) 대표적인 書籍으로는 1724년에 출판된 『醫門寶鑑』이 있으며, 그 후 正祖의 『壽民妙詮』의 序文이나 實錄에 기록된 正祖의 『濟衆新編』 편집 의도에도 『東醫寶鑑』을 비판하는 글이 보인다.

39) 1724(景宗4)년에 周命新이 8권으로 편찬하여 手寫本으로 전해오던 것을 李命錫이 校訂하고 補充하여 1917년에 출판하였다. 이 책은 『景岳全書』를 인용한 최초의 서적으로 36개의 「新方八陣」 처방과 4개의 「古方八陣」 처방을 인용하고 있다.

40) 茶山 丁若鏞이 正祖 22년(1798)에 쓴 自序에 의하면 李蒙叟의 痲疹方을 중심으로 당시 우리 나라에 수입되었던 많은 中國 痲疹專門書를 참고하여 서

高宗 때 黃泌秀의 『方藥合編』[42]과 李圭晙의 『醫鑑重磨』[43], 그리고 최근대의 『晴崗醫鑑』[44] 등을 들 수 있다.

『韓國醫學大系 · 卷30』에 『八陣方』이란 필사본이 있는데, 卷頭의 解題에는 "著者와 成立年代를 알 수 없는 醫書로서 用藥處方을 兵陣의 의하여 補 · 和 · 攻 · 散 · 寒 · 熱 · 固 · 因 등 8부분으로 분류하고 상세히 例示한 책이다. 그밖에 婦人 · 小兒 · 外科에 대하여 처방을 실었다"[45]라고 하여 연대와 저자가 미상이라고 하였다. 그러나 실제 내용은 景岳의 「新方八陣」과 「古方八陣」을 合本한 것에 불과하며, 日本의 의사학자인 三木榮의 『朝鮮醫書志』에서도 이러한 내용이 詳述되어 있다. 이 책은 왕실 도서관인 藏書閣에 소장된 것으로 표제도 없는 필사본이므로 年代를 고증하기에는 무리가 있다. 따라서 『景岳全書』의 수입연대를 추정하는 데 있어서는 사료로서의 가치가 없다고 할 수 있지만, 『景岳全書』가 朝鮮後期 醫學에 어떤 영향을 미쳤는가에 대해서 실마리를 제공

술한 것이다. 이 책에는 22개의 「新方八陣」 처방과 30개의 「古方八陣」 처방이 인용되어 있다.

41) 1868년(高宗5년)에 黃度淵이 저술, 간행한 의학서로 12권 6책으로 되어 있으며, 附錄으로 藥性歌 1책이 있다. 이 책은 1867년에 완성한 원고를 다음 해인 1868년에 간행하였으며, 그 속에는 모두 113개의 「新方八陣」 처방을 인용하고 있다.

42) 黃度淵(1808~1884)이 집필하고 그의 아들 黃泌秀가 정리하여 1885년(高宗22)에 1권 1책으로 출판한 책이다. 이 책에는 모두 30개의 「新方八陣」 처방이 수록되어 있다.

43) 1908년에 간행된 李圭晙의 의학서로 6권 3책으로 구성되어 있다. 이 책은 그가 평소 주장하던 扶陽論과 氣血論을 『東醫寶鑑』 중에서 상통하는 부분을 발췌하여 엮은 것이다. 그래서 『동의보감』을 거듭 연마한다는 뜻에서 '醫鑑重磨'라고 책명을 지었다.

44) 李鐘馨 교수가 자신의 恩師 金永勳 선생의 처방전을 정리하여 1983년에 출판한 책이다. 이 책에는 暖肝煎, 壽脾煎, 惜紅煎, 三氣飮, 秘元煎, 右歸飮, 濟川煎 등의 景岳 新方이 다수 인용되어 있다.

45) 金信根 主編 : 『韓國醫學大系 · 卷30 · 解題』 p.2

하는 자료로는 훌륭한 가치가 있다.

『景岳全書』가 언제부터 수입되었는지 정확하게 연대를 고증하기는 어렵다. 『景岳全書』나 張景岳에 대해서는 『王朝實錄』 등의 사료에는 전혀 언급이 없다. 그러나 『景岳全書』가 조선으로 수입된 연도는 대략 1713년에서 1724년 사이로 추정해 볼 수 있다. 상한선을 1713년으로 잡은 것은 『景岳全書』가 중국 내에 광범하게 유포된 것이 査本(1713년) 이후이기 때문이고, 하한선을 1724년으로 잡은 것은 朝鮮後期 醫書들 가운데 景岳의 新方을 최초로 인용하고 있는 『醫門寶鑑』이 이 해에 출판되었기 때문이다.

이후에도 史料에는 나타나지 않지만 『景岳全書』는 꾸준히 수입된 것으로 보인다. 특히 正祖 연간에는 淸과의 적극적인 문화교류가 있었다. 그는 1775년 왕의 즉위를 알리기 위해 중국을 가던 사신들에게 『四庫全書』[46]를 구입해 올 것을 명했다. 그러나 사신들이 중국에 머물던 동안 그들은 당시 편집 중이던 四庫館에 접근조차 허용이 되지 않았으며, 따라서 『四庫全書』의 매입은 실패하였다. 사신들은 대신 康熙帝 때 제작된 經史子集의 백과사전인 『古今圖書集成』을 사왔는데, 그 가운데 子集 醫學部인 『醫部全錄』에는 『景岳全書』 내용의 거의 대부분이 들어 있다. 또한 正祖代의 실학자인 丁若鏞의 저서 『麻科會通』에는 張景岳의 「麻疹詮」 1권과 淸代 국정교과서인 『醫宗金鑑』[47]도 인용되어 있다. 이로써 볼 때 正祖代 朝鮮과 淸 사이의 의학교류는 매우 활발하였던 것으로 생각되며 따라서 景岳의 저작들도 이 시대에 대거 수입되었을 가능성이 상당히 높은 것으로 보인다.

---

46) 乾隆 38년(1773)에 朱筠의 주청으로 四庫全書館을 열어 편찬을 시작하여 乾隆 42년(1782)에 완성되었다. 당시의 저명한 학자들이 古今에 이미 출판된 것과, 되지 않은 서적을 모두 수집하여 그들로 하여금 다시 교정하도록 하였다.

47) 淸代 乾隆년간에 정부에서 편성한 醫學叢書로서 吳謙 등이 主編하였고, 1742년에 간행되었다.

그리고 朝鮮前期와 마찬가지로 朝鮮後期에도 中國醫書의 출판이 상당히 활발하였는데, 대표적인 책으로는 『醫學正傳』, 『醫學入門』 등이 있다. 그러나 『景岳全書』는 현재까지 발견된 韓國版本이 없으며, 따라서 중국에서 수입된 책이나 혹은 『八陣方』과 같은 筆寫本의 형태로 醫學者들 사이에 유포된 것으로 생각된다. 高宗 때 黃度淵의 『醫宗損益』에서는 張景岳의 新方 189개 가운데 110개를 인용하고 있으며, 그 외 「雜證謨」, 「痲疹詮」, 「婦人規」, 「小兒則」 등을 광범하게 인용하고 있다. 따라서 적어도 高宗 때에는 『景岳全書』 全體가 筆寫本 혹은 中國에서 수입된 書籍의 형태로 醫師들 사이에서 유포되고 있었음을 알 수 있다. 이와 관련된 자세한 내용은 附錄으로 수록된 論文을 참고하기 바란다.

6. 「新方八陣」에 대하여

「新方八陣」 2권은 張景岳이 창제한 新方 189首를 補, 和, 散, 攻, 寒, 熱, 固, 因이라는 八陣의 분류에 따라 편집한 것이다. 이것은 그가 평생에 걸쳐 사용한 처방 가운데서 효과가 뛰어난 것들을 엄선한 것으로, 後學들에게 훌륭한 귀감이 되고 있다. 그는 "내가 先人들이 사용하던 처방들 가운데서 소용에 닿는 것 약간을 가려서 八陣에 따라 분류하였는데, 그 내용이 적다고 생각되지는 않았다. 그러나 후에 내가 그것을 보니 오히려 부족한 것이 보였으므로, 또다시 「新方八陣」을 지었다. 그 중의 處方들은 모두 내가 心得한 것으로서, 古方의 부족한 점을 보충하기 위한 것들이다"48)라고 하였다. 이것으로 보면 「新方八陣」은 『景岳全書』 중에 景岳의 處方에 대한 '心得'과 '經驗'을 모은 것, 즉 「古方八陣」의 숨은 뜻을 밝

---

48) 余因選古方之得宜者共若干首, 列爲八陣, 已不爲不多矣. 第以余觀之, 若夫猶有未盡, 因復制新方八陣, 此其中有心得焉, 有經驗焉, 有補古之未備焉.(「新方八略引」)

혀서 스스로 창제한 처방을 모은 것이라 생각된다.

'八陣'의 '陣'은 兵家의 술어를 빌린 것으로서, 원래 뜻은 전투가 벌어졌을 때 쌍방이 펼치는 전투 대열과 陣의 형태를 말하는 것이다. 이에 대해서 古人들은 "陣을 만들고 싸움을 하는 것이 兵法의 常道이나, 運用의 妙는 결국 마음에 달린 것이다"라고 하였다. 張景岳은 어릴 때부터 兵法을 익혔으며 장년이 되어 從軍하던 때에도 兵法과 劍術에 뛰어났다고 한다. 또 그는 종종 治病에 있어서 立法하는 것을 전략, 전술과 비교하였고, 처방을 설정하고 약을 선택하는 것을 부대가 布陣하는 것에 비유하였다. 결국 八陣은 이러한 그의 兵法 지식이 醫學에 응용된 것이라 할 수 있다. 또한 八陣은 兵法의 이치를 醫學에 응용한 것일 뿐 아니라, 方劑의 계통적인 분류를 시도한 것이란 점에서 큰 의의를 가지고 있다. 이러한 방식은 임상에서 처방을 선택하기에 편리할 뿐만 아니라, 전통적인 약물 분류의 방법을 개량하여 方劑學 자체에도 큰 진보를 가져왔다고 할 수 있다.

방제는 역대의 諸家와 文獻에 따라 여러 가지 방식으로 분류되었다. 景岳 이전에는 病證에 따라서 분류되거나 臟腑에 따라서 분류되거나, 혹은 臨床 各科에 따라서 분류되는 방식을 취하였다. 이러한 방식이 그 나름의 의의를 가지고 있기는 하지만 지나치게 번잡하거나 혹은 너무 간단한 폐단이 있어서, 임상 응용에 있어서나 방제를 학습하는 데 있어서 계통적인 이론을 세우기에는 부족하였다. 예를 들면 '七方'의 방법은 『內經』에서 시작하였는데, 그 이후로는 '七方'에 따라서 처방을 분류하는 서적이 보이지 않는다. '十劑'의 방법은 北齊의 徐之才가 약물의 功能에 따라서 분류한 것으로, 후세의 諸家들이 '十二劑', '十四劑', '二十四劑' 등으로 분류하는 모태가 되었다. 그 외에도 처방을 분류하는 방법은 아주 많지만, 모두 임상에서 처방을 사용하는 데 있어서는 상당히 불편한 점이 많았다.

景岳은 장기간의 임상 경험을 바탕으로 古方이 번잡하고 산만하며, 서로 중복되는 부분이 많다는 것을 깨달았다. 그래서 그는 "古方을 배열한 여러 제가들의 방법을 보면 잡다하고 한 처방이 각 문에 보이거나 혹은 여기저기에 중복되는 경우가 많았다. 쓰임새에 적절하게 하자면 모든 처방을 섭렵하기가 진실로 어렵고, 모든 처방을 수록하자면 번잡해지기 마련이다. 그래서 내가 지금 가장 긴요한 것만 모아서 종류별로 八陣을 만들었으니, 補陣, 和陣, 攻陣, 散陣, 寒陣, 熱陣, 固陣, 因陣이 그것이다"[49]라고 하였다. 이러한 분류 방법으로 「古方八陣」 및 「新方八陣」을 편집하였으며, '八陣'의 분류법으로 포괄하기 곤란한 「婦人規古方」, 「小兒則古方」, 「痘疹詮古方」, 「外科鈐古方」 등 4권을 뒤에 첨부하였다. 이렇게 治法에 따라 자신의 독특한 처방 분류 체계를 세웠을 뿐만 아니라, 후대의 '以法統方', '方從法出', '依法選方' 등의 방법에 중요한 기초를 세웠다.

「新方八陣」 2卷은 「八略」과 「八陣」의 두 부분으로 구성되어 있다. 그 중 「八略」은 治則과 治法에 대해서 논하고 있는데, '新方八略'으로 불리기도 한다. 이 「八略」에 근거하여 「八陣」을 나누고 189首 처방을 수록하고 있으며, 처방 뒤에 辨證에 따른 加減法을 수록하였다. 八略과 八陣의 기본적인 내용은 다음과 같다.

1) 補略과 補陣

補陣의 의미에 대해서 景岳은 "補陣의 처방은 虛證을 補益하기 위해 만들어진 것이다"[50]라고 하였다. 景岳은 八陣 중에서도 특

49) 愚按: 古方之散列於諸家者, 卽多且雜, 或互見於各門, 或彼此重複. 欲通其用, 涉獵固難; 欲盡收之, 徒資莠亂. 今余採其要者, 類爲八陣, 曰補·和·攻·散·寒·熱·固·因.

50) 補方之制, 補其虛也.

히 補陣을 강조하여 맨 첫머리에 놓고 있다. 또한 補陣의 응용에 있어서도 氣虛에는 上焦를 보해야 하고, 精虛에는 下焦를 보해야 하며, 陽虛에는 補와 溫을 병용하고, 陰虛에는 補와 淸을 겸해야 한다는 주장을 하였다. 특히 그는 陰陽의 互根關係와 相濟에 대해서 강조하였다. "기가 정으로 인하여 허한 것이 있는데 마땅히 정을 보탬으로써 기로 변화시켜야 하며, 정이 기로 인하여 허해진 것에는 기를 보태어 정을 생성시켜야 한다"[51]라고 했으며, 또 "보양을 잘하는 사람은 반드시 음 속에서 양을 추구하는데, 이것은 양기가 음기의 도움을 받아 끊임없이 낳고 기르는 것이며, 보음을 잘하는 사람은 반드시 양 속에서 음을 구하는데, 이것은 음이 양의 올라가는 힘을 받아 샘물의 근원이 마르지 않는 것이다"[52]라고 주장하였다.

補陣에는 모두 29首의 처방이 수록되어 있다. 그 중에서 熟地黃과 人蔘을 사용한 처방이 많은데, 熟地黃과 人蔘을 모두 사용한 처방은 8개로서 27%에 해당한다. 또 熟地黃과 人蔘 중에서는 熟地黃을 더욱 많이 사용하였는데, 補陣에만 22개의 처방에 숙지황이 사용되고 있으며, 熟地黃을 쓰지 않은 처방에서도 3개의 처방에서는 가감법에, 1개의 처방에서는 生地黃을 사용하고 있다. 이렇듯 熟地黃을 중요한 약물로 인식하였기 때문에 그를 '張熟地'라고 부르기도 한다.

2) 和略과 和陣

張仲景의 『傷寒論』 이후 전통적으로 和法이란 半表半裏의 證, 즉 少陽證을 '和解'하는 것을 말한다. 그러나 景岳이 말하는 和陣의 의미는 이와는 달리 훨씬 광범위한 의미를 포함하고 있다. 그

---

51) 其有氣因精而虛者, 自當補精以化氣; 精因氣而虛者, 自當補氣以生精.

52) 善補陽者, 必於陰中求陽, 則陽得陰助, 而生化無窮; 善補陰者, 必於陽中求陰, 則陰得陽升, 而源泉不竭.

는 "和陣의 처방은 조화롭지 못한 것을 조화시키기 위하여 만들어진 것이다"[53]라고 하여 '調和'의 의미로 사용하고 있다. 즉, 그는 和陣의 응용에 있어서 虛, 滯, 寒, 熱을 겸하고 있는 여러 가지 다양한 병증에 補, 行, 溫, 凉 등의 방법을 응용하여 "원기를 조화롭고 평안하게 하여 中和의 덕을 잃지 않게"[54]하는 것을 목적으로 하고 있다.

和陣의 처방은 모두 19개이다. 이 처방들은 모두 調氣를 바탕으로 하면서 증상에 상응되는 약물로 加減變通하여 구성된 것으로, 健脾和胃하면서 化痰理氣하는 공능을 가진 처방이 대다수를 차지하고 있다. 따라서 和陣의 처방은 二陳湯과 平胃散을 기본으로 변방한 것이 많은데, 그 중에서도 二陳湯의 변방이 많다. 19개의 처방 중에서 二陳湯이 사용된 것이 6개로 전체의 30%에 달하고, 半夏와 陳皮를 함께 쓰고 있는 것은 10개로 50%에 달한다.

3) 攻略과 攻陣

攻陣은 八陣 가운데서 그 처방 수가 가장 적다. 이에 대해서 景岳은 "고방이 이미 충분히 많으므로 쓸데없이 덧붙일 필요가 없었기 때문"[55]이라고 하여 古方의 攻陣 113처방으로 충분하므로 별로 보탤 것이 없다는 입장이다. 그러나 이에 대해서는 景岳이 攻, 補에서 주로 補에 치우쳐 있기 때문이라는 비판이 후대에 많이 제기되었다. 실제로 景岳은 "그러나 실한 경우에 잘못 보하면 병을 더 심하게 할 뿐이며, 병이 심해진 것은 치료할 수가 있다. 그러나 허한 경우에 잘못 치는 약을 쓰면 원기가 먼저 손상되는데, 원기가 손상되면 치료할 방법이 없다"[56]라고 하여 補法의 폐

53) 和方之制, 和其不和者也.

54) 調平元氣, 不失中和.

55) 古方旣多, 不必更爲添足.

56) 實而誤補, 不過增病, 病增者可解; 虛而誤攻, 必先脫元, 元脫者無治矣.

해보다는 攻法의 폐해가 더 크다는 것을 지적하고 있다. 그러나 淸代의 대가인 徐大椿은 그의 『醫學源流論』의 「中風論」,「人蔘論」 등에서 誤補의 폐해 또한 적지 않음을 강조하고 있으니 참고하기 바란다.

攻法은 氣聚, 血瘀, 堅積, 痰結 등의 증상에 응용되며, 實證이라 하더라도 정도에 차이가 있으므로 攻法의 사용도 輕重에 따라 잘 감별해야 한다. 攻陣에는 모두 7개의 처방이 포함되어 있다. 吐法은 실제로 두 개의 처방으로 羅蔔子를 사용한 것은 瓜蒂散이나 獨聖散의 의미를 따르면서도 약성이 완화하고 독성이 없는 것이 특징이다. 그 외의 다섯 처방에는 모두 牙皀角을 사용하고 있으며, 4개의 처방에는 巴豆를 사용하였고, 大黃은 한 개의 처방에만 사용되었다. 이렇듯 景岳은 攻法을 쓰면서도 元氣를 손상하거나 毒性이 있는 약물은 매우 주의해서 사용할 것을 강조하고 있다.

4) 散略과 散陣

散法이란 表證을 解散한다는 의미를 가지고 있다. 景岳도 "散法을 쓴다는 것은 표증을 흩는다는 것이다"[57]라고 하여 散法의 의미에는 별다른 이의를 제기하지 않고 있다. 그러나 실제에 있어서 解散하는 약물을 쓰더라도 藥性의 緩急과 氣味의 寒溫에 따라 구분할 것을 주장하고 있다. 특히 그는 "어느 경락에 어느 약물이 들어간다"는 식의 학설에 대해서 얽매일 필요가 없으며 단지 藥性의 輕重만 잘 가리면 된다고 하였다. 또 그는 藥性과 氣味에 따라서 峻散, 平散, 溫散, 凉散, 祛濕而散, 上行而散 등으로 구분하였는데, 이것이 景岳의 散法의 가장 특징적인 면이다.

散陣에는 모두 17개의 처방이 수록되어 있는데, 그 중에는 處方 이름에 柴胡가 들어있는 것이 12개이고 柴胡가 사용되는 것이 13

57) 用散者, 散其表證也.

처방이다. 이렇듯 그가 柴胡를 중요하게 사용한 것은 柴胡의 氣가 平, 微寒하고 氣味가 모두 가벼워서 解散, 泄氣하는 작용이 강하다고 보았기 때문이다. 특히 柴胡가 비록 少陽經에 들어간다고 하지만, 太陽 · 陽明經에 모두 들어가기 때문에 邪實한 病證에는 모두 사용할 수 있다고 주장하였다. 이렇게 柴胡를 重用하면서 그는 柴胡의 여러 가지 配伍方法을 개발하였다. 一柴胡飮에서는 柴胡를 黃芩 · 生地黃 · 山梔子 등과 配伍하여 凉散하는 데 사용하였다. 正柴胡飮에서는 防風과 배합하여 平散하는 데 사용하였고, 二柴胡飮에서는 生薑 · 細辛 · 麻黃 · 桂枝 등과 배합하여 溫散하는 데 사용하였으며, 四柴胡飮에서는 人蔘 · 炙甘草 등과 배합하여 益氣解散하는 데 사용하였고, 三柴胡飮과 五柴胡飮에서는 芍藥 · 當歸 · 熟地 등과 배합하여 補血而散하는 데 사용하였고, 大溫中飮에서는 熟地 · 當歸 · 人蔘 · 甘草 · 麻黃 · 肉桂 등과 배합하여 峻補托散하는 데 사용하였다.

5) 寒略과 寒陣

景岳은 "寒陣의 처방은 화기를 맑히고 열을 제거하기 위하여 만들어진 것이다"[58]라고 하였다. 火熱에 대한 理論은 역대 여러 의가들 가운데서도 劉河間과 李東垣, 朱丹溪 등이 그 기초를 세웠다고 볼 수 있다. 景岳은 이들의 學說을 비판적으로 계승하여 滋陰하면서 淸熱할 것을 주장하였으며, 熱陣의 新方 20개 가운데 13개의 처방이 淸熱藥과 동시에 熟地 · 生地 · 麥門冬 · 山藥 · 石斛 · 知母 등의 養陰藥을 동시에 사용하고 있다.

또 火熱證의 치료에 있어서 分經用藥에 집착하지 말 것을 주장하여 "豈有凉此不凉彼者"라고 하였으며, 단지 藥性의 輕淸重濁과 功能의 强弱만 잘 구분하면 된다고 인식하였다. 예를 들어 藥性

---

58) 寒方之制, 爲淸火, 爲除熱也.

이 輕淸한 黃芩·石斛·連翹·天花粉 등은 上焦의 열을 치료하고, 藥性이 重濁한 梔子·黃柏·龍膽草·滑石 등은 下焦의 열을 치료하였다. 또 藥性이 厚한 石膏·黃連·蘆薈·苦蔘·山豆根 등은 淸大熱하고, 藥性이 완만한 地骨皮·玄蔘·貝母·石斛·童便 등은 淸微熱하였다. 實鬱로 인한 열을 攻下하기 위해서는 大黃·芒硝를 사용하고, 열로 인한 癃閉를 치료하는 데는 木通·茵陳·猪苓·澤瀉 등을 사용하였다. 또 陰虛와 枯燥로 인한 열을 치료하는 데는 生地·麥門冬·天門冬·芍藥·梨漿·細甘草 등의 약물을 사용하였다.

6) 熱略과 熱陣

"熱陣의 처방은 한증을 없애기 위해 만들어진 것이다"[59]라고 하였다. 景岳은 寒證을 陽氣의 不足으로 인한 것으로 보아 "기가 부족하면 한증이 된다"[60]라고 주장하였는데, 이는 丹溪의 "기가 남아돌면 화증이 된다"[61]라고 한 학설에 대비되는 것이다. 임상적으로 氣有餘로 인한 熱證은 드물고 氣不足으로 인한 寒證이 많으므로, 이 두 학설만을 두고 볼 때 景岳의 탁월한 면이 드러난다고 할 수 있다. 또 寒證은 氣不足으로 인한 것과 외래의 寒邪로 인한 것으로 나누어 볼 수 있는데, 외래의 寒邪는 비교적 치료하기가 쉽고 또 散陣의 영역에 해당하는 것이다. 따라서 熱陣에서는 선천적 稟賦不足으로 인한 것이든 후천적인 內傷虛損으로 인한 것이든, 陽氣의 不足으로 인한 寒證을 치료하는 것을 주된 목적으로 하고 있다.

熱陣에는 모두 25개의 처방이 수록되어 있다. 이 중에서 많이 사용되는 약물로는 乾薑·肉桂·附子가 있는데, 이 약물들은『傷

---

59) 熱方之制, 爲除寒也.

60) 氣不足便是寒.

61) 氣有餘便是火.

寒論』에서부터 애용되던 것들이다. 乾薑은 모두 20개의 處方에서 사용되고 있으며, 2개의 처방에서는 加減으로 응용되고 있다. 乾薑에 대해서 景岳은 溫中하면서도 散表하는 약으로 보았으며, 또 多汗한 증에는 禁忌라고 하였다. 또 肉桂는 모두 10개의 처방에서 사용되었는데, 「本草正」에서는 "성질이 뜨거워서 陰氣를 잘 도우며, 또 血分에 들어가므로 사지에 寒疾이 있는 경우에는 이 약이 아니면 안된다"라고 하였으며, 失血證에는 사용할 수 없다고 하였다. 附子는 13개의 처방에서 사용되었는데, 景岳은 附子를 將軍이라고 표현하여 陽氣가 絶하려는 증상에는 附子를 사용하여 回陽해야 한다고 하였다. 그러나 附子는 약성이 너무 강력하므로 반드시 人蔘·熟地黃·甘草 등의 大補하는 약물과 함께 사용하여야 한다고 주장하였다.

7) 固略과 固陣

固陣의 처방들은 기본적으로 收斂固澁하는 약물을 위주로 구성되어 있다. 景岳은 "固陣의 처방은 새는 것을 막아주기 위하여 만들어진 것이다"[62]라고 하였으며, 또 "虛證에는 固陣을 쓸 수 있지만, 實證에는 사용할 수 없다. 또 오래된 병에는 固陣을 쓸 수 있지만, 갑자기 생긴 급한 병에는 쓸 수 없다. 固陣을 써야 하는 경우에 쓰지 않으면 滄海라 할지라도 결국 말라버릴 것이고, 固陣을 쓰지 않아야 할 경우에 쓴다면 문을 걸어 잠그고 도적을 끌어들이는 꼴이다"라고 하여 固陣의 사용에 있어 주의할 점을 강조하고 있다.

固陣 처방의 적응증에 대해서 景岳은 "원기가 이미 손상되어 허하면서 줄줄 새거나 조금씩 새는 것이라도 날로 심해져서 끊이지 않는 경우"[63]에 사용한다고 하였다. 固陣의 처방은 모두 10개

62) 固方之制, 固其泄也.

63) 元氣旣傷, 虛而且滑, 漏泄日甚, 不盡不已, 故方有固陣(「古方總目·附古方條序」)

인데, 그 처방들은 모두 收斂固澁하는 약을 기본으로 益氣, 健脾, 補腎하는 약물들을 다량으로 배합하여 구성되었다. 이것은 景岳이 "병이 위쪽에 있거나 겉에 있는 경우는 대개 기를 견고하게 하는데, 기는 폐가 주관한다. 병이 아래나 속에 있는 경우에는 정액을 견고하게 하는데, 정은 신이 주관한다"64)라고 인식하였기 때문이다. 또 固陣에는 固精을 목적으로 하는 처방이 모두 6개이고, 또 菟絲子를 쓰는 처방도 5개이다. 따라서 景岳은 固氣보다 固精을 더 중요시했다고 볼 수 있다.

8) 因略과 因陣

景岳은 기본적으로 辨證施治를 중심으로 하고 있다. 특히 八陣의 분류체계는 因陣을 제외하고는 모두 陰陽, 表裏, 寒熱, 虛實이라는 八綱辨證의 체계를 기본으로 하고 있다. 그러나 因陣은 "因陣의 처방은 원인에 따라서 치료하기 위해 만들어진 것이다"65)라고 한 것처럼 소위 '按症索方', 즉 某病에는 某方을 쓴다는 식으로 구성되어 있다. 그러나 景岳은 因方이라고 하여도 "원인 중에서도 따를 수 없는 것이 있음"66)을 밝히고, '因'字에는 '因標'와 '因本'의 두 가지 뜻이 있으므로 잘 구별해야 한다고 하였다. 이 말은 因陣의 처방이 비록 각 질환의 특효처방을 모은 것이기는 하지만, 그 사용에 있어서는 여전히 辨證論治의 사고가 필요하다는 뜻이다.

因陣에는 모두 62개의 처방과 附方 1개가 수록되어 있는데, 이는 八陣 중 그 수가 가장 많은 것이다. 그 내용은 月經, 帶下, 姙娠, 分娩, 男性・女性 不姙症, 小兒科, 痘疹, 瘧疾, 疝氣, 癰疽, 丹毒, 疥癬, 梅毒, 下疳, 肺癰, 腸癰, 鵝掌風, 臁瘡, 目疾, 喉痺, 牙疳,

---

64) 在上者, 在表者, 皆宜固氣, 其主肺也; 在下者, 在裏者, 皆宜固精, 精主在腎也.

65) 因方之制, 因其可因者也.

66) 因中有不可因者.

口瘡, 頭虱, 寄生蟲 등 內科, 外科, 婦人科, 小兒科 등 臨床 各科의 疾病에 대한 처방이 모두 구비되어 있다.

新方八略引

新方八略引

【 原文 】

藥不執方, 合宜而用, 此方之不必有也. 方以立法, 法以制宜, 此方之不可無也. 夫方之善者, 得其宜也, 得其宜者, 可爲法也; 方之不善者, 失其宜也, 失其宜者, 可爲鑑也. 第法有善不善, 人有知不知, 必善於知方者, 斯可以執方, 亦可以不執方, 能執方能不執方者, 非隨時之人不能也. 此方之所不可廢者, 正欲以啓發其人耳.

【 解釋 】

약을 쓰는 것은 처방에 구애되지 않아야 실제 사용에 적절히 부합할 수 있으므로 정해진 처방이 반드시 있어야 할 필요는 없다. 또 처방에 따라 치법이 세워지고 치법에 의해 실제에 적합하게 되므로 처방은 없어서는 안되는 것이기도 하다. 그러므로 좋은 처방이란 적합한 처방이고 적합한 처방은 곧 법이 될 수 있으며, 좋지 못한 처방이란 적합하지 않은 처방이고 적합하지 않은 처방은 곧 거울이 될 수 있는 것이다. 그러나 치법에 좋은 것과 나쁜 것이 있으며 사람도 아는 사람과 알지 못하는 사람이 있듯이 처방을 잘 아는 사람은 처방을 잘 고수할 줄도 알지만 처방에 구애되지 않을 줄도 아는데, 처방을 고수할 수도 있고 처방에 구애되지 않을 수도 있는 것은 상황에 따라 임기응변할 수 있는 사람이 아니면 할 수 없다. 그러므로 처방이란 것은 없앨 수는 없는 것이며 바로 사람을 깨우치기 위해 꼭 필요한 것일 뿐이다.

【 原文 】

余因選古方之得宜者共若干首, 列爲八陣, 已不爲不多矣, 第以余觀之, 若夫猶有未盡, 因復制新方八陣, 此其中有心得焉, 有經驗焉, 有補古之未備焉. 凡各方之下, 多附加減等法, 及分兩之數, 俱有出入不一者, 正以見方之不可執也; 八陣之中, 如攻方·寒方之不多及者, 以古法旣多, 不必更爲添足也.

【 解釋 】

내가 옛 처방에서 적절한 것 얼마를 골라 팔진(八陣)으로 분류하였는데, 그 숫자가 적은 것은 아니다. 그러나 내가 보기에 오히려 부족한 것이 있으므로 다시 새로운 처방 여덟 진[新方八陣]을 만들었는데, 그 중에는 내가 마음으로 깨달은 것[心得]도 있고 실제로 징험[經驗]한 것도 있어서 옛 처방의 미비한 것을 보충하게 하였다. 또 각 처방 아래에는 가감하는 방법을 많이 첨부하였으며, 분량도 한가지로 고정시키지 않았는데, 이것은 바로 처방에 구애되지 말라는 것을 나타내는 것이다. 팔진(八陣) 중에서 공진(攻陣)과 한진(寒陣)의 처방이 많지 않은 것은 고방에 이미 충분히 많으므로 쓸데없이 덧붙일 필요가 없기 때문이다.

【 原文 】

大都方宜從簡, 而余復冗之, 不尤鄙乎? 正意在冗中求簡耳, 此制方之意也. 然用方之意, 則猶有說焉: 夫意貴圓通, 用嫌執滯, 則其要也. 若但圓無主, 則雜亂生而無不可矣, 不知疑似間自有一定不易之道, 此圓通中不可無執持也; 若執一不反, 則偏拗生而動相左矣, 不知倏忽間每多三因難測之變, 此執持中不可無圓活也. 圓活宜從三思, 執持須有定見, 旣能執持, 又能圓活, 其能方能圓之人乎, 而人其爲誰哉!

【 解釋 】

처방은 마땅히 간략함을 추구해야 하는데 내가 도리어 번잡하게 하였으니 더욱 비루하게 되는 것은 아닐까? 나의 뜻은 바로 번잡한 것 가운데서 간략함을 추구하라는 것이며, 이것이 바로 처방을 만든 뜻이다. 그러나 처방을 사용하는 생각에 대해서는 아직 할 말이 있다. 대개 생각은 융통성이 있게 하고 활용에 있어서는 집착하지 말라는 것이 핵심이다. 그러나 만약 융통성만 강조하여 주관이 없어지면 생각이 잡스럽고 혼란되어 안되는 일이 없는 줄 모르고 비슷한 중에서도 변하지 않는 일정한 원리가 있다는 것을 모르게 되니 이것이 융통성이 있으면서도 고집하는 것이 없어서는 안된다는 뜻이다. 또 만약 하나에 집착하여 돌이켜 생각할 줄 모르면 치우치고 삐뚤어진 마음이 생겨 하는 일마다 어긋나고 잠깐 사이에 내인(內因)·외인(外因)·불내외인(不內外因)의 삼인(三因)으로도 예측할 수 없는 변화가 생긴다는 것을 알지 못하게 되니, 따라서 고집하면서도 융통성이 없어서는 안된다. 융통성 있게 활용할 때 세 번을 고쳐 생각하고 처방을 고수할 때는 정해진 식견이 있어야 하는데, 이미 고수할 줄 안다면 활용할 수도 있는 것이니 처방을 고수하면서 동시에 잘 활용하는 사람이 아니겠는가? 그러나 어느 사람이 그것을 할 수가 있겠는가!

補陣

補方之制，補氣虛也.

補略

【 原文 】

補方之制, 補其虛也. 凡氣虛者, 宜補其上, 人蔘·黃芪之屬是也. 精虛者, 宜補其下, 熟地·枸杞之屬是也. 陽虛者, 宜補而兼煖, 桂·附·乾薑之屬是也. 陰虛者, 宜補而兼清, 門冬·芍藥·生地之屬是也. 此固陰陽之治辨也. 其有氣因精而虛者, 自當補精以化氣; 精因氣而虛者, 自當補氣以生精.

【 解釋 】

보진(補陣)의 처방은 허증을 보익하기 위해 만들어진 것이다. 기가 허하다면 상초를 보하여야 하는데, 인삼 · 황기와 같은 약을 쓴다. 정이 허하다면 하초를 보하여야 하는데, 숙지황 · 구기자 등을 쓴다. 양이 허하면 보하면서 따듯하게 하는데, 육계 · 부자 · 건강과 같은 약을 쓴다. 음이 허하면 보하면서 맑게 하는데, 맥문동 · 작약 · 생지황 등을 쓴다. 이것은 음양을 치료함에서 반드시 분별해야 할 것이다. 또 기가 정으로 인하여 허한 것이 있는데 마땅히 정을 보탬으로써 기로 변화시켜야 하며, 정이 기로 인하여 허해진 것에는 기를 보태어 정을 생성시켜야 한다.

【 原文 】

又有陽失陰而離者, 不補陰何以收散亡之氣, 水失火而敗者, 不補火何以甦垂寂之陰? 此又陰陽相濟之妙用也. 故善補陽者, 必於陰中求陽, 則陽得陰助, 而生化無窮; 善補陰者, 必於陽中求陰, 則陰得陽升, 而源泉不竭.

【 解釋 】

또 양이 음을 잃고서 제자리를 이탈하는 것에 음을 보태지 않고서는 무엇으로 흩어져 사라지는 기를 거두어 들일 것이며, 수기(水氣)가 화기(火氣)를 잃고 손상되는 것에는 화기를 보태지 않으면 무엇으로 정적(靜寂)에 빠진 음을 소생시킬 것인가? 이것은 음양이 서로를 구제하는 신기한 활용법[妙用]이다. 그러므로 보양을 잘하는 사람은 반드시 음 속에서 양을 추구하는데, 이것은 양기가 음기의 도움을 받아 끊임없이 낳고 기르는 것이며, 보음을 잘하는 사람은 반드시 양 속에서 음을 구하는데, 이것은 음이 양의 올라가는 힘을 받아 샘물의 근원이 마르지 않는 것이다.

【 原文 】

余故曰: 以精氣分陰陽, 則陰陽不可離; 以寒熱分陰陽, 則陰陽不可混, 此又陰陽邪正之離合也. 故凡陽虛多寒者, 宜補以甘溫, 而清潤之品非所宜; 陰虛多熱者, 宜補以甘涼, 而辛燥之類不可用. 知宜知避, 則不惟用補, 而八方之制, 皆可得而貫通矣.

【 解釋 】

그러므로 나는 다음과 같이 말한다. 정과 기로써 음양을 구분한다면 음양이란 떨어질 수 없는 것이지만, 차가움과 뜨거움으로 음양을 구분한다면 음양은 섞일 수 없는 것이다. 이것이 또한 음과 양, 사기와 정기가 흩어지고 모이는 이치이다. 그러므로 양이 허하여 한증이 많은 데는 달고 따듯한 약으로 보하여야지 맑고 윤기 있는 약은 적절하지 않으며, 음이 허하여 열이 많은 데는 달고 서늘한 약으로 보아여야지 맵고 건조한 약은 쓸 수가 없다.

마땅한 것과 회피할 것을 잘 아는 것은 단지 보진(補陣)에만 해당하는 것이 아니라 팔진(八陣)의 처방 모두에 통용될 수 있는 원리이다.

大補元煎 一

【原文】

治男婦氣血大壞, 精神失守危劇等證. 此回天贊化, 救本培元第一要方. 本方與後右歸飮出入互思.

人蔘 補氣補陽, 以此爲主. 少則用一·二錢, 多則用一·二兩 山藥 炒, 二錢 熟地 補精補陰, 以此爲主. 少則用二·三錢, 多則用二·三兩 杜冲 二錢 當歸 二·三錢, 若泄瀉者去之 山茱萸 一錢, 如畏酸呑酸者去之 枸杞 二·三錢 炙甘草 一·二錢

水二鍾, 煎七分, 食遠溫服. 如元陽不足多寒者, 於本方加附子·肉桂·炮薑之類, 隨宜用之. 如氣分偏虛者, 加黃芪·白朮. 如胃口多滯者不必用. 如血滯者, 加川芎, 去山茱萸. 如滑泄者, 加五味·故紙之屬.

【解釋】

남자나 부인이 기혈이 몹시 쇠약하여 정(精)과 신(神)을 지키지 못하는 매우 위급한 증세를 치료한다. 회천찬화(回天贊化)와 구본배원(救本培元)[67]의 첫째가는 처방이다. 이 처방과 뒤의 우귀음(右歸飮)의 차이점을 비교해보기 바란다.

인삼(기를 보태고 양을 보태는 데는 이것을 위주로 한다) 적게는 4~8g, 많게는 40~80g, 산약(덖은 것) 8g, 숙지황(정과 음을 보하는 데는 이것을 위주로 한다) 적게는 8~12g, 많게는 40~80g,

67) 회천찬화(回天贊化)는 만회천의(挽回天意) · 찬조조화(贊助造化)의 뜻이고, 구본배원(救本培元)이란 만구근본(挽救根本) · 배양원기(培養元氣)란 의미로서 대보원전의 공능이 매우 강력함을 말하는 것이다.

두충 8g, 당귀(설사하면 뺀다) 8~12g, 산수유(신것을 싫어하면 뺀다) 4g, 구기자 8~12g, 자감초 4~8g.

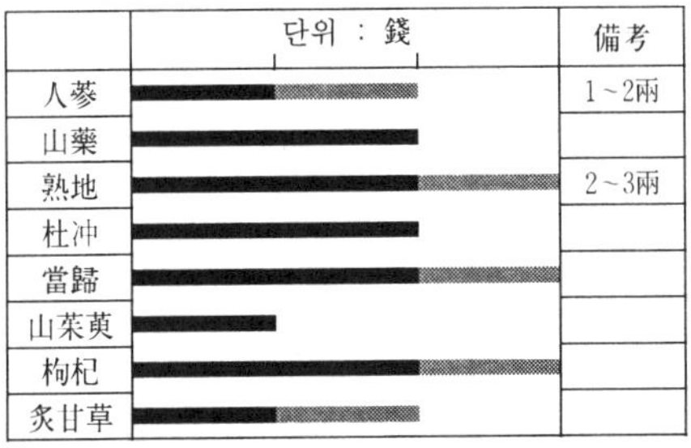

물 두 사발로 7홉이 되게 끓여서 식후 한참 뒤에 따듯하게 먹는다. 양기가 부족하여 한증이 많으면 육계·부자·포건강을 더 넣어 쓴다. 기가 더 허하다면 황기·백출을 더 넣어 쓴다. 위체(胃滯)가 많으면 쓸 필요가 없다. 혈체(血滯)에는 천궁을 더 넣고 산수유를 뺀다. 활설(滑泄)에는 오미자·파고지를 더 넣어 쓴다.

【 方解 】

경악은 이 처방을 보진(補陣)의 첫번째로 삼고 '대보원전(大補元煎)'이라 명명했다. 원기를 크게 보하는 것과 음혈을 자양하는 공능을 모두 가지고 있어서 오랜 병으로 몸이 허약해진 사람과 기허(氣虛)와 혈소(血少)가 심한 증후에 알맞기 때문이다. 이런 의미에서 경악은 "此回天贊化, 救本培元第一要方"이라고 한 것이다.

인삼은 원기를 크게 보하는데, 인삼에 대해서 『神農本草經』에는 "主補五臟, 安精神, 止驚悸, 除邪氣, 開心益智"라고 하였으며, 『本草綱目』에서도 "治男婦一切虛證"이라고 하여 보허부정(補虛扶正)하는 중요한 약으로 오랫동안 사용되었다. 또 감초와 산약을 배합하여 보비건위(補脾健胃)하여 인삼이 보기건비(補氣健脾)하는 공능을 강화시키므로 생화지원(生化之源)인 비위를 튼튼히 한다. 숙지황은 음혈을 자보(滋補)하여 혈허증과 신음허증에 상용되는 중요한 약이며, 여기에 당귀를 배합하여 음혈을 보익하는 공능을 보조하고, 구기자와 산수유로는 간신(肝腎)을 보하면서 정혈(精

血)을 보태는 작용을 강화하였으며, 두충을 배합하여 신(腎)을 보하면서 요슬(腰膝)을 튼튼히 한다. 이와 같이 보기하는 약들과 보음하는 약들이 잘 조화되어 있어서 원기가 매우 쇠약한 위급한 증상뿐만 아니라 오랜 병으로 기혈이 허해진 경우에도 사용할 수 있다. 또 사지가 나른하고 피곤하며 안색이 좋지 않고 밥을 적게 먹으며 말하기를 싫어하는 등 기혈이 허약한 증상이나 혹은 허리와 무릎이 시리고 눈이 아득하며 귀가 울리는 등 음허의 증상이 수반될 때도 사용할 수 있다.

원양(元陽)이 부족하여 한기(寒氣)가 많으면 부자·육계·건강 등의 온양축한(溫陽逐寒)하는 약을 써야 하는데, 부자와 육계는 주로 하초를 덥히고 건강은 중초를 따듯하게 한다. 이 처방은 기혈이 모두 허한 것을 치료하는데, 만약 기허가 더 심하다면 황기와 백출과 같이 건비익기(健脾益氣)하는 약을 더 넣어야 한다. 『類經圖翼』에 의하면 위(胃)에는 상구(上口)와 하구(下口)가 있는데 여기서는 위지상구(胃之上口)를 말하는 것으로 생각된다.[68] 즉, 위구다체(胃口多滯)란 위완부에 비민(痞悶)한 감각이 있는 기체나 식체증을 말하는 것으로 이 경우에는 백출과 황기와 같은 보기하는 약을 쓰면 비민이 더 심해지므로 사용하지 말아야 한다. 혈체의 경우에는 행혈(行血)하는 혈중기약(血中氣藥)인 천궁을 더 넣고 수삽(收澁)하는 작용이 있는 산수유는 빼야 한다. 활설(滑泄)이 있으면 수렴지사(收斂止瀉)하는 오미자나 온양지사(溫陽止瀉)하는 파고지를 더 넣는다.

이 처방의 가장 기본적인 목적은 인삼과 숙지를 다량 사용하여 기혈을 대보(大補)하여 정(精)과 신(神)을 지키지 못하는 위급한

68) 『類經圖翼』 卷三의 「足陽明胃經圖」에서는 "胃之上口, 名曰賁門……胃之下口, 卽小腸上口……"라고 하여 上口와 下口가 따로 있음을 말하고 있으나, 「手少陽三焦經圖」에서는 上焦가 "出於胃口上, 主內而不出"이라고 하여 胃口는 통상 上口의 의미로 많이 사용됨을 알 수 있다.

증상을 치료하는 것이다. 경악은 「本草正」에서 지황에 대해 "인삼과 숙지는 기혈을 보하는 데는 없어서는 안된다. 즉, 제경(諸經)의 양기가 허한 데는 인삼이 아니면 치료할 수 없고, 제경(諸經)의 음혈이 허한 데는 숙지가 아니면 치료할 수 없다. 인삼에는 또한 건운(健運)하는 공능이 있고, 숙지는 정순(靜順)의 덕을 가지고 있다. 곧 숙지와 인삼은 일음일양(一陰一陽)으로 서로 표리 관계에 해당하고, 일형일기(一形一氣)로서 서로 생성을 주관하며, 성미(性味)가 중정(中正)의 덕을 얻었으므로 이 둘을 능가하는 약이 없다. 따라서 실로 이 두 약을 대신할 만한 약이 없는 것이다"라고 하였다. 또한 경악은 두 약의 용량 비례에 대해서도 "양은 성질이 급속하므로 인삼은 소량으로도 공능을 다 발휘할 수 있다. 그러나 음은 성질이 완만하므로 숙지는 다량을 쓰지 않으면 그 효과를 모두 발휘할 수 없다"라고 보았다.

【按】

그러나 진수원(陳修園)은 『景岳八陣砭』에서 대보원전을 "雜沓模糊, 以啓庸醫混補之漸"이라고 비판하였으며, 경악이 말한 "인삼으로 보기보양(補氣補陽)하며 숙지로 보정보음(補正補陰)한다"는 것은 『本草經』과 『傷寒論』에 근거가 없는 당송(唐宋) 이후에 생겨난 학설에 불과하며 경악이 무비판적으로 받아들였다고 주장하였다. 두 사람의 주장은 서로 일리가 있지만 진수원은 지나치게 옛것을 숭상한 나머지 『本草經』과 『傷寒論』의 문구에만 집착하여 후대 의가들이 누대에 걸쳐 쌓아온 경험과 이론을 무시한 느낌이 있다. 독자들은 두 의견을 서로 비교하여 참고하기 바란다.

이 처방은 『醫門寶鑑』과 『醫宗損益』에 수록되어 있는데, 『醫門寶鑑』에서는 「虛損」門의 證餘方에 수록하고 있으며 "人蔘·熟地黃·枸杞子·山藥·杜冲 各二錢, 山茱萸·當歸·甘草炙 各一錢

○ 蔘熟隨虛加用"이라 하였다. 『醫宗損益』에서는 "治男婦氣血大壞, 回天贊化, 救本培元第一方. 與右歸飮出入互思. 人蔘 少用一·二錢, 多用一·二兩 熟地 二·三錢, 至一·二兩 山藥 炒 杜冲 當歸 泄去 枸杞子 各二錢 山茱萸 呑酸去 炙甘 各一錢. 陽不足, 加桂·附·炮薑. 氣虛, 加芪·朮. 滑泄, 加五味子, 故紙.(景岳)"라고 되어 주치증과 가감법의 일부 내용이 생략되고 약물의 분량에도 약간의 변화가 보이고 있다. 이렇듯 조선후기 의서에는 경악의 처방이 다용되고 있는데, 인용 방식에 있어서 무비판적으로 수용한 것이 아니라 모두 자신의 임상경험에 의거하여 취사선택하였음을 알 수 있다.

左歸飮 二

【 原文 】

此壯水之劑也, 凡命門之陰衰陽勝者, 宜此方加減主之. 此一陰煎·四陰煎之主方也.

熟地 二·三錢, 或加至一·二兩 山藥 二錢 枸杞 二錢 炙甘草 一錢 茯苓 一錢半 山茱萸 一·二錢, 畏酸者少用之

水二鍾, 煎七分, 食遠服. 如肺熱而煩者, 加麥冬二錢. 血滯者, 加丹皮二錢. 心熱而躁者, 加玄蔘二錢. 脾熱易飢者, 加芍藥二錢. 腎熱骨蒸多汗者, 加地骨皮二錢. 血熱妄動者, 加生地二·三錢. 陰虛不寧者, 加女貞子二錢. 上實下虛者, 加牛膝二錢以導之. 血虛而燥滯者, 加當歸二錢.

【 解釋 】

장수(壯水)하는 처방인데, 명문의 음이 쇠약하고 양이 왕성한 것은 이 처방을 가감하여 치료한다. 이것은 일음전(一陰煎)과 사음전(四陰煎)의 기본방이다.

숙지황 8~12g에서 40~80g까지, 산약 8g, 구기자 8g, 자감초 4g, 복령 6g, 산수유(신것을 싫어하면 적게 쓴다) 4~8g.

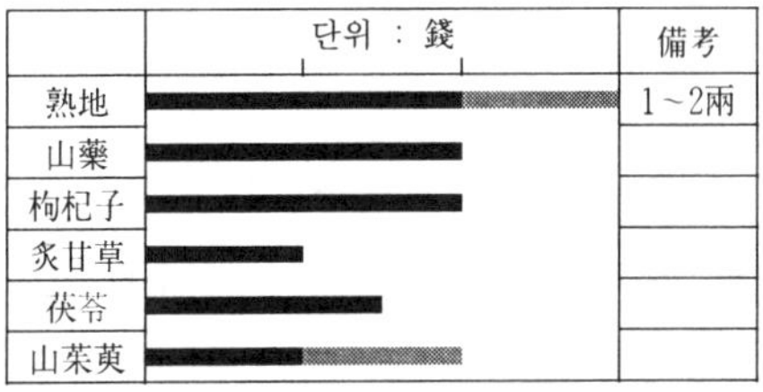

물 두 사발에 넣어 7홉이 되게 달여 식후 한참 뒤에 먹는다. 폐열이 있어 갑갑하면 맥문동을 8g 더 넣어 쓴다. 혈체(血滯)에는 목단피 8g을 더 넣어 쓴다. 심열이 있어서 날치면 현삼 8g을 더 넣어 쓴다. 비열이 있어 쉽게 배고프면 백작약 2g을 더 넣어 쓴다. 신열이 있어 골증(骨蒸)하며 땀이 많으면 지골피 8g을 더 넣어 쓴다. 혈이 열로 망동하면 생지황을 8~12g 더 넣어 쓴다. 음허로 인한 병에는 여정자를 8g 더 넣어 쓴다. 상초가 실하고 하초가 허한 데는 우슬 8g을 더 넣어 하초로 이끌어 준다. 혈허하여 조체(燥滯)한 데는 당귀를 8g 더 넣어 쓴다.

【 方解 】

경악이 처방의 이름을 '우귀(右歸)', '좌귀(左歸)'라고 한 것은 『難經·36難』에 "其左者, 爲腎; 右者, 爲命門"이라고 한 이론에서 비롯되었다. 좌신(左腎)은 수(水)에 속하며 음을 주관하고, 우신(右腎)은 화(火)에 속하고 양을 주관한다. 그러므로 좌귀(左歸)란 "滋陰補腎, 使陰精得歸其源"이란 뜻이고, 우귀(右歸)란 "溫陽補腎, 使元陽得歸其源"의 의미이다. 이 처방은 육미지황탕의 가감방으로 "命門之陰衰陽勝"한 것을 치료한다고 하였는데, 여기서 명문지음(命門之陰)이란 구절은 좌신우명문(左腎右命門)의 관점에서는 이해되지 않지만 경악은 명문에 대하여 "男子藏精, 女子系胞"라고

하고 "王太僕所謂壯水之主, 益火之源也"라고 하여 명문에도 음양(陰陽)이 구유(具有)하는 것으로 보았음을 참고하기 바란다.[69)]

좌귀와 우귀의 제방(製方)에 있어서 특징적인 것은 모두 육미(六味)나 팔미(八味)에서 삼사약(三瀉藥)[70)]을 빼고 삼보약(三補藥)[71)]만을 기본으로 하여 순수하게 보양과 보음에 치우치는 것이라 할 수 있다. 경악은 「求正錄·眞陰論」에서 "진음(眞陰)이 이미 허한 경우에는 다시 설(泄)하여서는 안된다. 두 처방[六味와 八味]은 모두 복령과 택사를 사용하여 삼리(滲利)하는 것이 지나친데, 중경이 『金匱要略』에서도 이수(利水)시키기 위하여 사용한 것이다"라고 하여 복령과 택사를 뺀 이유에 대하여 설명하고 있다. 목단피에 대해서도 원래 보성(補性)은 없는 약으로 인식하여 혈체(血滯)가 있는 경우에 사용하라고 하였다.[72)]

이 처방의 경우에서도 육미지황탕의 삼보약을 기본으로 구기자·자감초·복령을 가한 처방이다. 숙지황과 구기자는 신음을 보태고 여기에 산수유를 배합하여 보신음(補腎陰)하면서 삽정(澁精)하는 작용까지 갖추었다. 특히 산수유는 신 것을 싫어하면 소용(少用)하라고 하였는데 「本草正」에서는 "비기(脾氣)가 대허(大虛)하여 신 것을 싫어하면 잠시 쓰지 않거나 감초·외강(煨薑)으로 조화시켜 사용하면 된다"[73)]라고 하였다. 산약과 자감초·복령으로 건비(健脾)하여 기혈이 생화(生化)되는 근본을 튼튼히 한다. 그리고 제형(劑型)에 있어서 일반적으로는 환제가 탕

---

69) 『類經附翼·求正錄·三焦包絡命門辨』

70) 茯苓, 牧丹皮, 澤瀉를 말함.

71) 熟地黃, 山藥, 山茱萸를 말함.

72) 「本草正·丹皮」
總之, 性味和緩, 原無補性. 但其微凉而辛, 能和血凉血生血, 除煩熱, 善行血滯, 滯去而鬱熱自解, 故亦退熱. 用此者, 用其行血滯而不峻.

73) 若脾氣大弱而畏酸者, 姑暫止之, 或和以甘草·煨薑亦可.

제에 비하여 약력이 약하고 효과도 완만한 것으로 알려져 있다. 그러나 좌귀음은 좌귀환에 비해 약이 적고 보익하는 공능도 약하므로 같은 신음부족이라 하더라도 비교적 가벼운 증상에 사용된다.

폐열(肺熱)로 갑갑해 하면[煩] 맥문동을 더 넣어 청열생진(淸熱生津)시키고, 혈체가 있으면 목단피를 써서 청혈(淸血)하면서 행혈(行血)한다. 심열(心熱)로 날치면[躁] 현삼을 써서 보음하면서 청허열(淸虛熱)시켜 심열을 내려준다. 비열(脾熱)로 쉽게 배고픈 데는 작약을 쓰라고 하였는데 「本草正」에서는 "諸證於因熱而致者爲宜, 若脾氣寒而痞滿難化者忌用"이라고 하였고, 「眞陰論」에서는 비열이기(脾熱易饑) 이외에도 "다한상음(多汗傷陰)"을 언급하고 있는데, 이것으로 볼때 위열(胃熱)로 음액의 손상이 있을 경우에 작약을 쓸 수 있는 것으로 생각된다. 신열(腎熱)로 골증열(骨蒸熱)이 있고 식은땀을 많이 흘리면 지골피를 써서 보음청열(補陰淸熱)하여야 한다. 혈열(血熱)로 혈이 망동하면 생지황을 써서 청혈(淸血)시키고, 음허불령(陰虛不寧)은 의미가 명확하지는 않지만 여정자가 보음하면서 번열(煩熱), 골증(骨蒸), 다한(多汗), 소갈(消渴), 변혈(便血) 등을 치료하는 작용이 있으므로 지골피와 생지황을 쓸 증상이 발전된 것으로 생각할 수 있다. 상실하허(上實下虛)에는 인약하행(引藥下行)하는 우슬을 써서 다른 약을 끌고 내려가게 한다. 혈허로 조증(燥證)이 있거나 혈체(血滯)한 증세가 나타나면 질윤(質潤)하면서 보혈행혈(補血行血)하는 당귀를 써서 치료한다.

【按】

이후의 네 처방은 모두 육미지황환의 가감방으로 볼 수 있으며 장경악의 학술적 특징인 음양호근(陰陽互根) 사상을 잘 드러내주는 처방으로 『類經附翼·求正錄·眞陰論』에서부터 수록되어 있다. 『類經附翼』은 1624년에 출판되었고 『景岳全書』는 대략 1637년에 저술된 것으로 추정되는데, 이로써 볼 때 경악은 한 처방의 구성과 가감법에 대해서도 끊임없이 오류를 수정하고 보완하는 작업을 게을리하지 않았음을 알 수 있으며 이러한 모습은 현대의 한의학도에게 큰 귀감이 되고 있다.

이 처방은 『醫門寶鑑』과 『醫宗損益』에 수록되어 있다. 『醫門寶鑑』에서는 「虛損」門의 증여방(證餘方)에 수록되어 있으며 "熟地三錢, 枸杞子·山藥 各二錢, 白茯苓 一錢五分, 山茱萸·甘草炙 各一錢"으로 기록되어 있다. 『醫宗損益』에는 『景岳全書』의 원문과 거의 동일하나 일부 내용이 약간씩 생략되어 있으며, 단지 산수유의 분량이 1~2錢에서 1錢으로 고정되어 있는 차이가 있다.

【 參考 】

三補藥에 대하여

보진의 29개 처방 중에서 삼보약(三補藥)을 모두 사용하는 것은 대보원전, 우귀음, 좌귀음, 우귀환, 좌귀환, 당귀지황음, 귀신환의 7개이며, 숙지와 산약을 사용한 것이 3개, 숙지황만 사용한 것이 11개, 산약만 사용한 것이 1개였으며, 삼보약을 전혀 사용하지 않은 것도 7개나 되었다. 이상으로 볼 때 삼보약 가운데서 숙지황과 산약의 용례가 비교적 많으며 산수유는 단독으로는 잘 사용되지 않았음을 알 수 있다.

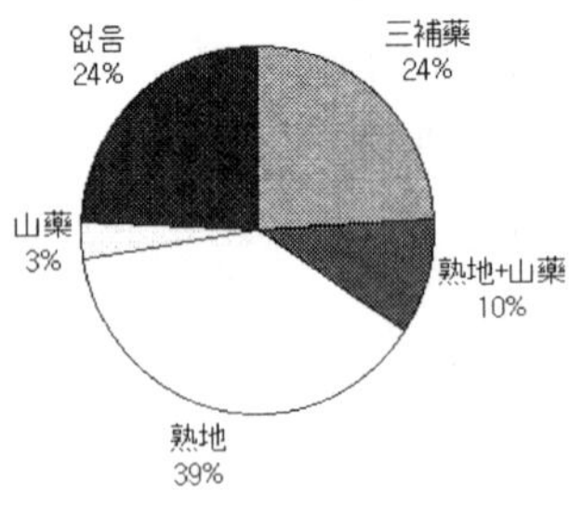

右歸飮 三

【原文】

此益火之劑也, 凡命門之陽衰陰勝者, 宜此方加減主之. 此方與大補元煎出入互用. 如治陰盛格陽, 眞寒假熱等證, 宜加澤瀉二錢, 煎成用凉水浸冷服之尤妙.

熟地 用如前 山藥 炒, 二錢 山茱萸 一錢 枸杞 二錢 甘草 炙, 一·二錢 杜冲 薑製, 二錢 肉桂 一·二錢 製附子 一·二·三錢

水二鍾, 煎七分, 食遠溫服. 如氣虛血脫, 或厥或昏, 或汗或運, 或虛狂, 或短氣者, 必大加人蔘·白朮, 隨宜用之. 如火衰不能生土, 爲嘔噦呑酸者, 加炮乾薑二·三錢. 如陽衰中寒, 泄瀉腹痛, 加人蔘·肉豆蔻, 隨宜用之. 如小腹多痛者, 加吳茱萸五·七分. 如淋帶不止, 加破故紙一錢. 如血少血滯, 腰膝軟痛者, 加當歸二·三錢.

【解釋】

신화(腎火)를 보해주는 처방인데, 명문(命門)의 양이 쇠약하고 음이 성한 것을 치료할 때는 이 처방을 위주로 가감한다. 이 처방은 대보원전(大補元煎)과 차이를 비교하며 보아야 한다. 만일 음성격양(陰盛格陽)이나 진한가열증(眞寒假熱證) 등에는 이 처방에 택사 8g을 더 넣어 달여서 찬물에 재워 식혀서 먹으면 더욱 좋다.

숙지황(앞의 좌귀음과 같이 한다), 산약(덖은 것. 8g), 산수유(4g), 구기자(8g), 감초(찐 것. 4~8g), 두충(생강으로 법제한 것. 8g), 육계 4~8g, 법제한 부자 4~8~12g.

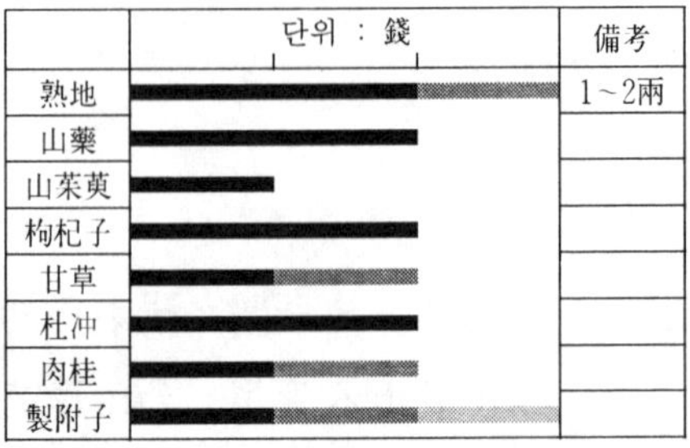

물 두 사발에 넣어 7홉이 되게 달여 식후 한참 뒤에 따듯하게 마신다. 기가 허하고 혈이 부족한 데는 인삼·백출을 적당히 더 넣어 쓴다. 화가 쇠약하여 토를 기르지 못하여 구역, 딸꾹질, 신물이 오르는 데는 포건강 8~12g을 더 넣어 쓴다. 양기가 쇠약하여 속이 차서 설사가 나고 배가 아픈 데는 인삼·육두구를 적당히 더 넣어 쓴다. 아랫배가 많이 아픈 데는 오수유를 2~3g 더 넣어 쓴다. 오줌이 잘 나가지 않고 방울방울 떨어지는 것이 그치지 않는 데는 파고지 4g을 더 넣어 쓴다. 혈이 부족하거나 몰려서 허리와 무릎에 힘이 없고 아픈 데는 당귀 8~12g을 더 넣어 쓴다.

【 方解 】

이 처방은 팔미지황탕에서 복령·택사·목단피의 삼사약(三瀉藥)을 빼고, 숙지황·산약·산수유의 삼보약(三補藥)과 육계·부자에 구기자·두충·자감초를 더한 것이다. 숙지황과 구기자·산수유·두충은 정혈을 보익하는 작용을 하는데, 특히 산수유는 수삽(收澁)하는 작용이 있으며 두충은 건요슬(健腰膝)하는 작용이 있다. 산약과 자감초는 익기(益氣)하고 건비(健脾)하며, 육계와 부자는 온양(溫陽)하는 작용을 한다.

기허혈탈(氣虛血脫)로 인한 혼궐, 현훈, 자한, 단기 등의 증상에는 "氣爲血之師"라고 하였듯이 인삼과 백출 등의 보기약으로 원기를 보익하여 음혈을 섭납(攝納)하여야 한다. 자주 토하거나 트림 및 신물이 오르는 것은 신양허(腎陽虛)로 인해 비양(脾陽)까지 허한 경우로서 건강을 써서 중초를 덥히며, 양기가 허하여 중초의 한증으로 복통과 설사가 있는 경우에는 건비익기(健脾益氣)하는 인삼과 함께 온성(溫性)이면서 방향성의 건비제(健脾劑)인 육두구를 쓴다. 소복통(少腹痛)에 오수유를 쓰는 것은 간한(肝寒)한 경우이며, 요림(尿淋)과 대하(帶下)가 오래 계속되는 것은 신양이 허하여 고삽(固澁)하지 못하는 것이므로 파고지를 쓴다. 요슬연통(腰膝軟痛)은 신허로 인한 요슬산연(腰膝酸軟)과는 달라서 혈허나 혈체로 인한 것으로 여성이 월경때 나타나는 요통과 유사한데, 혈허라면 당귀신을 써서 보혈에 중점을 두고 혈체라면 당귀미를 써서 활혈에 중점을 두어야 한다. 우귀환에 당귀가 들어간 것도 이러한 측면에서 이해할 수 있다.

【 按 】

이 처방은 『類經附翼 · 求正錄 · 眞陰論』에 수록되어 있으며, 또한 조선후기 의서인 『醫門寶鑑』, 『醫宗損益』, 『方藥合編』에도 인용되었다.

左歸丸 四

【 原文 】

治眞陰腎水不足, 不能滋養營衛, 漸至衰弱, 或虛熱往來, 自汗盜汗, 或神不守舍, 血不歸原, 或虛損傷陰, 或遺淋不禁, 或氣虛昏運, 或眼花耳聾, 或口燥舌乾, 或腰痠腿軟, 凡精髓內虧, 津液枯涸等證, 俱速宜壯水之主, 以培左腎之元陰, 而精血自充矣, 宜此方主之.

大懷熟[74] 八兩 山藥 炒, 四兩 枸杞 四兩 山茱萸肉 四兩 川牛

膝 酒洗, 蒸熟, 三兩. 精滑者不用 菟絲子 制, 四兩 鹿膠 敲碎炒珠, 四兩 龜膠 切碎炒珠, 四兩. 無火者不必用

右先將熟地蒸爛, 杵膏, 加煉蜜丸, 桐子大. 每食前用滾湯或淡鹽湯送下百餘丸. 如眞陰失守, 虛火炎上者, 宜用純陰至靜之劑, 於本方去枸杞·鹿膠, 加女貞子三兩, 麥冬三兩. 如火爍肺金, 乾枯多嗽者, 加百合三兩. 如夜熱骨蒸, 加地骨皮三兩. 如小水不利不淸, 加茯苓三兩. 如大便燥結, 去菟絲, 加肉蓯蓉三兩. 如氣虛者, 加人蔘三·四兩. 如血虛微滯, 加當歸四兩. 如腰膝痠痛, 加杜冲三兩, 鹽水炒用. 如臟平無火而腎氣不充者, 加破故紙三兩去心, 蓮肉·胡桃肉各四兩, 龜膠不必用. 右凡五液皆主於腎, 故凡屬陰分之藥, 無不皆能走腎, 有謂必須導引者, 皆見之不明耳.

【 解釋 】

진음(眞陰)과 신수(腎水)가 부족해서 영위를 자양하지 못하여 점차 몸이 쇠약해지나 허열이 났다 멎었다 하며 자한(自汗)과 도한(盜汗)이 나고 혹은 신(神)을 지키지 못하고 혈(血)이 제자리로 돌아오지 못하거나 유뇨(遺尿)가 멎지 않거나 눈앞에 헛것이 보이고 귀가 먹거나 입안과 혀가 마르는 것이나 허리와 장딴지가 시큰거리고 약한 것을 치료한다. 대체로 정액과 골수[精髓]가 줄어들고 진액이 부족된 증상들은 다 빨리 신수를 위주로 보해 주되 좌신(左腎)의 원음(元陰)을 도와주면 정혈은 자연히 충실해지는 것이니 이 처방을 위주로 한다.

---

74) 옛날 懷慶 지역(현재의 河南省 沁陽縣 焦作市)에서 출산되는 熟地黃을 말하며 최상품으로 인정되었다. 張洪海 · 成名戰 : 「懷地黃繁殖方法硏究」(『時珍國醫國藥10(10)』 1999.)

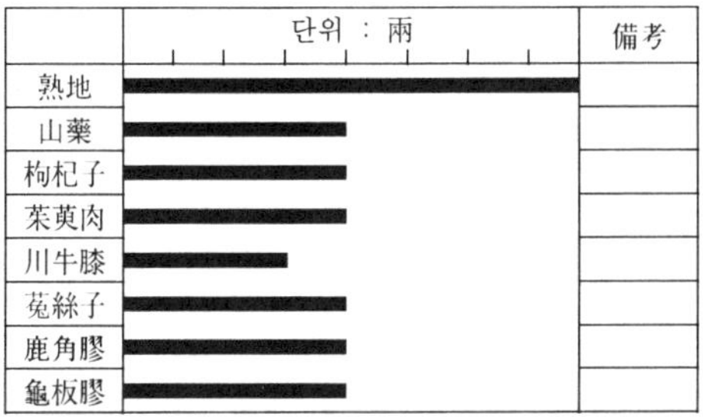

숙지황(크고 좋은 것) 320g, 산약(덖은 것) 160g, 구기자 160g, 산수유육 160g, 천우슬(술로 씻어서 찐 것. 滑精이 있으면 쓰지 않는다) 120g, 토사자(법제한 것) 160g, 녹각교(부스러뜨려 구슬처럼 부풀어 오를 때까지 덖은 것) 160g, 구판교(덖어서 구슬처럼 만든 것, 火症이 없으면 쓰지 않는다) 160g.

위의 약에서 먼저 숙지황을 쪄서 짓찧어 고약처럼 만든 다음 졸인 꿀과 나머지 약을 넣고 반죽하여 벽오동씨만하게 환약을 만든다. 한번에 100알씩 끓인 물이나 끓인 소금물로 끼니 전에 먹는다. 진음(眞陰)이 제자리를 지키지 못하여 허화(虛火)가 위로 떠오르는 데는 순수한 음의 성질을 가진 매우 안정된 약물들을 써야 하므로 이 처방에서 구기자와 녹각교를 빼고 여정자와 맥문동 120g을 더 넣어 쓴다. 화가 폐금을 상해서 마르고 기침을 많이 하는 데는 백합 120g을 더 넣어 쓴다. 밤에 골증열이 나면 지골피 120g을 더 넣어 쓴다. 오줌이 잘 나가지 않고 맑지 못한 데는 복령 120g을 더 넣어 쓴다. 대변이 굳은 데는 토사자를 빼고 육종용 120g을 더 넣어 쓴다. 기가 허한 데는 인삼 120~160g을 더 넣어 쓴다. 혈이 허하고 약간 몰린 데는 당귀 160g을 더 넣어 쓴다. 허리가 아프고 무릎이 시큰거리는 데는 두충 120g을 소금물에 덖어서 더 넣어 쓴다. 내장이 조화롭고 화가 없으면서 신기가 부족한 데는 파고지 120g과 연육·호도육 160g씩을 더 넣고, 구교는 쓸 필요가 없다. 오액(五液)은 모두 신이 주관하므로 음에 속하는 약은 신으로 들어가지 않는 것이 없다. 반드시 이끄는 약[引經藥]을 써야 한다는 말이 있는데 모두 이치에 밝지 못한 것일 뿐이다.

【 方解 】

주치증은 간신(肝腎)의 정혈(精血)이 허손(虛損)하고 정수(精髓)가 내휴(內虧)한 병기에서 나타나는 것으로, 예를 들면 머리가 어지럽고 눈이 아득하며 허리가 시리고 장딴지가 약하고 입과 혀가 마르고 혀가 번들거리고 설태가 적은 증상 등이 나타난다. 이것은 음허로 허양(虛陽)이 쉽게 동하여 간신이 봉장(封藏)하는 기능이 실조되므로 유정(遺精)과 설정(泄精)이 나타나고, 속의 음(陰)이 허해지면 밖에서는 위기(衛氣)가 개합(開闔)하는 기능이 순조롭지 못하므로 자한과 도한이 나타난다. 입과 혀가 마르고 혀가 번들거리고 설태가 적은 증상은 허양(虛陽)이 상승해서 진액을 소모시켜서 발생하며, 머리가 어지럽고 눈이 아득한 것도 허양이 얼굴 및 머리로 상승하여 시각과 정신을 혼란시켜서 나타난다.

이 처방의 구성은 육미지황환의 변방으로서 육미환의 '삼보약(三補藥)'만을 취하고 '삼사약(三瀉藥)'은 빼버리고, 거기다 구기자·토사자·우슬·녹각교·구판교를 넣어서 만든 것이다. 그러나 이 처방이 육미에서 비롯하였지만 자음하는 공능이 육미보다 우월하므로 경악은 "培左腎之元陰, 而精血自充"이라고 표현하였다.

이 처방에서는 다량의 숙지황을 써서 신음(腎陰)과 정혈(精血)을 자양하고, 구기자로는 간신의 음혈을 보하여 눈을 밝게 하고, 산수유는 삽정(澁精)하고 염한(斂汗)하며, 토사자와 우슬은 간신을 보하면서 근골을 강건하게 하고, 산약은 비위를 보익한다. 이 처방에서 가장 특징적인 점은 녹각교와 구판교인데, 이들은 혈육

유정(血肉有情)[75]한 동물성 약재로서 『素問·陰陽應象大論』에서 말한 "精不足者, 補之以味"의 치법에 부합되는 것이다. 녹각교는 보양에 치우치고 구판교는 자음에 중점을 두는 차이가 있지만, 이 두 약이 합하면 임맥과 독맥을 통하게 하면서 보하고 정액과 골수를 보태므로 보음하면서도 "양중구음(陽中求陰)", 즉 보간신(補肝腎)하면서 익정혈(益精血)하는 공능을 동시에 수행하는 의미로 해석할 수 있다.

진음이 양기를 잘 지키지 못하고 허화가 상염하면 순음지정(純陰至靜)한 약을 써야 하는데 구기자와 녹각교는 모두 보음하면서 보양하는 약으로 동양(動陽)할 우려가 있으므로 여정자와 맥문동과 같은 보음약을 사용한다. 화기(火氣)가 폐금(肺金)을 소삭(消爍)하여 진액이 마르고 건수(乾嗽)가 있으면 백합을 써서 보음청열(補陰淸熱)하면서 생진(生津)시켜야 하는데 이는 사음전의 의미와 비슷하다. 밤마다 골증열이 있으면 신허로 인한 음화(陰火)이므로 지골피를 쓴다. 소변이 불리하면서 맑지 못하면 복령을 써서 이수(利水)시키고 분리수도(分利水道)하여야 한다. 대변이 조결하면 같은 보양지제(補陽之劑)이지만 수렴하는 토사자를 빼고 질윤(質潤)하면서 윤장(潤腸)하는 육종용을 써야 한다. 기허하면 인삼을 사용하여 원기를 보익하고, 혈허하면서 약간의 혈체가 있으면 당귀를 써서 보혈하고 행혈시킨다. 요슬(腰膝)에 산통(痠痛)이 있으면 보음하면서 건요(健腰)하는 두충을 더 넣는데, 염수초(鹽水炒)하면 하행(下行)하여 신(腎)으로 들어가 보음작용이 더 강화된다. 다른 장부에는 큰 문제가 없고 화기(火氣)가 나타나지 않으면서 신기(腎氣)만 부족한 경우에는 거심(去心)한 파고지와 호도육을 써서 보신양(補腎陽)하고 보음에 치우친 구판교

---

75) 古人들은 動物은 肉, 血, 情이 있는 존재로, 인간은 血, 肉, 情, 性이 있는 존재로 보았다.

는 쓸 필요가 없다.

【按】

「求正錄 · 眞陰論」에서는 구기자와 토사자의 분량이 삼량(三兩)으로 기재되어 있으며, "氣虛, 腰膝痠痛, 臟平無火而腎氣不充"에 대한 가감법은 보이지 않는다. 또한 조선후기 의서 중에서 『醫門寶鑑』과 『醫宗損益』에 인용되어 있다.

右歸丸 五

【原文】

治元陽不足, 或先天稟衰, 或勞傷過度, 以致命門火衰, 不能生土, 而爲脾胃虛寒, 飮食少進, 或嘔惡膨脹, 或番胃噎膈, 或怯寒畏冷, 或臍腹多痛, 或大便不實, 瀉痢頻作, 或小水自遺, 虛淋寒疝, 或寒侵谿谷而肢節痺痛, 或寒在下焦而水邪浮腫. 總之, 眞陽不足者, 必神疲氣怯, 或心跳不寧, 或四體不收, 或眼見邪崇, 或陽衰無子等證, 俱速宜益火之原, 以培右腎之元陽, 而神氣自强矣, 此方主之.

大懷熟 八兩 山藥 炒, 四兩 山茱萸 微炒, 三兩 枸杞 微炒, 四兩 鹿角膠 炒珠, 四兩 菟絲子 製, 四兩 杜冲 薑湯炒, 四兩 當歸 三兩. 便溏勿用 肉桂 二兩, 漸可加至四兩 制附子 自二兩漸可加至五·六兩

右丸法如前, 或丸如彈子大. 每嚼服二·三丸. 以滾白湯送下, 其效尤速. 如陽衰氣虛, 必加人蔘以爲之主, 或二·三兩, 或五·六兩, 隨人虛實, 以爲增減. 蓋人蔘之功, 隨陽藥

則入陽分, 隨陰藥則入陰分, 欲補命門之陽, 非加人蔘不能捷效. 如陽虛精滑, 或帶濁便溏, 加補骨脂酒炒三兩. 如飧泄腎泄不止, 加北五味子三兩, 肉豆蔻二兩, 麵炒去油用. 如飮食減少, 或不易化, 或嘔惡呑酸, 皆脾胃虛寒之證, 加乾薑三·四兩, 炒黃用. 如腹痛不止, 加吳茱萸二兩, 湯泡半日, 炒用. 如腰膝酸痛, 加胡桃肉連皮四兩. 如陰虛陽痿, 加巴戟肉四兩, 肉蓯蓉三兩, 或加黃狗外腎一·二付, 以酒煮爛搗入之.

【 解釋 】

원양(元陽)이 부족하거나 선천적으로 품부받은 것이 쇠약하거나 과도한 노동으로 손상되어 명문(命門)의 화가 허약하여 토를 자라게 못하므로 비위가 허한해져 음식을 적게 먹거나 혹 구역하고 메스꺼우며 배가 불러 오르는 것, 번위(翻胃)나 열격(噎膈), 차가운 것을 싫어하는 것, 배꼽주위[76]가 자주 아픈 것, 대변이 굳지 못한 것, 설사가 자주 나는 것, 유뇨, 허림(虛淋)과 한산(寒疝), 혹은 한기가 관절에 침입하여 사지 마디가 저리고 아픈 것, 하초에 찬 기운이 있으면서 수사(水邪)가 있어 부종이 생긴 것을 치료한다. 이것들은 신양(腎陽)이 부족한 것으로 신기(神氣)가 겁약(怯弱)하고 혹 심장이 두근거리고 불편하거나 사지를 잘 움직이지 못하거나 눈에 삿된 것이 보이거나 양기가 떨어져 자식을 낳지 못하는 증상이 나타나는데, 이런 데는 이 처방을 써서 빨리 화의 근원을 보해서 우신(右腎)의 원양(元陽)을 도와주면 신기(神氣)가 자연히 강해진다.

숙지황(크고 좋은 것) 320g, 산약(덖은 것) 160g, 산수유(약간

---

76) 臍腹의 번역임.

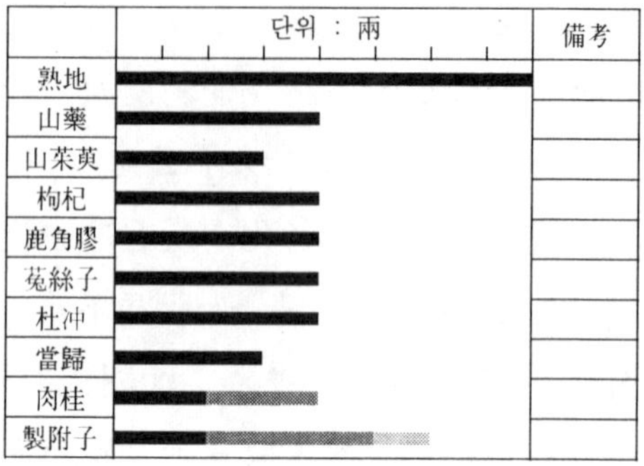

덖은 것) 120g, 구기자(약간 덖은 것) 160g, 녹각교(부풀어 오르도록 덖은 것) 160g, 토사자(법제한 것) 160g, 두충(생강즙에 축여 볶은 것) 160g, 당귀(대변이 묽으면 쓰지 않는다) 120g, 육계 80~160g, 부자(법제한 것. 80g부터 200~240g까지 쓴다).

위의 약을 앞의 좌귀환과 같거나 혹 탄환 크기로 환을 만든다. 매번 두세 알씩 잘 씹어 끓인 물로 먹으면 효과를 더욱 빨리 볼 수 있다. 양이 쇠하거나 기가 허하면 반드시 인삼을 더 넣어 쓰는데, 혹은 80~120g에서 혹은 200~240g까지 환자의 허실에 따라 증감한다. 대개 인삼의 효과는 양약(陽藥)이면 양분(陽分)을 따라 들어가고 음약(陰藥)이면 음분(陰分)을 따라 들어가게 한다. 명문의 양을 보하려면 인삼을 더 넣지 않으면 효과를 빨리 볼 수 없다. 양이 허하여 활정하거나 대탁(帶濁)과 묽은 대변에는 술에 축여 볶은 보골지를 120g 더 넣어 쓴다. 손설(飧泄)이나 신설(腎泄)이 있어 그치지 않으면 북오미자 120g과 누룩과 덖어 기름기를 뺀 육두구 80g을 더 넣어 쓴다. 먹고 마시는 것이 줄거나 소화가 잘 안되거나 구역과 신트림이 있으면 비위가 허한(虛寒)한 증세이므로 건강 120~160g을 누렇게 덖어서 더 넣어 쓴다. 복통이 그치지 않으면 오수유 80g을 반나절 동안 거품을 내고 덖어서 더 넣어 쓴다. 허리와 무릎이 시큰거리고 아프면 호도육(껍질까지 사용한다) 160g을 더 넣어 쓴다. 음이 허하여 양위증(陽痿症)이 있으면 파극육 160g, 육종용 120g, 황구(黃狗)의 외신(外腎)[77]

1~2개를 술에 삶아 짓찧어 더 넣어 쓴다.

【 方解 】

원문의 주치증은 "元陽不足, 先天稟衰, 而致命門火衰" 혹은 "陽衰無子", "寒在下焦, 以水邪浮腫"이라 하였다. 이는 모두 신양허증으로 한기를 느끼고 사지가 차며 양위, 유정과 양허로 인한 수종 등이 생기게 된다. 신양(腎陽)은 인체의 근원적 양기로 신양이 쇠약하면 비양(脾陽)에도 영향을 미친다. 따라서 원문에서 "命門火衰, 不能生土, 以脾胃虛寒"이라 하였으며, 식사량이 줄거나 대변이 묽은 증상과 혹 심하면 손설(飧泄)이 생기는 등 비양이 부족하여 정상적으로 운화되지 못하여 발생하는 증후가 나타난다. 이 처방은 주로 신양을 온보하는 데 초점을 맞추고 있는데, 신양이 왕성해야 비양도 온후할 수 있으므로 원문에서 "益火之元, 以培右腎之元陽"이라고 한 것이다.

이 처방은 『金匱要略』의 신기환을 기초로 '삼사약'을 빼고, 녹각교·토사자·두충·구기자·당귀를 가하여 만들어진 것으로 온보원양(溫補元陽)하고 전정보혈(塡精補血)하는 작용을 더 강화하였으므로 신기환에 비해 보하는 공능이 더욱 강력하다. 처방 구성을 살펴보면 온양산한(溫陽散寒)하는 부자와 육계에 혈육유정(血肉有情)한 동물성 약재인 녹각교를 배합하여 신양을 온보하고 정액과 골수를 보하는 효과를 강화하였다. 숙지황·토사자·두충·구기자·산수유·산약은 모두 신음을 보하면서 양간보비(養肝補脾)하고, 여기에 당귀를 배합하여 양간(養肝)하면서 보혈하였다. 모든 약이 합하여 신양을 온보하고 정혈을 보태는 공능을 나타낸다.

양이 허하면서 기가 같이 허하면 인삼을 넣어 원기를 보익하는데, 그 분량에 대해서 경악은 병자의 허실에 따라서 적절히 할

77) 외생식기를 완곡하게 표현한 것임.

것을 말하고 있다. 또한 인삼의 공능은 "隨陽藥則入陽分, 隨陰藥則入陰分"이라고 하여 보음과 보양을 다 할 수 있다고 하였는데, 인삼이 양기를 보하면서 동시에 생진(生津)하는 작용이 있음을 말한 것이다. 경악은 이 중에서도 인삼의 보양하는 작용이 주목하였으므로 "欲補命門之陽, 非加人蔘不能捷效"라고 하였으며, 「本草正」에서도 "보기하는 데는 인삼이 없어서는 안되고, 보음하는 데는 숙지황이 없어서는 안된다"고 하였다. 양허로 활정(滑精), 대탁(帶濁), 변당(便溏) 등이 발생하면 보골지를 써서 보양하면서 고삽시켜야 한다. 손설(飧泄)이나 신설(腎泄)이 매우 심하여 그치지 않으면 오미자나 육두구를 써서 보양하면서 수렴하는데, 육두구의 기름기는 활설을 심하게 할 수 있으므로 반드시 거유(去油)하여야 한다. 식욕이 줄어들고 소화가 되지 않으며 오심, 구토, 탄산 등이 있는 것은 비위가 허한한 것이므로 건강을 써서 온중건비(溫中健脾)시켜야 한다. 복통이 부지(不止)한 것은 중초가 허한하면서 한체간맥(寒滯肝脈)한 것이므로 오수유를 써서 온중산한(溫中散寒)하여야 한다. 오수유는 약간의 독성이 있으므로 탕포(湯泡)하여 독성을 감소시켜 사용한다. 요슬이 산통(酸痛)한 것은 신양허의 증상인데 호도육을 써서 보양하여야 한다. 음허양위(陰虛陽痿)는 음손급양(陰損及陽)의 병리적인 표현인데 파극육과 육종용 등의 보양지제(補陽之劑)를 써서 치료하며 특히 황구(黃狗)의 외신(外腎)과 같이 혈육유정(血肉有情)한 동물약을 쓰기도 하는데, 이는 현무두(玄武豆)(「新方八陣・補陣26」)에서 양요자(羊腰子)[78]를 써서 보신익정(補腎益精)하여 신허로 인한 양위증을 치료하는 것과 유사하다. 두 약은 비록 다르지만 그 원리는 동일한 것으로 신(腎)으로 신(腎)을 보하므로 일종의 초보적인 동종요법으로 볼 수 있다.

---

78) 요자(腰子)는 신(腎)을 말한다.

【按】

「求正錄·眞陰論」에서는 부자와 육계를 "인인이용(因人而用)"이라 하여 환자의 체질을 고려할 것을 말하고 있으며, 가감법에서 손설(飧泄) 및 신설(腎泄)에 육두구만 있고 오미자는 없으며, 복통에서 오수유의 포제법도 "湯泡三次炒用"이라 하여 차이가 있다. 또 요슬산연(腰膝酸軟)과 음허양위(陰虛陽痿)에 대한 가감법이 없으며, 대신 '制附子法'이 추가되어 있는데, 이는 「本草正」'부자조(附子條)'의 '辨製法'과 비교할 필요가 있다.

이상의 네 처방은 모두 육미지황환과 팔미지황환을 가감한 것이다. 모두 숙지·산약·산수유의 삼보약과 구기자를 기본으로 하였으며, 환제(丸劑)에는 녹각교를, 음제(飮劑)에는 자감초를 추가하였다. 우귀음에서는 두충을 더 넣어 보양건요(補陽健腰)하였으며, 우귀환에서는 토사자를 더 넣어 보양하는 공능을 강화하였고 당귀를 넣어 보양하면서도 음혈을 보익하게 하였다. 또한 좌귀음에서는 복령을 더 넣어 보음 가운데서도 보기하면서 동시에 습탁을 제거하는 효과도 가지고 있으며, 좌귀환에서는 구판교·우슬 등으로 보음하면서 토사자를 넣어 보음 중에도 보양하는 것을 잊지 않았다. 이와 같이 경악의 용약에 있어서의 특징적인 것은 항상 보음(補陰)과 보양(補陽)을 동시에 고려하여 양중구음(陽中求陰)하고 음중구양(陰中求陽)하는 음양호근(陰陽互根)의 사상이라고 할 수 있다.

	熟地	山藥	山茱萸	枸杞子	龜板膠	鹿角膠	牛膝	杜冲	菟絲子	肉桂	附子	甘草	當歸	茯苓	澤瀉	牧丹皮
六味丸	*	*	*											*	*	*
左歸丸	*	*	*	*	*	*	*		*							
左歸飮	*	*	*	*								*		*		
八味丸	*	*	*							*	*			*	*	*
右歸丸	*	*	*	*		*		*	*	*	*		*			
右歸飮	*	*	*	*				*		*	*	*				

또 장경악은 이 처방이 자기가 40여 세에 앓았던 주설증(酒泄證)을 치료하는 과정에서 창제된 것임을 밝히고 있는데, 이러한 의안(醫案)을 통하여 경악이 자신의 의학경험과 이론을 발전시켜 온 배경을 살펴볼 수 있으며, 또한 「傳忠錄 · 臟象別論」에서 말한 음장인(陰臟人), 양장인(陽臟人)의 소박한 체질이론의 임상적 적용과정을 이해하는 데에도 도움이 된다. 자세한 내용은 아래를 참고하기 바란다.

이 처방은 조선후기 의서 중 『醫門寶鑑』과 『醫宗損益』에 인용되어 있다.

【 參考 】

「雜證謨·泄瀉·論治」

余於四旬之外, 亦嘗病此[79)]數年, 其勢已窘, 因遍求治法, 見朱丹溪曰: 因傷於酒, 每晨起必瀉者, 宜理中湯加葛根, 或呑酒蒸黃連丸. 王節齋曰: 飮酒便泄者, 此酒積熱瀉也, 宜加黃連 · 茵陳 · 乾薑 · 木香之屬. 薛立齋曰: 若酒濕未散, 脾氣未虛, 宜用此藥分利濕熱; 若濕熱已去, 中氣被傷, 宜用六君調補中氣. 又曰: 酒性大熱, 乃無形之物, 無形元氣受傷, 當用葛花解酲湯, 分消其濕. 凡此諸論, 若已盡之. 然朱 · 王二家之說, 則不分寒熱, 皆用黃連, 是但知酒之有熱, 而不知酒之有寒, 烏足憑也! 惟薛氏之說, 雖亦云酒性大熱, 而所重在脾, 誠若善矣. 余因效之, 初服葛花解酲湯, 不效; 繼服六君子 · 補中益氣湯, 又不效; 再服理中以至八味, 俱不效. 斯時也, 計窮力竭, 若無再生之望矣. 因潛思熟計, 料非峻補命門, 終無益也. 乃自製胃關煎 · 右歸丸 · 一氣丹等方, 以治其病, 仍絶口不飮, 以杜其源, 調理年餘, 竟得全愈. 自後始明性質之理, 多得濟人. 向使已無確見, 執信濕熱之說, 而妄用黃連 · 乾葛淸凉分利之劑, 則焉望其有今日? 卽或自用稍遲, 則旣甚亦難挽矣. 矧今人之病此者最多, 而是陰是陽, 不可不辨. 凡陽

79) 酒泄證을 말함.

盛者, 脾强胃健, 而氣不易奪者也, 故治本無難, 而泄亦無慮. 陽衰者, 脾腎旣傷, 則脫氣最易, 故宜防其無及, 不可不爲深慮也. 若必以酒爲熱, 則其爲古法所誤者, 誠不少矣.

五福飮 六

【 原文 】

凡五臟氣血虧損者, 此能兼治之, 足稱王道之最.

人蔘 隨宜(心) 熟地 隨宜(腎) 當歸 二·三錢(肝) 白朮 炒, 一錢半(肺) 炙甘草 一錢(脾)

水二鍾, 煎七分, 食遠溫服. 或加生薑三·五片. 凡治氣血俱虛等證, 以此爲主. 或宜溫者, 加薑·附; 宜散者, 加升麻·柴·葛, 左右逢源, 無不可也.

【 解釋 】

오장(五臟)의 기혈이 허손된 것을 이것으로 모두 치료하니 최고의 왕도(王道)를 얻었다고 할 만하다.

인삼(심) 적당량, 숙지황(신) 적당량, 당귀(간) 8~12g, 백출(볶은 것, 폐) 6g, 감초(볶은 것, 비) 4g.

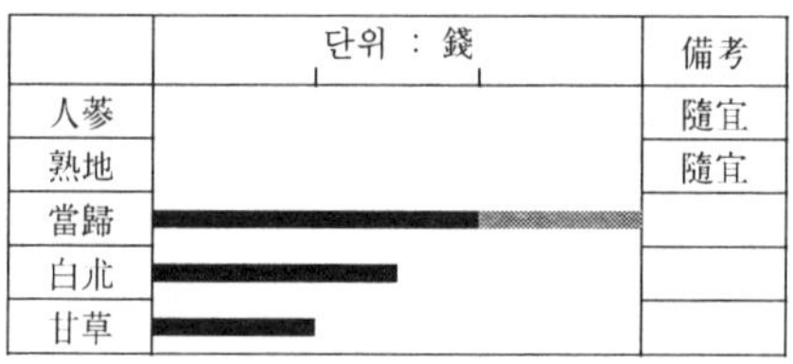

물 두 사발에 넣어 7할이 되게 달인 다음 식후 한참 뒤에 따듯하게 먹는다. 혹 생강 3~5쪽을 가하기도 한다. 기혈이 모두 허한 증세에는 모두 이것을 위주로 쓴다. 온법(溫法)을 쓰는 것이 좋은 데는 생강 · 부자를 더 넣어 쓴다. 발산법을 쓰는 것이 좋은 데는 승마 · 시호 · 갈근을 더 넣어 쓰면 상하좌우로 다 가므로 좋다.

【 方解 】

오복음은 다섯 가지 약을 써서 오장을 보한다는 의미로 명명된 것이다. 즉 인삼으로 보심하고, 숙지황으로 보신하고, 당귀로 보간하고, 백출로 보폐하고, 감초로 보비한다는 것이다. 그러나 여기서 말하는 인삼이 보심한다는 것은 인삼이 심기(心氣)만을 보한다는 것으로 이해해서는 안되며, 단지 사변적이고 도식적인 비유에 불과한 것으로 보아야 한다. 실제로 경악은 오장의 기혈이 구허한 경우에 이것을 쓴다고 하였으며, 약물의 구성도 인삼·백출·감초로 보기(補氣)하고, 당귀·숙지로 보혈(補血)하고 있다.

한증이 있어서 온양시켜야 할 때는 건강과 부자로 온중산한(溫中散寒)시켜야 하며, 외사를 겸하고 있어서 발산시켜야 할 때는 승마·시호·갈근 등을 함께 써서 치료하여야 한다.

【 按 】

이 처방은『醫宗損益』에 인용되어 있다.

七福飮 七

【 原文 】

治氣血俱虛, 而心脾爲甚者.

卽前方加棗仁二錢, 遠志三·五分, 製用.

【 解釋 】

기혈이 모두 허한 것, 특히 심과 비가 심한 것을 치료한다.

앞의 오복음(五福飮)에 산조인 8g, 원지(법제한 것) 12~15g을 더 넣어 쓴다.

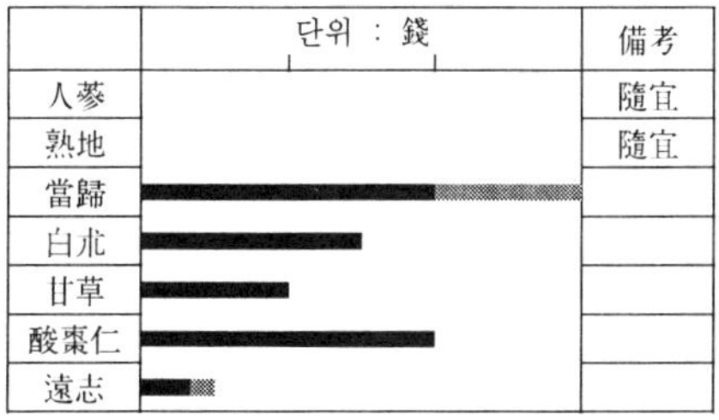

【 方解 】

이 처방은 오복음에서 산조인, 원지를 가하여 구성된 것으로 기혈이 구허(俱虛)한 점은 오복음과 같으나 산조인·원지를 가하여 양혈하여 영심 및 안신에 중점을 둔 것이다. 또한 心脾를 함께 고려하는 점은 『婦人大全良方』의 귀비탕(歸脾湯)과 유사하다. 귀비탕에 대한 경악의 관점에 대해서는 뒤에 나오는 수비전(壽脾煎)(「新方八陣·熱陣16」)을 참고하기 바란다.

【 按 】

이 처방은 『醫宗損益』에서 五福飮의 가감방으로 수록되어 있다.

一陰煎 八

【 原文 】

此治水虧火勝之劑, 故曰一陰. 凡腎水眞陰虛損, 而脈證多陽, 虛火發熱, 及陰虛動血等證, 或瘧疾傷寒屢散之後, 取汁旣多, 脈虛氣弱, 而煩渴不止, 潮熱不退者, 此以汗多傷陰, 水虧而然也, 皆宜用此加減主之.

生地 二錢 熟地 三·五錢 芍藥 二錢 麥冬 二錢 甘草 一錢 牛膝 一錢半 丹蔘 二錢

水二鍾, 煎七分. 食遠溫服. 如火盛躁煩者, 入眞龜膠二·三錢化服. 如氣虛者間用人蔘一·二錢. 如心虛不眠多汗者, 加棗仁·當歸各一·二錢. 如汗多煩躁者, 加五味子十粒. 或加山藥·山茱萸. 如見微火者, 加女貞子一·二錢. 如虛火上浮, 或吐血·或衄血不止者, 加澤瀉一·二錢, 茜根二錢, 或加川續斷一·二錢以澁之亦妙.

【 解釋 】

신수(腎水)가 부족하여 심화(心火)가 성한 것을 치료하는 약이므로 일음전(一陰煎)이라고 하였다. 대체로 신수(腎水)의 진음(眞陰)이 허손되어 맥상과 증상에 양증(陽證)이 많고 허화로 열이 나며 또한 음허로 동혈(動血)하는 증상을 치료한다. 혹은 학질(瘧疾)과 상한병(傷寒病)에 여러 번 발산시키는 약을 써서 땀을 많이 내어 맥이 허하고 기가 약하면서 속이 갑갑하고 갈증이 나는 것이 멎지 않는 것과 조열(潮熱)이 그치지 않는 것은 땀을 많이 내서 음이 상하고 신수(腎水)가 부족하기 때문인데 모두 이 약을 가감해서 쓰는 것이 좋다.

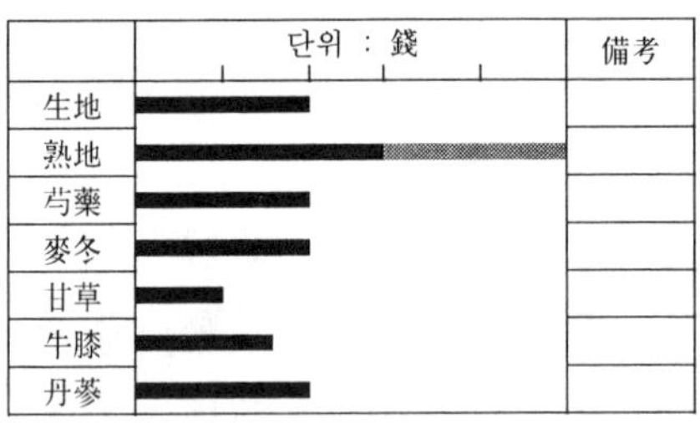

생지황 8g, 숙지황 12~20g, 작약 8g, 맥문동 8g, 감초 4g, 우슬 6g, 단삼 8g.

물 두 사발에 넣어 7할이 되게 끓인 다음 식후 한참 뒤에 따뜻하게 먹는다. 화가 성하여 날치고 답답해하면 좋은 구판교 8~12g을 더 넣어 쓴다. 기가 허하면 때때로 인삼 4~8g을 더 넣어 쓴다. 심이 허하여 자지 못하면서 땀이 많이 나면 산조인과 당귀를 각각 4~8g씩 더 넣어 쓴다. 땀이 많이 나고 갑갑하여 날치면 오미자 10개를 더 넣거나 산약 · 산수유를 더 넣어 쓴다. 화(火)가 조금 있으면 여정자 4~8g을 더 넣어 쓴다. 허화가 떠올라서 피를 토하거나 코피가 나서 그치지 않으면 택사 4~8g, 천초근(茜草根) 8g을 더 넣거나 속단 4~8g을 더 넣어서 멎게 하면 효과가 좋다.

【 方解 】

원문에서 경악은 "治水虧火勝之劑, 故曰一陰"이라고 하였는데, 오행에서 수(水)의 수(數)는 일(一)과 육(六)이므로 치수(治水)한다는 의미로 일음(一陰)이라 명명한 것이다. 이 방의 적응증인 '수휴화승(水虧火勝)'은 신수의 부족으로 인하여 심화가 항성하여 나타난 본허표실증(本虛標實證)인데[80], 이는 "壯水之主, 以制陽光"의 치료원칙에 따라서 양음생진(養陰生津)하는 약물을 위주로 사용하여 치료한다.

이 처방에서 생지황과 숙지황을 쓴 것은 치본을 중심으로 자수양음(滋水養陰)하는 의미인데, 신수(腎水)가 충실하면 허화(虛火)가 저절로 소멸하는 원리를 이용하는 것이다. 맥문동은 성미가 감한(甘寒)하고 양음(養陰)하는 작용이 있어 상초(上焦)의 진액을 보하고 흉격(胸膈)의 번갈(煩渴)을 없애므로 강화(降火)하면서 청심(淸心)하는 중요한 약물이다. 이 약을 숙지황, 생지황과 배합하면 양음하는 작용이 더욱 강해진다. 또 작약·단삼은 혈분의 열을 내리면서 혈분의 허를 보하는 작용을 겸하고 있다. 특히 단삼에 대하여 경악은 「本草正」에서 "養血活血, 生新血, 行宿血"이라 하여 혈체(血滯)를 치료하는 효과가 있음을 강조하였다. 우슬은 간신을 보하고 약력을 하부로 끌어주는 인경약(引經藥)으로 「本草正」에서는 "其性下走如奔, 故能通經閉, 破癥血, 引諸藥下降"이라 하였다. 감초는 자용(炙用)하면 보기화중(補氣和中)하는 작용이 강하고 생용(生用)하면 청열해독(淸熱解毒)하는 작용이 강

80) 이는 命門學說에 의하면 心腎의 관계가 아니라 腎陰의 不足으로 腎陽이 亢盛한 것으로 해석할 수도 있다.

한데, 특별한 언급은 없지만 이 처방에서는 생용하는 것이 응당 하리라 생각된다. 이런 약들이 모두 합하여 양음자수(養陰滋水)의 공능을 나타내게 된다.

음화(陰火)로 인한 화기(火氣)가 성하여 번조가 있는 경우에는 구판(龜板)을 써서 자음청화(滋陰淸火)시켜야 한다. 기허한 경우에는 인삼을 써서 보기할 수 있으며, 심기(心氣)가 허하여 불면(不眠)하면서 땀이 많이 나는 것은 산조인과 당귀를 써서 보혈안신(補血安神)시켜야 한다. 땀을 많이 흘리고 나서 번조가 있는 경우는 진액이 손상된 것이므로 오미자를 써서 수렴지한(收斂止汗)하여야 하고, 기허나 신허의 경우에는 산약이나 산수유를 함께 쓸 수도 있다. 화증(火症)이 약간 보이는 경우에는 여정자를 써서 자음청화(滋陰淸火)하는데, 「本草正」에서는 양음(養陰)하면서 평화(平火)를 평하게 하므로 번열(煩熱)과 골증(骨蒸)을 풀어주고 허한(虛汗)과 소갈(消渴)을 치료하는 효과가 있으면서 더불어 간화(肝火)를 맑혀서 명목(明目)하는 작용이 있다고 하였다. 허화(虛火)가 위로 떠서 생긴 토혈과 육혈에는 택사를 써서 복화(伏火)를 치면서 인약하행(引藥下行)하고 양혈지혈(凉血止血)하는 천초근을 써야 한다. 또는 혈분으로 들어가 조혈화혈하는 속단을 쓰기도 하는데, 경악은 속단이 삽미가 있어서 토혈과 뉵혈, 변혈, 요혈, 붕루 등에 지혈하는 작용이 있다고 하였으며, 다른 지역보다 사천에서 난 천속단(川續斷)의 효과가 뛰어나다고 보았다.

【 按 】

좌귀음의 원문에서 "此一陰煎 · 四陰煎之主方也"라고 하였듯이 세 처방은 서로 밀접하게 연관되어 있다. 좌귀음은 순수한 음허증 자체에 목표를 두고 있으며, 화증(火證)의 유무에 대한 고려는 없다. 그러나 가감법에 폐열(肺熱)에는 맥문동, 비열(脾熱)에

	生地黃	熟地黃	山藥	枸杞子	甘草	茯苓	山茱萸	麥門冬	芍藥	牛膝	丹參	百合	沙參
左歸飮		*	*	*	*	*	*						
一陰煎	*	*			*			*	*	*	*		
四陰煎	*				*	*		*	*			*	*

는 작약, 혈열망동(血熱妄動)에는 생지황, 상실하허(上實下虛)에는 우슬을 가하라고 하였는데, 이것은 일음전에 해당한다. 즉 일음전은 좌귀음의 음허증에 화열증이 겸하였을 경우에 보성(補性)에 치우치는 산약·구기자와 삽제인 산수유와 보비리수(補脾利水)하는 복령을 빼고, 청열(淸熱)하는 생지황·맥문동·단삼·작약과 하초로 인경하는 우슬을 가한 가감방으로 볼 수 있다. 사음전은 일음전과 같이 음허화승(陰虛火勝)의 병기는 동일하지만 화(火)의 소재 부위가 다른 것이다. 화사(火邪)가 폐금(肺金)을 소삭(消爍)하는 것을 막기 위하여 사삼과 맥문동을 가하였으며, 병소(病所)가 하초가 아닌 상초이므로 우슬을 빼고 혈체의 증상이 없으므로 단삼을 뺐다. 복령에 대해서 경악은 '리규거습(利竅祛濕)'하는 약물로 인식하고 있는데, 이 처방에서는 "利竅則開心益智, 導濁生津"이란 의미로 사용되고 있다.

이 처방은 『醫宗損益』에 인용되어 있다.

加減一陰煎 九

【原文】

治證如前而火之甚者, 宜用此方.

生地 芍藥 麥冬 各二錢 熟地 三·五錢 炙甘草 五·七分 知母 地骨皮 各一錢

水二鍾, 煎服. 如躁煩熱甚便結者, 加石膏二·三錢; 如小水熱澁者, 加梔子一·二錢; 如火浮於上者, 加澤瀉一·二錢, 或黃芩一錢; 如血燥血少者, 加當歸一·二錢.

【 解釋 】

앞의 일음전(一陰煎)과 같은 증에서 화가 심한 경우에 이 처방을 사용한다.

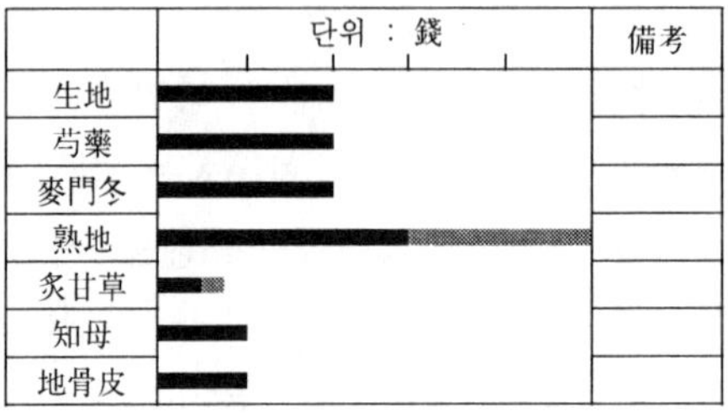

생지황 · 작약 · 맥문동 각각 8g, 숙지황 12~20g, 자감초 2~3g, 지모 · 지골피 각각 4g.

물 두 사발에 달여 먹는다. 날치고 답답해하며 열이 심하여 대변이 굳으면 석고 8~12g을 더 넣어 쓴다. 오줌 눌 때에 화끈거리고 잘 나오지 않으면 치자 4~8g을 더 넣어 쓴다. 허화가 뜨면 택사 4~8g을 더 넣어 쓰거나 황금 4g을 더 넣어 쓴다. 혈이 마르거나 적으면 당귀 4~8g을 더 넣어 쓴다.

【 方解 】

일음전의 경우와 기본적으로 동일한 수휴화승(水虧火勝)의 병기에 의해 발생되나 화증이 더 심하므로 표본완급(標本緩急)의 원칙에 의하여 급증인 화승(火勝)에 초점을 맞추어 치료해야 한다. 따라서 일음전에서 보혈하면서 활혈하여 혈체(血滯)에 적용되는 단삼과 하행하여 상실하허(上實下虛)에 사용되는 우슬을 빼고, 허열을 치료하는 지모와 지골피를 가하였다. 특히 지골피는 좌귀음의 가감법에 신열로 골증다한(骨蒸多汗)한 경우에 사용한다고 하였으며, 또한 「本草正」에서 지모는 상중하초(上中下焦)로 들어가며 하초에서는 이수(利水), 윤장(潤腸), 퇴허열(退虛熱)하는 작용이 있다고 하였다. 자감초를 사용한 것은 전체적인 약성이 고한(苦寒)에 치우쳤으므로 비위의 손상을 방지하기 위한 것이다.

조번(躁煩)으로 열이 심하면서 대변이 잘 나오지 않는 것은 양명리열(陽明裏熱)로 인한 것이므로 석고를 써서 청열제번(淸熱除煩)시켜야 한다. 소변이 열삽(熱澀)한 것은 울열을 풀어주면서 하행하는 치자를 써서 치료한다. 화기가 위로 떠오르는 것은 일음전에서와 같이 택사를 사용하며, 혹은 상초의 실열을 치료하는 황금을 쓰기도 한다. 혈조(血燥)하거나 혈소(血少)한 경우에는 보혈하면서 윤활한 당귀를 써서 치료한다.

【 按 】

이 처방은 조선후기 의서에 인용된 바가 없다.

二陰煎 十

【 原文 】

此治心經有熱, 水不制火之病, 故曰二陰. 凡驚狂失志, 多言多笑, 或瘍疹煩熱失血等證, 宜此主之.

生地 二·三錢 麥冬 二·三錢 棗仁 二錢 生甘草 一錢 玄蔘 一錢半 黃連 或一·二錢 茯苓 一錢半 木通 一錢半

水二鍾, 加燈草二十根, 或竹葉亦可, 煎七分. 食遠服. 如痰勝熱甚者, 加九制膽星一錢, 或天花粉一錢五分.

【 解釋 】

심경(心經)에 열이 있는 것을 치료하거나 수기가 화기를 억제하지 못하는 병을 낫게 하므로 이음전(二陰煎)이라고 한다. 대체로 놀라서 발광하고 정신이 없는 것, 말을 많이 하고 계속 웃는 것, 혹은 헌데[瘍]와 반진(斑疹)이 있으면서 번열이 나거나 출혈 등의 증상이 있는 것을 치료한다.

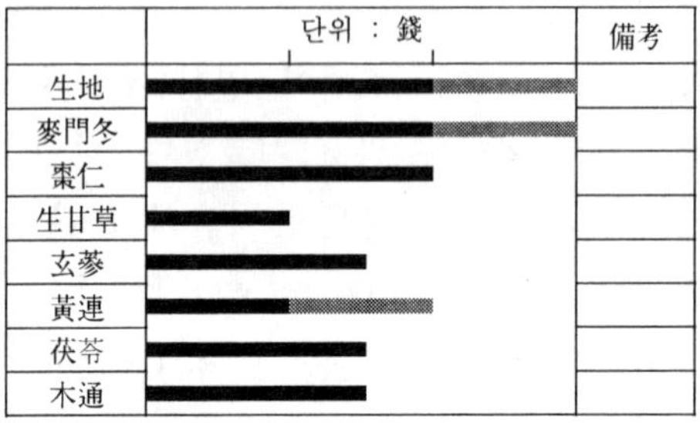

생지황 8~12g, 맥문동 8~12g, 산조인 8g, 생감초 4g, 현삼 6g, 황련 4~8g, 복령 6g, 목통 6g.

물 두 사발에 등심초 20뿌리를 가하거나 혹 죽엽을 넣어도 좋으며, 7할이 되게 끓여서 식후 한참 뒤에 복용한다. 담이 승(勝)하고 열이 심하면 아홉번 법제한 우담남성 4g 혹은 천화분 6g을 더 넣어 쓴다.

【 方解 】

이·칠(二七)은 화에 속하며 화는 곧 심을 나타내는 것이므로 '이음(二陰)'이라는 것은 심음(心陰)을 의미한다. 즉 이 처방은 음혈의 부족으로 심화를 억제하지 못하여 항성된 증을 치료하는데, 이 증에는 경광(驚狂), 실지(失志), 다언(多言), 다소(多笑) 등의 정신적 증상과 함께 심번(心煩), 구갈(口渴), 번조(煩躁), 창양(瘡瘍) 등의 신체적인 증상이 수반된다.

처방 가운데 생지황·맥문동·현삼은 음액을 보충하면서 청열하는 작용이 있는데, 생지황과 맥문동은 주로 상초에 작용하고 현삼은 하초에 작용한다. 또한 산조인과 복령은 안신(安神)하는 작용을 하며, 황련과 목통은 청심(淸心)하는 작용이 있다. 특히 복령과 목통은 이수(利水)하면서 번열을 치료하므로 심장의 부하를 줄여주는 의미가 있다고 생각된다. 전체적으로는 증액탕(增液

湯)[81]과 도적산(導赤散)[82]의 의미를 다 가지고 있다고 생각된다.

가감법의 '九制膽星'은 아홉번 법제한 우담남성을 말하는데, 「本草正」에서는 담성(膽星)과 남성(南星)을 구별하여 서술하고 있으며 담성은 남성이 고신온(苦辛溫)한 것과 달리 고량(苦涼)하므로 실증의 담화(痰火)가 상초를 막은 것을 내리는 데 좋은 효과가 있다고 보았다. 또한 담성은 일곱 번이나 아홉 번 법제[83]한 것이 좋다고 하였다. 천화분은 곧 과루근이며, 흉격의 열담(熱痰)이 있을 때 사용하는 약이다.

【 按 】

이 처방은 『醫門寶鑑』과 『醫宗損益』에 인용되어 있다.

三陰煎 十一

【 原文 】

此治肝脾虛損, 精血不足, 及營虛失血等病, 故曰三陰. 凡中風血不養筋, 及瘧疾汗多邪散, 而寒熱猶不能止, 是皆少陽·厥陰陰虛少血之病, 微有火者, 宜一陰煎; 無火者, 宜此主之.

當歸 二·三錢 熟地 三·五錢 炙甘草 一錢 芍藥 酒炒, 二錢 棗仁

81) 『溫病條辨』의 처방으로 玄蔘·麥門冬·生地黃으로 구성되어 있으며, 陽明溫病에 津液이 부족하고 大便이 秘結하고 口渴, 舌乾紅, 脈細稍數或而無力한 경우에 사용한다.

82) 『小兒藥證直訣』의 導赤散을 말하며 生地黃·甘草·木通, 혹은 여기에 生甘草·黃連을 가한 것으로 心經의 熱이 盛하거나 혹은 小腸으로 전이된 증에 사용된다. 이 외에 『銀海精微』, 『傷寒六書』 등에도 동일한 이름의 처방이 있다.

83) 南星을 구체적으로 어떻게 法製하는지에 대해서는 景岳도 자세히 언급하지 않았다.

二錢 人蔘 隨宜

水二鍾, 煎七分, 食遠服. 如嘔惡者, 加生薑三·五片. 汗多煩躁者, 加五味子十四粒. 汗多氣虛者, 加黃芪一·二錢. 小腹隱痛, 加枸杞二·三錢. 如有脹悶, 加陳皮一錢. 如腰膝筋骨無力, 加杜冲·牛膝.

【 解釋 】

간비(肝脾)가 허손된 것, 정혈(精血)이 부족한 것, 영기(營氣)가 허하여 실혈(失血)하는 것 등을 치료하기 때문에 삼음전(三陰煎)이라고 하였다. 대체로 중풍에 혈이 힘줄을 영양하지 못하는 것과 학질에 땀을 많이 내어 사기가 풀린 뒤에도 멎지 않고 계속 추웠다 열이 났다 하는 것을 치료한다. 이것은 소양(少陽)과 궐음(厥陰)이 음이 허하고 혈이 적은 병인데, 약간이라도 화가 있는 경우에는 일음전(一陰煎)을 쓰고, 화가 없는 경우에는 이 처방을 쓴다.

당귀 8~12g, 숙지황 12~20g, 자감초 4g, 백작약(술을 축여 덖은 것) 8g, 산조인 8g, 인삼 적당량.

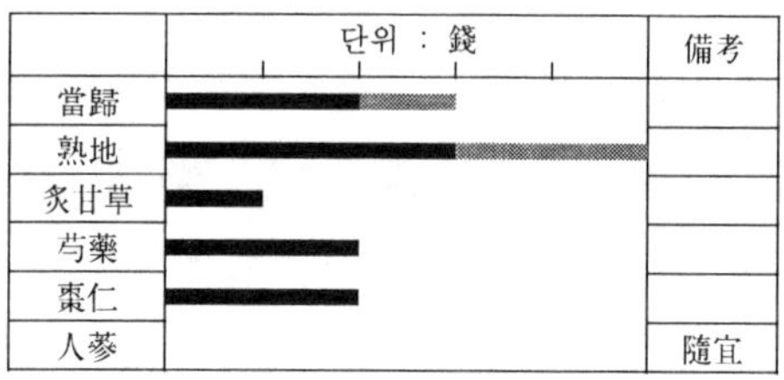

물 두 사발에 넣어 7할이 되게 달여 식후 한참 뒤에 복용한다. 구토(嘔吐)와 오심(惡心)이 있으면 생강 3~5쪽을 더 넣어 쓴다. 땀이 많이 나면서 답답해하면 오미자 14알을 더 넣어 쓴다. 땀이 많으며 기가 허하면 황기 4~8g을 더 넣어 쓴다. 아랫배가 은은히 아프면 구기자 8~12g을 더 넣어 쓴다. 헛배가 불러서 답답해하면 진피 4g을 더 넣어 쓴다. 허리와 무릎에 힘이 없으면 두충과 우슬을 더 넣어 쓴다.

【 方解 】

삼·팔(三八)은 목의 수(數)이다. 따라서 삼음전이란 간음(肝陰)을 보하는 의미를 가지고 있으므로 원문에서 "中風血不養筋, 及瘧疾汗多邪散, 而寒熱猶不能止"한 증세를 소양과 궐음, 즉 간담(肝膽)의 질환으로 보고 있는 것이다. 음허하면서 화증이 있으면 일음전을 쓰는 것은 간신동원(肝腎同源)의 원칙에 따른 것이며, 실제로 일음전에는 생지황·맥문동 등의 청열하는 약물이 있지만 삼음전에는 청열하는 약물이 없이 온보하는 약물로 구성되어 있다. 따라서 일음전은 음허하면서 화동(火動)하는 증세에 사용하고, 삼음전은 음허하지만 화동하지 않는 증세에 사용하라고 한 것이다.

당귀와 숙지황은 보혈하며 작약은 산미(酸味)로 수렴하면서 입간(入肝)하는데, 이상의 세 약물은 사물탕의 의미로 볼 수 있으며, 산조인은 영신양혈(寧神養血)하면서 익간보중(益肝補中)한다. 인삼과 자감초는 익기건비(益氣健脾)하는데, 이는 『金匱要略』에서 제시한 간병실비(肝病實脾)[84]의 원칙에 의하여 양간건비(養肝健脾)하는 것으로 볼 수 있다.

오심, 구토가 있으면 생강을 써서 온산(溫散)하면서 지구(止嘔)한다. 땀이 많이 나면서 진액이 부족하여 번조하면 오미자를 써서 수렴시키면서 지한(止汗)하고, 땀이 많이 나면서 기가 허하면 황기를 써서 익기시키면서 지한(止汗)한다. 음허로 인해 아랫배가 은은히 아픈 것은 구기자를 사용하여 음양을 모두 보익한다.

84) 『金匱要略·臟腑經絡先後病脈證』에서 "夫治未病者, 見肝之病, 知肝傳脾, 當先實脾……"라고 한 데서 기인한 이론으로 木克土의 관계에 의하여 肝病이 傳脾하므로 脾實한 경우에는 補脾할 필요가 없지만, 脾虛한 경우에는 補脾하면서 治肝하여야 한다는 것이다. 그러나 후대에 와서는 肝脾가 모두 허한 경우에도 이 이론을 적용하여 肝脾를 동시에 보하여야 한다는 것으로 발전하였다.(章眞如, 『肝膽論』 湖北, 湖北科技出版社, 1986, pp.67~68)

복부가 그득하고 답답하면 이기(理氣)하는 진피를 써서 치료하고, 요슬과 근골에 힘이 없으면 보음보양(補陰補陽)하면서 건요슬(健腰膝)하는 두충과 우슬을 사용한다.

【 按 】

이 처방은 『醫宗損益』에 수록되어 있다.

四陰煎 十二

【 原文 】

此保肺清金之劑, 故曰四陰. 治陰虛勞損, 相火熾盛, 津枯煩渴, 欬嗽吐衄多熱等證.

生地 二·三錢 麥冬 二錢 白芍藥 二錢 百合 二錢 沙蔘 二錢 生甘草 一錢 茯苓 一錢半

水二鍾, 煎七分. 食遠服. 如夜熱盜汗, 加地骨皮一·二錢. 如痰多氣盛, 加貝母二·三錢, 阿膠一·二錢, 天花粉亦可. 如金水不能相滋, 而乾燥喘嗽者, 加熟地三·五錢. 如多汗不眠, 神魂不寧, 加棗仁二錢. 如多汗兼渴, 加北五味十四粒. 如熱甚者, 加黃檗一·二錢, 鹽水炒用, 或玄蔘亦可, 但分上下用之. 如血燥經遲, 枯澀不至者, 加牛膝二錢. 如血熱吐衄, 加茜根二錢. 如多火便燥, 或肺乾欬咯[85]者, 加天門冬二錢, 或加童便亦可. 如火載血上者, 去甘草, 加炒梔子一·二錢.

---

85) '咯' 字의 아래에 '血' 字가 빠진 것으로 생각된다.

【 解釋 】

이것은 폐금(肺金)을 맑게 보호하는 약이므로 사음전(四陰煎)이라고 하였다. 음허(陰虛)와 허로손상[勞損]으로 상화(相火)가 몹시 성하여 진액이 말라들어 번갈(煩渴)이 나고 기침을 하며 피를 토하고 코피가 나며 열이 많이 나는 것 등을 치료한다.

생지황 8~12g, 맥문동 8g, 백작약 8g, 백합 8g, 사삼 8g, 감초 4g, 백복령 6g.

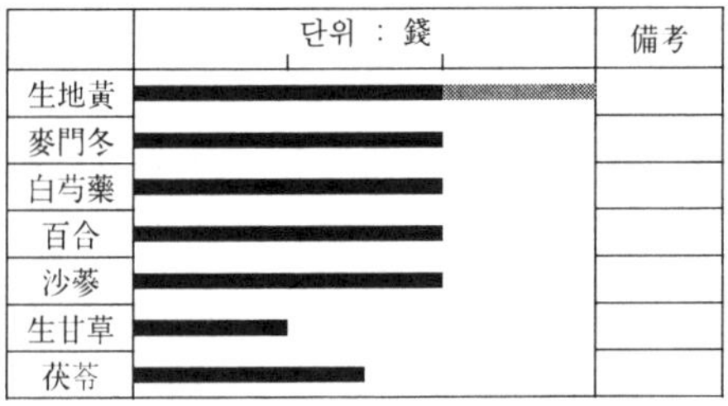

물 두 사발에 넣어 7할이 되도록 달여 식후 한참 뒤에 먹는다. 밤에 열이 나고 식은땀이 나는 데는 지골피 4~8g을 더 넣어 쓴다. 담이 많고 숨소리가 크면 패모 8~12g, 아교 4~8g, 천화분을 더 넣어 쓴다. 폐금(肺金)과 신수(腎水)가 서로 자양(滋養)하지 못하고 건조하여 숨이 가쁘고 기침을 하면 숙지황 12~20g을 더 넣어 쓴다. 땀이 많이 나고 잠을 자지 못하고 정신이 안정되지 못하면 산조인 8g을 더 넣어 쓴다. 땀이 많이 나면서 갈증이 있으면 북쪽에서 난 오미자 14알을 더 넣는다. 열이 심하면 황벽 4~8g을 소금물에 덖어 더 넣어 쓰거나 현삼을 더 넣어 쓰는데, 단 상초와 하초를 구별하여 써야 한다. 피가 말라서 월경이 늦거나 아예 말라서 월경이 없는 경우는 우슬 8g을 더 넣어 쓴다. 피에 열이 있어서 피를 토하고 코피가 나는 데는 천초근(茜草根) 8g을 더 넣어 쓴다. 화가 많아서 대변이 마르고 마른 기침과 객혈을 할 때에는 천문동 8g을 더 넣어 쓰며 혹은 동변을 더 넣어도 좋다. 화가 원인이 되어 피가 위로 나올 때는 감초를 빼고 덖은 치자 4~8g을 더 넣어 쓴다.

【 方解 】

사·륙(四六)은 폐금(肺金)의 수(數)이다. 여기서는 화동(火動)으로 인한 폐음(肺陰)의 손상을 방지한다는 의미로 사용되었다.

처방의 핵심을 이루는 생지황·맥문동·사삼·백합은 모두 보음하면서 청열하는 작용이 있다. 먼저 생지황은 청열생진(清熱生津)하는 대표적인 약물이며, 맥문동은 폐음을 보하면서 허열을 치료하며, 사삼은 청폐량간(清肺涼肝)하여 오장의 음기를 보한다고 하였다. 또한 백합은 『金匱要略』에서부터 윤폐지해(潤肺止咳)하면서 안신(安神)하는 약물로 사용되고 있으며, 특히 허로로 인한 해소에 더욱 적합하다. 작약은 보음하면서 산미로 수렴하며, 감초는 여러 약물을 조화하면서 또한 생용(生用)하면 사화하는 작용이 있다. 복령은 건비리수(健脾利水)하는 약물로 알려져 있지만 경악은 「本草正」에서 리규(利竅)하여 개심익지(開心益智)하고 도탁생진(導濁生津)하는 작용도 있다고 보았다. 전체적으로는 『醫方集解』에 나오는 백합고금탕(百合固金湯)[86]과 같이 폐신의 음허로 인한 증상에 사용할 수 있다.

밤에 열이 나면서 도한이 있거나 혹은 골증열이 나타나면 지골피를 써서 보음하면서 청허열(清虛熱)한다. 조담(燥痰)이나 열담(熱痰)이 많아서 기도를 막아 숨소리가 거칠게 나면 패모를 써서 열담을 치료하면서 아교를 써서 윤조(潤燥)시키거나 청열생진(清熱生津)하는 천화분을 써야 한다. 특히 사음전의 주치증은 화열이 폐를 침범하여 상진(傷津)하는 병기를 가지고 있으므로 거담

---

86) 『醫方集解』에서 趙蕺庵의 처방으로 인용하고 있으며, 生地黃 2錢, 熟地黃 3錢, 麥門冬 1錢半, 百合·芍藥炒·當歸·貝母·生甘草 各1錢, 玄蔘·桔梗 各 8分으로 구성되어 있다. 主治證은 肺腎陰虛로 虛火上炎하여 咽乾口燥, 咳嗽氣喘, 痰中帶血, 午後燥熱, 舌紅少苔, 脈細數 등이다. 최근 중국에서 폐결핵이나 만성기관지염, 기관지확장증, 폐렴의 중기나 후기에 肺腎陰虛로 변증이 될 경우에 丸劑로 사용하고 있다.

에 있어서도 반하와 같이 조열(燥熱)한 약을 쓰면 안되며, 또 반드시 아교나 천화분과 같이 음액을 보충하는 약물을 함께 사용하는 것이 적당하다. 폐금(肺金)과 신수(腎水)가 서로 도와주지 못하여 마른기침과 천식이 발생한 경우에는 숙지황을 써서 신음을 보해주어야 한다. 이는 금수육군전(金水六君煎)에서 숙지황을 군약으로 사용하는 것과 유사한 의미로 생각할 수 있다. 신지(神志)가 안정되지 못하여 다한하면서 불면이 있는 경우에는 산조인을 써서 보혈안신(補血安神)하면서 염한(斂汗)하여야 한다. 한다(汗多)하여 진액이 부족하여 갈증이 있을 때에는 오미자를 써서 땀을 수렴하면서 진액을 보호하여야 한다. 하초의 신음허로 인해 화열이 심한 경우에는 황백과 현삼을 써서 신화(腎火)를 사하는데, 특히 현삼은 황백에 비하여 허화를 치료하는 데 장점이 있다. 그러나 황백과 현삼은 상초의 실열증에 사용해서는 안된다. 혈조(血燥)하여 월경이 늦어지거나 점차 혈고(血枯)가 되어 월경이 없어지면 하행하는 우슬을 써서 통경(通經)시켜야 한다. 혈열로 토혈이나 뉵혈이 있는 경우에는 양혈지혈(凉血止血)하는 천초근을 써야 한다. 화기가 많아서 대변이 조결(燥結)하거나 폐의 진액까지 손상되어 해혈(咳血), 객혈(喀血)을 하는 경우에는 천문동을 써서 청열하면서 진액을 보충하거나 혹은 동변을 써서 화기를 아래로 내려야 한다. 상초의 혈분에 화기가 있으면 화기를 급속히 내려야 하므로 완만한 약성을 가진 감초를 빼고 상초의 혈열을 치료하는 치자를 써서 치료해야 한다.

【按】

또한 이 처방은 내용과 주치증이 『醫方集解』의 백합고금탕과 유사한 점이 많다. 구체적인 비교는 다음 표를 참고하기 바란다. 단지 백합고금탕이 사음전에 비하여 숙지황·당귀·현삼 등으로 보음을 강화하고, 길경·패모 등으로 거담(祛痰)하는 공능을 강화하였다는 차이점이 있다.

	生地黃	熟地黃	麥門冬	白芍藥	百合	沙蔘	生甘草	茯苓	當歸	貝母	玄蔘	桔梗
四陰煎	2~3		2	2	2	2	1	1.5				
百合固金湯	2	3	1.5	1	1		1		1	1	0.8	0.8

陳修園은 이 처방에 대하여 "肺惡寒" 및 "形寒飮冷則傷肺"라고 한 『內經』 구절을 언급하면서 보폐청금(保肺淸金)이란 말을 비판하고 있다. 그러나 사음전의 주치증은 형한음랭(形寒飮冷)이라는 한증과는 전혀 무관하며, 오히려 음허화동으로 인하여 폐음이 손상되는 징후이다. 또한 陳修園은 『金匱要略』에서 폐위증(肺萎證)에는 감초건강탕과 같은 온제(溫劑)를 사용하였으므로 사음전과 같은 양제(凉劑)를 해수, 토혈에 사용하면 "百服百死"할 것이라 하였으나, 이 또한 적절치 못한 비판으로 생각된다. 張景岳의 사음전이 이미 『醫門寶鑑』, 『醫宗損益』과 같은 실용적 의서에 인용되어 사용되었을 뿐 아니라, 사음전과 유사한 백합고금탕은 청조구폐탕(淸燥救肺湯), 맥문동탕(麥門冬湯) 등과 함께 내조(內燥)를 치료하는 기본방으로 인정되었기 때문이다.

이 처방은 『醫門寶鑑』과 『醫宗損益』에 인용되고 있다.

五陰煎 十三

【 原文 】

凡眞陰虧損, 脾虛失血等證, 或見溏泄未甚者, 所重在脾, 故曰五陰. 忌用潤滑, 宜此主之.

熟地 五·七錢, 或一兩 山藥 炒, 二錢 扁豆 炒, 二·三錢 炙甘草 一·二錢 茯苓 一錢半 芍藥 炒黃, 二錢 五味子 二十粒 人蔘 隨宜用

白朮 炒, 一-二錢

水二鍾, 加蓮肉去心二十粒, 煎服.

【 解釋 】

진음(眞陰)이 휴손(虧損)된 것, 비허증으로 피를 흘리는 것, 혹은 당설(溏泄)이 있으나 심하지 않는 것을 치료하는데, 그 원인이 비에 있으므로 오음전(五陰煎)이라고 하였다. 윤활(潤滑)하는 약을 쓰지 못할 때에는 이 약을 쓰는 것이 좋다.

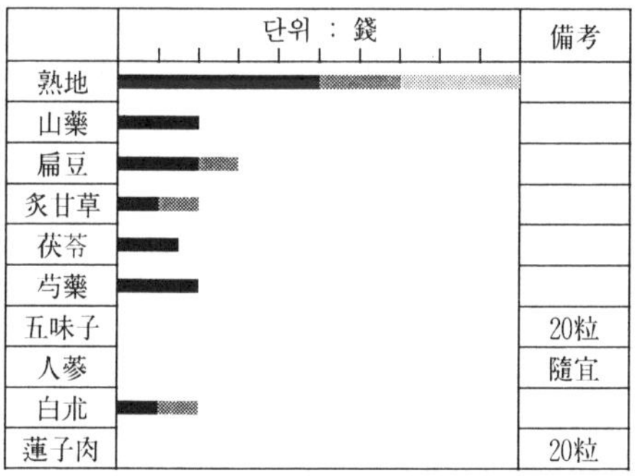

숙지황 20~28g 혹은 40g, 산약(덖은 것) 8g, 편두(덖은 것) 8~12g, 자감초 4~8g, 복령 6g, 작약(누렇게 덖은 것) 8g, 오미자 20알, 인삼 적당량, 백출(덖은 것) 4~8g.

물 두 사발에 거심(去心)한 연자육 20알을 더 넣고 달여 먹는다.

【 方解 】

오(五)는 비토(脾土)의 수(數)이므로 신음휴손(腎陰虧損)과 함께 비허(脾虛)가 겸한 병증을 치료하므로 건비(健脾)하는 뜻의 '오(五)'와 보음하는 의미의 '음(陰)'을 합하여 오음전이라고 하였다.

이 처방에서 인삼·백출·복령·감초·산약·편두·연자육 등은 건비익기(健脾益氣)하는데, 이는 『和劑局方』의 삼령백출산(蔘苓白朮散)[87]의 의미와 유사한 것으로 볼 수 있다. 이 중에서도

87) 人蔘·白朮·白茯苓·炙甘草·山藥 각2근, 白扁豆 1근반, 蓮子肉·薏苡仁·縮砂仁·桔梗 각1근으로 구성되어 있다. 功能은 健脾益氣, 和胃滲濕하며 脾胃氣虛에 挾濕하여 四肢가 無力하고 몸이 마르고 소화가 안되며, 토하거

산약·편두·연자육은 모두 수렴하는 작용이 있는데, 특히 연자육은 건비삽장(健脾澁腸)하면서도 익신(益腎)하는 작용이 있어서 비신(脾腎)을 쌍보할 경우에 많이 사용된다. 또한 여기에 숙지황·작약·오미자를 가하여 보음하는 작용을 추가하고 있는데, 특히 숙지황과 작약은 음혈을 보익하는 대표적인 약대(藥對)이며 오미자는 폐신(肺腎)으로 들어가 수렴하는 작용을 한다. 원문에서 "忌用潤滑, 宜此主之"라고 한 것은 대부분의 보음제가 윤활하여 비허한 경우에는 대변이 당설(溏泄)하게 되므로 적합하지 않은데, 그 경우에는 이 처방으로 보음(補陰)하면서도 건비(健脾)하면 대변이 당설(溏泄)한 부작용이 나타나지 않는다는 것이다.

【 按 】

이 처방을 삼령백출산과 비교하면 다음의 표와 같다. 두 처방은 모두 사군자탕을 기본으로 산약, 백편두, 연자육으로 건비지사(健脾止瀉)하는 작용은 같지만, 삼령백출산은 여기에 의이인을 가하여 거습지사(祛濕止瀉)하고 축사인으로 화위성비(和胃醒脾)하고 길경으로 선폐리기(宣肺利氣)하는 공능을 추가하였다. 그에 비해 오음전에서는 건비지사(健脾止瀉)하는 공능은 숙지황, 작약 등으로 음혈을 보하는데 파생되는 부작용을 막기 위한 방편에 불과하며, 오미자를 가하여 수렴작용을, 복령으로 건비화습(健脾化濕)하여 수습(水濕)을 분리(分利)하는 작용을 강화하였다.

	熟知	山藥	白扁豆	炙甘草	茯苓	芍藥	五味子	人蔘	白朮	蓮子肉	薏苡仁	縮砂仁	桔梗
五陰煎	*	*	*	*	*	*	*	*	*	*			
蔘苓白朮散		*	*	*	*			*	*	*	*	*	*

이 처방은 『醫門寶鑑』과 『醫宗損益』에 인용되어 있다.

나 설사를 하면서 가슴과 명치가 답답하고 얼굴이 누렇게 뜨고 희고 두꺼운 설태가 끼며 맥은 虛緩한 것을 치료한다.

【 討論 】

이상의 여섯 처방은 모두 일음전과 그 부방(附方)으로 볼 수 있는데, 처방마다 중점을 두는 바와 특징이 서로 다르다. 일음전은 순수히 신음(腎陰)을 보하는 데 중점을 두고 있다. 가감일음전은 지모·지골피로 음허 중에서도 허화가 비교적 심한 것을 치료한다. 이음전은 증액탕과 도적산에 기초하여 "治心經有熱, 水不制火之病"에 쓴다. 삼음전은 건비보혈(健脾補血)을 위주로 "治肝脾虛損, 精血不足之證"한다. 사음전은 백합고금탕을 기초로 "補肺淸金之劑"로 쓰인다. 오음전은 삼령백출산의 의미를 빌려서 "眞陰虧損, 脾虛失血等證"을 치료하며 건비(健脾)하면서 온조(溫燥)하지 않은 것이 특징이다.

	生地	熟地	芍藥	麥冬	甘草	牛膝	丹蔘	知母	地骨皮	酸棗仁	茯苓	玄蔘	黃連	木通	人蔘	當歸	百合	沙蔘	山藥	白扁豆	五味子	白朮	蓮肉
一陰煎	*	*	*	*	*	*	*																
加減一陰煎	*	*	*	*	*			*	*														
二陰煎	*			*						*	*	*	*	*									
三陰煎		*	*		*					*					*	*							
四陰煎	*		*	*							*						*	*					
五陰煎		*	*		*						*				*				*	*	*	*	*

大營煎 十四

【 原文 】

治眞陰精血虧損, 及婦人經遲血少, 腰膝筋骨疼痛, 或氣血虛寒, 心腹疼痛等證.

當歸 二·三錢, 或五錢 熟地 三·五·七錢 枸杞 二錢 炙甘草 一·二錢 杜冲 二錢 牛膝 一錢半 肉桂 一·二錢水二鍾, 煎七分. 食遠溫服. 如寒滯在經, 氣血不能流通, 筋骨疼痛之甚者, 必加製附子一·二錢方效. 如帶濁腹痛者, 加故紙一錢炒用. 如氣虛者, 加人蔘·白朮. 中氣虛寒嘔惡者, 加炒焦乾薑一·二錢.

【 解釋 】

진음(眞陰)과 정혈(精血)이 허손된 것과 부인이 월경이 늦어지면서 양이 적으며 허리와 무릎의 근골(筋骨)이 아프고, 혹은 기혈이 허한(虛寒)하고 심복(心腹)이 아픈 증 등을 치료한다.

당귀 8~12g 혹 20g, 숙지황 12~20~28g, 구기자 8g, 자감초 4~8g, 두충 8g, 우슬 6g, 육계 4~8g.

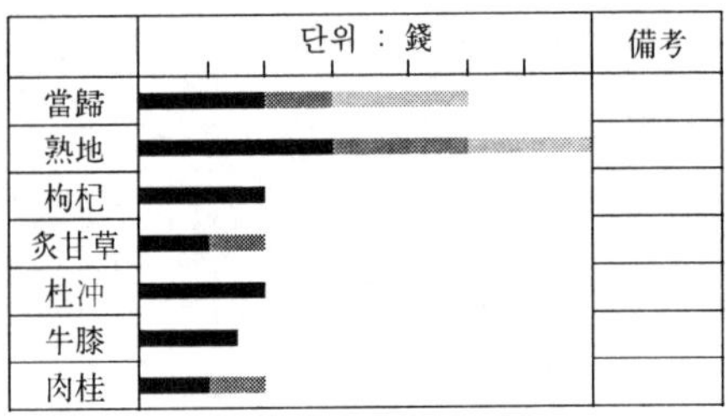

물 두 사발에 넣어 7할이 되게 달여 식후 한참 뒤에 따듯하게 먹는다. 찬 기운이 경(經)에 몰려서 기혈이 잘 통하지 못하여 근골의 통증이 심하면 법제한 부자 4~8g을 더 넣어 써야 비로소 효과가 있다. 대하가 흐르면서 배가 아픈 데는 파고지 4g을 덖어 더 넣어 쓴다. 기가 허한 데는 인삼·백출을 더 넣어 쓴다. 중기가 허한(虛寒)하여 메스꺼우면서 구역질하는 데는 건강 4~8g을 더 넣어 쓴다.

【 方解 】

영혈(營血)을 크게 보하기 때문에 이름을 '대영(大營)'이라고 하였다. 원문의 경지혈소(經遲血少)는 현대적으로는 비정상자궁출혈의 한 유형으로 경지(經遲)란 월경후기를 말하고, 혈소(血少)란 월경과소를 말한다. 임상적으로 허한(虛寒)으로 인하여 월경이 늦어지면서 통증이 발생하는 경우에 실증으로 오인하여 도인, 홍화 등으로 공벌(攻伐)한다면 '허허지적(虛虛之賊)'이 되어 증세가 악화된다. 따라서 이 처방과 같이 마땅히 영혈을 온보하여 월경이 스스로 정상화되도록 해야 한다. 이러한 것은 경악이 강조한 "불영즉통(不營則痛)"의 원칙에 입각한 것으로, 통증에는 "불통즉통(不通則痛)" 뿐만 아니라, '불영(不營)'으로 인한 통증도 있음을 기억해야 한다.

이 처방에서는 숙지황과 당귀, 자감초는 영혈을 보익하는 정원음(貞元飮)의 의미로 사용되었으며, 여기에 구기자를 배합하여 음혈을 보익하는 작용을 더 강화하였다. 육계는 온경산한(溫經散寒)하는데, 당귀와 숙지황과 함께 사용하면 영혈을 온보하는 공능이 있으므로 영혈이 허한하여 나타나는 경지혈소(經遲血少)를 치료한다. 보신(補腎)·건요슬(健腰膝)하는 작용이 있는 두충과 우슬을 가하여 요슬산연(腰膝酸軟)과 근골동통 등의 증상을 치료한다.

경맥에 한체(寒滯)가 있어서 기혈이 잘 흐르지 못하고 근골통이 심한 경우에는 부자를 써서 온양축한(溫陽逐寒)하여야 한다. 근골통이 더욱 심할 경우에는 여기에 보혈(補血)하는 작약, 건비거습(健脾去濕)하는 복령, 산한(散寒)하는 세신(細辛), 거풍습(祛風濕)·지통(止痛)하는 독활·백지를 더 가한 삼기음(三氣飮)(「新方八陣·熱陣17」)을 사용할 수도 있다. 대탁(帶濁)과 함께 복통(腹痛)이 나타난 것은 파고지를 넣어 온산지통(溫散止痛)하면서 수렴(收斂)할 수 있고, 기허하면 인삼과 백출을 넣어 건비익기(健脾益氣)하여야 한다. 중기가 허한하여 구오(嘔惡)가 나타나는 경우에는 초건강(炒乾薑)을 넣어 온중지구(溫中止嘔)시켜야 한다.

【按】

이 처방은 『醫宗損益』과 『方藥合編』에 인용되어 있다.

小營煎 十五

【 原文 】

治血少陰虛, 此性味平和之方也.

當歸 二錢 熟地 二·三錢 芍藥 酒炒[88], 二錢 山藥 炒, 二錢 枸杞 二錢 炙甘草 一錢

水二鍾, 煎七分, 食遠溫服. 如營虛於上, 而爲驚恐怔忡, 不眠多汗者, 加棗仁·茯神各二錢. 如營虛兼寒者, 去芍藥, 加生薑. 如氣滯有痛者, 加香附一·二錢, 引而行之.

【 解釋 】

혈이 부족하고 음이 허한 것을 치료한다. 이 처방은 성미(性味)가 화평(和平)한 처방이다.

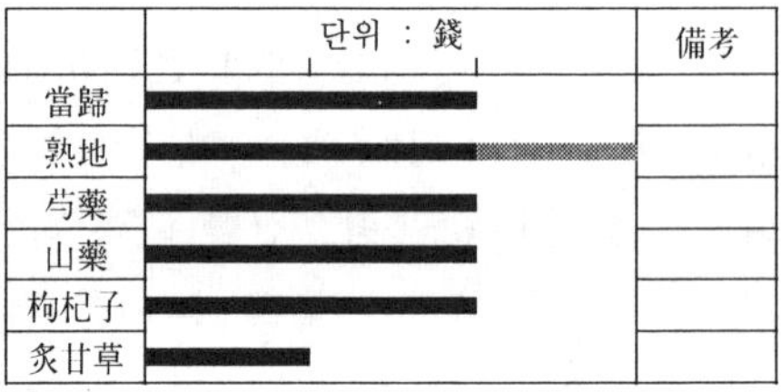

당귀 8g, 숙지황 8~12g, 백작약(술에 축여 덖은 것) 8g, 산약(덖은 것) 8g, 구기자 8g, 자감초 4g.

물 두 사발에 넣어 7할이 되게 달여 식후 한참 뒤에 따듯하게 해서 먹는다. 영기(營氣)가 상초에서 허하여 놀란 것처럼 가슴이 두근거리고 잠을 자지 못하며 땀이 많이 나는 데는 산조인·백복신 각각 8g을 더 넣어 쓴다. 영기(營氣)가 허한 데다 찬 기운이 겹친 때는 백작약을 빼고 생강을 더 넣어 쓴다. 기체(氣滯)로 아픈 데는 향부자 4~8g을 더 넣어 써서 기가 잘 돌아가게 인경해야 한다.

---

88) 원문에 '炒酒'라고 하였으나 관례상 '酒炒'로 고쳤다.

【 方解 】

이 처방은 영기(營氣)를 보하는 공능이 대영전에 비하여 약하므로 소영전이라고 이름하였고, 원문에서도 "性味平和之方"이라고 한 것이다.

처방 내용의 숙지황과 당귀는 영혈(營血)을 보하고, 구기자와 자감초를 배합하여 보혈작용을 강화한 것은 대영전의 경우와 동일하다. 그러나 산약과 작약을 가한 것이 대영전과 다른 점인데, 산약은 보기(補氣)·건비(健脾)하면서도 화평한 약성을 가지고 있고 작약은 보혈하면서도 약간 미한(微寒)한 약으로서 대영전에서 육계를 사용하여 온보(溫補)하는 것과는 차이를 보인다. 따라서 가감법에서 한증을 겸한 경우에는 작약을 빼고 온중하기 위하여 생강을 가한 것이다.

"驚恐怔忡, 不眠多汗"한 것을 경악은 상초에 영혈이 부족한 것으로 보았는데, 이는 심혈허증(心血虛證)과 유사하다. 따라서 보혈안신(補血安神)하는 산조인·복신을 가하여 치료하였다. 영혈이 허하면서 한증이 있으면 미한(微寒)한 작약을 빼고 생강을 넣어 온중시켜 한기를 발산한다. 기의 울체로 인한 통증이 있으면 향부자를 더 넣어 기를 소설(疏泄)하면서 지통(止痛)하여야 한다.

【 按 】

대영전과 소영전은 모두 사물탕을 기본으로 한 처방들로서 처방의 구성이 간략하여 임상에 활용도가 높은 편이다. 대영전은 사물탕에서 천궁을 빼고 구기자·자감초·두충·우슬·육계를 더 넣어서 영혈을 대보하였고, 소영전은 구기자·자감초·산약을 더 넣어서 구성하였으므로 온보하는 공능이 대영전보다 약하다. 천궁을 뺀 이유

	當歸	熟地	枸杞子	炙甘草	杜冲	牛膝	肉桂	芍藥	山藥
大營煎	*	*	*	*	*	*	*		
小營煎	*	*	*	*				*	*

는 천궁이 보혈하는 작용도 있지만 승산(升散)하는 작용도 있어서 구복(久服)할 수 없다고 보았기 때문인데, 「本草正」에서는 "以其甘少, 故散則有餘, 補則不足. ……多服久服, 令人走散眞氣, 能致暴亡, 用者識之"라고 하였다.

이 처방은 『醫宗損益』에 인용되어 있다.

補陰益氣煎 十六

【 原文 】

此補中益氣湯之變方也. 治勞倦傷陰, 精不化氣, 或陰虛內乏, 以致外感不解, 寒熱痎瘧, 陰虛便結不通等證. 凡屬陰氣不足而虛邪外侵者, 用此升散, 無不神效.

人蔘 一·二·三錢 當歸 二·三錢 山藥 酒炒, 二·三錢 熟地 三·五錢, 或一·二兩 陳皮 一錢 炙甘草 一錢 升麻 三·五分. 火浮於上者, 去此不必用 柴胡 一·二錢. 如無外邪者, 不必用

水二鍾, 加生薑三·五·七片, 煎八分. 食遠溫服.

【 解釋 】

이 처방은 보중익기탕(補中益氣湯)의 변방이다. 노권(勞倦)으로 음정(陰精)이 상하여 기로 변화하지 못하거나, 혹은 음기(陰氣)가 속에서 허하여 외감(外感)이 풀리지 못한 것, 추워하다 열이 났다 하는 학질, 음기가 부족하여 대변이 굳어 나오지 않는 증상들을 치료한다. 대체로 음기가 부족하여 허사(虛邪)가 겉으로부터 침입한 것은 이 약을 써서 기운을 끌어올리면서 발산시키면 잘 낫게 될 것이다.

인삼 4~8~12g, 당귀 8~12g, 산약(술에 축여 덖은 것) 8~12g,

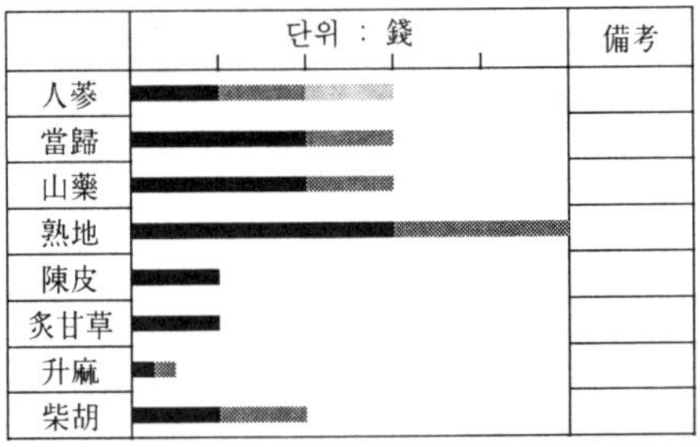

숙지황 12~20g 혹 40~80g, 진피 4g, 자감초 4g, 승마 1.2~2g(화기가 떠오르면 쓸 필요가 없다), 시호 4~8g(외사가 없으면 쓸 필요가 없다).

물 두 사발에 생강 3~5~7 쪽을 넣고 8할이 되게 달여 식후 한참 뒤에 따듯하게 먹는다.

【 方解 】

이 처방은 보중익기탕의 변방으로 당귀와 숙지황으로 보음하면서 인삼·산약으로 익기를 위주로 하므로 보음익기전이라 하였다. 원문에서 말하는 이 처방의 적응증은 "陰氣不足而虛邪外侵"이라 하여 기본적으로 음기가 부족한데 노권내상이나 외감이 겸한 경우에 사용되는 것이다.

이 처방은 보중익기탕에서 황기·백출을 빼고, 숙지황·산약을 더 넣은 것이다. 결국 동원의 보중익기탕은 인삼과 황기를 중심으로 보중익기(補中益氣)를 위주로 하였고, 경악의 보음익기전은 인삼과 숙지를 중심으로 기혈의 부족을 동시에 고려하였다고 할 수 있다. 또한 "升麻 …… 火浮於上者, 去此不必用. 柴胡 …… 如無外邪者, 不必用"이라고 한 것은 승마와 시호에 대한 장경악의 특이한 관점에서 비롯된 말로서, 동원이 『內外傷辨惑論』에서 "胃中淸氣在下, 必加升麻·柴胡以引之, 引黃芪·甘草甘溫之氣味上升, 能補胃氣之散解, 而實其表也"라고 한 것과 차이가 있다. 즉, 대부분의 경우에 승마와 시호는 청양을 상승시키는 작용을 하여 황기·인삼 등을 보좌하는 약물로 이해되고 있는데,[89] 경악은 「雜證謨」에서 『本

89) 이러한 견해에 속하는 것으로는 『醫方考』의 吳昆, 『醫貫』의 趙獻可 등이 있다.

草衍義』의 구종석(寇宗奭)과 『本草綱目』의 이시진(李時珍)의 말을 인용하여 오로칠상(五勞七傷)에는 시호·승마를 사용할 수 없다고 하고 또한 이 약물들의 공능이 발산(發散)하는데 있으므로 표사(表邪)의 발열이 없으면 사용을 금할 것을 주장하고 있다. 그러나 이에 대해서는 승마·시호가 청양을 상승한다는 주장이 대부분이며, 극히 일부의 학자만이 승양과 발산을 동시에 인정하고 있으므로[90] 더 깊은 연구가 필요할 것이라 생각된다.

【 按 】

이 처방과 아래에 나오는 거원전은 모두 보중익기탕의 변방으로 볼 수 있다. 그러나 다음의 표에서 보듯이 보중익기탕의 핵심 약물인 인삼·황기·백출의 약대는 거원전에는 있지만 이 처방에는 없다. 보중익기탕의 골격을 유지한 상태에서 산기(散氣)하는 진피와 "營虛表不解"[91]에 사용되는 당귀와 시호의 약대(藥對)를 빼고 순수히 보기(補氣)하면서 승기(升氣)한 것이 거원전이라면, 보중익기탕이 보기승제(補氣升提)하는 기본 약물 중 하나인 황기와 건비하는 백출을 빼고 오히려 보혈하는 숙지황과 건비하면서 삽정(澁精)하는 산약을 더 넣어 음정을 보호하면서 보기승산(補氣升散)하는 것이 보음익기전이다. 따라서 보중익기탕의 원의에 가까운 처방은 오히려 거원전이라고 할 수 있다.

	人蔘	炙甘草	升麻	黃芪	白朮	陳皮	當歸	柴胡	熟地	山藥
補中益氣湯	*	*	*	*	*	*	*	*		
補陰益氣煎	*	*	*			*	*	*	*	*
擧元煎	*	*	*	*	*					

또한 장경악은 「雜證謨·飮食·論脾胃三方」에서 보음익기전을

90) 金家浚·蔣維宇 編著 : 『中醫百家方論薈萃』(重慶, 重慶出版社, 1994, pp.478~495.)을 참고하기 바란다.

91) 「本草正」 當歸 조문에 나온다. 또한 陰虛火動한 경우에는 當歸는 動血하므로 쓸 수 없다고 하였다.

창방한 이유에 대해 설명하고 있는데, 자세한 내용은 아래의 '참고'와 같다.

이 처방은『醫宗損益』과『方藥合編』에 인용되어 있다.

【 參考 】

「雜證謨·勞倦內傷·論治」

勞倦饑飽不時, 而致寒熱往來者, 以饑時臟氣餒, 勞時腠理開, 腠理開則邪易感, 臟氣餒則邪易入, 所以饑飽勞倦不愼者, 多令人爲頭痛發熱惡寒等證. 雖曰此由內傷, 而實有外感; 雖有外感, 而實以內傷. 故東垣製補中益氣湯, 以蔘·芪·歸·朮而加之升·柴, 以助生長之氣, 使胃氣上升, 則氣復于中而陽達于外, 此實和解之良法也. 第今人以勞倦傷陰, 而精血受病者爲尤多, 則芪·朮之屬亦有不相宜者. 玆余復製補陰益氣煎, 凡陽虛于下, 水虧不能作汗, 而邪有不解者, 此方尤勝之. 愚有治脾三方幷補中益氣湯論, 在後飮食門, 當參閱之.

「雜證謨·飮食·論脾胃三方」

補中益氣湯, 乃東垣所獨得之心法. 蓋以脾胃屬土, 爲水穀之海, 凡五臟生成, 惟此是賴者, 在賴其發生之氣, 運而上行, 故由胃達脾, 由脾達肺, 而生長萬物, 滋漑一身. 卽如天地之土, 其氣皆然. 凡春夏之土能生能長者, 以得陽氣而上升, 升則向生也. 秋冬之土不生不長者, 以得陰氣而下降, 降則向死也. 今本方以升·柴助升氣, 以蔘·芪·歸·朮助陽氣, 此東垣立方之意, 誠盡善矣. 第肺本象天, 脾本象地, 地天旣交, 所以成泰. 然不知泰之前猶有臨, 臨之前猶有復, 此實三陽之元始, 故余再製補陰益氣煎, 正所以治臨復之氣, 庶乎得根本之道而足補東垣之未盡也. 又補中益氣湯之用, 原爲補中扶陽而設, 然補陽之義則亦有宜否之辨, 用者不可不知. 如東垣用此以治勞倦內傷發熱等證, 雖曰爲助陽也, 非發汗也, 然實有不散而散之意, 故于勞倦感寒, 或陽虛痎瘧, 及脾氣下陷等證, 則最所宜也. 若全無表邪寒熱而但有中氣虧甚者, 則升·柴之類大非所宜. 何也? 蓋升·柴之味, 皆兼苦寒, 升·柴之性, 皆專疏散. 雖曰升麻入脾胃, 柴胡入肝膽, 能引淸氣上升, 然惟有邪者, 固可因升而散之. 使或無邪, 能不因散而愈耗其中氣乎? 卽曰此湯以補劑爲主, 而惟藉升·柴以引達淸氣, 不知微虛者猶可出入, 大虛者必難假借. 當此之時, 卽純用培補, 猶恐不及, 而再兼疏泄, 安望成功? 且凡屬補陽之劑, 無不能升, 正以陽主升也, 用其升而不用其散, 斯得補陽之大法. 此中自有玄機, 又奚必升·柴之是賴乎? 故寇宗奭極言, 五勞七傷之大忌柴胡者, 是誠絶類之眞見, 而李時珍復又非之, 余亦何容再辨哉? 然理有一定, 孰能越之? 玆余單揭其要曰, 能散者, 斷不能聚, 能泄者, 斷不能補. 而性味之苦寒者, 亦斷非扶陽之物. 只此便是斷按, 而紛紛之議, 或可判矣. 故于諸證之中, 凡其不宜用此者, 則有不可不察. 如表不固而汗不斂者, 不可用, 外無表邪而陰虛發熱者, 不可用, 陽氣無根而格陽戴陽者, 不可用, 脾肺虛甚而氣促似喘者, 不可用, 命門火衰而虛寒泄瀉者, 不可用, 水虧火亢而吐血衄血者, 不可用, 四肢厥逆而陽虛欲脫者, 不可用. 總之, 元氣虛極者, 毫不可泄, 陰陽下竭者, 毫不可升, 眞火虧敗者, 毫不可用淸凉. 今人但知補中益氣湯可以補虛, 一概尙之, 而不知病當緊急, 則此時幾微關係, 判于一擧指之間, 而纖微不可紊誤者, 正此類也. 余亦安能以筆盡哉?

擧元煎 十七

【 原文 】

治氣虛下陷, 血崩血脫, 亡陽垂危等證, 有不利於歸·熟等劑, 而但宜補氣者, 以此主之.

人蔘 黃芪 炙, 各三·五錢 炙甘草 一·二錢 升麻 五·七分, 炒用 白

朮 炒, 一·二錢

水一鍾半, 煎七·八分. 溫服. 如兼陽氣虛寒者, 桂·附·乾薑隨宜佐用. 如兼滑脫者, 加烏梅二個, 或文蛤七·八分.

【 解釋 】

기허하함(氣虛下陷), 혈붕(血崩)과 혈탈(血脫) 및 망양(亡陽)으로 위급한 병증에 당귀와 숙지황 등의 약이 적당하지 못하고 단지 보기(補氣)만 하는 것이 마땅할 때 이 처방을 사용한다.

인삼 · 황기(덖은 것) 각각 12~20g, 자감초 4~8g, 승마(덖은 것) 2~2.8g, 백출(덖은 것) 4~8g.

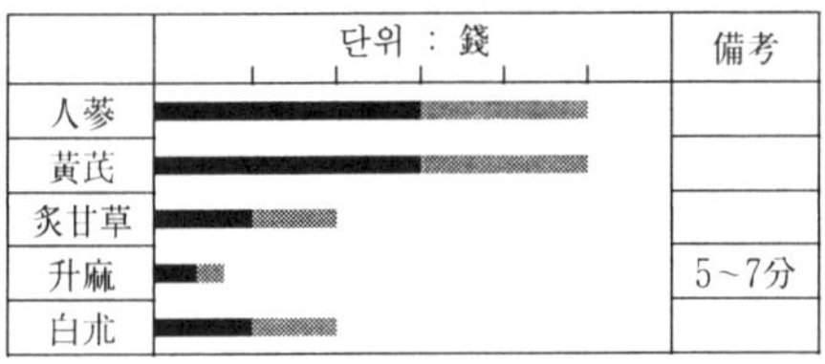

물 한 사발 반에 넣어 7~8할이 되게 달여 따듯하게 먹는다. 양기(陽氣)가 허한(虛寒)하면 육계 · 부자 · 건강을 적당히 더 넣어 쓴다. 활탈(滑脫)을 겸한 경우는 오매 2알이나 문합 2.8~3.2g을 더 넣어 쓴다.

【 方解 】

이 처방은 동원의 보중익기탕을 기본으로 익기거원(益氣擧元)하는 작용을 강화하였으므로 거원전이라고 하였다. 이 처방의 적응증은 크게 둘로 나누어 볼 수 있는데, 하나는 혈붕혈탈(血崩血脫)로 인한 망양증이고 하나는 중기하함증(中氣下陷證)이다. 혈붕혈탈로 인한 망양에는 보음익기전 등의 당귀 · 숙지를 군약으로 한 처방을 사용해서는 안되며 오히려 인삼과 황기를 중용하여 "혈탈익기(血脫益氣)"의 치료원칙을 따라야 한다. 오학고(吳鶴皐)는 "유형의 혈은 스스로 생겨나는 것이 아니라 무형의 기에서 생겨난다"라고 하여 본방이 감온익기(甘溫益氣)를 중용하면서 혈붕·혈탈로 인한 망양의 중증(重證)을 치료하는 원리를 설명하고 있다. 또한 중기하함증에는 『內經』의 "虛者補之", "下者擧之"의 원칙에 따라 보기승양(補氣升陽)하여야 한다. 따라서 이 처방에서는 인삼·황기·자감초·백출 등의 감온한 약물로 건비익기(健脾益氣)하면서 승마를 써서 하함(下陷)된 중기를 끌어 올리는 작용을 한다.

양기가 허한한 경우에는 육계·부자·건강 등을 적절히 배합하여 온중산한(溫中散寒)하고, 대변이 활탈(滑脫)한 경우에는 오매나 문합 등의 수삽약(收澁藥)을 써서 치료하여야 한다.

【 按 】

이 처방은 『醫門寶鑑』, 『醫宗損益』, 『方藥合編』, 『醫鑑重磨』에 인용되어 있다.

이 처방의 적응증에 있는 "血崩血脫, 亡陽垂危等證"에는 독삼탕(獨蔘湯)이나 삼부탕(蔘附湯)이 더욱 적절할 것으로 생각된다. 단지 음혈과 양기를 모두 고려하는 보음익기전과의 차별성을 강조하고 보기에 전념하는 처방임을 나타내기 위한 것으로 생각할 수 있다.

兩儀膏 十八

【 原文 】

治精氣大虧, 諸藥不應, 或以剋伐太過, 耗損眞陰. 凡虛在陽分而氣不化精者, 宜蔘朮膏; 若虛在陰分而精不化氣者, 莫妙於此. 其有未至大病而素覺陰虛者, 用以調元, 尤稱神妙.

人蔘 半斤, 或四兩 大熟地 一斤

右二味, 用好甛水或長流水十五碗, 浸一宿, 以桑柴文武火煎取濃汁. 若味有未盡, 再用水數碗煎柤取汁, 幷熬稍濃, 乃入磁罐, 重湯熬成膏, 入眞白蜜四兩或半斤收之, 每以白湯點服. 若勞損欬嗽多痰, 加貝母四兩亦可.

【 解釋 】

정기(精氣)가 몹시 허하여 여러 가지 약을 써도 효과가 없거나, 혹 공벌하는 약을 너무 써서 진음(眞陰)이 모손(耗損)된 것을 치료한다. 무릇 양이 허하여 기가 정으로 화하지 못하는 것은 삼출고(蔘朮膏)를 써야 하고, 음이 허하여 정이 기로 화하지 못하는 것에는 이 처방만한 것이 없다. 큰 병까지 미치지는 않았어도 평소에 음허(陰虛)한 것을 느낄 때 이것으로 원기를 조리하면 좋은 효과를 볼 수 있다.

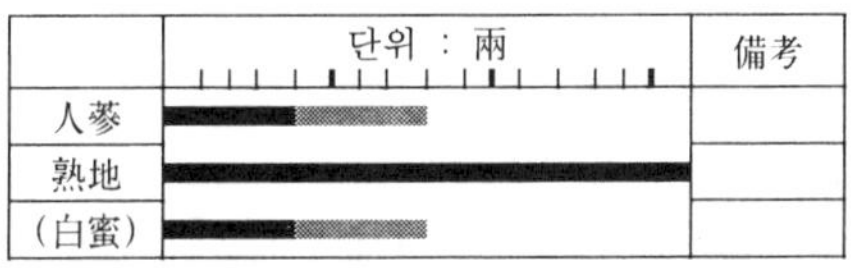

인삼 300g 또는 160g, 숙지황(큰 것) 600g.

위의 2가지 약을 깨끗한 맑은 샘물 혹은 강물 15사발에 하룻밤 담갔다가 세지도 약하지도 않은 뽕나무 불에 달여 진한 즙을 받는다. 만일 찌꺼기에 약 기운이 남아 있으면 다시 물 몇 사발을 붓고 달여서 즙을 내어 약간 진하게 졸인다. 이 2가지 즙을 함께 사기그릇에 넣고 중탕하여 고약처럼 만든 다음 좋은 꿀 160~300g을 넣어 보관하여 두고 끓인 물에 조금씩 타서 먹는다. 허로손상[勞損]으로 기침하면서 가래가 나오면 패모 160g을 더 넣어 쓴다.

【 方解 】

양의(兩儀)란 태극에서 분화된 음양을 의미하는 것으로, 여기에서는 보양(補陽)하는 인삼과 보음(補陰)하는 숙지황을 배합한 것을 뜻한다. 인삼과 숙지황은 경악이 매우 중요시한 약물들인데, 「本草正」에서는 "人蔘과 熟地黃은 治世의 良相이요 大黃과 附子는 亂世의 將軍이다"라고 하였으며, 이 네 가지 약물을 사유(四維)라고 불렀다.[92] 인삼은 비(脾)로 들어가 보원기(補元氣)하여 후천지기를 돕고, 숙지황은 신(腎)으로 들어가 보혈익정(補血益精)하여 진음과 정혈을 보하여 선천지기에 작용한다. 그러므로 경악은 기허혈소(氣虛血少)하거나 비신(脾腎)이 모두 휴손(虧損)한 증에는 반드시 두 약을 함께 사용해야 한다고 하였다. 그러나 이 처방은 「雜證謨」에서 한번도 사용된 적이 없는데, 약미가 너무 간단하고 제법(製法)이 복잡하여 이론적인 처방으로만 그친 것으로 보인다.

또 경악은 원문에서 삼출고와 양의고를 비교하고 있는데, 삼출고는 「古方八陣」 보진(補陣) 39의 처방으로 인삼과 백출로 구성되어 있으며, 중기허약으로 여러 가지 약을 써도 듣지 않거나 적당치 못한 약을 사용하여 원기를 모상(耗傷)하여 허증이 발생한 경우에 사용한다. 이에 비하여 양의고는 정기(精氣)가 몹시 허하여 여러 가지 약을 써도 효과가 없거나, 혹 공벌하는 약을 너무 써서 진음(眞陰)이 손상된 것을 치료한다. 즉, 경악이 "凡虛在陽分而氣不化精者, 宜蔘朮膏; 若虛在陰分而精不化氣者, 莫妙於此(兩儀膏)"라고 한 의미는 여러 약을 써도 낫지 않거나 공벌(攻伐)하는 약을 많이 사용하여 발생한 허증에 사용하는 것은 두 처방에 공통점이지만, 삼출고는 중기, 즉 비기가 손상된 것이고 양의고는 비기뿐만 아니라 음정이 손상된 차이가 있다는 것이다. 따라서 허증에 비신(脾腎)을 동시에 고려해야 하는 경우에 양의고를 사

92) 人蔘・熟地者, 治世之良相也; 附子・大黃者, 亂世之良將也. 人蔘・熟地・附子・大黃, 實乃藥中之四維.(張介賓 :『景岳全書』北京, 人民衛生出版社, 1991, p.1201)

용한다. 그리고 복용법에 백밀(白蜜)이 추가되어 있으므로 이 처방을 경옥고에서 삼습하는 작용이 있는 복령을 뺀 것으로 볼 수도 있다.

가감법에서 말한 패모는 화담지해(化痰止咳)하면서 조(燥)하지 않은 약으로 해수(咳嗽)하면서 담이 많은 데 쓸 수 있다. 그러나 이 처방의 적응증은 허손이 관건이므로 인삼과 숙지로써 비신을 보하는 것을 위주로 하면서 패모를 써서 보조적으로 거담지해(祛痰止咳)하는데, 이것은 "虛則補其母"와 "滋水補金"의 원칙을 응용한 것이라 볼 수 있다.

【 按 】

이 처방은 『醫宗損益』, 『方藥合編』에 인용되어 있다.

현대 중국의 성약(成藥)에서는 일반적으로 인삼을 당삼으로 대치하는 경우가 많은데, 경제적으로 저렴하기는 하지만 당삼의 약성은 인삼에 미칠 바가 못된다. 또한 중의(中醫)들은 대부분 인삼, 특히 홍삼이 조열(燥熱)한 성미(性味)를 가졌다고 생각하는데, 실제 인삼의 약성은 그다지 조열하지는 않으며 건삼 대신 수삼을 쓴다면 생진(生津)하는 효과도 있으므로 조열하다고 할 수는 없는 것으로 생각된다.

貞元飮 十九

【 原文 】

治氣短似喘, 呼吸促急, 提不能升, 嚥不能降, 氣道噎塞, 勢劇垂危者. 常人但知爲氣急, 其病在上, 而不知元海無根, 虧損肝腎, 此子午不交, 氣脫證也, 尤爲婦人血海常虧者最多此證, 宜急用此飮以濟之緩之, 敢云神劑. 凡診此證, 脈必微細無神, 若微而兼緊, 尤爲可畏. 倘庸衆不知, 妄云痰逆氣滯, 用牛黃·蘇合及靑·陳·枳殼破氣等劑, 則速其危矣.

熟地黃 七·八錢, 甚者一·二兩 炙甘草 一·二·三錢 當歸 二·三錢

水二鍾, 煎八分, 溫服. 如兼嘔惡或惡寒者, 加煨薑三·五片. 如氣虛脈微至極者, 急加人蔘隨宜. 如肝腎陰虛, 手足厥冷, 加肉桂一錢.

【 解釋 】

기단(氣短)이 천식과 비슷하면서 숨결이 몹시 촉박하고 들숨과 날숨이 어렵고 기도가 막힌 것 같아서 병세가 아주 급하여 위중한 것을 치료한다. 보통 사람들은 다만 숨결이 급한 것은 병이 상초에 있는 것으로만 알고 원기(元氣)의 근원인 간과 신이 허약해진 것은 알지 못한다. 이것은 신음(腎陰)과 심양(心陽)이 서로 오르내리지 못하여[93] 원기(元氣)가 허탈된 증상이다. 더욱이 부인의 혈해(血海)가 허약한 때에 이러한 증상이 가장 많이 나타나는데, 급히 이 약을 써서 치료하면 효과가 아주 좋다. 이 병증을 진찰해 보면 맥이 반드시 미세(微細)하면서 힘이 없다. 만일 맥이 미(微)하면서 긴(緊)한 것이 겸해 나타나면 더욱 치료가 곤란하다. 혹 수준이 낮은 의사들은 이런 것을 잘 알지 못하고 함부로 담이 치밀어서 기가 막힌 것이라 하면서 우황 · 소합향 · 청피 · 진피 · 지각 등의 파기(破氣)하는 약재들을 써서 더욱더 위중하게 만든다.

---

93) 十二支 중 子午는 少陰君火에 해당한다. 여기서는 十二支의 배열을 인체에 대응하여 그 위치에 따라 子는 心火, 午는 腎水를 말한다.

숙지황 28~32g 병이 심하면 40~80g, 자감초 4~8~12g, 당귀 8~12g.

	단위 : 錢	備考
熟地黃		2兩
炙甘草		
當歸		

물 두 사발에 넣어 8할이 되게 달여 따듯하게 먹는다. 만일 구토(嘔吐)와 오심(惡心)이나 오한(惡寒)을 겸했으면 재에 묻어 구운 생강 3~5쪽을 더 넣어 쓴다. 기가 허하고 맥이 매우 미(微)하면 급히 인삼을 적당량 더 넣어 쓴다. 간신(肝腎)의 음이 허하고 손발이 싸늘하면 육계 4g을 더 넣어 쓴다.

【 方解 】

정원(貞元)이란 『周易』의 건괘(乾卦)의 "乾, 元亨利貞"를 인용한 것으로 원(元)은 만물의 시작, 형(亨)은 만물의 성장, 리(利)는 만물의 성취, 정(貞)은 만물의 완성을 의미한다. 원문의 적응증은 비교적 복잡하게 기술되었지만 요약하면 간신(肝腎)의 음허로 인해 발생하는 단기(短氣), 사천(似喘) 등의 증상을 치료한다는 것이다. 특히 진단시에 맥이 미세(微細)하고 신기(神氣)가 없다는 것이 핵심이며, 미(微)하면서 긴(緊)하다는 것은 맥증이 상합되지 않으므로 더욱 위험한 증후로 보았다. 또한 이러한 경우에 집증(執證)을 잘못하여 우황이나 소합향·청피·진피·지각 등의 파기(破氣)하는 약물을 쓰면 원기(元氣)를 더욱 손상시킨다는 것을 주의시키고 있다.

이 처방은 사물탕 중에서 미한(微寒)한 작약과 신산(辛散)하여 모기(耗氣)하는 천궁을 빼고, 화완(和緩)하여 제약(諸藥)을 조화시키고 숙지황과 함께 음기를 보익하는 감초를 더 넣은 것으로 볼 수 있다. 경악은 숙지황은 진음을 보익하는 데는 필수적인 약물로 보았는데, 이 처방에서는 신중(腎中)의 원기를 보익하기 위하여 사용되고 있다. 감초는 화중(和中)하면서 조보

(調補)하는 약물로 보았으며, 특히 숙지황과 감초의 배합에 대해서는 "감초가 인삼과 황기를 도와서 기허(氣虛)를 치료하는 공능이 있는 줄은 사람들이 다 알고 있지만, 숙지를 도와서 음허(陰虛)의 위급한 증을 치료하는 것은 그 누가 분명하게 알겠는가?"[94]라고 하였다. 그리고 당귀는 약성이 신감온(辛甘溫)하여 숙지황이 보혈하는 작용을 도우면서도 "補中有動, 行中有補"하는 작용이 있다.

구오(嘔惡)는 중한(中寒)을 의미하고 오한(惡寒)은 표부의 한기를 의미하므로 온중산한(溫中散寒)하면서 약간의 발산하는 작용이 있는 건강을 써서 치료한다. 기허가 매우 심하여 맥이 아주 미(微)하다면 인삼을 적당히 더 넣어 대보원기(大補元氣)하여야 한다. 간신(肝腎)의 음허와 함께 수족이 궐냉한 것은 양허를 겸한 것이므로 육계를 써서 온양(溫陽)하여야 하는데, 특히 사지(四肢)의 한증이나 침한고랭(沈寒痼冷)에는 반드시 육계를 써서 치료해야 한다.

【 按 】

이 처방은 당귀·숙지·자감초 세 가지로 구성되어 매우 간단하지만 음혈(陰血)을 보익하는 모든 약물의 기본처방으로 사용되고 있다. 그림에서 보듯이 보진(補陣)에서 정원음을 제외한 29처방 중에서 당귀·숙지·자감초를 포함한 처방이 전체의 28.6%이고, 그 중 2개 이상의 약물을 포함한 처방은 57.1%에 해

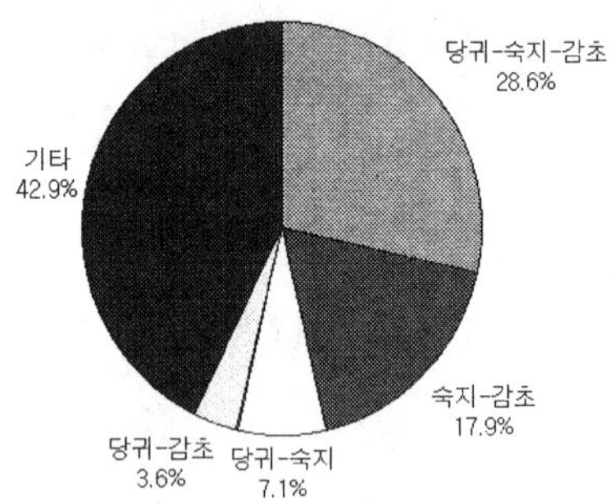

94) 「本草正·甘草」

당한다. 이상에서 볼 때 당귀·숙지·자감초라는 정원음의 약대(藥對)가 숙지·산약·산수유라는 삼보약(三補藥)의 약대(藥對)보다 활용범위가 더 넓은 것을 알 수 있다.

이 처방은 『痳科會通』, 『醫宗損益』, 『方藥合編』에 인용되어 있다.

當歸地黃飮 二十

【 原文 】

治腎虛腰膝疼痛等證.

當歸 二·三錢 熟地 三·五錢 山藥 二錢 杜冲 二錢 牛膝 一錢半 山茱萸 一錢 炙甘草 八分

水二鍾, 煎八分, 食遠服. 如下部虛寒, 加肉桂一·二錢, 甚者仍加附子. 如多帶濁, 去牛膝, 加金櫻子二錢, 或加故紙一錢. 如氣虛者, 加人蔘一·二錢, 枸杞二·三錢.

【 解釋 】

신(腎)이 허하여 허리와 무릎이 아픈 것을 치료한다.

당귀 8~12g, 숙지황 12~20g, 산약 8g, 두충 8g, 우슬 6g, 산수유 4g, 자감초 3.2g.

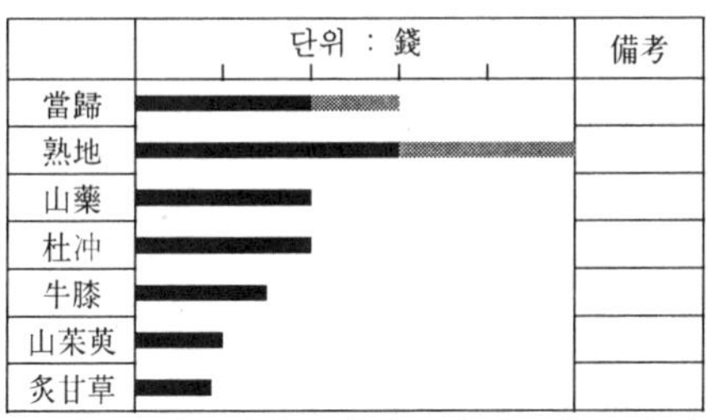

물 두 사발에 넣어 8할이 되게 달여 식후 한참 뒤에 따듯하게 먹는다. 하초가 허하고 차면 육계 4~8g을 더 넣고, 위의 증상이 심하면 부자를 더 넣어 쓴다. 대하(帶下)와 임탁(淋濁)에는 우슬을 빼고 금앵자 8g이나 파고지 4g을 더 넣어 쓴다. 기가 허하면 인삼 4~8g과 구기자 8~12g을 더 넣어 쓴다.

【 方解 】

당귀와 지황을 중용(重用)하여 신허요통을 치료하므로 당귀지황음이라고 명명하였다. 이 처방은 음정(陰精)을 자보(滋補)하는 삼보약(三補藥)과 영혈(營血)을 보익(補益)하는 정원음을 합방한 것에 두충·우슬을 가하여 요슬동통(腰膝疼痛)을 치료하고 있다. 전체적으로는 보신건요(補腎健腰)하는 공능이 비교적 강하므로 신정(腎精)이 휴손(虧損)되어 요슬산통(腰膝酸痛) 등이 생기는데 통용할 수 있는 처방이다.

하초에 허한(虛寒)이 있으면 육계나 부자로 온양시키는데, 이는 신기환의 의미와 유사하다. 대탁(帶濁)이 있으면 인약하행(引藥下行)하는 우슬을 빼고, 익신(益腎)하면서 수삽(收澁)하는 금앵자나 온양수삽(溫陽收澁)하는 파고지를 넣어 표본(標本)을 겸치한다. 기허한 경우에 인삼과 구기자를 병용한 것은 음양호근(陰陽互根)의 사상에 입각하여 양기와 음정을 동시에 보하는 것으로 볼 수 있다. 경악은 구기자와 숙지의 약대를 많이 활용하고 있는데, 구기자에 대해 「本草正」에서는 "味甘微辛, 氣溫, 可升可降. 味重而純, 故能補陰; 陰中有陽, 故能補氣, 所以滋陰而不致陰衰, 助陽而能使陽旺. 雖諺云: 離家千里, 勿食枸杞, 不過謂其助陽耳, 似亦未必然也. 此物微助陽而無動性, 故用之以助熟地最妙"라고 하였으니 참고하기 바란다.

【 按 】

이 처방은 『醫宗損益』에 인용되어 있다.

濟川煎 二一

【 原文 】

凡病涉虛損, 而大便閉結不通, 則硝·黃攻擊等劑必不可用; 若勢有不得不通者, 宜此主之. 此用通於補之劑也, 最妙最妙.

當歸 三·五錢 牛膝 二錢 肉蓯蓉 酒洗去鹹, 二·三錢 澤瀉 一錢半 升麻 五·七分, 或一錢 枳殼 一錢. 虛甚者不必用

水一鍾半, 煎七·八分, 食前服. 如氣虛者, 但加人蔘無碍. 如有火, 加黃芩. 如腎虛, 加熟地.

【 解釋 】

대체로 병이 허손증(虛損證)이 되어 대변이 막혀 나오지 않는데는 망초나 대황과 같이 치는 약은 절대로 써서는 안된다. 만약 병세(病勢)로 보아 통(通)해 주지 않을 수 없을 때에는 이 약을 쓰는 것이 좋다.

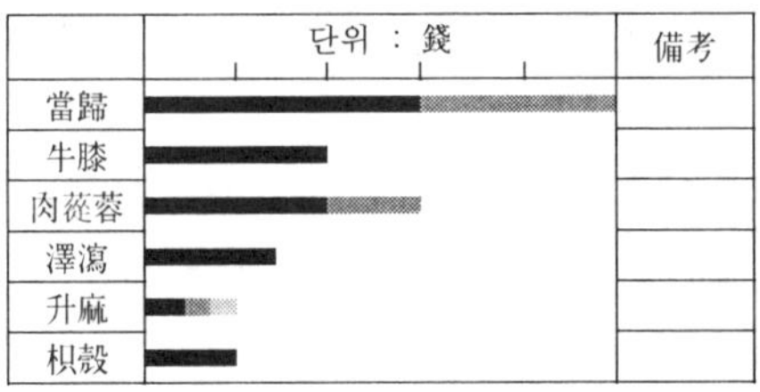

당귀 12~20g, 우슬 8g, 육종용(술에 씻어 짠 맛을 없앤 것) 8~12g, 택사 6g, 승마 2~2.8g 혹은 4g, 지각 4g(허증이 심하면 쓰지 않는다).

물 한 사발 반에 넣어 7~8할이 되게 달여 식전에 먹는다. 기허(氣虛)에는 인삼만 더 넣어 써도 별 문제가 없다. 화가 있으면 황금을 더 넣어 쓴다. 신허에는 숙지황을 더 넣어 쓴다.

【 方解 】

제천(濟川)이란 시냇물이 잘 흐르게 한다는 의미인데, 오래된 변비를 치료하여 장도(腸道)에 막혀 있는 숙변(宿便)을 없애는 작용이 있음을 말하고 있다. 제천전은 다른 처방과 달리 적용 범위가 넓지 않고 주로 변비에 사용되는 처방이다. 변비는 여러 가지로 분류할 수 있지만, 경악은 크게 사기가 유여하고 화증(火症)이 있는 양결(陽結)과 정기가 허하고 화증(火症)이 없는 음결(陰結)로 분류하였다. 제천전은 음결 중에서도 원기가 허약하여 하초창폐(下焦脹閉)하여 병세가 통법(通法)을 쓰지 않을 수 없는 경우에 사용한다. 즉, 이 처방은 신양(腎陽)이 허쇠하여 하초가 따듯하지 않아 진액의 기화나 수곡의 섭납(攝納)이 정상적이지 못하여 대변비결(大便秘結)과 함께 소변청장(小便淸長)을 동반한 증상이 나타날 경우이다. 또한 "腰者, 腎之府"이므로 요슬산연(腰膝酸軟)이 있을 수 있다. 이러한 경우에는 제천전과 같은 약으로 온신익정(溫腎益精)하면서 윤장통변(潤腸通便)해야지 절대 함부로 망초·대황 등을 써서 마음대로 원기를 공벌(攻伐)하면 안된다.

이 처방에서 가장 핵심적인 약물은 육종용인데 「雜證謨」에서는 양결과 음결 모두에 약효를 빨리 보려는 경우에 육종용 2~3전을 주세(酒洗)하여 소금기를 제거하고 사용하라고 하였듯이 보양(補陽)하면서도 윤장(潤腸)하는 작용이 있는 약물이다. 당귀는 신감(辛甘)하고 질윤(質潤)하여 양혈화혈(養血和血)하며 윤장(潤腸)하는 작용이 있는데, 사물탕에서 당귀를 배가(倍加)하여 혈허로 인한 변비를 치료하는 경우도 있다. 우슬은 보간신(補肝腎)하고 강요슬(强腰膝)하면서 다른 약을 하초로 잘 끌고 간다. 택사는 강설탁(降泄濁)하고, 지각은 하기관중(下氣寬中)하고, 승마는 경(輕)하여 잘 승양(升陽)하는데, 이 세 가지가 합하여 승청강탁(升淸降濁)하는 효과를 발휘한다. 이 처방에서 가장 논란이 되는 것은 승마와 택사인데, 『重訂通俗傷寒論』에서 하수산(何秀山)은 승마는 청기를 비에 도달시키고 택사는 탁기를 방광으로 보내는 작용을 한다고 하였다. 또한 하북중의학원(河北中醫學院)에서 나온 『古今名方發揮』에서는 택사는 강이설탁(降而泄濁)하므로 우슬과 함께 하초로 약을 끌고 가는 역할로 보았다.[95] 복용법에서 식전에 복용하라고 한 것은 약성을 하초까지 잘 도달하게 하려는 것이다.

기허한 경우에는 인삼을 넣어 익기하고, 화증이 있으면 황금을 넣어 청열사화(淸熱瀉火)시키며, 신허에는 숙지황을 넣어 익신(益腎)하게 한다.

【 按 】

이 처방은 『醫門寶鑑』, 『醫宗損益』, 『方藥合編』에 인용되어 있다.

『方藥合編 · 活套針線』에서는 제천전(濟川煎)[96]과 윤혈음(潤血飮)[97]이 노인의 대변비결에 사용되고 있다.[98] 윤혈음은 강명길(康命吉)의 『濟衆新編』에 나오는 처방으로서 제천전과 처방의 구성이 유사하나 택사가 욱리인으로 바뀌고 용량에도 차이가 있다.

地黃醴 二二

【 原文 】

治男婦精血不足, 營衛不充等患, 宜製此常用之.

---

95) 자세한 것은 『中醫百家方論薈萃』 p.146을 참고하기 바란다.

96) 上統78

97) 上統79. 治老虛便秘. 牛膝 酒洗 肉蓯蓉 當歸 各二錢 枳殼 郁李仁 各一錢半 升麻 酒洗 一錢

98) 黃度淵 : 『方藥合編』 p.93

大懷熟 取味極甘者, 烘晒乾以去水氣, 八兩 沈香 一錢, 或白檀三分亦可 枸杞 用極肥者, 亦烘晒以去潤氣, 四兩

右約每藥一斤, 可用高燒酒十斤浸之, 不必煮, 但浸十日之外, 卽可用矣. 凡服此者, 不得過飮. 服完又加酒六七斤, 再浸半月, 仍可用.

【 解釋 】

남자나 부인이 정혈(精血)이 부족하고 영기(營氣)와 위기(衛氣)가 충분하지 못한 병을 치료하는 데는 이 약을 만들어 늘 먹으면 좋다.

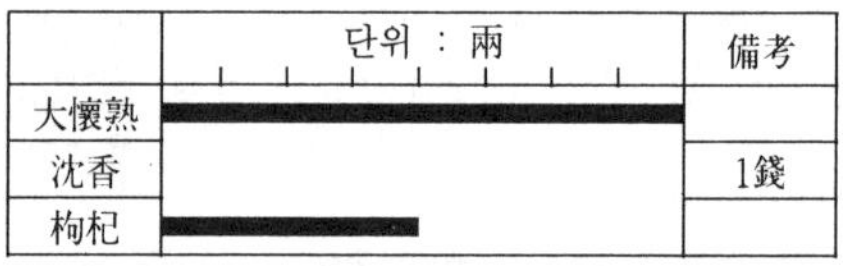

숙지황(크고 좋은 것. 맛이 아주 단 것을 골라 불에 쬐어 말려 물기를 없앤다) 320g, 침향 4g(또는 백단향 1.2g도 좋다), 구기자(아주 살찐 것을 쓰는데, 역시 불에 쬐어 말려 윤기를 없앤다) 160g.

위의 약을 한 근 정도 좋은 소주 10근에 담그는데, 끓일 필요는 없고 열흘 후에 쓰면 된다. 복용할 때 과음하면 안된다. 다 먹고 나면 술 6~7근을 더 넣어서 다시 반달을 담갔다가 쓸 수 있다.

【 方解 】

이 처방의 군약은 숙지황인데 『本草綱目』에서는 숙지황이 "塡骨髓, 壯肌肉, 生精血, 補五臟. 內傷不足, 通血脈, 利耳目, 黑鬚髮" 한다고 하였으며, 『本草從新』에는 "滋腎兪, 封塡骨髓, 利血脈, 補益眞陰, 聰耳明目, 黑頭烏髮"이라고 하였다. 역대의 의가들은 모두 숙지황이 신을 보하고 혈을 보태는 작용이 있음을 매우 강조하였다. 또 구기자는 보신(補腎)하면서 윤폐(潤肺)하고 더불어 보간명목(補肝明目)하므로 숙지황과 배합하면 정혈(精血)을 보익하는 작용이 더욱 강화된다. 그러나 이 두 약은 자보(滋補)하는 작용이 있으나 비위에 장애를 줄 수 있으므로 침향같이 방향(芳香)하면서 조기(調氣)하는 약물을 써서 쾌기(快氣)시키고 성비(醒脾)하여 니체(膩滯)하지 않게 하여야 한다. 또한 세 약물 모두 주초(酒炒)한 것은 유효성분을 잘 용해시키기 위함이며, 또 술에 담궈 장기적으로 복용하면 정혈을 보하면서 영기와 위기를 모두 보충하는 치료효과를 지속적으로 발휘할 수 있다. 그러나 경악이 경고한 것과 같이 비록 약주(藥酒)라 하더라도 과음하면 좋지 못한 것이니 주의를 요한다.

【 按 】

이 처방은 조선후기 의서에 인용된 바가 없다.

歸腎丸 二三

【 原文 】

治腎水眞陰不足, 精衰血少, 腰痠脚軟, 形容憔悴, 遺泄陽衰等證. 此左歸·右歸二丸之次者也.

熟地 八兩 山藥 四兩 山茱萸肉 四兩 茯苓 四兩 當歸 三兩 枸杞 四兩 杜冲 鹽水炒, 四兩 菟絲子 製, 四兩

煉蜜同熟地膏爲丸, 桐子大. 每服百餘丸, 饑時或滚水或淡鹽湯送下.

【 解釋 】

신음(腎陰)이 부족하고 정혈(精血)이 적어서 허리와 다리가 시큰거리고 힘이 없으며 초췌한 꼴로 유정(遺精), 설정(泄精), 양위

(陽痿) 등이 있는 것을 치료한다. 이것은 좌귀환(左歸丸)과 우귀환(右歸丸)에 다음 가는 처방이다.

숙지황 320g, 산약 160g, 산수유육 160g, 복령 160g, 당귀 120g, 구기자 160g, 두충(소금물에 축여 덖은 것) 160g, 토사자(법제한 것) 160g.

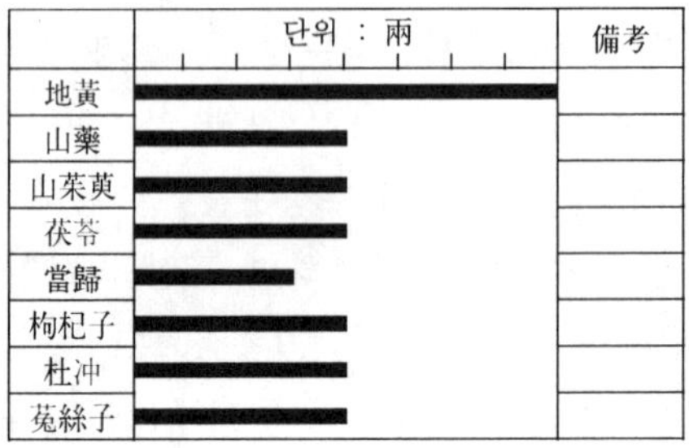

끓인 꿀과 숙지황 고(膏)를 함께 써서 오동나무 씨앗 크기로 알약을 만든다. 한번에 100여 알씩 먹는데 배고플 때에 끓는 물이나 연한 소금물을 타서 먹는다.

【 方解 】

『難經 · 三十六難』에서는 좌신(左腎)과 우명문(右命門)을 나누어 보았지만 결국 둘이 합하여 하나의 신을 이룬다는 통합적인 입장에서 정리하고 있다. 따라서 귀신(歸腎)이란 신의 음양을 모두 보익한다는 의미를 가진 것으로 볼 수 있다. 원문의 적응증에서는 "腎水眞陰不足, 精衰血少"라 하였으나 유정(遺精) 및 설정(泄精)은 양허에 해당하므로, 이 처방은 음양이 구허(俱虛)하나 음허에 더 치중된 것을 치료하는 경우에 적합하다. 또한 처방 구성도 육미지황환의 삼보약을 기본으로 가감한 것으로 원문에서 말한 바와 같이 좌귀환, 우귀환과 유사하나 약성이 비교적 완만하다.

숙지황 · 산약 · 산수유는 육미환의 삼보약으로 정혈을 보하고, 복령은 건비하면서 삼습(滲濕)하는 작용으로 탁기(濁氣)를 배설하는 작용을 한다. 당귀와 구기자는 삼보약과 함께 정혈을 보익하는데, 당귀는 보혈(補血)에 치중하고 구기자는 보정(補精)에 치중한다. 또한 두충과 토사자는 모두 보신하면서 요슬산연(腰膝痠軟)을 치료할 수 있는데, 특히 토사자는 고삽(固澁)하는 작용까지 있으므로 "유설양쇠(遺泄陽衰)"를 치료하며 동시에 명목(明目)하는 작용까지 갖추고 있다.

【 按 】

이 처방은 조선후기 의서에 인용된 바가 없다.

贊化血餘丹 二四

【 原文 】

此藥大補氣血, 故能烏鬚髮, 壯形體, 其於培元贊育之功, 有不可盡述者.

血餘 八兩 熟地 八兩, 蒸搗 枸杞 當歸 鹿角膠 炒珠 菟絲子 製 杜冲 鹽水炒 巴戟肉 酒浸, 剝, 炒乾 小茴香 略炒 白茯苓 乳拌蒸熟 肉蓯蓉 酒洗, 去鱗甲 胡桃肉 各四兩 何首烏 小黑豆汁拌蒸七次, 如無黑豆, 或人乳·牛乳拌蒸俱妙. 四兩 人蔘 隨便用, 無亦可

右煉蜜丸服. 每食前用滾白湯送下二·三錢許. 精滑者, 加白朮·山藥各三兩. 便溏者, 去蓯蓉, 加補骨脂酒炒四兩. 陽虛者, 加附子·肉桂.

【 解釋 】

이 약은 기혈(氣血)을 크게 보하므로 머리카락과 수염을 검게 하고 몸을 튼튼하게 하는데, 원기(元氣)를 돕고 기르는 효능을 다 말할 수 없다.

혈여 320g, 숙지황(쪄서 찧은 것) 320g, 구기자 · 당귀 · 녹각교

(부풀어 오르게 덖은 것)·토사자(법제한 것)·두충(소금물에 축여 덖은 것)·파극육(술에 담갔다 벗겨 덖어서 말린 것)·소회향(약간 덖은 것)·백복령(젖에 버무려 찐 것)·육종용(술에 씻어서 비늘껍질을 벗긴 것)·호도육 각각 160g, 하수오(검정콩을 섞어 7번 찐 것, 검정콩이 없으면 젖이나 소젖에 버무려 찐다) 160g, 인삼 적당량(쓰지 않아도 된다).

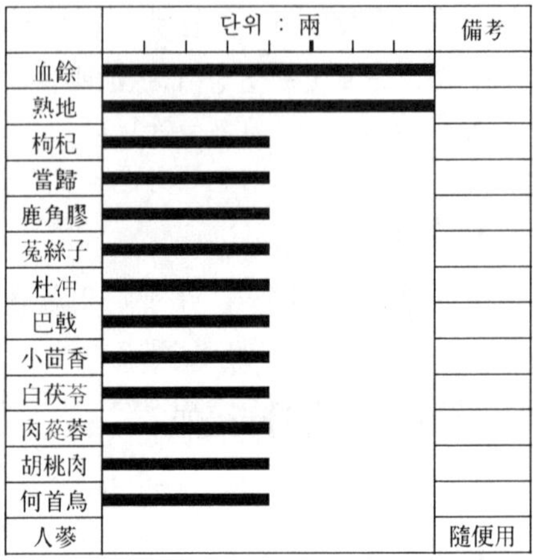

위의 약을 끓인 꿀로 환약을 만들어 먹는다. 밥 먹기 전에 8~12g 정도를 끓인 물로 먹는다. 활정(滑精)이 있으면 백출·산약 각각 12g을 더 넣어 쓴다. 대변이 묽으면 육종용을 빼고 술에 덖은 보골지 160g을 더 넣어 쓴다. 양이 허한 데는 부자와 육계를 더 넣어 쓴다.

【 方解 】

혈여를 군약으로 사용하여 배원찬육(培元贊育)하는 공능을 나타내므로 찬화혈여단이라고 하였다. 이 처방은 신정을 보익하는 것을 주로 하고, 겸하여 기혈도 보하는 작용을 한다. 『靈樞·海論』에는 "腦爲髓之海", "髓海不足, 則腦轉而鳴, 脛痠眩冒"라고 하였다. 그러므로 허리와 등이 시큰거리고 약하며 머리가 어지럽고 눈이 아득하며 어둡고 귀가 밝지 못하며 양물(陽物)이 잘 서지 못하고 조루가 있는 등의 증상은 모두 신의 음정이 허쇠하여 수해(髓海)가 부족하기 때문이다. 또한 "髮爲血之餘"라고 하여 머리카락과 수염이 빨리 희어지고 노화가 빨리 진행되는 등은 모두 기혈이 부족한 것으로 간신이 휴손된 것과 관련이 있다.

혈여(血餘)란 사람의 머리카락이다. 경악은 이 약을 아주 칭찬하였는데, 「本草正」에서는 "血盛則髮盛, 最得陰陽之生氣. 以火炮制, 其色甚黑, 大能壯腎, 其氣甚雄, 大能補肺. 此其陰中有陽, 靜中有動, 在陰可以培形體, 壯筋骨, 托癰痘; 在陽可以益神志, 辟寒邪, 溫氣海, 是誠精氣中最要之藥"이라고 하였으며, 보약 중에서 인삼과 숙지황에 버금가는 약물로 인식하였다. 또한 숙지황과 당귀·구기자·하수오 등을 배합하여 정혈을 보익하는 작용을 강화하였고, 또 녹각교와 토사자·파극육·육종용·두충·호도육 등을 배합하여 간신의 음정과 골수 및 양기를 보익하여 생식기능을 강화하면서 더불어 노화를 방지하는 작용을 가지게 하였다. 이상의 약물로 선천지본(先天之本)인 신(腎)을 강화함과 동시에 인삼과 백복령으로 비기를 튼튼히 하여 운화기능을 증강시켜 후천지기(後天之氣)를 튼튼히 한다. 전체적으로는 기와 혈, 간과 신, 음과 양, 선천과 후천을 동시에 고려하는 특징이 있다.

유정(遺精)이나 활정(滑精)이 있으면 백출·산약으로 익기하면서 수삽(收澁)시켜야 한다. 증세가 더 심하다면 산수유·파고지 등의 보신(補腎)하면서 수삽(收澁)하는 약을 써도 좋다. 대변이 당설(溏泄)한 경우에는 윤활한 육종용을 빼고 온신하면서 수삽하는 보골지로 대용한다. 또한 원문에는 나타나지 않지만 변활(便滑)한 경우에는 당귀도 빼는 것이 적절할 것이다. 변활한 경우에 경악은 당귀를 동백출(冬白朮)로 대용하는 경우가 많다. 이 처방에도 보양약이 많이 포함되어 있지만 양허가 심하여 허한증이 나타난다면 부자·육계 등으로 온양산한(溫陽散寒)하여야 한다.

【 按 】

이 처방은 『醫宗損益』에 인용되어 있다. 『醫宗損益』에서는 가감법에서 양허한 경우는 부자와 계지를 더 넣어 쓰라고 되어 있다. 그러나 일반적으로 양허에는 육계를 쓰는 것이 옳으므로 인용상의 실수로 생각된다.

養元粉 二五

【 原文 】

大能實脾養胃氣.

糯米 一升, 水浸一宿, 瀝乾, 漫火炒熟 山藥 炒 芡實 炒 蓮肉 各三兩 川椒 去目及閉口者, 炒出汗, 取紅末二·三錢

右爲末, 每日饑時, 以滾水一碗, 入白糖三匙化開, 入藥末一·二兩調服之. 或加四君·山查肉各一·二兩更妙.

【 解釋 】

비를 튼튼히 하고 위기를 기르는 데 큰 효과가 있다.

찹쌀 1되(물에 하룻밤 재웠다가 받쳐서 말려 약한 불에 볶아서 익힌다), 산약(볶은 것), 검실(볶은 것), 연육 각각 120g, 천초(눈을 떼고 구멍이 막힌 것은 버리고 즙이 날 때까지 볶고 붉은 것을 갈아 8~12g 씩 쓴다).

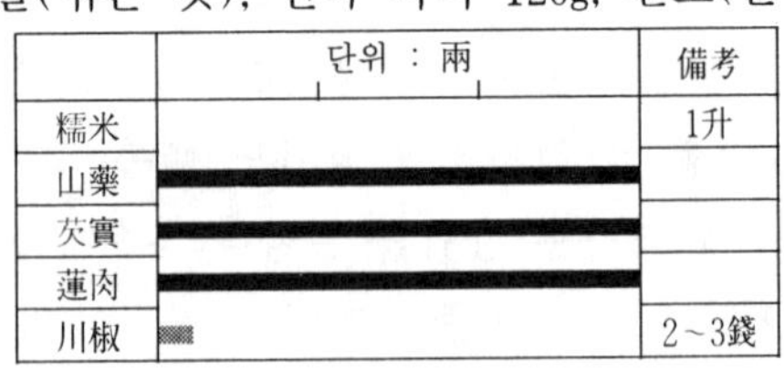

위의 약을 가루내어 배고플 때마다 끓는 물 한 사발에 백당(白糖) 세 순갈을 넣고 약 가루 40~80g을 타서 먹는다. 사군자탕(四

君子湯)이나 산사육 각각 40~80g을 더 넣으면 매우 좋다.

【 方解 】

이 처방을 오래 복용하면 건비하여 후천지본을 튼튼히 하는 작용이 있어서 원기를 기르는 가루약이란 뜻으로 이름을 '양원분'이라고 하였다. 따라서 진수원(陳修園)이 말한 것처럼 약으로서의 의미보다는 식보로서의 의미가 강하다고 볼 수 있다.

이 처방은 감온한 찹쌀[糯米]을 군약으로 사용하였는데, 손사막은 "익기지설(益氣止泄)"이라고 하였으며, 『本草綱目』에서는 "暖脾胃, 止虛寒泄痢, 縮小便, 收自汗"이라 하여 익기건비(益氣健脾)하면서 수렴하는 약으로 사용되었다. 산약과 검실·연육은 모두 비위를 보양하고 거습하고 고삽(固澁)하여 나미(糯米)가 건비지사(健脾止瀉)하는 작용을 강화하기 위해 배합되었다. 특히 이 처방의 묘(妙)는 신열한 천초(川椒)를 사용하여 울결된 기를 풀고 흉복에 정체된 담음(痰飮)이나 숙식(宿食)을 치면서 온중(溫中), 지통(止痛), 조습(燥濕), 지사(止瀉)하여 비기의 건운(健運)을 돕는 데 있다. 또한 '거목(去目)'하라는 것은 초목(椒目)은 신평(辛平)하고 이수(利水)하는 작용이 있기 때문이며, '폐구(閉口)'된 것은 독성이 약간 있으므로 버린다. "초출한(炒出汗)"이란 어떤 판본에는 "초출즙(炒出汁)"으로 되어 있는데, 약간 초(炒)하여 수분을 제거하라는 의미이다.

비기가 허할 경우에는 사군자탕을 써서 건비익기(健脾益氣)시키고, 체기(滯氣)나 식적(食積)이 있을 경우에는 산사육을 써서 소도(消導)시켜야 한다.

【 按 】

이 처방은 조선후기 의서에 인용된 바가 없다.

玄武豆 二六

【 原文 】

羊腰子 五十個 枸杞 二斤 補骨脂 一斤 大茴香 六兩 小茴香 六兩 肉蓯蓉 十二兩, 大便滑者去之 青鹽 八兩, 如無蓯蓉, 此宜十二兩 大黑豆 一斗, 圓淨者, 淘洗淨

右用甛水二斗, 以砂鍋煮前藥七味, 至半乾, 去藥渣, 入黑豆, 匀火煮乾爲度. 如有餘汁, 俱宜拌滲於內. 取出用新布攤晾晒乾, 磁瓶收貯. 日服之, 其效無窮. 如無砂鍋, 卽鐵鍋亦可. 若陽虛, 加製附子一·二兩更妙.

【 解釋 】

양의 콩팥 50개, 구기자 1200g, 보골지 600g, 대회향 240g, 소회향 240g, 육종용 480g(대변이 무르면 뺀다), 청염 320g(육종용을 쓰지 않으면 480g을 써야 한다), 검은 콩 큰 것 1말(둥글고 깨끗한 것을 일어서 깨끗이 씻는다).

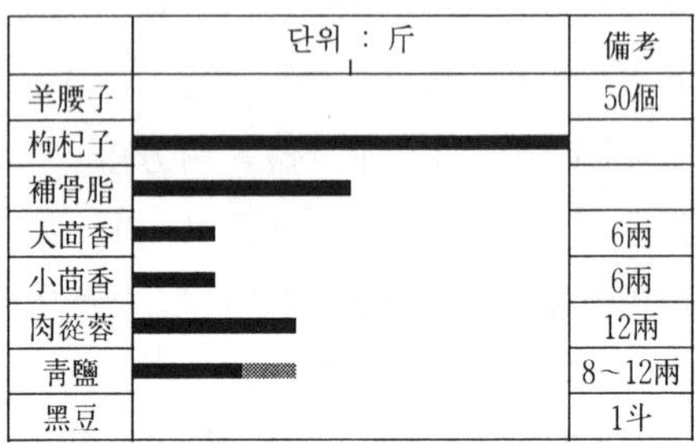

맛이 좋은 물 2말과 앞의 7가지 약을 함께 사기솥에 넣어 끓여 약즙을 반쯤 졸인 다음 약 찌꺼기를 버리고 검은 콩을 넣고 일정한 불로 달여 완전히 졸이는 것이 원칙이다. 남은 약즙이 있으면 잘 뒤섞어서 콩 속에 스며들게 한다. 꺼내어 새로 짠 베에 펼쳐 햇볕에 말려 자기 항아리에 넣어 저장한다. 매일 먹으면 그 효과

가 끝이 없을 정도로 좋다. 사기솥이 없으면 철솥을 써도 좋다. 양기가 허하면 법제한 부자 40~80g을 더 넣어 쓰면 더욱 좋다.

【 方解 】

현무(玄武)는 북방의 신(神)으로 장수하는 거북[龜]을 의미하는데, 여기서는 오행에서 수방에 배속된 신을 보하는 의미로 사용되었다.

양요자(羊腰子)는 양의 콩팥을 말하며 신음과 신양을 쌍보(雙補)하는 작용이 있는데, 『食醫心鏡』에는 양신(羊腎)을 삶거나 쪄서 공복에 먹으면 "下焦虛冷, 脚膝無力, 陽事不行"을 치료한다고 하였다. 보골지는 파고지라고도 하며 신양을 보하면서 음정을 고삽(固澁)하는 작용이 있어서 요슬산통(腰膝酸痛)과 소복의 한통(寒痛) 및 음낭의 습양(濕痒), 소변빈삭(小便頻數) 등의 증세를 치료한다. 소회향과 대회향은 모두 신온(辛溫)한 약재로 중초를 덥혀서 지통(止痛)할 뿐 아니라, 하초를 따듯하게 하는 작용이 있어서 하복이 냉한 것과 산기(疝氣) 및 한성(寒性)의 요통을 치료한다. 두 약의 약성은 비슷하지만 대회향이 소회향에 비하여 약성이 더 강하다. 구기자는 정혈을 보익하면서 또한 보양하는 작용이 있는데, 옛 속담에 "집 떠나 천리이면 구기자를 먹지 마라"는 말은 곧 구기자가 지닌 보양하는 작용을 말한 것이다. 또한 근골을 튼튼히 하며 갈증을 멈추고 진음이 허하여 생기는 제복(臍腹)의 통증을 치료한다. 육종용은 신의 음양을 동시에 보하면서 요슬을 따뜻하게 하여 하초에 발생하는 한성(寒性)의 통증을 치료한다. 그러나 윤활한 성질이 있으므로 허한증이라 하더라도 유정(遺精)이나 설정(泄精) 및 대변이 활설(滑泄)한 경우에는 사용하면 안된다. 청염(青鹽)은 불로 연단하지 않은 생소금을 말하는 바, 기미는 함미감(鹹微甘)하고 량(凉)한데, 경악은 불로 연단하지 않았으므로 대염(大鹽)과 비교하면 감미(甘味)가 약간 있으며 보익하는 공능이 우세하다고 보았다. 또한 「本草正」에서는 "消痰明目, 除目痛, 益腎氣, 除五臟癥結, 心腹積聚, 吐血尿血, 齒牙疼痛出血"이라고 하였는데, 육종용이 없을 경우 증량하는 것으로 보아 이 처방에서는 익신하는 것을 주목적으로 사용되었음을 알 수 있다. 흑두(黑豆)는 이수활혈(利水活血)하고 해독하는 목적으로 많이 사용되었는데, 약리학적으로는 여성호르몬(Estrogen)과 유사한 작용을 하는 것으로 나타나 보음하는 효과도 기대할 수 있을 것으로 생각된다. 전체적으로 이 처방은 신음과 신양이 모두 허한 상태를 치료하며, 특히 허리와 무릎이 시리고 하복부에 냉통(冷痛)이 있는 허한성의 질환에 효과가 있다. 그러나 양허가 더 심하여 한상이 나타나면 부자를 더 넣어 회양축한(回陽逐寒)시켜야 한다.

【 按 】

이 처방은 조선후기 의서에 인용된 바가 없다.

蟠桃果 二七

【 原文 】

治遺精虛弱, 補脾滋腎最佳.

芡實 一斤, 炒 蓮肉 去心, 一斤 膠棗肉 一斤 熟地 一斤 胡桃肉 去皮, 二斤

右以猪腰六個, 摻大茴香蒸極熟, 去筋膜, 同前藥末搗成餅. 每日服二個, 空心食前用滾白湯或好酒一·二鍾送下. 此方凡人蔘·製附子俱可隨意加用.

【 解釋 】

유정(遺精)으로 허약해진 것을 치료하며, 비와 신을 보하는 데 가장 좋다.

검실(볶은 것) 600g, 연육(심을 뺀 것) 600g, 교조육(膠棗肉) 600g, 숙지황 600g, 호도육(심을 뺀 것) 1200g.

돼지 콩팥 6개를 가는 대회향을 넣고 쪄서 푹 삶아 근막(筋膜)을 버리고 앞의 약을 가루내어 섞어 떡을 만든다. 매일 2개씩 공복이나 식전에 끓는 물이나 좋은 술 1~2사발에 타서 먹는다. 이 처방에 인삼이나 법제한 부자를 적당히 더 넣어 써도 좋다.

【 方解 】

반도(蟠桃)는 도교의 전설에 나오는 불로장생약인 선도(仙桃)를 말하는 것으로, 이 처방이 신정(腎精)을 보호하여 장생불로(長生不老)하는 공능이 있음을 표현한 것이다. 이 처방의 주된 적응증은 신기(腎氣)가 허손되어 정액을 고섭(固攝)하지 못하여 발생하는 유정(遺精)으로, 증상의 특징은 유정의 빈도가 잦으며 비기도 함께 허하므로 정신적으로나 육체적으로 피곤하며 사지가 무력하면서 시리고 요슬이 산연(酸軟)하면서 이명(耳鳴) 등이 동반되기도 한다.

이 처방은 저신(猪腎)을 군약으로 써서 '以腎補腎'하였으니, 이는 우귀환에서 황구신(黃狗腎)을 쓴 것이나 현무두에서 양요자(羊腰子)를 쓴 것과 같은 의미로 볼 수 있다. 저신(猪腎)을 찔 때 대회향을 함께 넣으면 비린내를 없애면서 동시에 비신의 양기를 북돋우는 작용이 나타난다. 검실과 연육은 비기를 튼튼히 하면서 삽정(澁精)하는 작용이 있어서 유정을 치료한다. 교조육(膠棗肉)은 산동지방의 특산물로서 건비하면서 안신하는 작용이 있고, 호도육은 신기를 보하는 중요한 약물로서 요슬(腰膝)을 강건하게 하며, 숙지황으로는 신정을 보태므로 선천지본(先天之本)을 튼튼히 한다. 전체적으로 보면 비신을 동시에 보하면서 안신하는 작용까지 겸하였으므로 신양이 허하여 허화가 위로 떠서 생기는 유정을 치료하는 데 효과가 있다. 기허나 양허가 심한 경우에는 인삼이나 부자를 적당히 가미하여 쓸 수 있다.

【 按 】

이 처방은 조선후기 의서에 인용된 바가 없다. 진수원은 숙지를 빼면 효과가 더욱 좋을 것이라고 하였으니 참고하기 바란다.

王母桃 二八

【 原文 】

培補脾腎, 功力最勝.

白朮 用冬朮腿片味甘者佳, 苦者勿用. 以米泔浸一宿, 切片, 炒 大懷熟 蒸擣. 上二味等分 何首烏 九蒸 巴戟 甘草湯浸, 剝, 炒 枸杞子 上三味減半

右爲末, 煉蜜擣丸, 龍眼大. 每用三·四丸, 饑時嚼服, 滾湯送下. 或加人蔘, 其功尤大.

【 解釋 】

비신(脾腎)을 북돋우고 보하는 작용이 가장 뛰어나다.

백출(겨울에 난 넓적한 조각으로 단맛 나는 것이 좋으며, 쓴맛 나는 것을 쓰면 안된다. 쌀뜨물에 하룻밤 재웠다가 잘라서 볶는다) · 대회숙지(쪄서 찧는다. 위의 두 약은 같은 분량으로 쓴다), 하수오(아홉 번 찐 것) · 파극(감초 끓인 물에 담근 후 껍질을 벗기고 덖는다) · 구기자(위의 세 약은 앞의 두 약의 반을 쓴다).

	단위 :	備考
白朮		
熟地黃		
何首烏		
巴戟		
枸杞子		

위의 약을 가루내어 끓인 꿀과 버무려 용안육 크기로 알약을 빚는다. 매번 3~4알씩 배고플 때 씹어 먹거나 끓는 물에 타서 먹는다. 인삼을 넣어 쓰면 효과가 더욱 좋다.

【 方解 】

왕모(王母)는 도교의 대모신(大母神)인 서왕모(西王母)를 말하는데, 서왕모가 준 복숭아와 같이 장생불로에 효과가 있다는 뜻으로 앞의 반도과(蟠桃果)의 공능과 유사하다. 또한 비신을 동시에 보한다는 측면에서도 비슷한 점이 있으나, 원문에서 "功力最勝"이라 하였듯이 반도과에 비하여 약력이 강하다고 할 수 있다.

경악은 백출을 계절에 따라 동출(冬朮)과 하출(夏朮)로 구분하고 있다. 즉, 동출은 감(甘)하고 유윤(濡潤)하여 보익(補益)하는데 알맞고, 하출은 고(苦)하고 조열(燥烈)하여 조습(燥濕)에 적합하다. 따라서 원문에서 "苦者勿用"이라고 한 것이다. 숙지황은 정혈을 보익하는 작용을 하는데, 백출과 동량을 사용하여 건비하면서 익신하며 보기하면서 보혈하도록 하였다. 하수오는 기분과 혈분에 모두 작용하며 "養神助氣, 壯筋骨, 强精髓黑髮鬢"하는 작용이 있는데, 숙용(熟用)하는 것이 보익하는 효과가 더욱 강하다. 파극은 보양하며 약간의 독성이 있으므로 감초탕에 담궈 해독한다. 구기자는 숙지황과 배합되어 정혈을 보익하는 작용을 한다. 이상의 세 약물은 주로 신기를 보하는 쪽에 기울었으므로 비기를 보하는 것이 더욱 필요할 경우에는 가감법에서 말한 것처럼 인삼을 넣으면 좋다.

【按】

이 처방은 조선후기 의서에 인용된 바가 없다.

休瘧飮 二九

【原文】

此止瘧最妙之劑也. 若汗散旣多, 元氣不復, 或以衰老, 或以弱質, 而瘧有不能止者, 俱宜用此, 此化暴善後之第一方也. 其有他證, 加減俱宜如法.

人蔘 白朮 炒 當歸 各三·四錢 何首烏 製, 五錢 炙甘草 八分

水一鍾半, 煎七分, 食遠服, 渣再煎. 或用陰陽水各一鍾, 煎一鍾, 相亦如之. 俱露一宿, 次早溫服一鍾, 飯後食遠再服一鍾. 如陽虛多寒, 宜溫中散寒者, 加乾薑·肉桂之類, 甚者或加製附子. 如陰虛多熱, 煩渴喜冷, 宜滋陰淸火者, 加麥冬·生地·芍藥, 甚者加知母, 或加黃芩. 如腎陰不足, 水不制火, 虛煩虛餒, 腰痠脚軟, 或脾虛痞悶者, 加熟地·枸杞·山藥·杜冲之類, 以滋脾腎之眞陰. 如邪有未淨而留連難愈者, 於此方加柴胡·麻黃·細辛·紫蘇之屬, 自無不可. 如氣血多滯者, 或用酒·水各一鍾煎服, 或服藥後飮酒數杯亦可.

【解釋】

이것은 학질(瘧疾)을 낫게 하는 데 매우 뛰어난 약제이다. 이미 땀으로 여러 번 발산시켜 원기가 회복되지 못한 것, 혹은 쇠약한 늙은이나 체질이 약한 사람에게 학질이 그치지 않는 것에 모두 이

것을 쓰는데, 급한 병증을 다스리고 경과를 좋게 하는 데 제일 좋은 처방이다. 다른 병증이 있으면 적절하게 가감하여 쓴다.

인삼·백출(덖은 것)·당귀 각각 12~16g, 하수오(법제한 것) 20g, 자감초 3.2g.

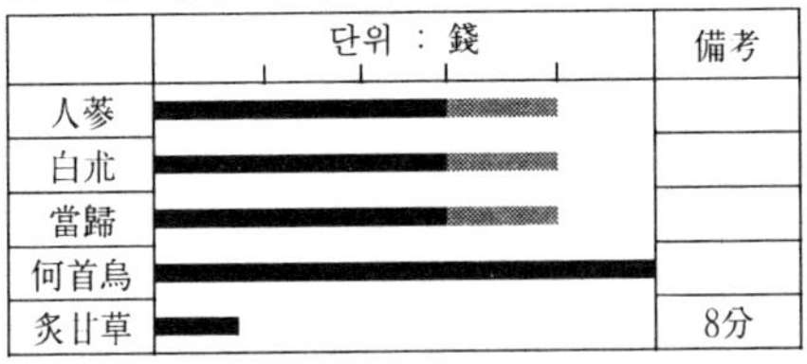

물 한 사발 반에 넣어 7할이 되게 달여 식후 한참 뒤에 먹으며, 찌꺼기를 다시 달인다. 또는 찬물과 끓인 물을 각각 한 사발씩 넣고 한 사발이 되게 달이며 나머지는 같게 한다. 모두 하룻밤 동안 이슬을 맞힌 다음 이튿날 아침에 따뜻하게 해서 한 사발을 먹고 식후에 또 한 사발을 먹는다. 양이 허해서 몸이 찬 데는 속을 덥히고 한기를 흩어야 하므로 건강과 육계 등을 더 넣어 쓰고, 심하면 법제한 부자를 더 넣어 쓴다. 음이 허하면서 열이 나고 갑갑하고 갈증이 나고 찬 것을 좋아하여 음을 자양하고 화를 내려주어야 하므로 맥문동이나 생지황·백작약을 더 넣어 쓰고, 심하면 지모나 황금을 더 넣어 쓴다. 신음(腎陰)이 부족해서 신수(腎水)가 심화(心火)를 제약하지 못하여 이유 없이 갑갑하고 자꾸 배고프고 허리와 다리가 시큰거리고 힘이 없으며 혹은 비(脾)가 허하고 가슴이 그득하고 답답하면 숙지황·구기자·산약·두충 같은 약을 더 넣어서 비신(脾腎)의 진음(眞陰)을 보해준다. 사기(邪氣)가 완전히 없어지지 않고 머물러 있어 낫지 않을 때는 시호·마황·세신·자소엽 같은 약을 더 넣어 쓴다. 기혈(氣血)이 많이 몰린 데는 혹 술과 물을 반 씩 섞은 것으로 달여 먹거나 약을 먹은 뒤에 술 몇 잔을 마시는 것도 좋다.

【 方解 】

학질은 원충의 일종인 말라리아에 감염되어 적혈구의 파괴로 인해 나타나는 간헐적 발열을 특징으로 하는 병증을 말한다. 그러나 우리나라에서는 서양의학의 학질에 상응하는 병증은 드물기 때문에, 단지 증후적으로 한열왕래(寒熱往來)가 특징적으로 나타나는 외감증에 이 처방을 사용할 수 있을 것으로 생각된다. 한의학에서는 학질의 병기를 정기(正氣)가 쇠약하고 영기(營氣)가 부족한 상태에서 학사(瘧邪)가 허한 틈을 침입하여 정기와 사기가 교대로 싸우게 되므로 오한과 발열이 반복되는 것으로 보았다. 치법은 주로 화해(和解)하는 방법으로 사기를 몰아내거나 습기를 흩어주거나 절학(截瘧)하는 방법을 사용하였다. 그러나 학질이 오래도록 낫지 않고 반복 발작하는 허학(虛瘧)이나 구학(久瘧)의 경우에는 정기가 허하므로 부정거사하는 방법을 써야 하는데, 이 경우에 바로 본방을 사용한다.

이 처방은 인삼으로 대보기혈(大補氣血)하였는데, 경악은 기혈허(氣血虛), 양기허(陽氣虛)를 보익하는 데는 없어서는 안될 약으로 생각하였다. 또 하수오에 대해서는 건비(健脾)하면서 온양고삽(溫陽固澁)하는 작용이 있어서 진기를 회복시킴으로써 학사를 발산하게 되는 것으로 보았다.[99] 백출과 감초의 배합은 중초의 비위기를 보익하는데, 인삼과 함께 보기하고 당귀와 함께 영혈을 보하고 하수오와 함께 영기를 보하는 작용을 한다. 이러한 약물들을 사용하여 기혈이 충실하고 정기가 회복되면 허학(虛瘧)은 자연히 치유되는 것이다.

양허로 허한증이 심하면 건강·육계로 온중산한(溫中散寒)하는데, 한증이 더 심하다면 부자로 회양구역(回陽救逆)하여야 한다. 반대로 음허로 허열이 심하여 번갈(煩渴), 희냉(喜冷) 등의 증상이 나타나면 맥문동·생지황·작약 등으로 자음청화(滋陰淸火)하

---

99) 味甘澀微苦, 陰中有陽, 性溫. 此其甘能補, 澀能固, 溫能養陽. …… 至如斷瘧疾, 安久痢, …… 總由其溫固收斂之功, 血氣固則眞元復, 眞元復則邪自散也.(「本草正·何首烏」)

는데, 열상이 더 심하다면 지모나 황금을 써서 청열하는 작용을 강화하여야 한다. 학사가 오래되어 비신(脾腎)의 음기가 손상되면 허번(虛煩), 허뇌(虛餒), 비민(痞悶) 등의 증상이 나타나는데, 이때는 숙지·구기·산약·두충 등으로 비신의 음기를 자보한다. 사기가 아직 풀리지 않고 표증이 남아있는 경우에는 이 처방에 시호·마황·세신·자소 등을 적절히 가미하여 표사를 발산시켜야 한다. 기체나 혈체가 심한 경우에는 주수상반전(酒水相半煎)으로 복용하여 행기활혈(行氣活血)하는 작용을 강화하여야 한다.

【 按 】

이 처방은『醫宗損益』,『方藥合編』에 인용되어 있다. 학질에 관련된 처방은 인진(因陣) 24에서 26에도 수록되어 있으니 참고하기 바란다.

和 陣

和方之制, 和其不和者也.

和略

【 原文 】

和方之制, 和其不和者也. 凡病兼虛者, 補而和之; 兼滯者, 行而和之; 兼寒者, 溫而和之; 兼熱者, 凉而和之, 和之爲義廣矣. 亦猶土兼四氣, 其於補瀉溫凉之用, 無所不及, 務在調平元氣, 不失中和之爲貴也.

【 解釋 】

화진(和陣)의 처방은 조화롭지 못한 것을 조화시키기 위하여 만들어진 것이다. 허증(虛證)을 겸하였으면 보하면서 화해시키고, 막힌 것이 있으면 잘 돌아가게 하면서 화해시킨다. 한증을 겸하였으면 따듯하게 하면서 화해시키고, 열증을 겸하였으면 서늘하게 하면서 화해시킨다. 이렇듯 화해의 뜻은 매우 넓다. 또 토기(土氣)가 나머지 네 기운을 포함하고 있듯이 보사(補瀉)와 온량(溫凉)에 미치지 못하는 것이 없으니, 원기를 조화롭고 평안하게 하여 중화(中和)의 덕을 잃지 않게 하는 것이 중요하다.

【 原文 】

故凡陰虛於下而精血虧損者, 忌利小水, 如四苓·通草湯之屬是也. 陰虛於上而肺熱乾咳者, 忌用辛燥, 如半夏·蒼朮·細辛·香附·芎·歸·白朮之屬是也. 陽虛於上忌消耗, 如陳皮·砂仁·木香·檳榔之屬是也. 陽虛於下者忌沈寒, 如黃蘗·知母·梔子·木通之屬是也. 大便溏泄者忌滑利, 如二冬·牛膝·蓯蓉·當歸·柴胡·童便之屬是也. 表邪未解者忌收斂, 如五味·棗仁·

地楡·文蛤之屬是也. 氣滯者忌閉塞, 如黃芪·白朮·薯蕷·甘草之屬是也. 經滯者忌寒凝, 如門冬·生地·石斛·芩·連之屬是也.

【 解釋 】

그러므로 아래에서 음이 허하여 정혈이 줄어든 것에는 소변을 많이 나가게 하면 안되는데, 사령산과 통초탕이 여기에 속한다. 위에서 음이 허하여 폐에 열이 있거나 마른 기침을 하는 경우에는 맛이 맵고 말리는 성질의 약을 쓰면 안되는데, 반하 · 창출 · 세신 · 향부자 · 천궁 · 당귀 · 백출 등이 여기에 속한다. 위에서 양이 허하면 기를 소모시키는 약을 쓰면 안되는데, 진피 · 사인 · 목향 · 빈랑 등이 여기에 속한다. 아래에서 양이 허하면 아래로 가라앉고 성질이 찬 약을 쓰면 안되는데, 황벽 · 지모 · 치자 · 목통 등이 여기에 속한다. 대변이 무르거나 설사를 하면 성질이 미끄럽고 잘 통하게 하는 약을 쓰면 안되는데, 맥문동 · 천문동 · 우슬 · 육종용 · 당귀 · 시호 · 동변 등이 여기에 속한다. 표사가 풀리지 않은 경우에는 수렴시키면 안되는데, 오미자 · 산조인 · 지유 · 문합 등이 여기에 속한다. 기가 몰려있으면 기를 폐색시키는 약을 쓰면 안되는데, 황기 · 백출 · 서여 · 감초와 같은 약이 여기에 속한다. 경맥에 한기가 몰려 있으면 성질이 차고 응체시키는 약을 쓰면 안되는데, 맥문동 · 천문동 · 생지 · 석곡 · 황금 · 황련과 같은 약이 여기에 속한다.

【 原文 】

凡邪火在上者不宜升, 火得升而愈熾矣. 沈寒在下者不宜降, 陰被降而愈亡矣. 諸動者不宜再動, 如火動者忌溫煖, 血動者忌辛香, 汗動者忌蘇[100]散, 神動者忌耗傷, 凡性味之不靜者皆所當愼, 其於剛暴更甚者, 則又在不言可知也. 諸靜者不宜再靜, 如沈微細弱者脈之靜也, 神昏氣怯者陽之靜也, 肌體淸寒者表之靜也, 口腹畏寒者裏之靜也. 凡性味之陰柔者, 皆所當愼, 其於沈寒更甚者, 又在不言可知也. 夫陽主動, 以動濟動, 火上添油也, 不焦爛乎? 陰主靜, 以靜益靜, 雪上加霜也, 不寂滅乎? 凡前所論, 論其略耳, 而書不盡言, 言不盡意, 能因類而廣之, 則存夫其人矣. 不知此義, 又何和劑之足云.

【 解釋 】

대개 화사(火邪)가 위에 있는 경우에는 위로 끌어올리는 약을 써서는 안되는데, 화기를 끌어 올리면 더욱 거세지기 때문이다. 한기(寒氣)가 아래에 있는 경우에는 끌어 내리는 약을 써서는 안되는데, 음기(陰氣)는 끌어내려지면 더 손상을 받기 때문이다. 돌아다녀서 생긴 여러 질환에는 또 다시 돌아다니게 하는 약을 써서는 안되는데, 예를 들어 화기가 돌아다니는 경우에는 따뜻하고 더운 약을 쓰면 안되고, 혈이 마구 돌아다니는 경우에는 맛이 맵고 향기가 나는 약을 쓰면 안되며, 땀이 돌아다니는 경우에는 흩는 약을 쓰면 안되고, 신(神)이 마구 돌아다니는 경우에는 소모시키는 약을 쓰면 안된다. 무릇 성미가 고요하지 못한 약도 모두 신중히 사용해야 하는데, 굳세고 사나운 성질이 더욱 강한 약물의 경우에는 더 이상 말할 필요가 없다. 반대로 고요하여 발생한 여러 병에는 거듭 고요하게 하면 안되는데, 예를 들면 축 가라앉고 가늘고 약한 것은 맥기(脈氣)가 고요한 것이고, 정신이 아득

100) 蘇는 疏와 의미가 통한다. 『說文通訓定聲 · 豫部』에는 "蘇, 又爲疏"라고 되어 있다.

하고 기운이 약한 것은 양기가 고요한 것이고, 몸이 서늘하고 찬 것은 표가 서늘한 것이요, 찬 것을 먹기 싫어하는 것은 속이 서늘한 것이다. 무릇 성미가 부드럽고 연약한 약도 신중히 써야 하는데, 더욱더 가라앉고 찬 성질의 약은 더 말할 필요가 없는 것이다. 양기의 성질은 주로 돌아다니는 것이니 돌아다니는 약으로 돌아다니는 병을 치료한다면 불 위에 기름을 끼얹은 꼴이니 새까맣게 타버리지 않겠는가? 음기의 성질은 고요한 것이니 고요한 약으로 고요하여 생긴 병을 치료하면 눈 위에 서리가 내리는 꼴이니 고요하다 못해 없어지고 말 것이 아니겠는가? 무릇 앞에서 말한 것이 비록 간략하지만 글로서는 말을 충분히 표현할 수 없으며 말로서는 뜻을 완전히 표현하지 못하므로 분류하여 넓혀 나간다면 사람을 구할 수 있을 것이다. 이러한 의미를 알지 못하고서 어찌 화진의 처방을 다 알았다고 할 수 있겠는가?

金水六君煎 一

【 原文 】

治肺腎虛寒, 水泛爲痰, 或年邁陰虛, 血氣不足, 外受風寒, 欬嗽嘔惡, 多痰喘急等證, 神效.

當歸 二錢 熟地 三·五錢 陳皮 一錢半 半夏 二錢 茯苓 二錢 炙甘草 一錢

水二鍾, 生薑三·五·七片, 煎七·八分. 食遠溫服. 如大便不實而多濕者, 去當歸, 加山藥. 如痰盛氣滯, 胸脇不快者, 加白芥子七·八分. 如陰寒盛而嗽不愈者, 加細辛五·七分. 如兼表邪寒熱者, 加柴胡一·二錢.

【 解釋 】

폐신(肺腎)이 허한(虛寒)하여 수기가 넘쳐나 담이 생긴 것과 나이가 들어 음이 허하고 혈기가 부족한 데다 밖으로 풍한(風寒)의 사기를 받아 기침이 나고 구역이 나고 메스꺼워하며 가래가 많고 숨이 찬 것을 치료하는데, 효과가 아주 좋다.

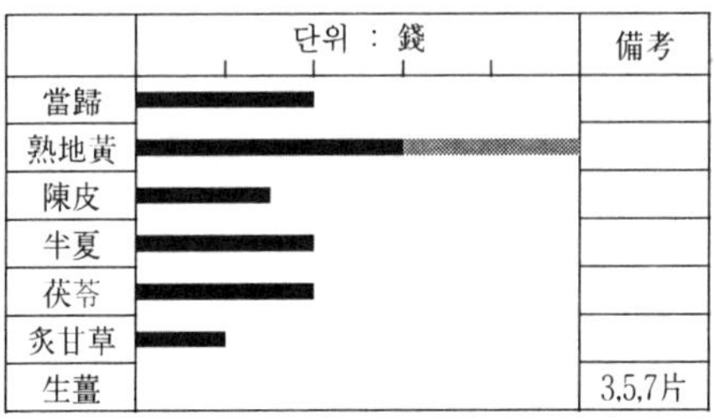

당귀 8g, 숙지황 12~20g, 진피 6g, 반하 8g, 복령 8g, 자감초 4g.

물 두 사발에 생강 3·5·7쪽을 넣어 7~8할이 되도록 달여 식후 한참 뒤에 따뜻하게 먹는다. 대변이 굳지 않고 물기가 많으면 당귀를 빼고 산약을 더 넣어 쓴다. 가래가 성하고 기가 막혀 가슴과 옆구리가 시원하지 못한 데는 백개자 2.8~3.2g을 더 넣어 쓴다. 음한(陰寒)이 성하여 기침이 낫지 않는 데는 세신 2~2.8g을 더 넣어 쓴다. 표(表)에 사기가 있어서 추워하다 열이 나는 데는 시호 4~8g을 더 넣어 쓴다.

【 方解 】

금수(金水)라 함은 폐신(肺腎)을 말하며 육군(六君)이란 사용된 여섯 가지 약물을 의미한다. 이 처방의 적응증은 음허로 인해 담이 생겼거나, 혹은 음허에 풍한(風寒)이 겸하여 담이 생긴 경우이다. 따라서 음혈을 보하는 당귀·숙지황과 반하·진피로 행기하면서 거담(祛痰)하고, 복령으로 건비(健脾)하면서 리수(利水)하고 자감초로 익기(益氣)하여 담이 생기는 근원인 비를 튼튼히 하였다. 전체적으로 보면 이진탕에 당귀·숙지황을 가미한 것으로 이진탕과 사물탕을 합방한 의미로 볼 수 있다.

대변이 "불실이다습(不實而多濕)"하다는 것은 당설(溏泄)의 의미로 변을 묽게 만드는 당귀를 빼고 건비삼습(健脾滲濕)하고 수렴(收斂)하는 산약을 써야 한다. 담이 성하고 기체하여 흉협이 갑갑하면 이기거담(理氣祛痰)하는 백개자를 쓰고, 음한이 성하여 기침이 오랫동안 낫지 않으면 온폐화담(溫肺化痰)하는 세신을 쓰고, 표사를 겸하여 한열이 왕래하면 시호를 써서 화해해야 한다.

【 按 】

이 처방은 『醫門寶鑑』, 『醫宗損益』, 『方藥合編』, 『醫鑑重磨』에 인용되어 있다.

六安煎 二

【 原文 】

治風寒欬嗽, 及非風初感, 痰滯氣逆等證.

陳皮 一錢半 半夏 二·三錢 茯苓 二錢 甘草 一錢 杏仁 一錢. 去皮尖, 切 白芥子 五·七分. 老年氣弱者不用

水一鍾半, 加生薑三·五·七片, 煎七分. 食遠服. 凡外感風邪欬嗽而寒氣盛者, 多不易散, 宜加北細辛七·八分或一錢. 若冬月嚴寒邪甚者, 加麻黃·桂枝亦可. 若風勝而邪不甚者, 加防風一錢, 或蘇葉亦可. 若頭痛鼻塞者, 加川芎·白芷·蔓荊子皆可. 若兼寒熱者, 加柴胡·蘇葉. 若風邪欬嗽不止, 而兼肺胃之火者, 加黃芩一·二錢, 甚者再加知母·石膏. 所用生薑, 只宜一片. 凡寒邪欬嗽痰不利者, 加當歸二·三錢, 老年者尤宜. 若氣血不足者, 當以金水六君煎與此參用. 凡非風初感, 痰勝而氣不順者, 加藿香一錢五分. 兼脹滿者, 加厚朴一錢, 暫開痰氣, 然後察其寒熱虛實而調補之. 若氣虛猝倒, 及氣平無痰者, 皆不可用此.

【 解釋 】

풍한(風寒)의 해수(咳嗽)와 비풍(非風)의 초기에 담이 몰리고 기가 치미는 것을 치료한다.[101]

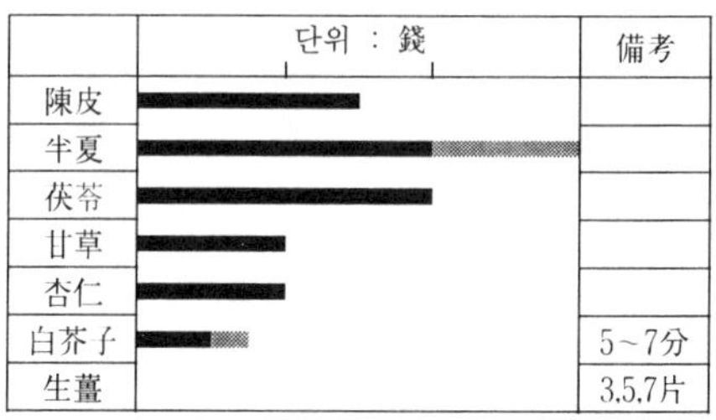

진피 6g, 반하 8~12g, 복령 8g, 감초 4g, 행인(껍질과 끝을 버리고 잘라 쓴다) 4g, 백개자(나이가 많고 기가 허하면 쓰지 않는다) 2~2.8g.

101) 북역본『醫宗損益』에는 "초기에 풍한에 감촉되지 않았으나"라고 되어 있다. 그러나 비풍(非風)은 중풍론에 있어 장경악의 고유한 용어로서 이렇게 번역할 수 없다.『景岳全書 · 雜證謨』의「諸風」과「非風」을 참고하기 바란다.

물 1사발 반에 생강 3·5·7쪽을 더 넣어 7할이 되게 끓여서 식후 한참 뒤에 먹는다.

무릇 외감풍사(外感風邪)로 인한 해수(咳嗽)에 찬 기운이 성하여 쉽게 흩어지지 못하면 세신 2.4~3.2~4g을 더 넣어 쓴다. 추운 겨울에 한사에 심하게 감촉되었으면 마황·계지를 더 넣어도 좋다. 풍사(風邪)에 손상되었으나 사기(邪氣)가 심하지 않으면 방풍 4g이나 소엽을 더 넣어도 좋다. 머리가 아프고 코가 막히는 데는 천궁·백지·만형자를 더 넣어도 좋다. 추워하다 열이 나는 데는 시호·소엽을 더 넣어 쓴다. 풍사로 기침이 그치지 않고 폐와 위에 화가 있으면 황금 4~8g을 더 넣고, 심하면 지모·석고를 더 넣는다. 생강을 쓸 때는 1쪽만 쓴다. 한사(寒邪)로 인한 해소에 담이 잘 나오지 않으면 당귀 8~12g을 더 넣어 쓰는데, 나이가 많은 경우에 더욱 좋다. 기혈이 부족하면 금수육군전(金水六君煎)을 이것과 번갈아 써야 한다. 무릇 비풍(非風)의 초기에 담이 성하고 기가 고르지 못하면 곽향 6g을 더 넣는다. 또 창만(脹滿)이 있으면 후박 4g을 더 넣어서 담기(痰氣)를 잠깐 뚫어준 후에야 한열(寒熱)과 허실(虛實)에 따라 치료한다. 기가 허하여 졸도하거나 기가 정상이나 담이 없는 데는 이 처방을 쓸 수 없다.

【 方解 】

여섯 가지 약물로 해수를 편안하게 하므로 육안전이라고 하였다. 이 처방의 주치증은 풍한으로 인한 해수나 담체(痰滯)로 기역(氣逆)한 증상, 즉 기침에 가래가 많이 끓고 가슴이 그득하게 답답하고 메슥메슥하고 구역질이 있으며 설태는 희고 매끄러운 등의 증상에 사용한다. 특히 외감풍한 뿐 아니라 비풍(非風), 즉 소위 중풍의 초기에 담이 많고 기가 거슬러 오르는 증상에 사용한다. 또한 기허(氣虛)와 무담(無痰)의 경우는 이 처방의 금기증에 해당하므로 주의를 요한다.

이 처방은 이진탕을 기본으로 행인과 백개자를 넣어서 화담지해(化痰止咳)하는 작용을 더 강화시켰다. 이진탕은 『和劑局方』의 처방으로 담습(痰濕)을 잘 치료하는데, 이 처방에서 진피는 리기건비(理氣健脾)하면서 조습화담(燥濕化痰)시키고, 반하는 조습화담(燥濕化痰)하면서 화위지구(和胃止嘔)하는 효능이 있다. 복령은 건비하면서 리습(利濕)하고, 감초는 중초의 비위를 도우므로 운화를 도와 거담하는 작용을 강화시킨다. 여기에 강기(降氣)하고 화담지해(化痰止咳)하는 행인과, 거담하면서 리기(理氣)하는 작용이 있는 백개자를 첨가하여 해수의 치료작용을 강화하였다. 특히 백개자는 담이 막힌 것을 뚫는 데 효과가 크지만 리기(理氣)하는 작용이 있어서 오랫동안 쓰면 모기(耗氣)하는 단점이 있다. 따라서 노인이나 기허한 사람에게는 쓰지 못한다고 하였다.

해수 중에 한기가 심한 경우에는 온산(溫散)하는 세신을 쓰고, 한 겨울에 한사에 심하게 상했으면 마황과 계지를 써서 발한해표해야 한다. 풍한해수에 한사가 심하지 않은 경우는 방풍과 소엽으로 발산거풍(發散祛風)해야 한다. 이상은 같은 외감풍한으로 인한 해수에도 한사의 정도에 따라서 가감법이 다르다는 것을 보여주고 있다. 두통과 비색이 있으면 천궁·백지·만형자를 써서 발산하면서 통규지통(通竅止痛)한다. 한열이 왕래하면 시호와 소엽 등으로 약간 발산시켜 화해한다. 풍한으로 인한 해소가 그치지 않고 폐위(肺胃)에 화가 겸한 것은 청열해야 하는데, 상초에만 열이 있을 때는 황금을 쓰고, 심하여 중초까지 침범하면 석고와 지모를 써서 위열(胃熱)을 치료해야 한다. 이 경우 생강은 신열(辛熱)하여 음액을 손상할 수 있으므로 3·5·7쪽씩 쓰지 말고 한 쪽만 쓴다. 이상은 외감해수의 실증에 대한 가감법이다. 노인과 같이 허약한 사람이 기침을 하면서 가래를 잘 뱉아내지 못하는 것은 혈허이므로 당귀를 써야 한다. 기혈이 모두 부족한 경우에는 금수육군전과 같이 보익하는 약물을 적절히 추가해야 할 것이다. 이상은 본래 체질이 허약한 경우에 외감풍한으로 해수와 담이 발생한 것이다. 중풍[102]의 초기에 담이 심하여 기가 고르지 못하면 곽향을 써서 순기(順氣)하는데, 이는 성향정기산(星香正氣散)의 의미와 유사하다. 또한 중풍에 창만(脹滿)이 겸한 것은 담기(痰氣)가 막힌 것이므로 후박을 써서 뚫어야 한다. 이상은 중풍에 담이 심한 경우를 치료하는 것으로, 한열과 허실을 잘 살펴서 치료해야 한다. 마지막으로 진해거담하는 약으로 보성이 없으므로 기허하거나 담이 없는 데는 사용할 수 없다.

【 按 】

이 처방은 『醫宗損益』, 『方藥合編』, 『醫鑑重磨』에 인용되어 있다.

진수원은 『新方八陣砭』에서 "이 처방은 평온한 듯 보이지만 사실은 해수기천(咳嗽氣喘)에 써보면 효과가 있는 경우는 적고 없는 경우가 많다. 또 백개자·행인은 성질이 순하지 못하므로 많이 먹으면 토혈하는 경우가 있으므로 『傷寒論』과 『金匱要略』의 처방들이 이익은 있으나 폐단이 없는 것만 못하다"[103]라고 비판하였다. 그러나 행인은 『傷寒論』에서부터 강기평천(降氣平喘)하는 약물로 사용되었고, 백개자의 폐단에 대해서도 장경악이 이미 언급하였다. 그리고 진수원 자신의 『醫學三字經』[104]과 『醫學從衆錄』[105]에서도 외감해수의 기본방으로 육안전을 언급하는 등 논리

---

102) 景岳의 학설에 의하면 非風이라 함이 적절하겠으나 통용되는 용어이므로 그대로 쓴다.

103) 陳修園 : 『景岳八陣砭』 p.21

104) 誰治外, 六安行.(陳修園 : 『醫學三字經』 p.12)

105) 表寒則脈浮, 帶弦帶緊, 頭痛身痛, 或鼻塞而流淸涕, 輕者六安煎, 重者金沸草散及小靑龍湯主之.(陳修園 : 『醫學從衆錄』 p.27)

적인 일관성을 유지하지 못하고 있다.

금수육군전과 육안전은 모두 이진탕을 기본으로 한 처방으로 해수를 치료하는 공통점이 있다. 그러나 두 처방을 비교하면 금수육군전은 당귀와 숙지황을 가미하여 폐신(肺腎)의 허한으로 인해 발생한 해수를 치료하고, 육안전은 행인과 백개자를 가하여 기실(氣實)하고 담기(痰氣)가 성하여 발생하는 해수를 치료하는 차이가 있다.

	半夏	陳皮	茯苓	甘草	當歸	熟地	杏仁	白芥子
金水六君煎	*	*	*	*	*	*		
六安煎	*	*	*	*			*	*

和胃二陳煎 三

【 原文 】

治胃寒生痰, 惡心嘔吐, 胸膈滿悶噯氣.

乾薑 炒, 一·二錢 砂仁 四·五分 陳皮 半夏 茯苓 各一錢半 甘草 炙, 七分

水一鍾半, 煎七分. 不拘時溫服.

【 解釋 】

위한(胃寒)으로 담이 생겨 메스꺼워하면서 토하고 가슴이 그득하고 답답하며 트림을 하는 것을 치료한다.

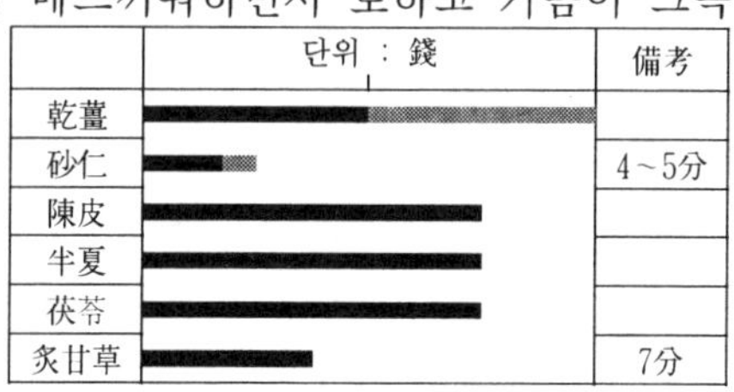

건강(볶은 것) 4~8g, 사인 1.6~2g, 진피·반하·복령 각각 6g, 감초(볶은 것) 2.8g

물 한 사발 반에 넣고 7할이 되게 끓인다. 아무 때나 따듯하게 복용한다.

【 方解 】

이 처방은 이진탕에 건강과 사인을 더 넣은 것으로, 위한(胃寒)으로 담이 생긴 것을 치료하는데 '화위(和胃)'란 위한(胃寒)으로 위기가 불화(不和)한 것을 치료한다는 의미이다. 건강과 사인은 모두 온중(溫中)하는 약물로서 건강은 위한(胃寒)으로 인해 메스껍고 토하는 것을 치료하고, 사인은 행기하는 작용이 있어서 가슴이 그득한 것을 치료하는 특징이 있다.

【 按 】

이 처방은 『醫宗損益』과 『方藥合編』에 인용되어 있다. 陳修園도 이 처방에 대해서는 "처방의 내용이 온당하다[方穩]"라고 하였다.

苓朮二陳煎 四

【 原文 】

治痰飮水氣停畜心下, 嘔吐呑酸等證.

猪苓 一錢半 白朮 一·二錢 澤瀉 一錢半 陳皮 一錢 半夏 二·三錢 茯苓 一錢半 炙甘草 八分 乾薑 炒黃, 一·二錢

水一鍾半, 煎服. 如肝腎兼寒者, 加肉桂一·二錢.

【 解釋 】

담음(痰飮)과 수기(水氣)가 명치 아래에 있어 토하거나 신물이

올라오는 것을 치료한다.

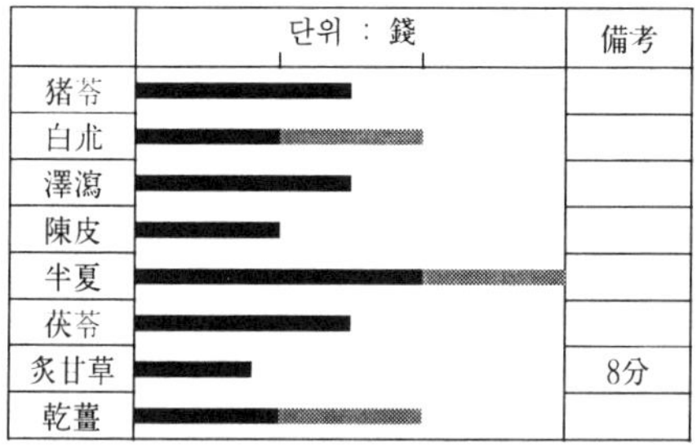

저령 6g, 백출 4~8g, 택사 6g, 진피 4g, 반하 8~12g, 복령 6g, 자감초 3.2g, 건강(누렇게 볶은 것) 4~8g.

물 한 사발 반에 넣어 달여 먹는다. 간과 신에 한증이 겸해 있으면 육계 4~8g을 더 넣어 쓴다.

【 方解 】

이 처방은 이진탕에 복령과 백출 등을 가하여 이수(利水)하는 공능을 강화하였으므로 영출이진전이라고 하였다. 담음의 통치방인 이진탕에 저령·백출·택사·건강을 가한 것으로 이진탕과 오령산의 합방으로 볼 수 있다.

반하·진피는 거담행기(祛痰行氣)하는 작용을 하고, 복령과 저령·택사는 거습(祛濕)하는 작용으로 수기(水氣)를 치료한다. 백출은 건비삼습(健脾滲濕)하고, 건강은 온중건비(溫中健脾)하여 습담의 근원인 비위를 조절한다. 자감초는 화중(和中)하면서 여러 약을 조화시키는 작용을 한다. 가감법에서 간신의 허한증이 있을 때 사용되는 육계는 한사를 흩는 작용도 있지만 오령산의 용례에서 보듯이 온양화기(溫陽化氣)하여 수습(水濕)의 제거를 돕는 작용도 있다.

【 按 】

이 처방은 『醫宗損益』에 인용되어 있다.

이상의 네 처방은 모두 이진탕의 가감방으로 볼 수 있다. 금수육군전은 이진탕에 당귀와 숙지를 가하여 폐신(肺腎)을 함께 조

	陳皮	半夏	茯苓	甘草	當歸	熟地	生薑	杏仁	白芥子	乾薑	砂仁	猪苓	白朮	澤瀉
二陳湯	*	*	*	*										
金水六君煎	*	*	*	*	*	*	*							
六安煎	*	*	*	*				*	*					
和胃二陳煎	*	*	*	*						*	*			
苓朮二陳煎	*	*	*	*						*		*	*	*

보(調補)하고, 육안전은 이진탕에 행인과 백개자를 가하여 화담지해(化痰止咳)하는 작용을 강화하였다. 또한 두 처방은 해수담다(咳嗽痰多)한 증상을 치료하여 이진탕의 활용을 호흡기계통의 질병으로 확대시켰다. 화위이진전은 이진탕에 건강과 사인을 가하여 온중화위(溫中和胃)하는 작용을 강화하였고, 영출이진전은 이진탕에 저령·백출·건강·택사를 가하여 온중화위(溫中和胃)하면서 이수삼습(利水滲濕)하는 작용을 강화하였다. 이 세 가지 처방은 오심구토와 흉격, 심하의 담을 치료하는 공통점이 있다.

和胃飮 五

【原文】

治寒濕傷脾, 霍亂吐瀉, 及痰飮水氣, 胃脘不淸, 嘔惡脹滿腹痛等證. 此卽平胃散之變方也. 凡嘔吐等證, 多有胃氣虛者, 一聞蒼朮之氣, 亦能動嘔, 故以乾薑代之.

陳皮 厚朴 各一錢半 乾薑 炮, 一-二錢 炙甘草 一錢

水一鍾半, 煎七分. 溫服. 此方凡藿香·木香·丁香·茯苓·半夏·扁豆·砂仁·澤瀉之類, 皆可隨宜增用之. 若胸腹有滯而兼時氣寒熱者, 加柴胡.

【 解釋 】

한습(寒濕)이 비를 상하여 곽란(霍亂)으로 토하고 설사하는 것과 담음(痰飮)이나 수기(水氣)로 위완(胃脘)의 기가 부조(不調)하여 구토, 오심, 창만, 복통 등의 증상이 있는 것을 치료한다. 이것은 평위산(平胃散)의 변방이다. 구토 등의 증상은 위기(胃氣)가 허한 경우가 많은데, 창출의 냄새만 맡아도 구토가 유발되기도 하므로 건강으로 대신하였다.

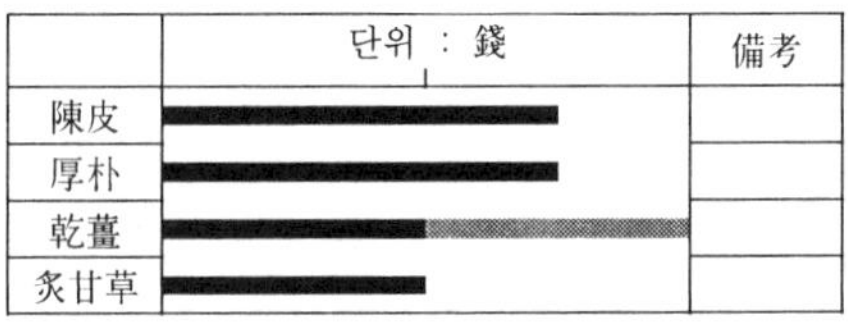

진피 · 후박 각각6g, 건강(찐 것) 4~8g, 자감초 4g.

물 한 사발 반으로 7할이 되게 달여 따듯하게 먹는다. 이 처방에 곽향 · 목향 · 정향 · 복령 · 반하 · 백편두 · 사인 · 택사 등의 약을 증상에 따라 더 넣어도 된다. 가슴과 배에 몰린 기운이 있으면서 유행병으로 춥다가 열이 나는 데는 시호를 더 넣어 쓴다.

【 方解 】

이 처방은 평위산에서 창출을 빼고 건강을 넣어 구성되었는데, 조습건비(燥濕健脾)하는 평위산보다는 온중건비(溫中健脾)하는 의미로 사용되었으므로 화위음이라고 명명하였다. 『和劑局方』의 평위산은 창출 · 후박 · 진피 · 감초의 네 약물로 구성되었는데, "脾胃不和, 不思飮食, 面色萎黃, 其體瘦弱, 怠惰嗜臥, 體重節痛, 常多自利" 등의 증상을 치료한다. 그러나 평위산의 군약인 창출은 향조(香燥)하여 비위의 기가 허한 사람에게 쓰면 구역질을 하는 부작용이 있으므로 이를 방지하기 위하여 건강을 대용하여 온중(溫中)하는 작용을 강화하였다. 이와 같이 조습(燥濕)하는 작용보다 온중거습(溫中祛濕)하는 작용이 강화되었으므로 한습으로 인한 곽란과 토사 등을 치료할 수 있다.

진피와 후박은 방향리기(芳香理氣)하고 화위화습(和胃化濕)하며, 건강은 온중산한(溫中散寒)하고 난비화음(暖脾化飮)하여 비위허한으로 인한 구토설사에 쓸 수가 있으며, 비허로 생긴 담음과 수기에도 역시 효과가 있다. 자감초는 감온(甘溫)하여 화중(和中)하고 여러 약을 조화하는 작용이 있다. 가감법에는 곽향·목향·정향 등의 방향성 약물과 복령·백편두·택사 같은 거습(祛濕)하는 약물 및 사인과 같이 온중하면서 이기(理氣)하는 약물 등이 있다.[106] 또 흉복에 체기(滯氣)가 있는 사람이 시행병(時行病)에 걸려서 한열왕래 등의 증상이 나타나면 시호를 써서 화해시켜야 하는데, 이 증상에는 곽향정기산을 가감하여 써도 좋을 것으로 생각된다.

【 按 】

이 처방은『醫門寶鑑』에 수록되어 있다.

排氣飮 六

【 原文 】

治氣逆食滯脹痛等證.

陳皮 一錢五分 木香 七分, 或一錢 藿香 一錢五分 香附 二錢 枳殼 一錢五分 澤瀉 二錢 烏藥 二錢 厚朴 一錢

水一鍾半, 煎七分. 熱服. 如食滯者, 加山査·麥芽各二錢. 如寒滯者, 加焦乾薑·吳茱萸·肉桂之屬. 如氣逆之甚者, 加

106) 平胃散(「古方八陣 · 和陣17」)이 香砂平胃散, 調胃散, 平陳湯, 胃苓湯, 不換金正氣散, 柴平湯 등으로 변화하는 것을 참고하기 바란다.

白芥子·沈香·青皮·檳榔之屬. 如嘔而兼痛者, 加半夏·丁香之屬. 如痛在小腹者, 加小茴香. 如兼疝者, 加荔枝核, 煨熟搗碎, 用二·三錢.

【 解釋 】

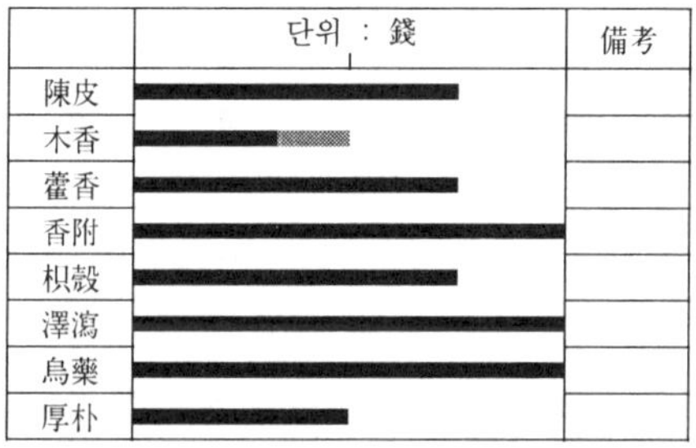

기가 치밀어 올라서 생긴 식체(食滯)나 창통(脹痛)을 치료한다.

진피 6g, 목향 2.8~4g, 곽향 6g, 향부자 8g, 지각 6g, 택사 8g, 오약 8g, 후박 4g.

물 한 사발 반에 넣고 7할이 되게 달여 뜨겁게 마신다. 음식에 체하였으면 산사·맥아 각각 8g을 더 넣어 쓴다. 찬 음식에 체하였으면 건강(그을리게 덖은 것)·오수유·육계 등을 더 넣어 쓴다. 기가 심하게 치밀면 백개자·침향·청피·빈랑 등을 더 넣어 쓴다. 토하면서 아프면 반하·정향을 더 넣어 쓴다. 아랫배가 아프면 소회향을 더 넣어 쓴다. 산증(疝證)을 겸하였으면 여지핵(잿불에 묻어 구워서 짓찧는다) 8~12g을 더 넣어 쓴다.

【 方解 】

이 처방은 기체를 치료하는 처방으로 배기(排氣)란 막혀 있는 기를 밀어내어 정상적으로 순행하게 한다는 의미이다. 기체는 울증(鬱證)이라고도 부르는데, 주된 증상이 가슴과 옆구리가 그득하면서 결리고 명치주위가 붓고 식사량이 줄어들며 정서가 불안한 것 등이므로 주단계는 "凡鬱, 皆在中焦"라고 하였다. 행기하면서 중초를 조화하는 것을 위주로 치료하여야 한다.

이 처방에서는 진피·목향·곽향·후박 등의 방향성 약물로 행기하면서 화중하고, 향부자 · 지각 · 오약 등으로 행기하면서 아픈 것과 결리고 붓는 것을 치료하였다. 또 택사를 써서 이수삼습(利水滲濕)하여 수습(水濕)을 소변으로 배출하여 창만을 치료한다. 경악은 「本草正」에서 "물을 빼내고 습기를 없애는 데 장점이 있으므로 담음을 치료하고 구토와 설사를 멈추게 하는 데 효과가 있다"107) 고 하였는데, 다음에 나오는 대화중음에서 택사를 쓴 것도 이와 같은 용법으로 볼 수 있다.

식체에는 소식화적(消食化積)하는 작용이 있는 산사와 맥아를 쓰고, 한체(寒滯)에는 온중(溫中)하는 건강과 오수유 · 육계를 쓴다. 기역(氣逆)이 심한 경우에는 강기(降氣)하는 침향 · 빈랑과 행기(行氣)하면서 거담(祛痰)하는 백개자와 파기(破氣)하는 청피 등을 쓴다. 구토하면서 통증이 있는 데는 구토의 성약인 반하와 강기하면서 온중(溫中), 지통(止痛)하는 정향을 쓰고, 소복통에는 소회향으로 소복을 따뜻하게 한며, 산증(疝證)은 주로 간한(肝寒)으로 인한 것이므로 행기산한(行氣散寒)하는 여지핵으로 지통시켜야 한다.

【 按 】

이 처방은 『醫宗損益』에 인용되어 있다.

大和中飮 七

【 原文 】

治飮食留滯積聚等證.

陳皮 一二錢 枳實 一錢 砂仁 五分 山査 二錢 麥芽 二錢 厚朴

107) 其功長於滲水去濕, 故能行痰飮, 止嘔吐瀉痢, 通淋瀝白濁, 大利小便, 瀉伏火, 收陰汗, 止尿血, 療難産疝痛, 脚氣腫脹, 引藥下行.(「本草正 · 澤瀉」)

一錢半 澤瀉 一錢半

水一鍾半, 煎七·八分. 食遠溫服. 脹甚者, 加白芥子. 胃寒無火或惡心者, 加炮乾薑一·二錢. 疼痛者, 加木香·烏藥·香附之類. 多痰者加半夏.

【 解釋 】

음식에 체한 것이 오래되어 적취(積聚)가 된 것을 치료한다.

진피 4~8g, 지실 4g, 사인 2g, 산사 8g, 맥아 8g, 후박 6g, 택사 6g.

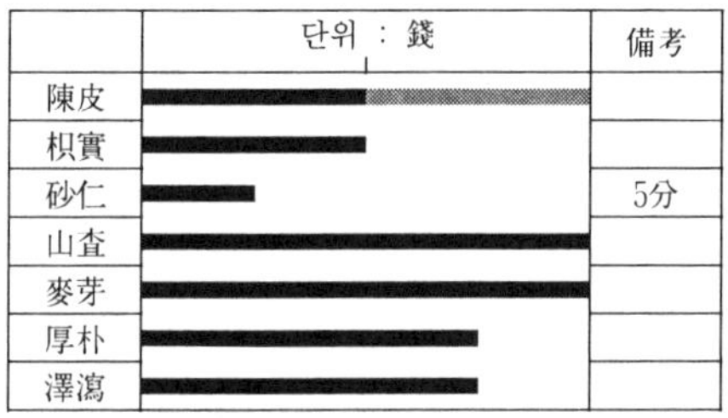

물 한 사발 반에 넣어 7~8할이 되게 달여 식후 한참 뒤에 따듯하게 먹는다. 창만(脹滿)이 심하면 백개자를 더 넣는다. 위가 차고 화가 부족하여 메스꺼우면 건강(찐 것) 4~8g을 더 넣어 쓴다. 배가 아프면 목향 · 오약 · 향부자를 더 넣어 쓴다. 담이 많으면 반하를 더 넣어 쓴다.

【 方解 】

화중(和中)이란 중초의 비위를 조화롭게 한다는 것인데, 대화중음은 그 공능이 소화중음에 비하여 강하기 때문에 붙인 이름이다. 중초의 비와 위는 운화(運化)와 수납(受納)을 주관하는데, 부적절한 식생활로 비위가 손상되면 음식물이 적체되어 명치 주위가 더부룩하게 붓고 식사량이 줄어들며 트림하는 등의 증상이 나타난다. 이런 때는 대화중음이나 소화중음과 같은 처방으로 화중(和中)하고 소도(消導)하는 치법을 써야 한다.

산사 · 지실 · 맥아는 소식도체(消食導滯)에 상용되는 약으로 약성은 부드럽지만 효과는 매우 뛰어나다. 진피·후박·사인은 모두 방향성 약물로 이기화중(理氣和中)하는데, 특히 후박은 하기하는 작용이 있으며 사인은 온중하는 특성이 있다. 또한 택사를 사용하여 이수삼습(利水滲濕)하여 비의 운화기능을 돕는데, 이는 배기음에서 사용된 용법과 유사한 것이다.

창만이 심하면 거담하면서 창만을 잘 치료하는 백개자를 쓴다. 한증으로 인한 오심에는 온중하는 건강을 쓰는데, 자극성을 약화시키기 위하여 포(炮)하여 쓴다. 통증이 심하면 목향·오약·향부자 등으로 행기지통(行氣止痛)하여야 한다. 담이 많은 데는 반하를 쓴다.

【 按 】

이 처방은 『醫門寶鑑』, 『醫宗損益』, 『方藥合編』에 인용되어 있다.

小和中飮 八

【 原文 】

治胸膈脹悶, 或婦人胎氣滯滿等證.

陳皮 一錢五分 山査 二錢 茯苓 一錢半 厚朴 一錢五分 甘草 五分 扁豆 炒, 二錢

水一鍾半, 加生薑三·五片, 煎服. 如嘔者, 加半夏一·二錢. 如脹滿氣不順者, 加砂仁七·八分. 如火鬱於上者, 加焦梔子一·二錢. 如婦人氣逆血滯者, 加紫蘇梗·香附之屬. 如寒滯不行者, 加乾薑·肉桂之屬.

【 解釋 】

가슴이 불러 오르면서 답답한 것이나 부인이 태기(胎氣)로 인하여 답답한 것을 치료한다.

진피 6g, 산사 8g, 복령 6g, 후박 6g, 감초 2g, 백편두(볶은 것) 8g.

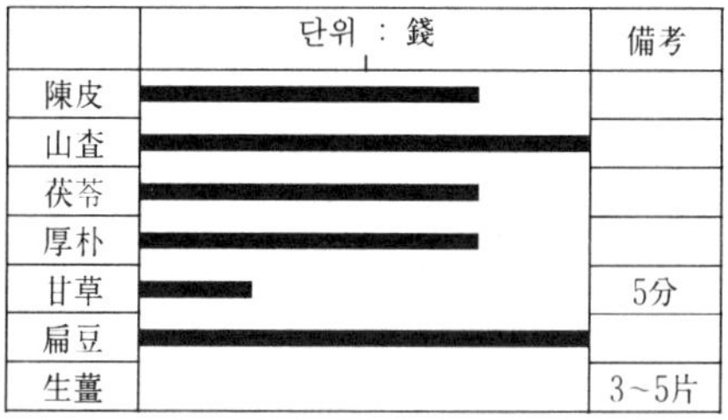

물 한 사발 반에 생강 3~5쪽을 넣고 달여 먹는다. 토하는 데는 반하 4~8g을 더 넣는다. 창만으로 기가 고르지 못하면 사인 2.8~3.2g을 더 넣는다. 상초에 화가 울체된 데는 치자(그을린 것) 4~8g을 더 넣어 쓴다. 부인이 기가 치밀고 혈체(血滯)가 있으면 자소경(紫蘇梗)·향부자[108] 등을 더 넣어 쓴다. 찬 음식에 체한 데는 건강·육계를 더 넣어 쓴다.

【 方解 】

이 약은 대화중음과 같이 중초의 기체로 인한 증상을 치료하지만, 약력이 비교적 약하기 때문에 임신부에게도 쓸 수 있는 것으로 인식하였다. 대화중음에서 소식약(消食藥) 중 지실과 맥아를 빼고 산사만 사용하였고, 행기약(行氣藥) 중에서 방향성이 강하고 온중하는 사인을 빼고 진피·후박만 사용하였다. 또한 거습하는 작용이 강한 택사 대신 복령과 백편두를 사용하여 거습하면서도 건비하여 비위를 고려하였다. 그리고 감초를 써서 건비하면서 여러 약을 조화시켰다. 전체적으로 대화중음보다 행기하는 작용은 약화된 반면 비위를 고려한 처방이다.

	陳皮	厚朴	山査	枳實	麥芽	砂仁	澤瀉	茯苓	扁豆	甘草
大和中飮	*	*	*	*	*	*	*			
小和中飮	*	*	*					*	*	*

토하는 데는 강역지구(降逆止嘔)하는 반하를 쓰고, 창만으로

108) 『醫宗損益』에는 "蘇梗香附"라고 되어 있으며, 북역본에는 차조기, 길경, 향부자라고 誤譯하였다.

기가 고르지 못한 데는 온중리기(溫中理氣)하는 사인을 더 넣는다. 상초의 화울(火鬱)에는 치자로 청열하고, 여성의 기체혈어(氣滯血瘀)에는 향부자로 행기하고 소경(蘇梗)으로 행어(行瘀)한다. 하초에 한증이 있으면 건강과 육계를 쓰는데, 둘 다 온성의 약제이나 건강은 중초에 육계는 하초에 주로 작용한다.

【 按 】

이 처방은 『醫門寶鑑』과 『醫宗損益』에 인용되어 있다.

【 參考 】

「雜證謨·泄瀉·諸泄瀉論治』

泄瀉之暴病者, 或爲飮食所傷, 或爲時氣所犯, 無不由於口腹, 必各有所因, 宜察其因而治之. 如因食生冷寒滯者, 宜抑扶煎, 和胃飮之屬以溫之. 因濕滯者, 宜平胃散 · 胃苓湯, 或白朮芍藥散以燥之利之. 因食滯而脹痛有餘者, 宜大 · 小和中飮之屬以平之. 因氣滯而痛瀉之甚者, 宜排氣飮, 或平胃散之屬以調之. 因食滯而固結不散, 或胃氣之强實者, 宜神祐丸 · 赤金豆 · 百順丸之屬以行之. 凡初感者, 病氣未深, 臟氣未敗, 但略去其所病之滯, 則胃氣自安, 不難愈也.

大分淸飮 九

【 原文 】

方在寒陣五.

【 解釋 】

처방은 한진(寒陣)의 다섯 번째에 있다.

小分淸飮 十

【原文】

治小水不利, 濕滯腫脹, 不能受補等證, 此方主之.

茯苓 二·三錢 澤瀉 二·三錢 薏仁 二錢 猪苓 二·三錢 枳殼 一錢 厚朴 一錢

水一鍾半, 煎七·八分. 食前服. 如陰虛水不能達者, 加生地·牛膝各二錢. 如黃疸者, 加茵蔯二錢. 如無內熱而寒滯不行者, 加肉桂一錢.

【解釋】

오줌이 잘 나가지 않고 습체(濕滯)로 몸이 부어올라 보약을 쓸 수 없는 등의 증상에는 이 처방을 써야 한다.

복령 8~12g, 택사 8~12g, 의이인 8g, 저령 8~12g, 지각 4g, 후박 4g.

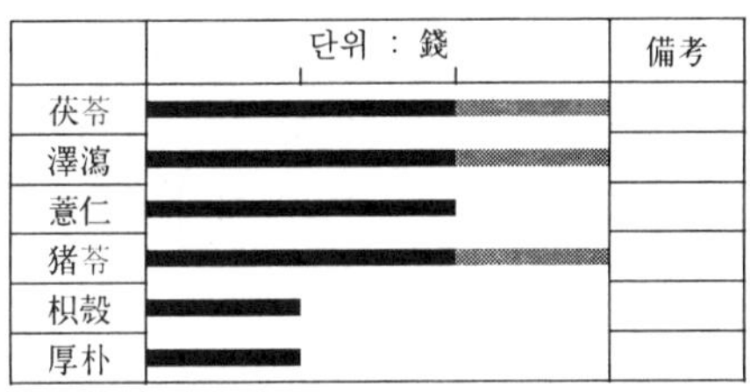

물 한 사발 반에 넣고 7~8할이 되게 달여 식전에 먹는다. 음이 허해서 오줌을 누지 못할 때는 생지황·우슬 각각 8g을 더 넣어 쓴다. 황달에는 인진 8g을 더 넣어 쓴다. 속에 열이 없고 한체(寒滯)가 있어 소통이 되지 않으면 육계 4g을 더 넣어 쓴다.

【方解】

분청(分淸)이란 청탁(淸濁)을 구분한다는 의미로 대분청음에 비하여 약력이 약하므로 소분청음이라고 하였다. 대분청음과 소분청음은 모두 소변이 불리한 경우에 쓰지만 대분청음은 습과 함께 열까지 겸한 경우에 사용하므로 한진에 수록되었으며, 소분청음에는 열증은 없으나 습과 기체가 겸한 증상을 치료하므로 화진에 수록되었다.

복령·저령·택사·의이인은 모두 삼습리수(滲濕利水)하는 약물인데, 사령산의 의미로 볼 수 있다. 특히 복령과 의이인은 건비하면서 삼습하는 특징이 있고, 저령과 택사는 이수(利水)하면서 탁기를 배설하는 데 장점이 있다. 지각·후박은 순기(順氣)하여 막힌 것을 풀어주므로 수습(水濕)의 배설을 용이하게 하는데, 특히 후박은 기체로 인한 창만을 잘 치료한다.

"陰虛水不能達"이란 음허로 진액이 실제로 부족하거나 허화로 진액이 모상된 경우를 말하는데, 이때는 생지황으로 자음하면서 이수(利水)하거나 우슬로 보음하면서 하행시켜야 한다. 폐음의 손상이 위주일 때에는 생지황 대신에 석곡·맥문동·천문동 등을 쓰기도 한다. 습열로 인한 황달이 있을 경우에는 인진을 써야 한다. 내열은 없으면서 한기가 응체되어 있는 경우에는 육계를 써서 온양산한(溫陽散寒)시켜야 한다.

【 按 】

이 처방은 『醫門寶鑑』과 『醫宗損益』에 인용되어 있다.

解肝煎 十一

【 原文 】

治暴怒傷肝, 氣逆脹滿陰滯等證. 如兼肝火者, 宜用化肝煎.

陳皮 半夏 厚朴 茯苓 各一錢半 蘇葉 芍藥 各一錢 砂仁 七分

水一鍾半, 加生薑三·五片, 煎服. 如脇肋脹痛, 加白芥子一錢. 如胸膈氣滯, 加枳殼·香附·藿香之屬.

【 解釋 】

갑자기 심하게 화를 내어 간이 손상되어 기가 치밀고 붓고 더부룩하며 음기(陰氣)가 통하지 않는 증상을 치료한다. 간화(肝火)를 겸하였으면 화간전(化肝煎)을 써야 한다.

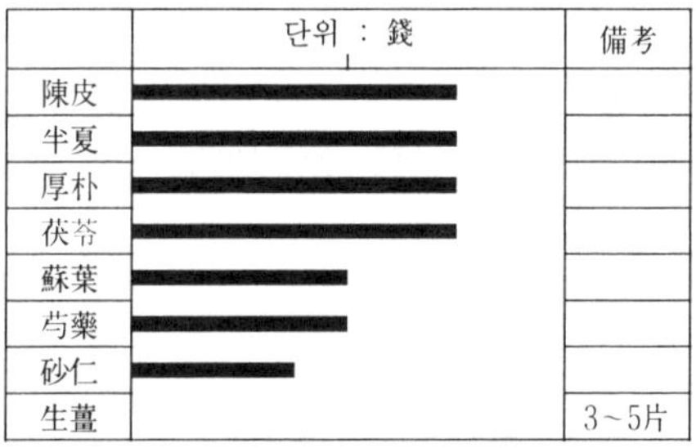

진피 · 반하 · 후박 · 복령 각각 6g, 소엽 · 작약 각각 4g, 사인 2.8g.

물 한 사발 반에 생강 3~5쪽을 넣고 달여 먹는다. 옆구리가 그득하게 아프면 백개자 4g을 더 넣어 쓴다. 가슴에 기체가 있으면 지각 · 향부자 · 곽향 등을 더 넣어 쓴다.

【 方解 】

행기거담(行氣祛痰)하는 작용으로 폭노상간(暴怒傷肝)으로 인한 증상을 풀어주기 때문에 해간전이라고 하였다. 이 처방은 주로 온중하면서 행기거담하는 약물을 써서 기역(氣逆), 창만(脹滿), 음체(陰滯) 등의 증상을 치료하는데, 여기서 음체(陰滯)란 음한의 기가 울체된 것을 말한다. 또한 기병(氣病)에는 담이 겸하는 경우가 많은데, "調氣必先豁痰"이라 하였듯이 기병에는 반하나 패모 등의 치담하는 약을 함께 사용할 때가 많다.

이 처방은 순기거담(順氣祛痰)하는 이진탕에서 창만(脹滿)이 있으므로 감초를 빼고, 하기(下氣)하는 후박과 순기(順氣)하는 소엽, 온중리기(溫中理氣)하는 사인을 더 넣고 간경의 주약인 작약으로 사간(瀉肝)하는 작용을 강화시켰다. 또한 가슴과 옆구리가 붓고 아픈 것에는 백개자를 넣어 하기거담(下氣祛痰)시키고, 흉격에 막힌 것이 있으면 지각·향부자·곽향 등으로 온중행기(溫中行氣)시켜야 한다.

【 按 】

이 처방은 조선후기 의서에 인용된 바가 없다.

장경악의 처방 중에 간(肝)으로 명명한 것으로 해간전, 화간전(化肝煎), 난간전(暖肝煎)의 세 처방이 있다. 이중 난간전은 간신의 한증으로 인한 산증(疝證)을 치료하는 처방이고 해간전과 화간전은 노기(怒氣)로 간을 상한 경우에 사용되는데, 화증(火證)이 없으면서 한증(寒證)으로 치우친 경우는 해간전을 쓰고 "煩熱脇痛, 脹滿動血" 등의 울화(鬱火)가 발생한 경우는 화간전을 써야 한다. 그리고 화간전은 목단피·치자와 같이 청열(淸熱)하는 약을 사용하였으나 해간전은 사인·후박과 같이 온중(溫中)하는 약물을 쓰고 있으며, 화간전은 열담(熱痰)을 치는 패모를 사용하였으나 해간전은 한담(寒痰)을 제거하는 반하를 사용하고 있다.

	陳皮	半夏	厚朴	茯苓	蘇葉	芍藥	砂仁	靑皮	丹皮	梔子	澤瀉	貝母
解肝煎	*	*	*	*	*	*	*					
化肝煎	*					*		*	*	*	*	*

二朮煎 十二

【 原文 】

治肝强脾弱, 氣泄濕泄等證.

白朮 炒, 二錢, 或三錢 **蒼朮** 米泔浸, 炒, 一·二錢 **芍藥** 炒黃, 二錢 **陳皮** 炒, 一錢五分 **炙甘草** 一錢 **茯苓** 一·二錢 **厚朴** 薑湯炒, 一錢 **木香** 六·七分 **乾薑** 炒黃, 一·二錢 **澤瀉** 炒, 一錢半

水一鍾半, 煎七分. 食遠服.

【 解釋 】

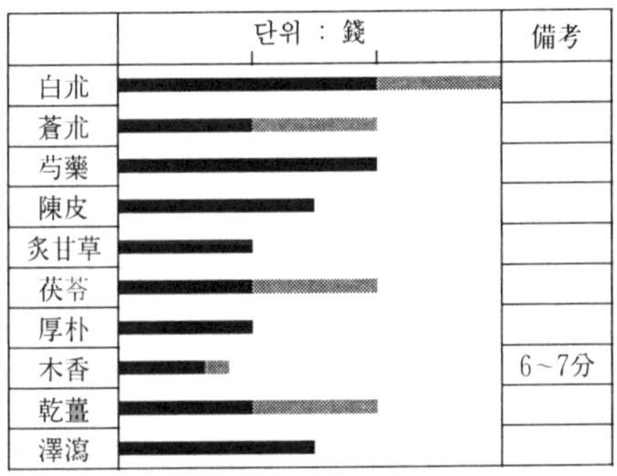

간은 실하고 비가 약하여 생기는 기설(氣泄)과 습설(濕泄) 등을 치료한다.

백출(볶은 것) 8~12g, 창출(쌀뜨물에 담궈 볶은 것) 4~8g, 작약(누렇게 볶은 것) 8g, 진피(볶은 것) 6g, 감초(볶은 것) 4g, 복령 4~8g, 후박(생강 끓인 물에 볶은 것) 4g, 목향 2.4~2.8g, 건강(누렇게 볶은 것) 4~8g, 택사(볶은 것) 6g.

물 한 사발 반에 넣고 7할이 되게 달여 식후 한참 뒤에 마신다.

【 方解 】

창출과 백출을 모두 사용하였으므로 이출전이라 하였으며, 기설(氣泄)을 치료하는 통사요방(痛瀉要方)109)과 습설(濕泄)을 치료하는 평위산(平胃散)의 의미를 다 가지고 있다.

이 처방의 치료방향은 크게 간강(肝强)과 비약(脾弱)으로 나뉜다. 먼저 간강(肝强)을 치료하는 약물로는 이기화중(理氣和中)하는 후박·진피·목향과 산한(酸寒)한 성미로 간으로 들어가 염음(斂陰)하여 간기의 횡역(橫逆)을 치료하는 작약이 있다. 특히 목

109) 痛瀉要方은 『丹溪心法』의 처방으로 白朮, 白芍藥, 陳皮, 防風으로 구성되어 痛泄을 치료한다.

향은 기체로 인한 통증을 치료하는 데 효과가 있다. 비약(脾弱)을 치료하는 약물로는 건비조습(健脾燥濕)하는 창출과 백출, 온중산한(溫中散寒)하는 건강, 건비화중(健脾和中)하는 자감초, 건비하면서 이수삼습(利水滲濕)하는 복령과 택사가 있다. 이러한 처방구성은 『金匱要略』에서 말한 "肝病實脾"의 원칙에 입각한 것으로 사간건비(瀉肝健脾)하는 작용으로 간강기설(肝强氣泄)과 비약습설(脾弱濕泄)에 모두 사용할 수 있다.

【 按 】

이 처방은 『醫宗損益』에 인용되어 있다.

廓淸飮 十三

【 原文 】

治三焦壅滯, 胸膈脹滿, 氣道不淸, 小水不利, 年力未衰, 通身腫脹, 或肚腹單脹, 氣實非水等證.

枳殼 二錢 厚朴 一錢半 大腹皮 一·二錢 白芥子 五·七分, 或一·二錢 蘿葍子 生搗, 一錢. 如中不甚脹, 能食者, 不必用此 茯苓 連皮用, 二·三錢 澤瀉 二·三錢 陳皮 一錢

水一鍾半, 煎七分. 食遠溫服. 如內熱多火, 小水熱數者, 加梔子·木通各一·二錢. 如身黃, 小水不利者, 加茵蔯二錢. 如小腹脹滿, 大便堅實不通者, 加生大黃三·五錢. 如肝滯脇痛者, 加靑皮. 如氣滯胸腹疼痛者, 加烏藥·香附. 如食滯者, 加山査·麥芽.

【 解釋 】

삼초(三焦)가 막혀서 가슴이 그득하고 기도(氣道)가 맑지 못하고 소변이 불리하며 늙지도 않았는데 온몸이 붓거나 혹은 두복(肚腹)만 붓는 기가 실하고 수병(水病)이 아닌 증상을 치료한다.

지각 8g, 후박 6g, 대복피 4~8g, 백개자 2~3.8g 혹은 4~8g, 나복자(생것을 찧은 것. 중초가 심하게 붓지 않고 잘 먹는 경우는 이것을 쓸 필요가 없다) 4g, 복령(껍질까지 쓴다) 8~12g, 택사 8~12g, 진피 4g.

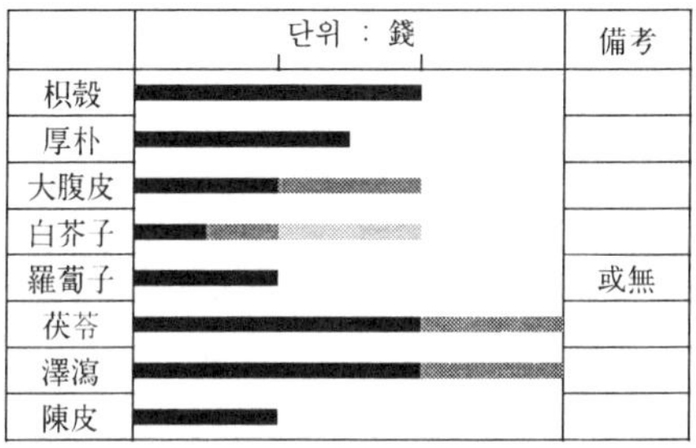

물 한 사발 반에 넣고 7할이 되게 달여 식후 한참 뒤에 따듯하게 먹는다. 속에 열이 있어 소변이 적고 열이 자주 나면 치자·목통 4~8g을 더 넣어 쓴다. 황달(黃疸)이 있으면서 소변이 불리하면 인진 8g을 더 넣어 쓴다. 아랫배가 붓고 그득하며 대변이 딱딱하고 잘 나오지 않으면 대황(날 것) 12~20g을 더 넣어 쓴다. 간의 기체로 옆구리가 아프면 청피를 더 넣는다. 기체가 있어서 가슴과 배가 아프면 오약·향부자를 더 넣어 쓴다. 식체가 있으면 산사·맥아를 더 넣어 쓴다.

【 方解 】

곽(廓)은 크다는 뜻으로 곽청음이란 종창(腫脹)과 소변불리를 맑히는[淸] 효과가 크다는 것이니, 기체(氣滯)로 인하여 소편이 불리한 것을 치료하는 처방이다.

지각·후박·대복피·진피는 모두 행기(行氣)하는 약물로 기체(氣滯)를 치료하는데, 지각은 연견(軟堅)하고 파기(破氣)하며, 후박은 하기(下氣)하여 관중(寬中)하고, 특히 대복피는 하기하면서 이수(利水)하는 작용도 있다. 백개자와 나복자는 모두 행기하면서 거담하는데, 특히 나복자는 대소변을 잘 나가게 하여 정천(定喘)하고 창만(脹滿)을 제거하는 효과가 있다. 따라서 창만이 심하지 않거나 음식을 잘 먹는 경우는 이 약을 쓸 필요가 없다고 하였다. 복령과 택사는 건비하면서 이수삼습(利水滲濕)한다. 복령을 껍질까지 다 쓰라는 것은 복령피가 이수(利水) 작용이 강하기 때문이다.

소변이 잘 나가지 않으면서 내열(內熱)이 있으면 치자와 목통으로 삼초의 열을 치료한다. 황달을 겸하였으면 인진으로 이습퇴황(利濕退黃)한다. 소변과 함께 대변까지 막혀서 아랫배가 창만하면 대황을 쓰는데, 이것은 급증(急證)이므로 대황을 생용(生用)하며 3~5전까지 사용하여야 한다. 간기(肝氣)가 막혀서 협통이 있으면 청피를 써서 간기를 흩어야 하고, 기체로 흉복에 통증이 있으면 오약·향부자로 울체된 기를 풀면서 지통시킨다. 식체로 인한 통증인 경우에는 산사와 맥아 등으로 소식도체(消食導滯)하여야 한다.

【 按 】

이 처방은 『醫門寶鑑』에 인용되어 있다.

掃蟲煎 十四

【 原文 】

治諸蟲上攻, 胸腹作痛.

青皮 一錢 小茴香 炒, 一錢 檳榔 烏藥 各一錢半 細榧肉 三錢, 敲碎 吳茱萸 一錢 烏梅 二個 甘草 八分 硃砂 雄黃 各五分, 俱

爲極細末

右將前八味, 用水一鍾半, 煎八分, 去柤, 隨入後二味, 再煎三·四沸, 攪勻, 徐徐服之. 如惡心作吐, 加炒乾薑一·二錢. 或先啖牛肉脯少許, 俟一茶頃, 頓服之更妙.

【 解釋 】

여러 가지 기생충[蟲]이 위로 치밀어 올라 흉복부가 아픈 것을 치료한다.

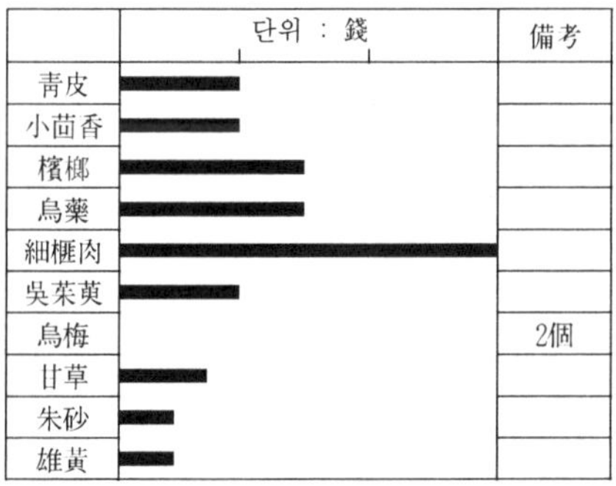

청피 4g, 소회향(덖은 것) 4g, 빈랑 · 오약 각각 6g, 세비육(두들겨 부순다) 12g, 오수유 4g, 오매 2개, 감초 3.2g, 주사 · 웅황(모두 아주 가늘게 가루낸다) 각각 2g.

앞의 여덟 가지 약을 물 한 되 반에 넣어 8할이 되게 달여 찌꺼기를 버리고 뒤의 두 가지 약을 넣어 다시 서너 번 끓여 잘 섞어서 서서히 복용한다. 메스껍고 토하면 덖은 건강을 4~8g 더 넣는다. 소고기 육포 약간을 먼저 먹고 차 한잔 먹을 시간을 기다려 한번에 마시면 더욱 좋다.

【 方解 】

이 처방은 기생충을 제거하기 때문에 소충전이라고 하였다. 옛날에는 위장관의 기생충으로 인한 질환이 아주 많았으나 요즘은 위생관념과 기생충학의 발달과 새로운 약물의 출현 등으로 기생충의 구제가 매우 쉬워졌다. 따라서 충병에 사용되는 소충전, 온장환, 엽충환 등의 활용도는 매우 줄어들었다.

빈랑 · 비육 · 주사 · 웅황은 살충소적(殺蟲消積)하여 구충에 상용하는 약물이고, 오매는 산삽(酸澁)하고 온(溫)하므로 살충복회

(殺蟲伏蛔)하여 『傷寒論』의 오매환에서부터 많이 사용되었으며, 오수유와 소회향은 온중산한(溫中散寒)하고 지통(止痛)하며, 청피와 오약은 이기제창(理氣除脹)하고, 감초는 조화제약(調和諸藥)하여 빈랑·주사·웅황 등의 독성을 완화시킨다. 메스껍고 토하는 것은 중초가 허한한 것이므로 건강으로 온중한다. 소고기육포를 먹는 것은 비위를 보호하려는 것으로 도창법(倒倉法)에서 우육(牛肉)을 써서 토하게 하는 것과 유사하다.

【 按 】

이 처방은 조선후기 의서에 인용된 바가 없다.

十香丸 十五

【 原文 】

治氣滯寒滯諸痛.

木香 沈香 澤瀉 烏藥 陳皮 丁香 小茴香 香附 酒炒 荔核 煨焦, 各等分 皂角 微火燒烟盡

爲末, 酒糊丸, 彈子大者磨化服; 丸桐子大者, 湯引下. 癪疝之屬, 溫酒下.

【 解釋 】

기체(氣滯)와 한체(寒滯)로 인한 통증을 치료한다.

목향·침향·택사·오약·진피·정향·소회향·향부자(술에 덖은 것)·여지핵(잿불에 묻어 시커멓게 익힌 것) 모두 같은 양을 쓴다. 조각자(약한 불로 태워 연기가 다 빠지게 한다).

위의 약을 가루내어 술과 풀로 환을 빚는데, 탄환만한 것은 갈아서 먹고 오동씨앗만한 것은 물에 타 먹는다. 퇴산(癪疝)이 있으면 따듯한 술에 타서 먹는다.

	단위 : 無	備考
木香		
沈香		
澤瀉		
烏藥		
陳皮		
丁香		
小茴香		
香附		
荔核		
皂角		

【 方解 】

열 가지의 방향성 약물을 사용하였으므로 십향환이라고 하였다. 기체(氣滯)와 한체(寒滯)로 인한 통증을 치료하기 위하여 이기(理氣)하면서도 지통(止痛)하는 온성의 약물을 위주로 구성되어 있다.

목향·정향·향부자·소회향·침향·진피는 모두 이기지통(理氣止痛)하고 온성인 약물이므로 한사(寒邪)를 온산(溫散)하고 기체(氣滯)와 한체(寒滯)로 인한 동통에 자주 사용된다. 오약과 여지핵은 한체로 인한 산통(疝痛)에 상용하는 약물이며, 택사는 탁기(濁氣)를 배설한다. 조협은 거풍담(去風痰), 이구규(理九竅)하는 작용이 있어서 심복기결(心腹氣結)과 동통창만(疼痛脹滿)을 치료하는 작용이 있다. 퇴산(㿉疝)에는 지통하는 작용을 강화하기 위해 따듯한 술과 함께 복용한다.

【 按 】

이 처방은 조선후기 의서에 인용된 바가 없다.

퇴산은 칠산(七疝) 중의 하나로 음낭이 붓고 늘어나면서[如升如斗] 가렵지도 아프지도 않는 증상을 말하는데, 주로 습증(濕證)으로 분류한다. 원문에서 퇴산(㿉疝)에서 술을 사용하는 것은 불양불통(不痒不痛)이라고 한 것과 부합되지 않는다. 따라서 원문의 퇴산이란 산증(疝證) 전체를 포괄적으로 지칭하는 용어로 보는 것이 적합할 것이라 생각된다.

芍藥枳朮丸 十六

【 原文 】

治食積痞滿, 及小兒腹大脹滿, 時常疼痛, 脾胃不和等證. 此方較之枳朮丸, 其效如神.

白朮 二兩, 麵炒 赤芍藥 二兩, 酒炒 枳實 一兩, 麵炒 陳皮 一兩

荷葉湯煮黃老米粥爲丸, 桐子大. 米飮或滾白湯任下百餘丸. 如臟寒, 加乾薑炒黃者五錢或一·二兩. 如脾胃氣虛, 加人蔘一·二兩.

【 解釋 】

식적(食積)으로 뱃속이 결리고 그득한 것과 소아의 배가 많이 불러오고 그득하여 때때로 아픈 비위(脾胃)가 조화롭지 못한 것을 치료한다. 이 처방은 지출환(枳朮丸)과 비교하면 효과가 훨씬 뛰어나다.

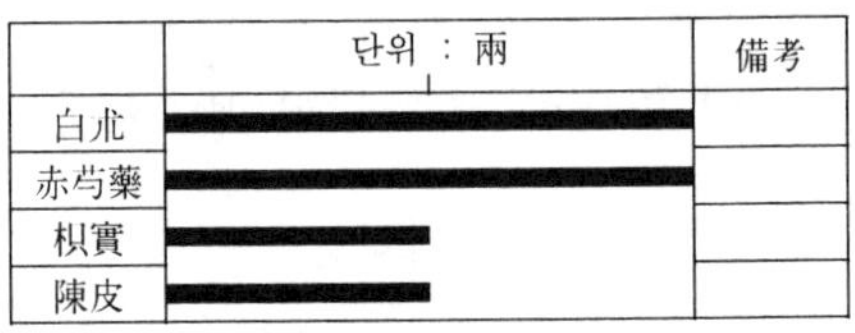

백출(밀기울에 덖은 것) 80g, 적작약(술에 덖은 것) 80g, 지실(밀기울에 덖은 것) 40g, 진피 40g.

하엽(荷葉)을 끓인 물에 오래된 누런 쌀을 삶은 죽으로 오동씨만하게 환을 만든다. 미음이나 끓인 물에 100여 알씩 타서 먹는다. 내장이 차면 건강(누렇게 덖은 것) 20g 혹은 40~80g을 더 넣어 쓴다. 비위의 기가 허하면 인삼 40~80g을 더 넣어 쓴다.

【 方解 】

이 처방은 결고지출환(潔古枳朮丸)(「古方八陣 · 和陣79」)의 변방으로 원문에서는 지출환보다 효과가 우수하다고 하였다. 지출환은 지실과 백출로 구성되어 '비적(痞積)'을 치료하는데, 진피와 반하를 더 넣으면 귤피지출환이고, 목향과 사인을 더 넣으면 향사지출환, 신국과 맥벽을 더 넣으면 국벽지출환 등으로 변화한다. 경악은 여기에 영음(營陰)을 보익하면서 지통(止痛)하는 적작약과 이기화위(理氣和胃)하는 진피를 더 넣어 식적(食積)으로 인한 비만(痞滿), 동통(疼痛)과 비위불화(脾胃不和)의 증상을 치료하였다. 용법 중 하엽(荷葉)과 오래된 황미(黃米)를 쓴 것은 비위의 청기(淸氣)를 승양(升陽)시켜서 백출의 보익비위(補益脾胃)하는 작용을 도운 것으로 지출환에서 하엽에 넣어 태워서 밥으로 환을 만든 것과 같은 의미이다. 미음에 넣어서 복용하는 것은 비위를 화양(和養)하는 의미를 가지고 있다.

평소에 내장이 찬 사람은 온중건비(溫中健脾)하는 건강을 넣고, 비위의 기가 허하면 인삼을 넣어 건비익기(健脾益氣)한다. 이외에도 「古方八陣」 和陣80에서 84까지의 향사지출환, 국벽지출환, 목향인삼생강지출환, 가미지출환, 지실환 등을 참고하여 가감할 수 있다.

【 按 】

이 처방은 조선후기 의서에 인용된 바가 없다.

경악은 「雜證謨 · 飮食 · 論脾胃三方」에서 지출환에서 군약(君藥)인 백출은 "脾得其燥, 所以能健"하는 작용이 있으며, 좌약(佐藥)인 지실은 "苦峻, 推牆倒壁之功"이 있어서 "脾氣不淸而滯勝"한 경우에 사용된다고 하였다.

蒼朮丸 十七

【 原文 】

治寒濕在脾, 泄瀉久不能愈者.

雲苓 四兩 白芍藥 炒黃, 四兩 炙甘草 一兩 川椒 去閉口者, 炒去汗 小茴香 炒, 各一兩 厚朴 三兩, 薑汁炒 眞茅山蒼朮 八兩. 米泔浸一宿, 切, 炒. 如無, 卽以好白朮代之 破故紙 酒浸二日, 晒乾, 炒香, 四兩

右爲末, 糯米糊爲丸, 桐子大. 每食遠淸湯[110]送下七·八十丸.

【 解釋 】

한습(寒濕)이 비에 있어서 설사가 오랫동안 계속되어 잘 낫지 않는 것을 치료한다.

좋은 복령 160g, 백작약(누렇게 볶은 것) 160g, 자감초 40g, 천초(입이 닫힌 것은 버리고, 볶어서 진을 뺀 것)·소회향(볶은 것) 각각 40g, 후박(생강즙으로 볶은 것) 120g, 좋은 창출(쌀뜨물에 하룻밤 담갔다가 잘라서 볶은 것. 없으면 좋은 백출로 대용해도 좋다) 320g, 파고지(술에 2일간 담갔다가 햇볕에 말려 향기나게 볶는다) 160g.

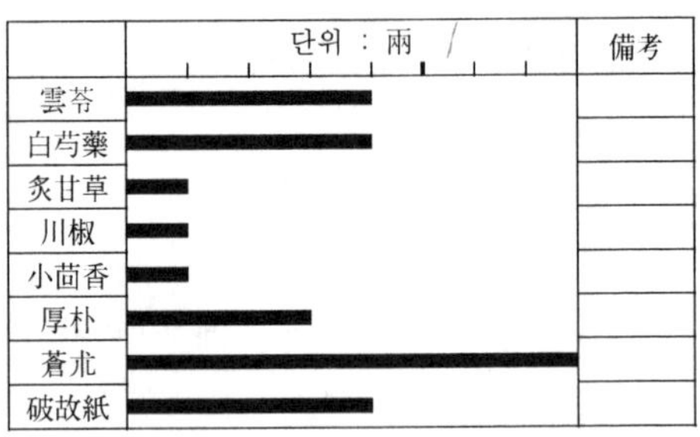

위의 약을 가루내서 찹쌀풀로 반죽하여 오동씨만하게 알약을

110) 淸湯 : 白水, 끓인 물, 맹물

만든다. 식후 한참 뒤에 70~80알씩 끓인 물로 먹는다.

【 方解 】

이 처방은 창출을 중용(重用)하여 비의 한습(寒濕)으로 인한 구설(久泄)을 치료하므로 창출환으로 명명하였다. 장경악은 구설(久泄)은 대부분 비약(脾弱)과 관련이 있으며 비신의 허한으로 인한 것으로 보았는데, 이 경우에는 온중산한(溫中散寒)하면서 건비조습(健脾燥濕)하여 비의 운화작용을 강화하고 한습을 운화하는 치법을 써야 한다.

이 처방에서는 창출을 군약으로 사용하여 조습건비(燥濕健脾)하고, 건비지사(健脾止瀉)하는 작용을 강화하기 위하여 나미호(糯米糊)로 환을 만들었다. 여기에 천초·소회향·후박·파고지 등을 함께 사용하여 비신을 온양함으로써 거한습(祛寒濕)하여 구설(久泄)을 그치게 한다. 백작약은 완급지통(緩急止痛)하고, 복령과 감초는 화중건비(和中健脾)한다. 「雜證謨·泄瀉」에서는 구설(久泄)에 비위의 한습으로 계속 변이 무르고 설사가 그치지 않는 증세와, 기설(氣泄)에 비기가 약간 허한한 증세에 억부전(抑扶煎), 오수유산(吳茱萸散)과 함께 사용되었다. 전체적으로 보면 창출환은 창출의 조습건비(燥濕健脾)하는 측면뿐 아니라 비신을 온양하고 건비익기하는 측면이 동시에 고려된 처방이다.

【 按 】

이 처방은『醫宗損益』에 인용되어 있다.

貝母丸 十八

【 原文 】

消痰熱, 潤肺止欬, 或肺癰肺痿, 乃治標之妙劑.

貝母 一兩

爲末, 用沙糖或蜜和丸[111], 龍眼大. 或噙化, 或嚼服之. 若欲劫止久嗽, 每貝母一兩, 宜加百藥煎·蓬砂·天竺黃各一錢佐之尤妙. 如無百藥煎, 卽醋炒文蛤一錢亦可, 或粟殼亦可酌用. 若治肺癰, 宜加白礬一錢, 同貝母丸服如前, 最妙.

【 解釋 】

열담(熱痰)을 없애고 폐를 적셔 기침을 멎게 하며 혹은 폐옹(肺癰)과 폐위(肺痿)를 치료하는데, 표치(標治)에 있어 아주 좋은 약이다.

패모 40g.

갈아서 사탕이나 꿀로 용안육만한 환을 만든다. 입에 머금어 녹이거나 씹어서 먹는다. 오래된 기침을 치료하려면 패모 40g마다 백약전(百藥煎), 봉사(蓬砂), 천축황 각각 4g을 더 넣으면 효과가 매우 좋다. 백약전이 없으면 식초에 볶은 문합 4g을 써도 좋고 앵속각을 더 넣어도 된다. 폐옹을 치료할 때는 백반 4g을 패모환과 함께 앞의 방법처럼 먹으면 아주 좋다.

【 方解 】

패모는 거담하면서 청금윤폐(淸金潤肺)하므로 폐옹과 폐위가 있을 때 많이 사용되는 약물이다. 이 약은 산지에 따라 천패모(川貝母)와 절패모(浙貝母)[112]로 나뉘는데, 이 처방에는 약성이 미한(微寒)하고 자윤(滋潤)하는 성질이 있어서 허증에 사용되는

---

111) 沙糖 : 중국에서도 사탕수수(蔗)의 즙을 졸여 사탕을 만들었다. 李時珍의 『本草綱目 · 果五 · 沙糖』에서 "稀者爲蔗糖, 乾者爲沙糖, 球者爲球糖, 餠者爲糖餠"이라 하였다.

112) 「本草正」에는 土貝母라고 하였다. 이는 景岳이 浙江 출신이기 때문에 '土' 자를 사용한 것으로 보인다.

천패모를 써야 한다. 경악은 반하와 패모는 모두 치담(治痰)의 요약(要藥)이지만, 반하는 신온하여 산한(散寒)하며 비폐(脾肺)의 담을 치료하고 패모는 고량(苦凉)하여 청열(淸熱)하며 청금(淸金)하는 작용이 강하므로 패모와 반하를 구별없이 혼용하는 것은 잘못된 것이라고 하였다. 환(丸)을 만드는 보료(輔料)로 사용된 사당(沙糖)과 꿀은 윤폐(潤肺)하고 건비(健脾)하는 작용이 있는데, 「本草正」에도 같은 방법이 적혀 있으니 참고하기 바란다.

오래된 기침에는 백약전(百藥煎)·봉사(蓬砂)·천축황(天竺黃)을 더 넣어서 거담하는 공능을 강화하는데, 백약전은 문합(五倍子)으로 술을 빚은 것으로 오배자와 효능이 거의 같으나 청담(淸痰)·해갈(解渴)·지수(止嗽)하며 모산(耗散)된 기를 수렴하고 하초의 활설(滑泄)을 치료한다. 따라서 백약전이 없을 때는 문합이나 앵속각을 대용할 수 있는 것이다. 봉사(蓬砂)의 효능도 백약전과 거의 유사하며, 천축황은 풍담과 열담을 치료하는 요약(要藥)으로 사용되었다. 폐옹을 치료할 때는 수렴하고 "去腐肉, 生新肉"하는 백반(白礬)을 함께 사용하면 효과가 더욱 좋다.

【按】

이 처방은 『醫門寶鑑』에 인용되어 있다.

括痰丸 十九

【原文】

治一切停痰積飮, 呑酸嘔酸, 胸脇脹悶疼痛等證.

半夏 製, 二兩 白芥子 二兩 乾薑 炒黃, 一兩 猪苓 二兩 炙甘草 五錢 陳皮 四兩. 切碎, 用鹽二錢入水中拌浸一宿, 晒乾右爲末, 湯浸蒸餠爲丸, 綠豆大. 每服一錢許, 滾白湯送下. 如胸脇疼痛者, 加台烏藥二兩.

【 解釋 】

정담(停痰)과 적음(積飮)으로 인하여 신물이 오르거나 토하면서 가슴과 옆구리가 그득하고 답답하고 아픈 것을 모두 치료한다.

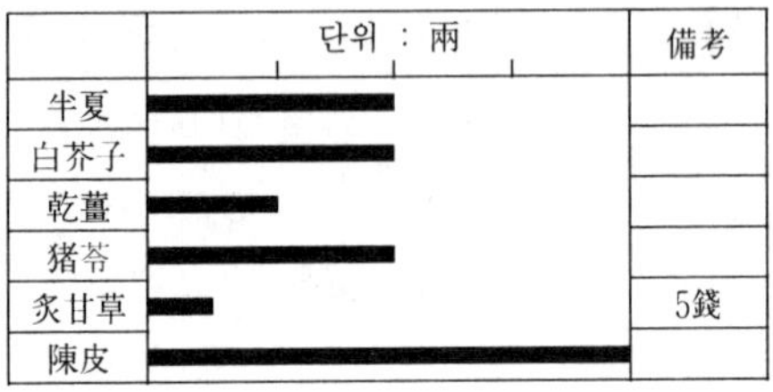

반하(법제한 것) 80g, 백개자 80g, 건강(누렇게 덖은 것) 40g, 저령 80g, 자감초 20g, 진피 16g(잘라 부수어 소금 8g을 넣은 물에 하루 밤 묵혔다가 햇볕에 말린 것).

위의 약을 가루내어 끓는 물에 쪄서 녹두알만하게 알약을 만든다. 4g씩 끓는 물에 타서 먹는다. 가슴과 옆구리가 아픈 데는 좋은 오약 80g을 더 넣어 쓴다.

【 方解 】

괄(括)은 담아서 싼다는 의미로 정체된 담음을 모아서 버린다는 의미로 괄담환이라 하였다. 이 처방은 이진탕의 변방으로서 온폐화음(溫肺化飮)하는 데 치중하고 있는데, 『傷寒論』의 영계출감탕(苓桂朮甘湯)이나 소청룡탕(小靑龍湯)의 의미와 유사한 면이 있다.

진피와 반하는 조습화담(燥濕化痰)하고 화중견음(和中蠲飮)하며, 백개자는 개체소담(開滯消痰)하여 해수(咳嗽)·천급(喘急)을 치료하며 진피와 합하여 화담견음(化痰蠲飮)하는 작용을 한다. 건강은 온중산한(溫中散寒)하고 폐로 인경하는 약과 함께 쓰면 온폐화담(溫肺化痰)하는 작용이 있다. 이것은 장중경이 영계출감탕과 소청룡탕 등으로 화음(化飮)할 때 모두 건강을 사용한 것으로 알 수 있다. 저령은 이수삼습(利水滲濕)하고 감초는 건비익기(健脾益氣)하고 조화제약(調和諸藥)하여 생담지원(生痰之源)을 막는 의미가 있어서 간접적으로 화담지해(化痰止咳)한다. 가감법에서 가슴과 옆구리가 아픈 것은 기체로 인한 통증이므로 행기지통(行氣止痛)하는 오약을 쓴다.

【 按 】

이 처방은 조선후기 의서에 인용된 바가 없다.

神香散 二十

【 原文 】

治胸脇胃脘逆氣難解, 疼痛嘔噦脹滿, 痰飮膈噎, 諸藥不效者, 惟此最妙.

丁香 白豆蔻 或砂仁亦可

二味等分爲末. 淸湯調下五·七分, 甚者一錢, 日數服不拘. 若寒氣作痛者, 薑湯送下

【 解釋 】

가슴, 옆구리, 명치에 치미는 기운이 풀리지 않아서 아프고 토하고 딸꾹질하고 더부룩하거나 담음(痰飮)으로 가슴이 막히는 증상에 여러 약을 써도 효과가 없는 경우에 이것을 쓰면 된다.

정향, 백두구(사인을 써도 된다).

	단위 : 分	備考
丁香		
白豆蔻		

두 약을 같은 양을 가루

내어 끓인 물에 타먹는데, 2~2.8g이나 심하면 4g을 날짜에 상관없이 복용한다. 한기(寒氣)로 아픈 경우에는 건강 끓인 물에 타먹는다.

【 方解 】

신향산은 "諸藥不效"한 병을 치료하는 매우 효과가 좋은 방향성의 약이란 뜻으로, 기체(氣滯)와 담음(痰飮)으로 흉격(胸膈)과 위완(胃脘)이 더부룩하고 기가 치미는 증상을 치료한다.

정향과 백두구는 모두 온성의 약물로 행기(行氣)하면서 진통(鎭痛)하는 작용이 있으며, 백두구를 대용하는 사인도 마찬가지이다. 한기가 심하여 아픈 경우에는 온중산한(溫中散寒)하는 건강을 끓인 물에 타 먹으면 더욱 좋다.

【 按 】

이 처방은 『醫門寶鑑』,『醫宗損益』,『方藥合編』에 인용되어 있다.

攻陣

攻方之制，攻其實也.

攻略

【原文】

攻方之制, 攻其實也. 凡攻氣者攻其聚, 聚可散也. 攻血者攻其瘀, 瘀可通也. 攻積者攻其堅, 在臟者可破可培, 在經者可鍼可灸也. 攻痰者攻其急, 眞實者暫宜解標, 多虛者只宜求本也. 但諸病之實有微甚, 用攻之法分重輕. 大實者, 攻之未及, 可以再加; 微實者, 攻之太過, 每因致害, 所當愼也.

【解釋】

공진(攻陣)의 처방은 실증을 치기 위해서 만들어진 것이다. 기를 치는 약은 곧 취기(聚氣)를 쳐서 흩어지게 하는 것이요, 혈을 치는 약은 곧 어혈(瘀血)을 쳐서 통하게 하는 것이다. 적을 친다는 것은 단단한 것을 치는 것인데, 내장(內臟)에 있는 것은 깨뜨릴 수도 있고 보탤 수도 있으며, 경락(經絡)에 있는 것은 침을 쓸 수도 있고 뜸을 뜰 수도 있다. 담을 치는 것은 급증을 치료하는 것인데, 진기(眞氣)가 실한 경우에는 잠시 써서 표증을 치료할 수 있지만 허증이 심한 경우에는 근본을 치료하는 것이 마땅하다. 모든 실증의 병에 약하고 심한 것이 있듯이 공법(攻法)에도 경중의 차이가 있다. 실증이 심한 경우에 치는 힘이 모자란다면 계속 치는 약을 써야 하지만, 실증이 미약(微弱)한 경우에 치는 약이 지나치다면 매번 해를 입게 되니 주의하여야 한다.

【 原文 】

凡病在陽者, 不可攻陰; 病在胸[113]者, 不可攻臟. 若此者, 邪必乘虛內陷, 所謂引賊入寇也. 病在陰者, 勿攻其陽; 病在裏者, 勿攻其表. 若此者, 病必因誤而甚, 所謂自撤藩蔽也. 大都治宜用攻, 必其邪之甚者也, 其若實邪果甚, 自與攻藥相宜, 不必雜之補劑. 蓋實不嫌攻, 若但略加甘滯, 便相牽制; 虛不嫌補, 若但略加消耗, 偏覺相妨. 所以寒實者最不喜清, 熱實者最不喜煖. 然實而誤補, 不過增病, 病增者可解; 虛而誤攻, 必先脫元, 元脫者無治矣, 是皆攻法之要也.

【 解釋 】

병이 양의 부위에 있을 경우에는 음을 쳐서는 안되며, 병이 육부에 있는 경우에는 오장을 쳐서는 안된다. 이같은 경우에는 사기가 반드시 속으로 들어가므로 이른바 도적을 안으로 끌어들이는 격이 된다. 병이 음의 부위에 있을 때에는 양을 쳐서는 안되며, 병이 속에 있는 경우에는 겉을 쳐서는 안된다. 이 같은 경우에는 병이 잘못 치료되어 심하게 되므로 이른바 스스로 울타리를 걷어버리는 격이 된다. 대개 공법을 적절히 사용하려면 반드시 사기가 심한 경우에만 써야 하며, 사기가 실한 경우라면 치는 약들만으로도 충분하며 잡다하게 보하는 약을 섞을 필요는 없다. 실증에는 치는 약을 꺼리지 말아야 하는데 만약 달거나 기를 체하게 하는 약을 조금만 넣어도 치는 약의 작용을 방해하며, 허한 경우에는 보하는 약을 꺼리지 말아야 하는데 만약 조금이라도 원

113) 胸은 腑의 誤字로 보는 것이 타당할 것으로 생각된다.

기를 소모시키는 약을 쓴다면 보하는 약의 힘을 방해하게 된다. 한기가 실한 경우에는 차게 하는 것을 싫어하며 열기가 실한 경우에는 따듯하게 하는 것을 싫어하기 때문이다. 그러나 실한 경우에 잘못 보하면 병을 더 심하게 할 뿐이며, 병이 심해진 것은 치료할 수가 있다. 그러나 허한 경우에 잘못 치는 약을 쓰면 원기가 먼저 손상되는데, 원기가 손상되면 치료할 방법이 없다. 이것이 공법을 사용할 때 가장 주의해야 할 것이다.

【 原文 】

其或虛中有實, 實中有虛, 此又當酌其權宜, 不在急宜攻·急宜補者之例. 雖然, 凡用攻之法, 所以除凶剪暴也, 亦猶亂世之兵, 必不可無. 然惟必不得已乃可用之, 若或有疑, 寧加詳愼. 蓋攻雖去邪, 無弗傷氣, 受益者四, 受損者六. 故攻之一法, 實自古仁人所深忌者, 正恐其成之難, 敗之易耳. 倘任意不思, 此其人可知矣.

【 解釋 】

또 허증 가운데도 실증이 있으며 실증 중에서도 허증이 있는데, 이것이 바로 무엇이 가장 적절한지를 살펴서 치료해야지 제멋대로 급히 치거나 급히 보해서는 안된다는 실례로 볼 수 있다. 그러나 공법을 사용한다는 것은 날쌘 화살로 흉악범을 제거하는 것과 같으므로, 오히려 비유하자면 난세에는 병기가 없어서는 안되는 것과 같다. 그렇지만 반드시 어쩔 수 없는 경우에만 사용하여야 하며, 조금이라도 의심되는 것이 있으면 자세히 살펴보고 조심해야 한다. 공법이 비록 사기를 물리치지만 반드시 내 몸의 기운도 손상하게 되므로 이익이 넷이라면 손해가 여섯인 격이다. 그러므로 공법은 옛날부터 의사들이 매우 꺼리는 것이니, 이는 목표를 이루기는 어렵지만 실패하기는 쉽기 때문일 것이다. 혹시라도 깊이 생각해 보지도 않고 마음대로 한다면 이로써 그 사람됨을 알 수 있을 것이다.

吐法 一

【 原文 】

此方可代瓜蒂·三聖散之屬. 凡邪實上焦, 或痰或食, 或氣逆不通等證, 皆可以此法吐之.
用蘿蔔子搗碎, 以溫湯和攪, 取淡湯徐徐飮之, 少頃卽當吐出. 卽有吐不盡者, 亦必從下行矣. 又法, 以蘿蔔子爲末, 溫水調服一匙, 良久吐涎沫愈.
一法, 用鹽少許, 於熱鍋中炒紅色, 乃入以水, 煮至將滾未滾之際, 攪勻, 試其滋味稍淡, 乃可飮之. 每用半碗, 漸次增飮, 自然發吐, 以去病爲度而止. 一法, 凡諸藥皆可取吐, 但隨證作湯劑, 探而吐之, 無不可也.

【 解釋 】

이 처방으로 과체산(瓜蒂散)이나 삼성산(三聖散) 등을 대용할 수 있다. 상초(上焦)에 사기가 실하여 담(痰)이나 식(食)이나 기(氣)가 치밀고 통하지 않는 증상에는 이 법을 써서 토하게 한다.

나복자를 찧어 부수어 따뜻한 물에 타서 휘저어 묽은 부분을 취하여 천천히 마시면 잠시 후에 토하게 된다. 완전히 다 토하지 못하였으면 반드시 아래로 내려보내야 한다. 다른 방법으로는 나복자를 갈아서 따뜻한 물에 한 숟갈을 타서 마시면 한참 지나서 침과 거품을 토하고 낫는다.

또 다른 방법으로 소금 약간을 뜨거운 도가니에 넣어 붉은 빛이 되게 볶은 다음 물을 넣고 달이는데, 막 끓으려고 할 때 골고루 저어서 맛을 보아 약간 담담할 때 마시면 된다. 반 사발씩 마시며 점차 양을 늘이는데, 저절로 토하면 병이 물러간 것으로 보아 복용을 그친다. 또 다른 방법으로는 모든 약은 다 토법에 사용될 수 있는데, 증상에 맞게 탕제를 만든 후 약을 먹고 토하게 하면 낫지 않는 경우가 없다.

【 方解 】

이 처방은 실제로는 두 개의 처방으로 구성되어 있다. 각각 나복자(蘿蔔子)나 염탕(鹽湯)으로 토하게 하는 방법으로서 단미(單味)를 사용하였으므로 특별히 명명하지 않고 토법(吐法)이라고만 하였다. 경악은 용토제(涌吐劑)로 많이 사용되던 과체가 약성이 너무 강렬하므로 기혈을 손상시킬 우려가 있다고 생각하여 이 처방을 만들게 된 것이다. 또한 그 이론적 배경에는 토법에 있어서 비위의 보호를 중요하게 생각하는 부친 장수봉(張壽峰)의 영향이 큰 것으로 생각된다.

『傷寒論』의 과체산은 용토제의 조방(祖方)으로서 과체 · 적소두 · 두시로 구성되었으며, 담연(痰涎)과 숙식(宿食)을 용토(涌吐)하는 공능을 가지고 있다. 『儒門事親』의 삼성산(三聖散)은 과체 · 방풍 · 여로 · 구즙으로 구성되었으며, 전간(癲癎) · 담궐(痰厥) 등이나 독극물을 잘못 먹어서 졸중(卒中)하거나 담연이 인후를 옹색하여 약을 먹이기 힘든 경우에 사용한다. 그러나 과체는 유독하고 약성이 지나치게 강하므로 "諸亡血虛家"에는 과체를 쓸 수 없다고 하였다. 따라서 경악은 소식화담(消食化痰)하는 나복자를 용토약으로 바꾸어 사용하였는데, 약성이 평온하고 부작용이 적으므로 매우 좋은 처방이다. 또한 염탕은 옛날부터 특별한 약물이 없을 경우 간편하게 토하게 하는 방법으로 많이 사용되었다. 중요한 것은 토법을 사용함에 있어서 비위를 손상하지 않게 하는 것이며, 담연(痰涎)을 토하고 나면 즉시 복용을 중지하여야 한다.

【 按 】

이 처방은 조선후기 의서에 인용된 바가 없다.

토법에 있어서 비위를 보호하는 것은 그 유래가 매우 오래된 것으로, 『格致餘論』에 소개된 도창법(倒倉法)이나 임상에서 많이 사용되는 인삼의 노두를 사용하여 토하게 하는 것도 모두 같은 의미로 생각할 수 있다.

【 參考 】

「雜證謨·眩運·吐法新按」

先君壽峰公, 少壯時頗好酒, 因致酒病. 自四旬之外, 遂絶戒不飮. 後至七旬, 因除夜[114]之樂, 飮一小杯而次早眩暈不能起. 先君素善吐法, 有記在痰飮門. 因吐去淸痰而眩暈頓愈. 原[115]其所由, 則一杯之酒何遽爲痰? 不過以惡酒之臟而忽被酒氣, 則眞陰淸氣爲之淆亂而然. 吐去痰飮, 酒氣可除, 吐能升氣, 淸陽可復, 此非治痰而實以治亂耳, 故志此以見其義.

「雜證謨·痰飮·先君吐法記」

先君壽峰公, 少壯時, 素稱善飮, 後年及四旬而酒病起, 遂得痰飮之疾, 多見嘔酸脹滿, 飮食日減, 眩暈不支, 驚惕恍惚, 疾瘧等證, 相繼迭出, 百方治痰, 弗獲寸效。因慕張子和吐法之妙, 遂遵而用之。初用獨聖散·茶調散及虀汁之類, 一吐而稍效, 再吐而再效, 自此屢用不止, 雖諸痰漸退, 而元氣弗復也。如此年餘, 漸覺純熟, 忽悟其理, 遂全不用藥, 但於五鼓食消之後, 徐徐噈氣, 因氣而提, 提不數口而淸涎先至,

114) 除夜는 除夕과 같은 말로서 음력 12월 그믐을 말한다.

115) 原 = 源, 추구하다

再提之, 則膠濁後隨。自後凡遇諸疾, 無論表裏虛實, 雖變出百端, 絶不服藥, 但一行吐法, 無不卽日盡却。後至六旬之外, 則一月或半月必行一次, 全不憚煩, 而鶴髮童顔, 日增矍鑠.

斯時也, 賓將弱冠, 漸已有知, 恐其吐傷, 因微諫曰: 吐本除痰, 豈諸病皆可吐耶? 且吐傷元氣, 人所共知, 矧以衰年, 能無慮乎? 先君曰: 吐以治痰, 爾所知也, 吐治百病, 爾知之乎? 吐能傷氣, 爾所知也, 吐能生氣, 爾亦知乎? 余當爲爾細談之。夫先哲中之善治痰積者, 無如子和之三法, 及丹溪之倒倉, 在倒倉之法不易行, 亦未敢有用之者, 惟子和之法, 則爲人所常用, 而取效不爲不速, 亦不爲不多也。今以余法言之, 則有不同者矣。蓋子和之吐, 用藥而吐也, 藥必苦劣, 吐必勇猛, 勢不我由, 不能無傷也; 余之吐, 不用藥而吐者也, 痰隨氣行, 氣因痰至, 徐疾自如, 有益無損也。子和之法, 其用在急, 故但攻有餘之實痰; 余之法, 其用在緩, 故可兼不足之百病。

夫百病所因, 本自不一, 何以皆宜於吐? 如痰涎壅盛, 格塞胃脘, 而淸道不通者, 不得不吐也; 積聚痛急, 不易行散者, 不得不吐也; 膠固稠濁, 非藥所能消者, 不得不吐也; 痰在經絡膜竅, 及隱伏難狀等痰, 其藏深, 其蓄遠, 藥所難及者, 不得不吐也, 此皆人所易知者也。又若風寒外感者, 吐能散之; 食飮內傷者, 吐能淸之; 火鬱者, 吐能發越熱邪; 寒盛者, 吐能鼓動陽氣; 諸邪下陷者, 吐有升擧之功; 諸邪結聚者, 吐有解散之力。且人之百病, 無非治節不行, 吐能達氣, 氣從則無所不從, 而何有於病。故凡有奇怪難治之病, 醫家竭盡其技而不能取效者, 必用吐法, 方見神功, 此又人所罕知者也。

再如生氣之說, 則不惟人不知, 而且必不信, 玆余力行身受, 始悟其微。蓋天地不息之機, 總惟升降二氣, 升本乎陽, 生長之道也; 降本乎陰, 消亡之道也。余之用氣, 借此升權, 可疾可徐, 吐納自然之生意, 無殘無暴, 全收弗藥之神功。故凡吐之後, 神氣必倍王, 爾之所見也; 陽道必勃然, 我之常驗也, 使非吐能生氣, 而有能如是乎。蓋道家用督,余則用任, 所用不同, 所歸一也, 不惟却病, 而且延年, 余言非謬, 爾切識焉。賓奉此教, 常習用之, 無不效如響應, 第不及先君之神妙耳.
憶自軒岐之後, 善用吐法者, 惟子和一人, 若以先君法較之, 則其難易優劣, 奚啻霄壤? 而所謂亘古一人者, 當不在子和矣。倘智者見同, 則必有踵而行之, 而蒙惠將來者, 自應不少。第恐百世之下, 泯此心傳妙道, 故詳錄語訓, 以爲之記, 并列其詳法於左:
先君行吐之法, 每於五鼓睡醒之時, 仰臥用噯提氣, 氣有不充, 則嚥氣爲噯, 隨咽隨提, 痰涎必隨氣而至, 雖以最深之痰, 無不可取, 但最後出者, 其形色臭味, 甚有紫黑酸惡不堪言者, 所以每吐之後, 或至脣腫咽痛, 但以凉水一二口漱嚥解之。吐畢早膳, 悉屛五味, 但用淡粥一二碗, 以養胃中淸氣。自四旬之後, 絶不用酒, 行吐法者, 四十餘年, 所以愈老愈健, 壽至八旬之外, 猶能登山, 及燈下抄錄古書。後以無病, 忽一旦含笑而辟穀, 時年八旬二矣。

仲景瓜蒂散(「古方八陣·攻陣105」)
治傷寒頭不痛, 寸脈微浮, 胸中痞鞕, 氣上衝咽喉不息者, 此爲胸有寒也, 當吐之.
瓜蒂熬黃 赤小豆等分
右二味, 各別擣篩爲散, 然後合之, 取一錢匕, 以香豉一合, 用熱湯七合, 煮作稀糜, 去滓取汁和散, 溫頓服之. 不吐者, 少少再加, 得快吐乃止. 諸亡血虛家不可與瓜蒂散.

赤金豆 二

【原文】

亦名八仙丹. 治諸積不行. 凡血凝氣滯, 疼痛腫脹, 蟲積結聚癥堅, 宜此主之. 此丸去病捷速, 較之硝·黃·稜·莪之類過傷臟氣者, 大爲勝之.

巴霜 去皮膜, 略去油. 一錢半 生附子 切, 略炒燥, 二錢 皂角 炒微焦, 二錢 輕粉 一錢 丁香 木香 天竺黃 各三錢 硃砂 二錢爲衣

右爲末, 醋浸蒸餠爲丸, 蘿蔔子大, 硃砂爲衣. 欲漸去者, 每服五·七丸. 欲驟行者, 每服一·二十丸. 用滾水, 或煎藥, 或薑·醋·茶·蜜·茴香·史君煎湯爲引送下. 若利多不止, 可飮冷水一·二口卽止. 蓋此藥得熱則行, 得冷則止也. 如治氣濕食滯鼓脹, 先用紅棗煮熟, 取肉一錢許, 隨用七·八丸, 甚者一·二十丸, 同棗肉硏爛, 以熱燒酒加白糖少許送下. 如治蟲痛, 亦用棗肉加服, 止用淸湯送下.

【 解釋 】

팔선단(八仙丹)이라고도 한다. 적체(積滯)가 없어지지 않는 것을 치료한다. 혈기(血氣)가 응체(凝滯)되어 아프고 붓는 것과 충적(蟲積)이 뭉쳐서 덩어리가 단단하게 맺힌 것은 이것으로 치료한다. 이 처방은 병을 매우 신속히 낫게 하지만 망초 · 대황 · 삼릉 · 아출 등이 장기(臟氣)를 심하게 손상시키는 것에 비하면 매우 낫다.

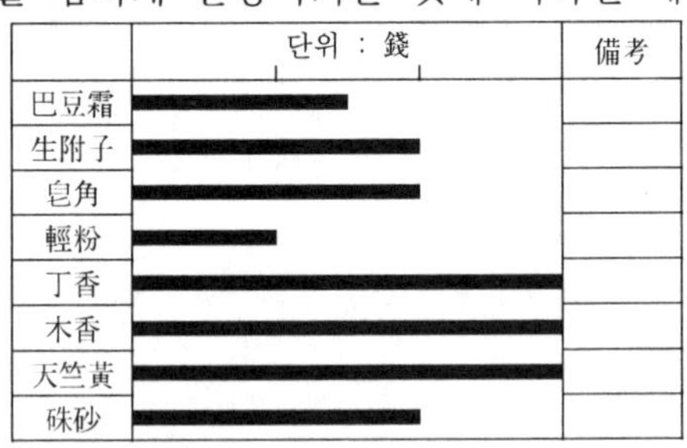

파두상(껍질과 막을 버리고 기름기를 약간 제거한다) 6g, 생부자(잘라서 약간 볶어서 말린다) 8g, 조협[116](볶어서 약간 태운다) 8g, 경분 4g, 정향 · 목

116) 일반적으로 皂角은 皂莢의 異名으로 사용되며, 皂角刺는 皂刺, 皂角針 등으로 불린다. 또한 「本草正」의 皂角도 皂角刺가 아니라 皂莢으로 보아야 한다.

향·천축황 각각 12g, 주사(겉에 입히는 데 쓴다) 8g.

위의 약을 가루내어 초에 담가 떡이 되게 쪄서 무씨만하게 환을 빚어 주사를 겉에 입힌다. 점차로 낫게 하려면 5~7알씩 먹고, 신속히 낫게 하려면 10~20알씩 먹는다. 끓는 물에 먹거나 달여 먹거나 혹은 생강이나 식초·차·꿀·회향·사군자 등을 달인 물에 타서 먹는다. 설사가 그치지 않으면 냉수 한두 모금을 먹으면 그친다. 이 약은 열을 만나면 설사가 나고 찬 것을 만나면 그치기 때문이다. 기체나 습체, 식체로 고창(鼓脹)이 있으면 먼저 붉은 대추를 잘 익혀 살 4g 정도를 취하여 이 약 7~8알, 심하면 10~20알과 함께 짓찧어 뜨거운 소주에 흰 엿을 약간 타서 먹는다. 기생충 때문에 아프면 대추살을 더 먹어도 좋고 끓는 물에 타 먹어도 좋다.

【 方解 】

적금두란 주사를 입혀 붉은 색의 금단(金丹)과 같은 콩알 모양의 약이란 뜻이고, 팔선단이란 여덟 가지 약재로 만든 선약(仙藥)과 같은 훌륭한 약이란 뜻이다. 두 가지 모두 금단이나 선약이라는 도교의 연단술의 용어를 빌려온 것이다. 그러나 이 약은 이름과 같이 연년장수(延年長壽)하는 약이 아니라 적취(積聚)을 공벌(攻伐)하는 약이다. 단지 대황·망초 같은 공하제(攻下劑)나 삼릉·봉출·아출과 같은 거어제(祛瘀劑)에 비하면 장기(臟氣)의 손상이 적다는 의미로 명명한 것인데, 실제로는 파두·부자·경분·주사와 같이 유독성의 약물이 많으므로 사용시에 극히 주의를 요한다.

파두는 열성의 공하약으로 장부에 한냉한 기운이나 생랭물이 쌓여 있는 것을 치료하는데, 기름에 독성이 있으므로 흔히 파두상을 만들어 쓴다. 약성이 강렬하고 독성이 있으므로 경악은 "斬

關奪門"하는 장수에 비유하여 사용할 때에 주의할 것을 강조하였다. 부자는 신열(辛熱)하고 유독한데, 온중회양(溫中回陽)할 때는 대부분 생용하고 포부자를 사용하면 산한제습하는 효과가 강하다. 그러나 전혀 법제를 하지 않으면 독성이 너무 강하므로 약간 덖어서 말려서 쓴다. 이 두 약은 모두 한체(寒滯)로 인한 적취를 치료한다. 정향과 목향은 온성의 이기제(理氣劑)로 기취(氣聚)를 풀어주고, 천축황은 열담과 풍담을 치는 약으로 담적(痰積)을 치료하는 의미로 볼 수 있다. 조협은 담성(痰盛)으로 구규가 불리한 것을 치료하며, 더불어 대변이 조결(燥結)한 것을 치료한다. 또한 경분과 주사도 살충하는 작용이 있으며, 담연을 치료하는 의미도 있다. 전체적으로 한(寒)·담(痰)·기(氣)·충(蟲) 등의 적체로 인한 병증에 급히 공하시키는 목적으로 잠깐 사용할 수 있는 처방으로서, 복용법에서도 목적에 따라 용량을 조절할 것과 부작용으로 설사가 심할 수 있음을 경고하고 있으니 참고하기 바란다.

치료 목적에 따라서 식초·차·꿀이나 온중(溫中)하는 건강·회향, 살충하는 사군자 등의 전탕액(煎湯液)으로 복용할 수 있으며, 기체(氣滯)나 습체(濕滯), 식체(食滯)로 인한 고창(鼓脹)에 홍조육(紅棗肉)을 먼저 복용하는 것은 비위를 보호하기 위함이며, 열성을 돕기 위한 방법으로 뜨거운 소주에 백당(白糖)을 더 넣어서 타 먹는다. 충적(蟲積)에는 더욱 강하게 공하하여야 하므로 대추를 사용하지 않는다.

【 按 】

이 처방은 조선후기 의서에 인용된 바가 없다.

파두는 이제마(李濟馬)가 소음인의 울광증(鬱狂證) 위가실병(胃家實病)을 치료하기 위해 많이 사용하였는데, 소음인병에는 불가불용(不可不用)이나 불가경용(不可輕用)이라 하여 사용에 주의할 것을 강조하였다.

太平丸 三

【 原文 】

治胸腹疼痛脹滿, 及食積氣積血積, 氣疝血疝, 邪實秘滯痛劇等證. 此方借些微巴豆以行群藥之力, 去滯最妙. 如欲其峻, 須用巴豆二錢.

陳皮 厚朴 木香 烏藥 白芥子 草豆蔻 三稜 蓬朮 煨 乾薑 牙皂 炒斷烟 澤瀉 各三錢 以上十一味俱爲細末.

巴豆 用滾湯泡去皮心膜, 稱足一錢, 用水一碗, 微火煮至半碗, 將巴豆撈起, 用乳缽研極細, 仍將前湯攙入研勻, 然後量藥多寡, 入蒸餠浸爛搗丸, 前藥如綠豆大. 每用三分, 或五分, 甚者一錢.

右隨證用湯引送下. 凡傷食停滯, 卽以本物湯下. 婦人血氣痛, 紅花湯或當歸湯下. 氣痛, 陳皮湯. 疝氣, 茴香湯. 寒氣, 生薑湯. 欲瀉者, 用熱薑湯送下一錢. 未利, 再服. 利多不止, 用冷水一·二口卽止.

【 解釋 】

가슴과 배가 아프고 붓고 그득한 것과 식적(食積), 기적(氣積), 혈적(血積) 및 기산(氣疝), 혈산(血疝)에 사기가 실하므로 막혀서 매우 아픈 것을 치료한다. 이 약은 파두의 성질을 약간 빌려서 여러 약의 힘을 잘 가게 하는 것으로 몰린 것을 없애는 데 매우 좋다. 만일 세게 설사시키려면 파두 8g을 써야 한다.

진피 · 후박 · 목향 · 오약 · 백개자 · 초두구 · 삼릉 · 아출(잿불에 묻어서 구운 것)·건강·조협(좋은 것으로 연기가 나지 않을 때까지 덖은 것)·택사 각각 12g. 이상 열한 가지 약을 가루낸다.

	단위 : 錢	備考
陳皮		
厚朴		
木香		
烏藥		
白芥子		
草豆蔲		
三稜		
蓬朮		
乾薑		
牙皂		
澤瀉		
巴豆		用法

파두(끓는 물에 담갔다가 겉껍질과 속심, 얇은 껍질을 버린다) 넉넉하게 4g을 물 1사발에 넣고 약한 불로 달여 반 사발이 되면 파두를 건져 내어 막자사발에 넣고 아주 곱게 간다. 여기에 앞에 끓인 물을 거듭 부으면서 갈아 고루 잘 섞은 다음 약의 양에 따라 물에 불린 증병(蒸餠)을[117] 넣고 앞의 약을 가루내어 두고 잘 짓찧어 녹두알만하게 알약을 만든다. 한번에 1.2~2g 혹은 심하면 4g씩 쓴다.

위의 약을 증상에 따라 여러 가지 약을 끓인 물에 타서 먹는다. 음식에 상하여 정체되었으면 그 음식을 달인 물로 이 약을 먹는다.[118] 부인이 혈기(血氣)로 아프면 홍화나 당귀 달인 물로 먹는다. 기로 아픈 데는 진피 달인 물로 먹는다. 산기(疝氣)에는 회향 달인 물로 먹는다. 찬 기운이 있어 아픈 데는 생강 달인 물로 먹는다. 설사를 시키려면 건강을 달인 물을 뜨겁게 하여 4g씩 먹는다.[119] 설사를 하지 않으면 다시 먹는다. 설사를 많이 하면서 멎지 않는 데는 찬물 한두 모금을 먹으면 곧 멎는다.

---

117) 이 부분은 해석이 명료하지 않다. 叱正을 바란다. 뒤 처방에 나오는 "浸蒸餠丸"과 어떻게 다른지 모르겠다.

118) 북역본에는 "그 음식을 이 약 달인 물로 먹는다"라고 하였음.

119) 북역본은 "열을 내리려면 생강 달인 물로 먹는다"라고 하였음.

【 方解 】

이 처방은 여러 종류의 적취(積聚)나 산기(疝氣)[120]로 인하여 통증이 심한 증세, 즉 불평(不平)한 통증의 상태를 강력한 사하약을 써서 탕척(蕩滌)함으로써 태평(太平)하게 만든다는 의미를 가지고 있다.

이 처방의 군약을 파두로 보는 경우도 있는데,[121] 원문에서는 분명히 파두는 "여러 약의 힘을 잘 가게 하는" 인경약(引經藥)의 개념으로 사용하고 있음을 밝히고 있다. 파두는 '강자(剛子)'라고도 부르며 사하축수(瀉下逐水)하고 거담하는 작용이 아주 강력하다. 그러나 파두는 대열한 약으로 그 기름은 독성이 아주 강하여 피부와 점막을 부식시킨다. 많이 쓰면 하리가 그치지 않으므로 망양증(亡陽證)이 나타날 수 있는데, 그 해독법은 뒤의 '참고'란에 수록하였다. 파두의 독성을 감소하기 위해서 일반적으로는 앞의 적금두(赤金豆)에서처럼 거유(去油)하고 남은 잔사(殘渣)를 파두상이라 하여 환(丸)과 산(散)의 형태로 사용한다. 원문에서 "滾湯泡去皮心膜"이라고 한 것도 독성을 감소시키기 위한 방법으로 생각할 수 있다. 그러나 파두상에도 독성이 있으므로 소량을 잠시 사용할 뿐이지 다용하거나 구복해서는 안된다. 그 외에 삼릉·봉출·아출 등의 활혈거어(活血祛瘀)하는 약으로 조체(阻滯)된 어혈을 치고, 진피·후박·목향·오약·초두구로 이기행체(利氣行滯)하고 지통하여 장위를 조리하여 기기(氣機)가 창통(暢通)하는 작용을 정상화시킨다. 또 건강을 배합하여 온중산한(溫中散寒)하고 건비(健脾)하는 작용을 증가시키고, 백개자와 조협으로써서 거담개규(祛痰開竅)하여 경락의 기운이 막힌 것을 잘 다니

120) 여기의 疝證이란 "疝이란 痛이다"라고 한 『諸病源候論』의 말처럼 단순한 하복부의 통증이라는 의미로 보는 것이 적합할 것이다.

121) 陳學勤 主編, 『景岳八陣新解』(上海, 上海中醫學院出版社, 1992)의 견해임.

게 하고, 택사는 이수삼습(利水滲濕)하여 사기를 아래로 끌어내어 배설시킨다. 따라서 어혈과 기체 및 담체 등으로 인한 통증을 치료할 수 있다.

또한 증상에 따라서 여러 가지 약을 달인 물로 환약을 복용하는데, 식체에 그 음식을 달여 먹는 것은 동기상응(同氣相應)의 개념으로 볼 수 있으며 또한 식체로 손상된 비위를 보호하기 위한 방법으로 생각할 수도 있다. 부인의 혈병으로 인한 통증에는 홍화와 당귀 같은 약으로 활혈하고, 기통에는 진피로 행기하고, 산기(疝氣)에는 회향으로 온경(溫經)하여 산한지통(散寒止痛)하고, 한기에는 온중산한(溫中散寒)하는 생강을 쓴다. 설사를 시키려면 건강[122]달인 물을 뜨겁게 복용하여 속을 덥혀주고 설사를 멎게 하려면 찬 물을 먹어 속을 차게 하는데, 이것은 앞의 적금두에서 "이 약은 열을 만나면 설사가 나고 찬 것을 만나면 그치기 때문이다"라고 한 것과 의미가 상통한다.

【 按 】

이 처방은 조선후기 의서에 인용된 바가 없다.

파두는 처방에 사용될 때 대부분 상(霜)의 형태로 생용(生用)되고 있으며, 전탕(煎湯)하는 경우는 거의 없다. 원문에서 "滾湯泡去皮心膜"이라 한 것은 파두를 완전히 끓이라는 것은 아니며 단지 독성을 줄이기 위하여 약간 끓는 물에 데치는 정도를 말한다. 파두는 전탕하였을 경우에는 장관의 운동을 촉진하는 기능이 없기 때문이다.

【 參考 】

解巴豆毒(「古方八陣・因陣222」) 其證口乾, 兩臉[123]赤, 五心熱, 下

122) 특별한 언급이 없으나 生薑보다 溫性이 더 강한 乾薑을 쓰는 것이 더 나을 것으로 생각된다.

利不止.

乾薑炮 黃連微炒 各等分

右爲細末, 每服二錢, 水調下. 如人行五里許再服. 又方, 煮綠豆湯冷服之卽愈. 一方, 黃連・甘草煎汁, 凉飮之. 一方, 芭蕉根葉搗汁飮之, 利止而安.

敦阜丸 四

【 原文 】

治堅頑食積停滯腸胃, 痛劇不行等證.

木香 山査 麥芽 皂角 丁香 烏藥 靑皮 陳皮 澤瀉 各五錢 巴霜 一錢

右共爲末, 用生蒜頭一兩研爛, 加熟水取汁, 浸蒸餠搗丸, 綠豆大. 每服二·三十丸隨便用湯引送下. 如未愈, 徐徐漸加用之.

【 解釋 】

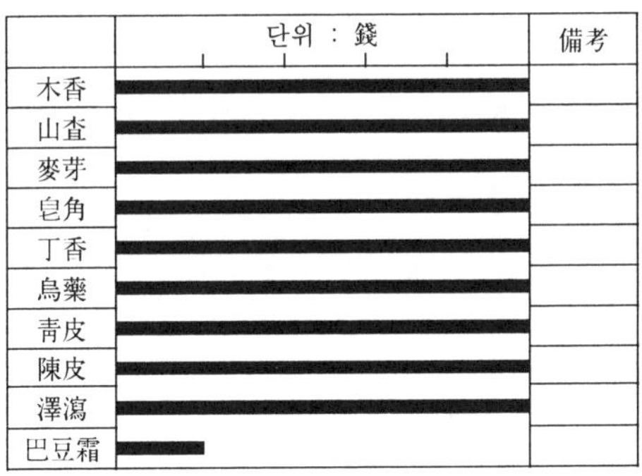

단단하고 완고한 식적(食積)이 장위(腸胃)에 정체되어 있어서 통증이 매우 심하고 음식이 나가지 못하는 것을 치료한다.

목향・산사・맥아・조

123) 臉(뺨, 얼굴): 瞼(눈꺼풀)의 訛字로 보기도 하지만, 亡陽證에 나타나는 顴紅과 같이 양쪽 뺨이 불그스레한 것으로 보아도 큰 무리가 없다.

협·정향·오약·청피·진피·택사 각각 20g, 파두상 4g.

위의 약을 가루내어 마늘통(문드러지게 간 것) 40g을 삶은 물의 즙에 넣고 쪄서 떡이 된 것을 녹두알만하게 환을 빚는다. 20~30알씩 임의로 끓인 물에 타서 먹는다. 낫지 않으면 서서히 양을 늘려서 쓴다.

【 方解 】

돈부(敦阜)란 『素問·五常政大論』에서 토운(土運)의 태과를 '돈부(敦阜)'라고 한 데서 유래한 것으로, 토란 비위의 중초를 말하며 돈(敦)은 두텁다는 것이고 부(阜)란 높다는 뜻이다. 따라서 이 처방은 비위의 기가 태과하여 발생하는 실증을 치료하는 것으로, 음식이 장위에 정체되어 발생하는 완고한 식적(食積)으로 통증이 극심한 증세를 치료한다.

파두상은 공축사하(攻逐瀉下)하여 기체를 치료하며, 산사와 맥아로 소식도체(消食導滯)하여 식적을 치료한다. 또 목향·정향·오약·청피·진피 등의 이기약(理氣藥)을 배오하여 행기지통(行氣止痛)하고 화중(和中)하여 비위의 운화를 정상화시킨다. 조협과 마늘로는 온중(溫中)하면서 거담(祛痰)하고, 택사로는 비위의 습탁을 제거한다. 전체적으로 속을 덥히면서 사하시키며 행기거담(行氣去痰)하는 처방으로 볼 수 있다.

【 按 】

이 처방은 조선후기 의서에 인용된 바가 없다.

獵蟲丸 五

【 原文 】

治諸蟲積脹痛黃瘦等病.

蕪荑 雷丸 桃仁 乾漆 炒烟盡 雄黃 微炒 錫灰 皂角 燒烟盡 檳榔 使君子 各等分 輕粉 減半 細榧肉 加倍
湯浸蒸餅爲丸, 綠豆大. 每服五·七分, 滚白湯下, 陸續服之. 如蟲積堅固者, 加巴豆霜與輕粉同.

【 解釋 】

여러 가지 충적(蟲積)으로 배가 부르고 아프고 누렇게 뜨고 마르는 것을 치료한다.

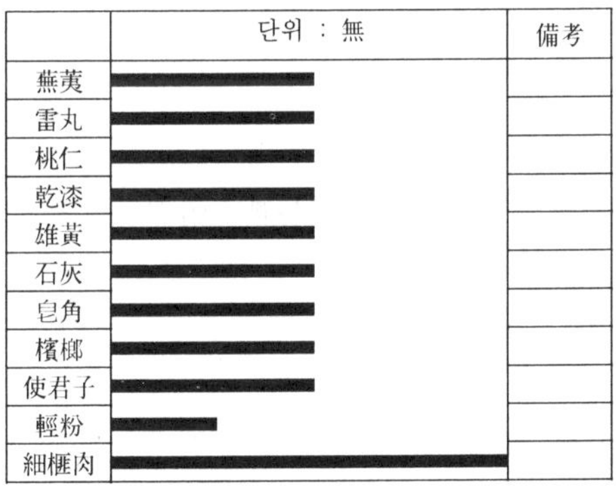

무이·뇌환·도인·건칠(덖어서 완전히 그을린 것)·웅황(약간 덖은 것)·석회·조각자(덖어서 완전히 그을린 것)·빈랑·사군자 모두 같은 양, 경분 앞의 절반, 세비육 앞의 두 배.

끓여서 쪄서 떡이 된 것으로 녹두알만한 환을 빚는다. 2~2.8g씩 끓는 물에 타서 연달아 계속 먹는다. 충적이 견고하면 파두상을 경분과 같은 양으로 쓴다.

【 方解 】

엽(獵)이란 '사냥하다, 사로잡다'는 뜻으로 기생충을 사로잡아 공하시켜 체외로 배출한다는 의미로 엽충환(獵蟲丸)이라 하였다. 충적(蟲積)으로 배가 부르고 아프며 몸이 누렇게 뜨고 마르는 증상을 치료하는데, 몸이 누렇게 뜨고 마르는 것은 허증으로 오인할 수도 있지만 그 본질은 충적에 있으므로 공하시키는 치법을 써야 한다. 그러나 주의할 것은 충적이라 하더라도 병의 허실과 완급 및 기생충의 종류와 겸증을 잘 살펴서 적당한 약을 사용하여야 한다.

사군자 · 뇌환 · 무이 · 비자 · 빈랑 · 웅황 · 경분 · 석회 · 건칠 · 조협은 모두 살충하는 약물로서 충적을 치료하기 위하여 사용되었다. 그 중에서 빈랑과 비자는 완만한 사하작용이 있어서 기생충을 체외로 배출하는 작용도 있다. 또 도인과 건칠은 활혈하여 거어생신(祛瘀生新)하는 작용이 있다. 그러나 웅황 · 경분 · 석회 · 조협은 모두 독성이 있으므로 아주 주의하여 사용해야 하는데, 1회 복용량이 5푼에서 7푼밖에 되지 않는 이유가 독성을 최소화하기 위한 것으로 생각된다. 충적이 견고하다는 것은 속이 한(寒)하여 응체된 것이므로 파두상을 써서 속을 덥히면서 사하(瀉下)하여 충적을 몰아내는데, 이 약도 독성이 있으므로 주의해야 한다.

【按】

이 처방은『痲科會通』에 수록되어 있다.

百順丸 六

【原文】

治一切陽邪積滯. 凡氣積血積, 蟲積食積, 傷寒實熱秘結等證, 但各爲湯引, 隨宜送下, 無往不利.

川大黃 錦紋者, 一斤 牙皂角 炒微黃, 一兩六錢

右爲末, 用湯浸蒸餠搗丸, 綠豆大. 每用五分, 或一錢, 或二·三錢, 酌宜用引送下, 或用蜜爲丸亦可.

【 解釋 】

일체의 양사(陽邪)로 생긴 적체(積滯)를 치료한다. 기적(氣積), 혈적(血積), 충적(蟲積), 식적(食積) 등과 상한에 실열로 대변이 굳어진 것 등을 치료하는데, 병증에 맞는 탕약을 만들어 환약을 복용하면 모두 효과가 있다.

대황(비단무늬가 도는 것) 600g, 조협(좋은 것으로 약간 누렇게 닦은 것) 64g.

	단위 : 兩	備考
川大黃		1斤
牙皂角		

위의 약을 가루내서 증병으로 반죽하여 녹두알 만하게 알약을 만든다. 한번에 2g씩 혹은 4g 혹은 8~12g씩 알맞게 물로 먹는다. 혹은 꿀로 알약을 만들어도 좋다.

【 方解 】

이 처방은 "一切陽邪積滯"를 공축(攻逐)하여 "無往不利"하는 작용이 있으므로, 여러 가지를 아래로 잘 순행시킨다는 의미에서 백순(百順)이라고 하였다.

대황은 적체(積滯)를 공축(攻逐)하여 사하통변(瀉下通便)하며 겸하여 양혈행어(凉血行瘀)한다. 그 작용이 강력하기 때문에 '將軍'으로 불린다. 조협은 거담(袪痰)하고 통규(通竅)하며 대황과 배합되면 사하작용이 강해진다. 따라서 이 두 약물의 배합으로 강력한 공축작용이 생기므로 일체의 양사(陽邪)가 적취(積聚)된 실증에 활용된다.

【 按 】

이 처방은 『痲科會通』에 수록되어 있다.

이 처방과 돈부환은 모두 조협을 공하하는 작용으로 사용하고 있는데, 돈부환에서는 조협을 온성의 사하약과 배합하여 한성(寒

性)의 적취를 치료하고, 이 처방에서는 한량한 대황과 배합하였으므로 열성(熱盛)의 적취에 사용한다. 이 두 처방은 적취를 공하하는 방법에서는 동일하지만 한열의 성질에 있어서는 서로 반대이므로 잘 구별하여 사용해야 한다.

「新方八陣」에서 기생충으로 인한 병에 쓰는 처방으로는 소충전(掃蟲煎)(「新方八陣 · 和陣14」), 적금두(赤金豆)(「新方八陣 · 攻陣2」), 엽충환(獵蟲丸)(「新方八陣 · 攻陣5」), 백순환(百順丸)(「新方八陣 · 攻陣6」) 등이 있다. 은주연(銀硃烟)(「新方八陣 · 因陣53」), 이십사미패독산(二十四味敗毒散)(「新方八陣 · 因陣57」)[124], 수창산(收瘡散)(「新方八陣 · 因陣59」) 등도 적응증에 '충(蟲)'이 있으나, 이들은 위장관계의 기생충병이 아니라 매독이나 심한 피부병 등에 적용된다. 소충전은 살충하는 빈랑 · 세비육(細榧肉) · 주사 · 웅황 등과 안회(安蛔)하는 오수유 · 오매와 온중하면서 이기(理氣)하는 소회향 · 오약 · 청피를 사용하여 충이 상공(上攻)하여 발생하는 통증을 이기(理氣)하고 하행(下行)하여 치료하는 것이 주된 목적이다. 적금두는 경분 · 주사 · 천축황 등으로 살충하고, 정향 · 목향 등으로 이기(理氣)하면서 파두와 부자 · 조협 등으로 온중(溫中)하면서 공축(攻逐)하므로 한성의 충적을 치료하는 데 사용된다. 엽충환은 전형적인 살충약으로 구성된 처방으로 한열과 무관하게 실증의 충적(蟲積)을 사하하는 것이 목표이다. 마지막으로 백순환은 대황과 조협으로 열성의 충적을 공하하는 것이 목적이다.

124) 원목차에는 '秘傳水銀膏'로 되어 있지만 실제로는 '二十四味敗毒散'이 附記되어 있다.

散 陣

用散者，散表證也.

散略

【原文】

用散者, 散表證也. 觀仲景太陽證用麻黃湯, 陽明證用升麻葛根湯, 少陽證用小柴胡湯, 此散表之準繩也. 後世宗之, 而復不能用之, 在不得其意耳. 蓋麻黃之氣, 峻利而勇, 凡太陽經陰邪在表者, 寒毒旣深, 非此不達, 故制用此方, 非謂太陽經藥必須麻黃也. 設以麻黃治陽明·少陽之證, 亦寒無不散, 第恐性力太過, 必反傷其氣, 豈謂某經某藥必不可移易, 亦不過分其輕重耳. 故如陽明之升麻·乾葛, 未有不走太陽·少陽者; 少陽之柴胡, 亦未有不入太陽·陽明者.

【解釋】

산법(散法)을 쓴다는 것은 표증을 흩는다는 것이다. 장중경(張仲景)은 태양증에 마황탕을 쓰고 양명증에 승마갈근탕을 쓰고 소양증에 소시호탕을 사용하였는데, 이것이 바로 표증을 흩는 법도와 같은 것이다. 후세의 의사들이 모두 이를 받들지만 다시 사용하지 못하는 것은 그 의미를 정확하게 알지 못하기 때문이다. 마황은 기가 엄하고 날카롭고 용감하여 태양경에 음한의 사기가 표부에 있을 때는 한독(寒毒)이 이미 심한 상태이므로 이것을 쓰지 않으면 약력이 도달할 수가 없으므로 마황탕을 만들어 사용한 것에 불과하지 태양경에 반드시 마황을 써야 한다는 말은 아니다. 설사 마황으로 양명과 소양의 증상을 치료하더라도 한기가 흩어지지 않을 리는 없지만 약력이 지나치게 강하므로 도리어 그 사람의 기운을 손상시킬 것을 걱정한 것이지, 어찌 어떤 경락에 어떤 약을 쓴다고 하는 것을 변경할 수 없다고 말할 수 있겠는가? 단지 경중에 따라 나눈 것에 불과할 뿐이다. 그러므로 양명병의 승마 · 건갈도 태양경과 소양경으로 가지 않을 이유가 없으며, 소양병의 시호도 역시 태양경과 양명경으로 들어가지 않을 이유가 없는 것이다.

【 原文 】

但用散之法, 當知性力緩急, 及氣味寒溫之辨, 用得其宜, 諸經無不妙也. 如麻黃·桂枝, 峻散者也; 防風·荊芥·紫蘇, 平散者也; 細辛·白芷·生薑, 溫散者也; 柴胡·乾葛·薄荷, 凉散者也; 羌活·蒼朮, 能走經去濕而散者也; 升麻·川芎, 能擧陷上行而散者也. 第邪淺者, 忌峻利之屬; 氣弱者, 忌雄悍之屬; 熱多者, 忌溫燥之屬; 寒多者, 忌淸凉之屬. 凡熱渴煩躁者喜乾葛, 而嘔惡者忌之; 寒熱往來者宜柴胡, 而泄瀉者忌之; 寒邪在上者, 宜升麻·川芎, 而內熱炎升者忌之. 此性用之宜忌, 所當辨也.

【 解釋 】

단지 산법을 사용할 때에는 반드시 약력의 완급과 기미의 한온을 잘 구별하여 적절하게 사용하기만 하면 육경 모두에 맞지 않을 이유가 없는 것이다. 예를 들어 마황과 계지는 세게 흩는[峻散] 약이고, 방풍 · 형개 · 자소엽은 보통으로 흩는[平散] 약이다. 또 세신 · 백지 · 생강은 따듯하게 흩는[溫散] 약이고, 시호 · 건갈 · 박하는 서늘하게 흩는[凉散] 약이다. 강활과 창출은 경락을 돌아다니면서 습기를 몰아내면서 흩어주는 약이고, 승마와 천궁은 아래로 처진 것을 위로 끌어 올리면서 흩어주는 약이다. 그러나 사기가 얕은 경우에는 세게 흩는 약을 조심하며, 기가 약한 경우에는 성질이 빠른 약을 꺼린다. 열이 많으면 따듯하고 말리는 약을 꺼리고, 추위를 많이 타면 맑히고 서늘하게 하는 약을 조심해야 한다. 열이 있어서 갈증이 나고 답답하고 날치는 경우에는 건갈을 좋아하지만 토하거나 구역질하는 경우에는 쓰면 안된다. 오한과 발열이 왔다 갔다 하는 경우에는 시호를 쓰지만 설사가 있을 때는 쓰면 안된다. 한사가 위에 있을 때는 승마와 천궁이 적절하지만 속에 열이 있어서 위로 치솟는 경우에는 쓰면 안된다. 이것이 약성에 따라 적절한 경우와 그렇지 않은 경우를 구분하는 방법이다.

【 原文 】

至於相配之法, 則尤當知要, 凡以平兼清, 自成涼散; 以平兼煖, 亦可溫經; 宜大溫者, 以熱濟熱; 宜大涼者, 以寒濟寒. 此其運用之權, 則毫釐進退, 自有伸縮之妙, 又何必膠柱刻舟, 以限無窮之病變哉! 此無他, 在不知仲景之意耳.

【 解釋 】

약물을 서로 배합하는 방법은 그 요점을 더욱 잘 알고 있어야 한다. 보통의 약과 서늘한 약을 섞으면 저절로 서늘하게 흩는 약이 되고, 보통의 약과 따듯한 약을 섞으면 경락을 따듯하게 하는 작용이 있다. 많이 따듯하게 해야 할 경우에는 더운 약으로 더운 약을 억제하며, 많이 차게 해야 할 경우에는 찬 약으로 찬 약을 억제한다. 이것이 약물을 운용하는 권도인즉 조금만 융통성 있게 사용하면 약효가 크게 변화하는 묘미를 맛볼 수 있는데, 어찌 끊임없이 변화하는 질병의 변화를 융통성 없는 방법으로 치료할 수 있겠는가! 이것은 다른 이유가 아니라 중경의 뜻을 제대로 알지 못하기 때문인 것이다.

一柴胡飮 一

【 原文 】

一爲水數, 從寒散也. 凡感四時不正之氣, 或爲發熱, 或爲寒熱, 或因勞因怒, 或婦人熱入血室, 或産後經後因冒風寒, 以致寒熱如瘧等證, 但外有邪而內兼火者, 須從凉散, 宜此主之.

柴胡 二·三錢 黃芩 一錢半 芍藥 二錢 生地 一錢半 陳皮 一錢半 甘草 八分

水一鍾半, 煎七·八分. 溫服. 如內熱甚者, 加連翹一·二錢隨宜. 如外邪甚者, 加防風一錢佐之. 如邪結在胸而痞滿者, 去生地, 加枳實一·二錢. 如熱在陽明而兼渴者, 加天花粉或葛根一·二錢. 熱甚者, 加知母·石膏亦可.

【 解釋 】

일(一)은 수(水)의 숫자로서 찬 약으로 발산시킨다는 뜻이 있다. 사계(四季)의 이상기후에 감촉되어 열이 나거나, 추웠다 열이 났다 하거나, 과로나 분노로 인하거나 혹은 부인들이 열이 혈실(血室)[125]에 들어갔을 때 혹은 해산한 뒤나 월경 후에 풍한에 감모되어 학질같이 오한이 났다 열이 났다 하는 것을 치료한다. 단 바깥에 사기가 있으면서 속에 열이 겸해 있을 때에는 반드시 성질이 서늘한 약으로 풀어주어야 하는데, 이 약으로 치료한다.

---

125) 북역본에는 '혈실(요로)'로 되어 있다. 그러나 熱入血室이란『傷寒論』143, 144, 145, 216條에서 나온 개념으로 월경 중 혹은 직후에 外邪에 감촉되어 발생하는 것으로, 血室은 보통 子宮, 衝脈, 肝經 등으로 해석된다.

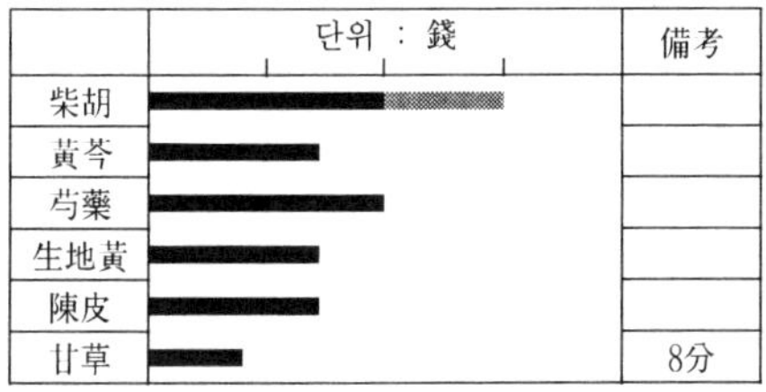

시호 8~12g, 황금 6g, 작약 8g, 생지황 6g, 진피 6g, 감초 3.2g

물 한 사발 반에 넣어 7~8할이 되게 달여 따듯하게 먹는다. 속의 열이 심하면 연교 4~8g을 적당하게 더 넣어 쓴다. 겉의 사기가 심할 때는 방풍 4g을 더 넣어 보좌한다. 사기가 가슴에 맺혀 그득하면 생지황을 빼고 지실 4~8g을 더 넣어 쓴다. 열이 양명에 있고 겸하여 갈증이 있으면 천화분이나 갈근 4~8g을 더 넣어 쓴다. 열이 심하면 지모·석고를 더 넣어 써도 된다.

【 方解 】

이 처방에서부터 오시호음(五柴胡飮)까지는 모두 일음전(一陰煎)에서 오음전(五陰煎)에서와 같이 상수학적(象數學的)인 측면에서 명명되었다. 이 처방은 외사(外邪)와 내열(內熱)이 겸한 경우에 청량(淸凉)한 약제들로 청열하면서 발산하는데, 적응증은 주로 과로나 분노, 산후, 월경후 등의 내허(內虛)한 상황에서 사기에 감촉되어 정사(正邪)가 상쟁하면서 오한과 발열이 왕래하는 증상으로 『傷寒論』에서 말한 열입혈실증과 유사한 것이다. 따라서 이 처방은 중경의 소시호탕의 의미와 거의 유사한 것으로 볼 수 있으며, 이후에 나오는 모든 시호음의 기본이 되는 방제로 볼 수 있다.

시호는 "苦微辛, 平微寒, 氣味俱輕"하여 량산(凉散)하여 간열(肝熱)을 치거나 한열왕래를 치료하는 효과가 있다. 황금·작약·생지는 모두 청열하는 약으로, 황금과 시호의 약대는 소양열을 치료하고, 작약은 청열하면서 량혈(凉血)하고, 생지는 청열하면서 양음(養陰)하는 작용도 있으므로 열로 진액이 심하게 손상된 경우에 알맞다. 진피는 방향(芳香)이 있어서 성비(醒脾)하고 이기화위(理氣和胃)하며, 감초는 감완화중(甘緩和中)하고 조화제약(調和諸藥)하고 생용일 경우에는 청열해독(淸熱解毒)하는 작용이 있다.

내열이 심하면 연교를 써서 열을 내리는데, 「本草正」에 따르면 연교는 심경(心經)의 객열(客熱)과 비위(脾胃)의 습열(濕熱)을 치료하므로 주치증의 내열은 심비(心脾)의 열로 볼 수 있다. 외사가 심한 경우는 방풍을 써서 발산하는 기능을 보좌하는데, 경악의 분류에 의하면 방풍은 평산(平散)하는 약이다. 사기가 가슴에 맺혀 비만(痞滿)한 것은 『傷寒論』의 결흉(結胸)이나 비기(痞氣)와 유사하며, 니체(膩滯)하고 한량한 생지황을 빼고 지실을 써서 흉부의 비만(痞滿)한 기를 뚫어야 한다. 양명에 열이 있어서 갈증이 있으면 천화분이나 갈근으로 생진하면서 양명의 열을 밝힌다. 양명의 열이 심하면 지모와 석고를 쓰는데, 이는 백호탕의 의미와 같다.

【 按 】

이 처방은 『醫宗損益』에 인용되어 있다.

二柴胡飮 二

【 原文 】

二爲火數, 從溫散也. 凡遇四時外感, 或其人元氣充實, 臟氣平素無火, 或時逢寒勝之令, 本無內熱等證者, 皆不宜妄用涼藥, 以致寒滯不散, 則爲害非淺, 宜此主之.

陳皮 一錢半 半夏 二錢 細辛 一·二錢 厚朴 一錢半 生薑 三·五·七

片 柴胡 一錢半或二·三錢 甘草 八分

水一鍾半，煎七·八分．溫服．如邪盛者，可加羌活·白芷·防風·紫蘇之屬，擇而用之．如頭痛不止者，加川芎一·二錢．如多濕者，加蒼朮．如陰寒氣勝，必加麻黃一·二錢，或兼桂枝，不必疑也．

【 解釋 】

이(二)는 화(火)의 숫자로서 성질이 더운 약으로 발산시킨다는 뜻이다. 대체로 사계의 외사에 감촉되었는데 환자의 원기가 충실하고 장부에 원래 화기가 없을 때나 찬 기운이 왕성한 시령(時令)을 만났는데 본래 속에 열이 없는 병증에는 찬 약을 함부로 쓰는 것은 모두 좋지 않으며, 만일 써서 한기가 뭉쳐 흩어지지 않으면 그 피해가 적지 않은데, 이러한 경우에 이 약을 써서 치료한다.

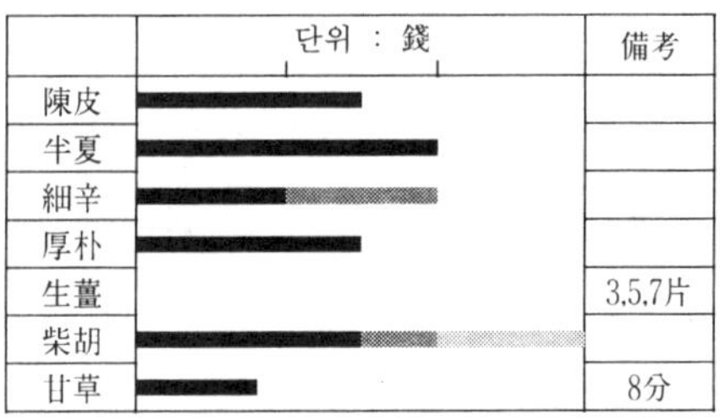

진피 6g, 반하 8g, 세신 4~8g, 후박 6g, 생강 3~5~7쪽, 시호 6~8~12g, 감초 3.2g

물 한 사발 반에 넣어 7~8할이 되게 달여 따듯하게 먹는다. 만약 사기가 성하면 강활 · 백지 · 방풍 · 자소엽 등을 적절히 선택하여 쓴다. 머리가 그치지 않고 계속 아프면 천궁 4~8g을 더 넣어 쓴다. 습이 많으면 창출을 더 넣는다. 음기와 한기가 성하면 반드시 마황 4~8g을 더 넣어야 하며, 혹 계지를 겸하여 써도 좋다.

【 方解 】

이 처방은 온산(溫散)하는 처방으로 이(二) · 칠(七) 화(火)의 의미를 빌어 명명하였다. 주치증은 일시호음(一柴胡飮)과는 달리 화증(火證)이 없는 것이 특징적인데, 만약 한량(寒凉)한 약을 잘못 쓰면 한체(寒滯)가 흩어지지 않으므로 주의하여야 한다. 또한 화증이 없다고 해서 무조건 쓰면 안되며 반드시 기실(氣實)이 전제가 되어야 하는데, 이것이 삼시호음(三柴胡飮), 사시호음(四柴胡飮) 등과 구별되는 점이다.

시호는 원래 량산(凉散)하는 약인데, 이 처방에서는 신열한 세신·생강과 배합되어 온산(溫散)하는 작용을 나타내고 있다. 특히 세신은 거풍산한(祛風散寒)하면서 통규(通竅)하고 온폐화음(溫肺化飮)하는 작용이 있으며, 생강은 온중지구(溫中止嘔)하면서 화담지해(化痰止咳)하는 작용이 있다. 후박·진피·반하는 행기거담(行氣去痰)하여 성비(醒脾)하는 작용이 있는데, 특히 반하와 진피의 약대는 이진탕의 기본으로 거담(祛痰)에 효과적인 작용을 한다. 감초는 건비하면서 화중하여 여러 약성을 조화시키는 작용을 한다. 전체적으로 이 처방은 본래 기실(氣實)하면서 화증이 없는 사람이 한사에 감촉되어 나타나는 발열과 오한 및 다담(多痰)한 증상을 치료하는 것으로 볼 수 있다.

사기가 성하면 통증이 심하게 나타나는데, 이럴 때는 강활·백지·방풍·자소엽 등의 진통하는 약물을 더 넣는다. 강활은 태양경의 통증에 사용되고, 백지는 양명경의 동통에 사용되며, 방풍은 거습하면서 지통하며, 자소엽은 행기하면서 온중지통(溫中止痛)한다. 두통이 오랫동안 그치지 않으면 "散風寒, 止頭痛"하는 천궁을 쓴다. 습이 많으면 창출로 거습하고, 음한한 기운이 많으면 마황과 계지 같은 준산(峻散)하는 약물로 발한시켜 사기를 몰아낸다.

【 按 】

이 처방은 『醫宗損益』에 인용되어 있다.

三柴胡飮 三

【 原文 】

三爲木數, 從肝經血分也. 凡人素稟陰分不足, 或肝經血少, 而偶感風寒者, 或感邪不深, 可兼補而散者, 或病後産後感冒, 有不得不從解散, 而血氣虛弱不能外達者, 宜此主之.

柴胡 二·三錢 芍藥 一錢半 炙甘草 一錢 陳皮 一錢 生薑 三·五片 當歸 二錢. 溏泄者, 易以熟地

水一鍾半, 煎七·八分. 溫服. 如微寒欬嘔者, 加半夏一·二錢.

【 解釋 】

삼(三)은 목(木)의 숫자로서 간경의 혈분에 들어간다는 뜻이 있다. 본래 음기가 부족한 사람이나 간경의 혈이 적은 경우에 우연히 풍한사(風寒邪)에 감촉되었거나, 감촉된 사기가 깊이 들어가지 않아서 보약과 발산할 약을 겸하여 쓸 수 있을 때나 앓고난 뒤와 해산한 뒤에 감기로 부득이 발산시키지 않을 수 없을 때와 기혈이 허약하여 잘 발산되지 않을 때에 이것으로 치료한다.

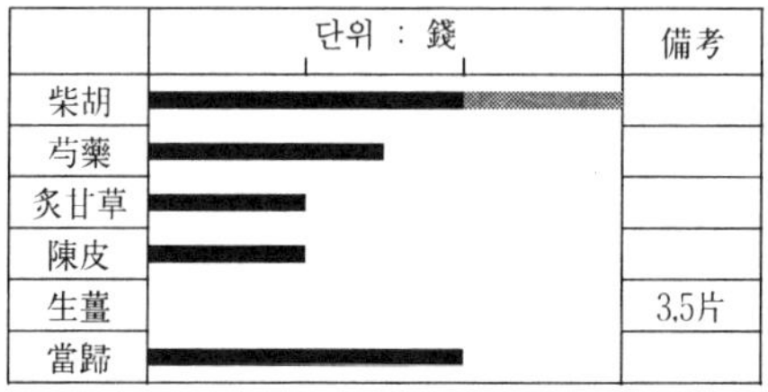

시호 8~12g, 작약 6g, 자감초 4g, 진피 4g, 생강 3~5쪽, 당귀(대변이 묽으면 숙지황으로 바꾼다) 8g.

물 한 사발 반에 넣어 7~8할이 되게 달여 따듯하게 먹는다. 오한은 약하고 기침과 구역이 나면 반하 4~8g을 더 넣어 쓴다.

【 方解 】

간은 장혈(藏血)을 주관하는 장부로서 혈허한 경우에 간이 손상받는 경우가 가장 많다. 따라서 경악은 간목(肝木)의 수(數)인 삼(三)으로 이 처방을 명명하였으며, 다음의 사시호음은 폐금의 수로 기허(氣虛)를 나타내었다. 이 처방의 적응증은 여러 가지 이유로 환자가 음허나 혈허한 상황에서 풍한을 감촉한 것으로, 이러한 경우에는 발산만 계속하면 음혈의 손상이 더욱 가중되므로 보(補)와 산(散)을 겸하여 치료해야 한다.

시호와 생강은 발산하는 약으로, 시호는 양산(凉散)하고 생강은 온산(溫散)한다. 당귀와 작약은 보혈하는 대표적인 약물이며, 자감초는 건비화중(健脾和中)하며 보기하는 작용을 한다. 진피는 행기건비(行氣健脾)하여 발산과 보기를 동시에 돕는다. 이 처방은 전체적으로 소시호탕과 사물탕을 합방한 의미로 볼 수 있다.

당귀는 윤활하여 비허한 경우에는 대변이 당설(溏泄)한 폐단이 있다. 따라서 비교적 온한 숙지황으로 바꾸어 보혈하면서 비위에 무리가 없게 하였다. 해수와 구토에는 반하를 더 넣어 거담하면서 강역화위(降逆和胃)하여야 한다.

【 按 】

이 처방은 『醫宗損益』에 인용되어 있다.

四柴胡飮 四

【 原文 】

四爲金數, 從氣分也. 凡人元氣不足, 或忍饑勞倦, 而外感風寒，或六脈緊數微細，正不勝邪等證，必須培助元氣，兼之解散，庶可保全，宜此主之．若但知散邪，不顧根本，未有不元氣先敗者，察之，愼之!

柴胡 一·二·三錢 炙甘草 一錢 生薑 三·五·七片 當歸 二·三錢．瀉者少用 人蔘 二·三錢或五·七錢酌而用之

水二鍾，煎七·八分．溫服．如胸膈滯悶者，加陳皮一錢．

【 解釋 】

사(四)는 금(金)의 숫자로서 기분(氣分)에 들어간다는 뜻이 있다. 원기(元氣)가 부족한 사람이 배가 고픈 것을 참고 일을 하여 몸이 지쳤을 때 풍한사에 감촉되었거나 육맥(六脈)이 긴(緊), 삭(數), 미(微), 세(細)한 것과 같은 정기(正氣)가 사기(邪氣)를 이기지 못한 증세를 치료하는데, 반드시 원기를 북돋우면서 겸하여 사기를 발산시켜 풀어주어야 생명을 보존할 수 있으므로 이 처방으로 치료한다. 만일 사기를 흩을 줄만 알고 근본을 고려하지 않으면 원기(元氣)가 사기보다 먼저 무너지게 되니 아주 주의하여야 한다.

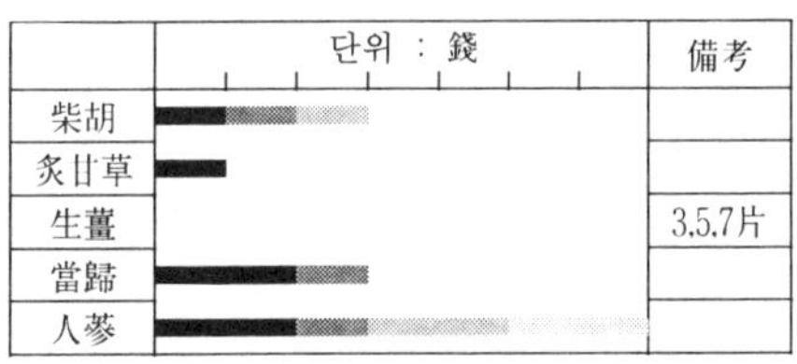

시호 4~8~12g, 자감초 4g, 생강 3~5~7쪽, 당귀 8~12g(설사할 때는 적게 쓴다), 인삼 8~12g, 혹은 20~28g(증상을 참작하여 적절히 쓴다).

물 두 사발에 넣고 7~8할이 되게 달여 따듯하게 먹는다. 가슴이 막혀서 답답하면 진피 4g을 더 넣어 쓴다.

【 方解 】

폐주기(肺主氣)하므로 금수(金數)인 사(四)로써 명명하였다.

이 처방은 평소에 기허하던 사람이 외감을 당하여 정기가 사기를 이기지 못하는 것을 치료한다. 맥이 긴삭(緊數)한 것은 외감을 말하고, 미세(微細)한 것은 기허를 나타낸다. 그런데 경악은 「脈神章」에서 삭맥을 음양으로 구분하면서 "폭삭(暴數)한 것은 외사가 많고, 구삭(久數)한 것은 허손이 많다"라고 하여 삭맥을 모두 열증으로 보던 기존의 견해에 반대하고 있으며, 「傷寒典」에서도 "긴삭(緊數)한 맥이 표증과 겸하여 나타나면 외감임을 의심할 수 없으므로 발산시켜 풀어주어야 한다. 그러나 내상의 맥에서도 긴삭(緊數)한 것이 있는데, 단지 내상의 긴(緊)은 서서히 나타나며 외감의 긴(緊)은 매우 급하게 나타나므로 이것으로 구분하면 가장 적절할 것이다"라고 하였으니 참고하기 바란다.

시호와 생강은 발산해표하는데, 시호는 차고 생강은 더우므로 온량(溫凉)이 적절히 배합된 것으로 볼 수 있다. 자감초와 인삼은 모두 건비(健脾)하고 익기(益氣)하며 특히 인삼은 비폐(脾肺)의 기운을 동시에 보익하는 작용이 있다. 당귀는 보혈하는 약물로 이 처방의 정기허(正氣虛)가 단순히 기허만을 의미하는 것이 아니라 혈허를 포함하고 있음을 알 수 있다. 설사가 있으면 소량 사용하라는 것은 당귀가 당설(溏泄)을 유발할 수 있기 때문으로 앞의 삼시호음에서와 같이 숙지황으로 바꾸어도 될 것으로 생각된다. 전체적으로는 시호와 생강의 발산하는 부분과 자감초·인삼·당귀의 보익하는 부분으로 나뉘는데, 원문에서 말한 바와 같이 이 처방은 사기를 치료하는 것보다는 원기를 보호하는 데 더 중점을 둔 것으로 생각할 수 있다.

흉격이 답답한 경우에는 진피를 써서 행기시켜 울결된 기를 풀어주어야 한다. 특히 진피는 사시호음을 제외한 다른 시호음에는 모두 들어가는데, 흉격의 기체(氣滯)가 없을 경우에는 이 처방에서와 같이 빼는 것이 합당할 것이다.

【 按 】

이 처방은 『醫宗損益』에 인용되어 있다.

삼시호음은 '補血而散'의 작용이 있으므로 보음익기전(補陰益氣煎)과 유사하고, 사시호음은 '補氣而散'의 작용으로 보중익기탕(補中益氣湯)과 유사한 것으로 생각할 수 있다.

五柴胡飮 五

【 原文 】

五爲土數, 從脾胃也. 脾土爲五臟之本, 凡中氣不足而外邪有不散者, 非此不可. 此與四柴胡飮相表裏, 但四柴胡飮止調氣分, 此則兼培血氣以逐寒邪, 尤切於時用者也, 神效不可盡述. 凡傷寒瘧疾痘瘡, 皆所宜用.

柴胡 一·二·三錢 當歸 二·三錢 熟地 三·五錢 白朮 二·三錢 芍藥 錢半, 炒用 炙甘草 一錢 陳皮 酌用, 或不必用

水一鍾半, 煎七分. 食遠熱服. 寒勝無火者, 減芍藥, 加生薑三·五·七片, 或炮乾薑一·二錢, 或再加桂枝一·二錢則更妙. 脾滯者, 減白朮. 氣虛者, 加人蔘隨宜. 腰痛者, 加杜沖. 頭痛者, 加川芎. 勞倦傷脾陽虛者, 加升麻一錢.

【 解釋 】

오(五)는 토(土)의 숫자로서 비위(脾胃)에 들어간다는 뜻이 있다. 비토(脾土)는 오장의 근본이 되므로 대체로 중기(中氣)가 부족하여 외사가 헤쳐지지 않는 데는 이 약이 아니면 안된다. 이 약은 사시호음(四柴胡飮)과 서로 밀접한 관련이 있는데, 사시호음(四柴胡飮)은 단지 기분(氣分)을 조화시키지만 이 약은 겸해서 기혈(氣血)을 다 북돋아서 한사(寒邪)를 몰아내게 하므로 요즘에 사용하기에 더욱 적절한 약으로 그 효과를 다 말할 수 없다. 상한과 학질, 두창(痘瘡)[126] 때에 써도 좋다.

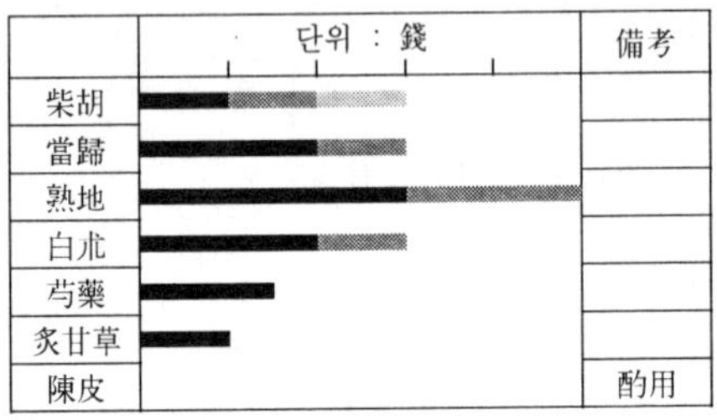

시호 4~8~12g, 당귀 8~12g, 숙지황 12~20g, 백출 8~12g, 작약(볶은 것) 6g, 자감초 4g, 진피 적당량(쓰지 않아도 된다).

물 한 사발 반에 넣어 7할이 되게 달여 식후 한참 뒤에 뜨겁게 먹는다. 찬 기운이 성하고 열이 없으면 백작약은 줄이고 생강 3~5~7쪽이나 건강(구운 것) 4~8g을 더 넣어 쓰며, 혹 계지 4~8g을 더 넣으면 더욱 좋다. 비기가 막힌 데는 백출을 줄인다. 기가 허하면 인삼을 적당히 더 넣어 쓴다. 허리가 아프면 두충을 더 넣어 쓴다. 머리가 아프면 천궁을 더 넣어 쓴다. 노권으로 비가 상하고 양이 허하면 승마 4g을 더 넣어 쓴다.

【 方解 】

비위는 후천지본(後天之本)으로 오장육부에 기혈을 공급한다. 따라서 비위의 숫자인 오(五)로 명명된 이 처방으로 중기(中氣)가 부족하여 외사가 쉽게 풀리지 않는 경우를 치료한다. 사시호음과 표리가 된다는 것은 둘 다 기허로 인한 외감을 치료한다는 측면에서 매우 밀접함을 말하는 것인데, 사시호음은 주로 폐기허에 작용하고 이 처방은 비기허에 작용하는 차이점이 있다. 또한

126) 북역본에는 천연두라고 하였으나, 痘瘡에는 천연두 이외의 발진성 전염병도 포괄하고 있으므로 이와 같이 번역하였다.

사시호음에도 보혈하는 당귀가 있으나, 이 처방에는 당귀·숙지·작약 등의 보혈하는 약물이 더욱 강화된 점에도 차이가 있다. 따라서 경악은 기혈을 쌍보(雙補)하는 이 처방이 보기에 치우친 사시호음보다 더욱 시의에 적절한 것으로 보았다.

시호는 발산하여 한열왕래를 치료하며, 당귀·숙지·작약은 보혈하는데, 특히 시호와 작약은 소간양혈(疏肝養血)하는 대표적인 약대로 사용된다. 자감초와 백출은 모두 보기하는 약물이며, 진피는 리기(理氣) 작용이 있어서 발산(發散)과 보비(補脾)하는 기능을 보조한다.

한기가 많고 화증이 없으면 한량한 작약을 빼고 온산하는 생강을 더 넣으며, 한증이 심하다면 온중산한(溫中散寒)하기 위하여 포건강이나 계지를 더 넣는다. 비체(脾滯)에 백출을 줄이는 것은, 백출의 보기작용이 오히려 기체(氣滯)를 더욱 심하게 할 수 있기 때문이다. 기허가 심한 경우에는 인삼을 적당히 넣어서 보기하는 작용을 강화한다. 요통은 기혈의 허가 심하여 신허(腎虛)까지 생긴 것으로 두충을 써서 보신장양(補腎壯陽)한다. 두통에는 보혈하면서 발산지통(發散止痛)하는 천궁을 써서 치료한다. 노권으로 상비(傷脾)하여 비양(脾陽)이 허한 경우에는 승마를 써서 비양을 승기(升氣)하는데, 이는 보중익기탕에서의 의미와 유사하다.

【 按 】

이 처방은 『醫宗損益』에 인용되어 있다.

正柴胡飮 六

【 原文 】

凡外感風寒, 發熱惡寒, 頭疼身痛, 痎瘧初起等證, 凡血氣平和, 宜從平散者, 此方主之.

柴胡 一·二·三錢 防風 一錢 陳皮 一錢半 芍藥 二錢 甘草 一錢 生薑 三·五片

水一鍾半, 煎七·八分. 熱服. 如頭痛者, 加川芎一錢. 如熱而兼渴者, 加葛根一·二錢. 如嘔惡者, 加半夏一錢五分. 如濕勝者, 加蒼朮一錢. 如胸腹有微滯者, 加厚朴一錢. 如寒氣勝而邪不易解者, 加麻黃一·二·三錢, 去浮沫服之, 或蘇葉亦可.

【 解釋 】

외감풍한으로 열이 나고 오한이 나며 머리와 온몸이 아픈 것과 학질이 처음 발생하는 등의 증상을 치료한다. 기혈이 화평하면 평산(平散)하는 방법을 써야 하는데, 이 처방으로 치료한다.

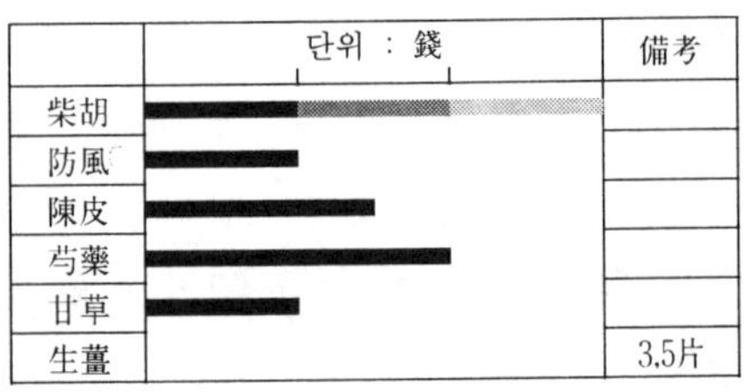

시호 4~8~12g, 방풍 4g, 진피 6g, 작약 8g, 감초 4g, 생강 3~5쪽.

물 한 사발 반에 넣어 7~8할이 되게 달여 뜨겁게 먹는다. 두통이 있으면 천궁 4g을 더 넣어 쓴다. 열이 나고 갈증이 있으면 갈근 4~8g을 더 넣어 쓴다. 구역질을 하면 반하 6g을 더 넣어 쓴다. 습사가 성하면 창출 4g을 더 넣어 쓴다. 흉복의 기가 약간 막혔으면 후박 4g을 더 넣어 쓴다. 한기가 성하여 사기가 쉽게 풀리지 않으면 마황 4~8~12g을 더 넣어 위에 뜨는 거품을 제거하고 먹으며, 혹은 소엽을 넣어 쓰는 것도 좋다.

【 方解 】

이 처방은 '평산(平散)'하는 대표적인 처방인데, 평산(平散)이란 준산(峻散)과 대비되는 말로 「散略」에서는 "如麻黃 · 桂枝, 峻散者也; 防風 · 荊芥 · 紫蘇, 平散者也"라고 하였다. 따라서 이 처방은 준산(峻散)의 대표 처방인 마계음(麻桂飮)과 대비되는 것으로 기혈이 허약하지도 않으면서 사기가 극렬하지도 않은 평범한 외감풍한의 초기에 사용할 수 있다. 혹자는 이 처방을 사역산(四逆散)에서 해표를 강화한 변법(變法)으로 보았으나[127] 사역산은 외사보다는 양기가 억울되어 외달(外達)하지 못하는 사지불온(四肢不溫)을 치료하는 것으로 발산과는 관련이 적다.

방풍은 거풍해표(祛風解表)하고 산한지통(散寒止痛)하는 약으로 온(溫)하면서 조(燥)하지 않고 약성이 완화하여 해표의 윤제(潤劑)로 불린다. 시호는 경청(輕淸)하여 승양(升陽)하고 발산하는데, 방풍과 배합하면 해표퇴열(解表退熱)하는 작용이 생긴다. 또한 진피로 화위리기(和胃理氣)하고, 작약으로 화영청열(和營淸熱)하고, 감초로 감완화중(甘緩和中)하고, 생강으로 시호와 방풍이 해표사(解表邪)하는 것을 도우면서 진피의 화위기(和胃氣)하는 것을 보조한다.

두통에 천궁을 가하는 것은 오시호음과 같은 이치이다. 내열로 갈증이 있을 때 갈근을 가하는 것은 일시호음과 같은 이치이다. 오심구토에 반하를 더 넣는 것은 삼시호음과 같은 이치이다. 습승(濕勝)에 창출을 넣는 것은 이시호음과 같은 이치이다. 흉복(胸腹)에 체기(滯氣)가 있을 때 후박을 가한 것은 사시호음에서 진피를 더 넣는 것과 같은 이치이다. 한기가 성하여 사기가 쉽게 흩어지지 않을 때는 마황을 써서 준산(峻散)하는데 너무 조열(燥熱)하므로 부말(浮沫)을 걷어내는 바, 이는 마황탕에서 거절(去節)하고 거말(去沫)하는 것과 같은 이치이며, 또 이기발산(理氣

127) 『景岳八陣新解』의 견해임.

發散)하는 작용이 있는 소엽을 더 넣어도 좋다.

【 按 】

이 처방은 『醫宗損益』과 『方藥合編』에 인용되어 있다.

【 討論 】

「新方八陣」에 나오는 '시호음'은 여섯 가지인데 모두 소시호탕의 변방이라고 할 수 있다. 경악은 보진에서와 같이 오행학설에 근거하여 명명하였다. 일시호음은 한산(寒散)하는 처방으로 시호를 써서 소산해표(疏散解表)하고 황금·생지·작약으로 청리(淸裏)하여 해표청리(解表淸裏)하는 처방을 구성하였다. 이시호음은 온산(溫散)하는 처방인데, 시호로 소산(疏散)하고 세신·후박·진피·반하·생강으로 온산거사(溫散祛邪)하였다. 삼시호음에서 오시호음은 모두 보산(補散)을 겸시(兼施)하는 것이다. 삼시호음은 혈허에 쓰는데 시호로 소산(疏散)하고 당귀와 작약으로 보혈한다. 사시호음은 폐기허에 쓰는데 시호로 소산(疏散)하면서 인삼과 감초로 보기한다. 오시호음은 비위허(脾胃虛)에 쓰는데 시호로 소해(疏解)하고 백출과 감초로 건비하고, 당귀와 작약·숙지로 보혈하여 기혈을 쌍보하는 것이 특징이다. 정시호음은 기혈이 허하지도 않고 사기가 극렬하지도 않아서 평산(平散)하는 데 쓰는 처방으로 시호·방풍·생강으로 발산하되 준산(峻散)하지 않으며, 감초와 작약만을 써서 보익의 비중도 비교적 약하다.

	柴胡	甘草	陳皮	芍藥	生薑	當歸	黃芩	生地	半夏	細辛	厚朴	人蔘	熟地	白朮	防風
一柴胡飮	*	*	*	*			*	*							
二柴胡飮	*	*	*		*				*	*	*				
三柴胡飮	*	*	*	*	*	*									
四柴胡飮	*	*			*	*						*			
五柴胡飮	*	*	*	*		*							*	*	
正柴胡飮	*	*	*	*	*										*

【 參考 】

仲景小柴胡湯(「古方八陣·散陣19」)
治邪在肝膽半表半裏之間, 寒熱往來, 喜嘔, 或日晡發熱, 脇痛耳聾, 鬱怒痎瘧等證.
柴胡半斤, 半夏半升, 人蔘, 黃芩, 生薑, 甘草各三兩, 大棗十二枚擘.
右七味, 以水一斗二升, 煮取六升, 去滓, 再煎取三升. 溫服一升, 日三服. 若胸中煩而不嘔, 去半夏·人蔘, 加栝蔞實一枚. 若渴者, 去半夏, 加人蔘合前成四兩半, 栝蔞根四兩. 若腹中痛者, 去黃芩, 加芍藥三兩. 若脇下痞鞕, 去大棗, 加牡蠣四兩. 若心下悸, 小便不利者, 去黃芩, 加茯苓四兩. 若不渴, 外有微熱者, 去人蔘, 加桂三兩, 溫覆取微汗愈. 若欬者, 去人蔘· 大棗·生薑, 加五味子半升, 乾薑二兩.
按 : 右方乃漢時古數也, 今方改用, 柴胡二·三錢, 半夏, 黃芩各一·二錢, 人蔘二·三錢, 甘草五·六分. 右加薑·棗, 水煎服.

麻桂飮 七

【 原文 】

治傷寒瘟疫陰暑瘧疾, 凡陰寒氣勝而邪有不能散者, 非此不可. 無論諸經四季, 凡有是證, 卽宜是藥, 勿謂夏月不可用也. 不必厚蓋, 但取津津微汗透徹爲度. 此實麻黃桂枝二湯之變方, 而其神效則大有超出二方者, 不可不爲細察.
官桂 一·二錢 當歸 三·四錢 炙甘草 一錢 陳皮 隨宜用, 或不用亦可
麻黃 二·三錢
水一鍾半, 加生薑五·七片或十片, 煎八分, 去浮沫. 不拘時

服. 若陰氣不足者, 加熟地黃三·五錢. 若三陽併病者, 加柴胡二·三錢. 若元氣大虛, 陰邪難解者, 當以大溫中飮更迭爲用.

【 解釋 】

상한(傷寒), 온역(瘟疫), 음서(陰暑), 학질(瘧疾)을 치료하는데, 대체로 음한(陰寒)한 사기가 성하여 잘 헤쳐지지 않을 때는 이 약이 아니면 안 된다. 경락과 계절을 막론하고 이런 증이 있으면 이 약을 쓸 수 있으니, 여름에는 쓰지 못한다고 하지 말아야 한다. 이때는 너무 두텁게 덮지 말고 단지 약간 땀을 내어 통하게 하여야 한다. 이 처방은 마황탕과 계지탕 두 처방의 변방인데, 그 효과는 매우 좋아서 두 처방보다 뛰어나므로 반드시 세밀히 살펴두기 바란다.

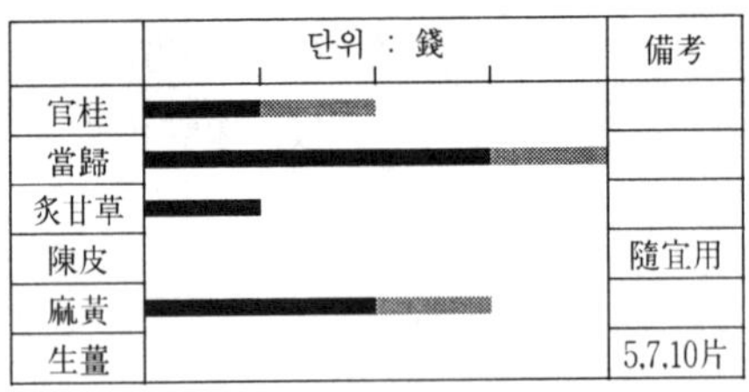

관계 4~8g, 당귀 12~16g, 자감초 4g, 진피 적당량(쓰지 않아도 좋다), 마황 8~12g.

물 한 사발 반에 생강 5~7쪽, 혹은 10쪽을 같이 넣고 8할이 되게 끓여서 위에 뜬 거품을 제거하고 시간에 상관없이 복용한다. 만일 음기가 부족하면 숙지황 12~20g을 더 넣어 쓴다. 삼양병병(三陽幷病)이면 시호 8~12g을 더 넣어 쓴다. 원기가 매우 허하여 음사가 잘 풀리지 않을 때는 대온중음(大溫中飮)으로 바꿔 쓰는 것이 좋다.

【 方解 】

이 처방은 『傷寒論』의 대표적인 신온해표제인 마황탕과 계지탕을 합방한 의미로 준산(峻散)의 대표 처방으로 사용되었다. 원문에서 "無論諸經四季, 凡有是證, 卽宜是藥, 勿謂夏月不可用也"라고 한 것은 한법을 사용할 때 경락과 계절에 따른 제약이 있다고 보는 당시의 학설에 반대한 것으로, 변증만 정확하다면 계절에 구애될 필요가 없다는 말이다.128)

계지와 마황은 모두 신온(辛溫)하여 해표하는 약으로 사용되는데, 마황은 주로 발한하면서 선폐평천(宣肺平喘)하는 작용이 뛰어나고 계지는 발한하여 해기(解肌)하면서 온경통맥(溫經通脈)하는 기능이 있다. 관계는 계지 중에서 최상품을 말하는 것으로 신열한 약성이 매우 강하므로 발한하는 작용이 뛰어나다. 마황과 계지가 배합되면 강력한 발한해표 작용이 있으므로,『傷寒論』의 마황탕에서부터 함께 사용되었다. 당귀는 보혈하면서 활혈하는 작용도 있어서 마황의 지해(止咳) 작용과 계지의 조화영위(調和營衛)를 돕는다. 그러므로「本草正」에서 "榮虛而表不解者, 佐以柴・葛・麻・桂等劑大能解表"라고 하였다. 진피는 이기조습(理氣燥濕)하여 화담(化痰)하며, 감초는 감완(甘緩)하여 보기화중(補氣和中)하고, 생강은 신산(辛散)하므로 마황과 계지를 도와 표사를 발산하는 데 사용된다.

복약 후에는 풍한을 피하면서 이불을 너무 두텁게 덮지 말고 단지 약간 땀을 내어 통하게 하여야 하는데, 이는 계지탕의 방후주(方後注)에 나온 "溫覆令一時許, 通身漐漐微似有汗者益佳, 不可令如水流, 病必不除"와 동일한 의미로서, 복약 후에 땀이 나지 않아서 邪氣의 출로가 없어지는 것과 땀이 너무 많이 나서 진액이 손상되는 것을 모두 방지하기 위함이다. 또한 위에 뜨는 거품을 제거하는 것은 마황탕의 복용법에서 "先煮麻黃,……去上沫"하는 것과 같은 것으로, 마황의 과도하게 신열(辛熱)한 약성을 억제하기 위함이다.

---

128)「傳忠錄・夏月伏陰續論」과「雜證謨・暑證」을 참고하기 바란다.

음허가 심하면 당귀만으로 부족하므로 숙지황을 더 넣어 영혈을 보한다. 삼양병병의 경우에는 시호를 넣어서 쓰는데, 이것은 「傷寒典」에서 이시호음(二柴胡飮)(「新方八陣 · 散陣2」)과 중경소시호탕(仲景小柴胡湯)(「古方八陣 · 散陣19」)을 기본적으로 삼양병병에 쓴다고 인식한 것과 의미가 통한다. 원기가 매우 허하여 음사가 잘 풀리지 않으면 대온중음(大溫中飮)(「新方八陣 · 散陣8」)으로 바꿀 수 있다고 하였는데, 자세한 것은 다음의 '참고'의 내용과 대온중음 조문을 참고하기 바란다.

【 按 】

이 처방은 『醫宗損益』과 『方藥合編』에 인용되어 있다.

그리고 본방은 계지마황각반탕(桂枝麻黃各半湯)[129]이나 계지이마황일탕(桂枝二麻黃一湯)[130]과도 관련지어 생각해 볼 수 있다. 이 두 처방은 모두 태양병에 외사가 땀을 통하여 발산되지 못하고 양기가 표부에 울체되어 면적(面赤), 신양(身痒)하고 한열이 왕래하는 학질과 유사한 증상을 치료한다. 경악은 중경의 이 법을 본받아 본방을 창방하여 상한, 온역, 음서(陰暑), 학질을 막론하고 "陰寒氣勝而邪有不能散"한 경우를 치료한 것으로 생각된다.

【 參考 】

「傷寒典·麻黃桂枝辨」

---

129) 太陽病, 得之八九日, 如瘧狀, 發熱惡寒, 熱多寒少, 其人不嘔, 清便欲自可, 一日二三度發, 脈微緩者, 爲欲愈也. 脈微而惡寒者, 此陰陽俱虛, 不可更發汗 · 更下 · 更吐也. 面色反有熱色者, 未欲解也, 以其不能得小汗出, 身必痒, 宜桂枝麻黃各半湯.(『傷寒論』 23條)

130) 服桂枝湯, 大汗出, 脈洪大者, 與桂枝湯, 如前法. 若形如瘧, 日再發者, 汗出必解, 宜桂枝二麻黃一湯.(『傷寒論』 25條)

按傷寒論曰: 太陽病, 頭痛發熱惡寒, 體痛嘔逆, 脈陰陽俱緊, 無汗而喘者, 名爲傷寒, 麻黃湯主之. 曰: 太陽病, 頭痛發熱, 汗出惡風, 脈緩者, 名爲中風, 桂枝湯主之. 此以無汗脈緊者爲傷寒, 故用麻黃湯 ; 有汗脈緩者爲中風, 故用桂枝湯, 是其辨也. 又論曰: 桂枝本爲解肌, 若其人脈浮緊, 發熱汗不出者, 不可與也, 常須識此, 勿令誤也. 然, 何以又曰: 太陽病外證未解, 脈浮弱者, 當以汗解, 宜桂枝湯. 陽明病, 日晡所發熱, 脈虛浮者, 宜發汗, 發汗宜桂枝湯, 是豈桂枝爲止汗者耶? 但麻黃湯無芍藥而用麻黃, 桂枝湯無麻黃而用芍藥, 蓋桂枝性散, 芍藥性斂, 以芍藥從桂枝, 則桂枝不峻, 以桂枝從芍藥, 則芍藥不寒. 然以芍藥之懦終不勝桂枝之勇, 且芍藥能滋調營氣, 適足爲桂枝取汗之助, 故桂枝湯亦是散劑. 但麻黃湯峻, 而桂枝湯緩耳. 故凡寒邪深固者, 恐服桂枝不能解表, 則反以助熱, 所以脈緊無汗者, 宜麻黃不宜桂枝. 若脈浮緩有汗, 或浮弱者, 以其風邪尙淺, 宜桂枝不宜麻黃也. 此麻黃湯爲發表之第一, 而桂枝湯則解表之次者也. 今時醫不能察此, 但聞汗不出者, 不可與桂枝, 便謂桂枝能止汗, 誤亦甚矣. 而不知, 止汗在芍藥, 不在桂枝也. 但桂枝性溫, 能强衛氣, 如內經曰: 陰氣有餘, 爲多汗身寒. 仲景曰: 極寒反汗出者, 此亡陽而汗也, 助陽乃可以止汗, 則正宜用桂枝矣. 又傷寒論以太陽病, 無汗脈緊者爲傷寒, 汗出脈緩者爲中風, 此風寒之辨也. 然大青龍湯證治曰: 太陽中風脈浮緊, 發熱惡寒身疼痛, 不汗出而煩躁者, 大青龍湯主之. 是豈非太陽中風, 亦有脈緊無汗者耶? 可見風之與寒, 本不相遠, 但風邪淺而寒邪深耳, 淺屬陽而深屬陰耳. 且近見外感寒邪者, 率皆傷寒發熱, 脈緊無汗等證, 至於中風一證, 謂其脈緩有汗而復發熱者, 其病本不多見卽有之, 亦必外因者少, 而內因者多也. 倘學者以風寒二字, 及麻黃桂枝二湯, 必欲分其陰陽同異, 而執以爲辭, 則失之遠矣. 本門前卷, 有風寒辨, 宜并察之.

大溫中飮 八

【原文】

凡患陽虛傷寒, 及一切四時勞倦寒疫陰暑之氣, 身雖熾熱, 時猶畏寒, 卽在夏月, 亦欲衣披覆蓋, 或喜熱湯, 或兼嘔惡泄瀉, 但六脈無力, 肩背怯寒, 邪氣不能外達等證, 此元陽大虛, 正不勝邪之候. 若非峻補托散, 則寒邪日深, 必致不救, 溫中自可散寒, 卽此方也. 服後畏寒悉除, 覺有躁熱, 乃陽回作汗佳兆, 不可疑之畏之. 此外, 凡以素稟薄弱之輩, 或感陰邪時疫, 發熱困倦, 雖未見如前陰證, 而熱邪未甚者, 但於初感時, 卽速用此飮, 連進二·三服, 無不隨藥隨愈, 眞神劑也. 此方宜與理陰煎·麻桂飮相參用.

熟地 三·五·七錢 冬白朮 三·五錢 當歸 三·五錢. 如泄瀉者, 不宜用, 或以山藥代之 人蔘 二·三錢, 甚者一兩, 或不用亦可 炙甘草 一錢 柴胡 二·三·四錢 麻黃 一·二·三錢 肉桂 一·二錢 乾薑 炒熟, 一·二錢. 或用煨生薑三·五·七片亦可

水二鍾, 煎七分, 去浮沫. 溫服, 或略蓋取微汗. 如氣虛, 加黃芪二·三錢. 如寒甚陽虛者, 加製附子一·二錢. 頭痛, 加川芎或白芷·細辛. 陽虛氣陷, 加升麻. 如肚腹泄瀉, 宜少減柴胡, 加防風·細辛亦可. 嘗見傷寒之治, 惟仲景能知溫散, 如麻黃·桂枝等湯是也; 亦知補氣而散, 如小柴胡之屬是也. 至若陽根於陰, 汗化於液, 從補血而散, 而雲騰致雨之妙, 則仲景猶所未及, 故予制此方, 乃邪從營解第一義也, 其功

難悉, 所當深察.

【 解釋 】

양허(陽虛)로 인한 상한(傷寒)과 모든 계절의 노권(勞倦), 한역(寒疫), 음서(陰暑)의 사기로 인한 병에서 비록 몸에 몹시 열이 나지만 때로는 오히려 찬 것을 싫어하며, 또 여름철에도 역시 옷을 입으려 하고 이불을 덮으려 하거나 뜨거운 물을 좋아하며, 혹 메슥메슥하고 구역질하며 설사하지만 육맥이 힘이 없고 어깨와 등이 차며 사기가 밖으로 잘 나가지 못하는 등의 증상은 원양(元陽)이 몹시 허하여 정기(正氣)가 사기를 이기지 못하는 증상이다. 만일 센 보약을 써서 밀어 헤치지 못하면 한사가 점점 깊이 들어가기 때문에 치료하기 어렵게 된다. 이때 속을 덥게 하면 한사는 저절로 흩을 수 있는데 이 약이 바로 이러한 처방이다. 복용 후에 한증(寒證)이 다 없어지고 번조하고 열감이 느껴지는 것은 양이 회복되어 땀이 나려는 좋은 징조이니 이상하게 여기거나 두려워할 필요는 없다. 이밖에도 선천적으로 체질이 허약한 사람들이 음사(陰邪)나 돌림병[時疫]에 감염되어 열이 나고 노곤하면서 비록 위에 말한 것 같은 음증(陰證)은 없으면서 열사(熱邪)가 심하지는 않은 등의 증상이 처음 생겼을 때에도 이 약을 연달아서 두세 번 먹으면 곧 낫게 되는 아주 훌륭한 약이다. 이 처방은 이음전(理陰煎) 및 마계음(麻桂飮)과 번갈아 써야 한다.

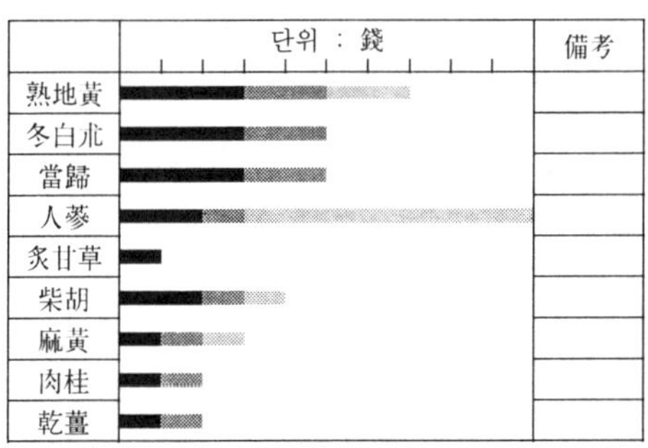

숙지황 12~20~28g, 백출(겨울에 난 것) 12~20g, 당귀 12~20g(설사하면 쓰지 말고 혹은 산약

을 대용할 수 있다), 인삼 8~12g(심하면 40g을 쓸 수 있고 혹 쓰지 않아도 된다), 자감초 4g, 시호 8~12~16g, 마황 4~8~12g, 육계 4~8g, 건강(덖어 익힌 것) 4~8g(혹은 잿불에 묻어 구운 생강 3~5~7쪽을 써도 된다).

물 두 사발에 넣어 7할이 되게 달여 위에 뜨는 거품을 제거하고 따듯하게 먹는다. 혹은 약을 먹고 덮고 있어 약간 땀을 낸다. 기허(氣虛)하면 황기 8~12g을 더 넣어 쓴다. 한증(寒證)이 심하고 양기가 허하면 부자(법제한 것) 4~8g을 더 넣어 쓴다. 머리가 아프면 천궁이나 백지·세신을 더 넣어 쓴다. 양기가 허하고 기가 쳐졌으면 승마를 더 넣어 쓴다. 설사하면 시호를 조금 줄이고 방풍과 세신을 더 넣어 쓴다. 일찍이 상한의 치료법을 보니 오직 장중경(張仲景)만이 성질이 더운 약으로 발산시킬 줄 알았는데, 예를 들면 마황탕(麻黃湯)이나 계지탕(桂枝湯) 같은 것이다. 또한 기를 보하면서 발산시킬 줄도 알았는데, 예를 들면 소시호탕 같은 약이다. 그러나 양은 음에 뿌리를 두고 땀은 진액이 변화한 것으로 보혈하여 땀을 내는 것이 있는데, 이것은 구름이 있으면 비가 오는 것과 같은 묘한 방법인데, 장중경은 이것까지는 언급하지 않았다. 그러므로 내가 이 처방을 만들었는데, 사기가 영혈을 따라 풀리게 하는 데 가장 중요한 의의가 있고 그 효능은 다 말하기 곤란하니 깊이 살펴보기 바란다.

【 方解 】

대온중음은 경악이 주장한 온산의 개념에 의해 창제된 처방으로, 『傷寒論』의 마황부자세신탕(麻黃附子細辛湯)이나 『傷寒六書』의 재조산(再造散)을 변화시킨 것으로 볼 수 있다. 이 처방의 증세는 양허가 본(本)이고 한사가 표(標)인 정허사실(正虛邪實)이므로, 사기를 밖으로 몰아내기만 해서는 안되고 온양산한(溫陽散

寒)하여 정기를 안정시키면서 사기를 밖으로 풀어주어야 한다. 그러나 이 처방은 단순히 온양할 뿐만 아니라 "陽根於陰, 汗化於液, 從補血而散, 而雲騰致雨之妙"라는 음양호근(陰陽互根)의 원칙에 입각하여 숙지황과 당귀를 가하여 양혈자음(養血滋陰)하여 발한의 물질적인 기초를 보강하고 있는 것이 특징이다. 따라서 경악은 이 처방을 마황탕과 계지탕의 온산법(溫散法)과 소시호탕의 보기이산법(補氣而散法)을 보충하여 만든 "邪從營解法"의 대표적인 처방이라고 인식하였으며, 이러한 면에서 마계음(麻桂飮) 및 리음전(理陰煎)과 비교가 된다고 보았다.

이 처방의 적응증은 양허로 인한 상한과 음한증이 심하여 사기가 발산되지 못하는 경우 및 평소에 체질이 허약한 사람이 음사(陰邪)를 받은 경우인데, 또한 이러한 양허한 사람의 상한, 온역 등의 초기에 예방약으로도 쓸 수 있다. 또 이 처방을 쓸 수 있는 가장 특징적인 증상은 비록 발열이 심하더라도 때때로 발생하는 심한 오한과 열이 있으면서도 이불이나 옷을 자꾸 껴입으려는 것, 따듯한 물을 마시려는 것, 맥이 무력하고 어깨와 등이 시린 것 등의 뚜렷한 한증이며, 환자의 평소 체질이 양허하다는 것도 중요한 변증의 지표가 된다. 또 복용 후에 오한이 제거되면서 번조와 열감이 느껴지는 것은 양기가 회복되는 좋은 징후라고 하였는데, 이는 『傷寒論』에서 소음병이 호전되면서 나타나는 반응[131]과 동일한 기전으로 생각된다.

인삼과 백출·감초는 익기건비(益氣健脾)하므로 양기를 회복시키면서 비기(脾氣)를 왕성하게 하므로 '원양(元陽)이 매우 허하여 정기가 사기를 이기지 못하는' 것을 치료할 수 있다. 또한 양허한 사람은 대개 음혈도 부족하기 마련이므로 숙지황과 당귀를 배합하여 자음양혈(滋陰養血)하여 땀의 근원이 되는 진액을 충실하게 하

131) 『傷寒論』 287條에서 292條를 참고하기 바란다.

였는데, 이는 한법(汗法)을 써서 사기를 풀어주면서도 정기를 손상하지 않으려는 목적이다. 그리고 육계와 건강은 온양산한(溫陽散寒)하고, 마황은 강력한 발한해표제(發汗解表劑)로서 육계와 건강을 만나 온산(溫散)하는 작용이 더욱 강력해지며, 시호는 마황이 표사를 흩는 작용을 돕고 있다. 이상과 같이 보익하면서 산한(散寒)과 보양(補陽)을 동시에 추구하였으므로 "若非峻補托散, 則寒邪日深, 必致不救. 溫中者可散寒, 卽此方也"라고 하였다.

기허가 심하면 황기를 써서 승양익기(升陽益氣)하고, 한증이 심하고 양허한 경우에는 법제한 부자를 써서 온양축한(溫陽逐寒)시켜야 한다. 두통이 있으면 천궁이나 백지·세신과 같은 산한지통(散寒止痛)하는 약을 써야 하고, 양허로 인해 비기(脾氣)가 처졌으면 승마를 써서 승양(升陽)시켜야 한다. 설사가 심하면 성질이 찬 시호를 줄이고 성질이 평온한 방풍과 세신으로 대용하여야 한다.

【 按 】

이 처방은 『醫宗損益』에 인용되어 있다.

대온중음과 마계음, 리음전(理陰煎)은 모두 온산(溫散)하는 작용이 있어서 양허에 겸하여 발생한 상한을 치료한다. 그러나 대온중음은 백출과 인삼을 써서 비기(脾氣)를 좀더 고려한 측면이 있으며, 마계음은 당귀만을 사용하여 숙지와 당귀를 모두 사용한 대온중음과 리음전에 비하여 보음하는 작용이 약하다. 또한 리음전은 이중탕(理中湯)에 사물탕을 합방한 의미로서 그 초점이 표사보다는 온중회양(溫中回陽)하는 데 있으므로 마황과 시호를 사용하지 않은 차이점이 있다.

	當歸	炙甘草	肉桂	熟地	乾薑	麻黃	白朮	人蔘	柴胡	陳皮
大溫中飮	*	*	*	*	*	*	*	*	*	
理陰煎	*	*	*	*	*					
麻桂飮	*	*	*			*				*

柴陳煎 九

【 原文 】

治傷風兼寒, 欬嗽發熱, 痞滿多痰等證.

柴胡 二·三錢 陳皮 一錢半 半夏 二錢 茯苓 二錢 甘草 一錢 生薑 三·五·七片

水一鍾半, 煎七分. 食遠溫服. 如寒勝者, 加細辛七·八分. 如風勝氣滯者, 加蘇葉一錢五分. 如冬月寒甚者, 加麻黃一錢五分. 氣逆多嗽者, 加杏仁一錢. 痞滿氣滯者, 加白芥子五·七分.

【 解釋 】

상풍(傷風)에 한증(寒證)을 겸해서 기침과 열이 나면서 속이 그득하고 담이 많은 증상을 치료한다.

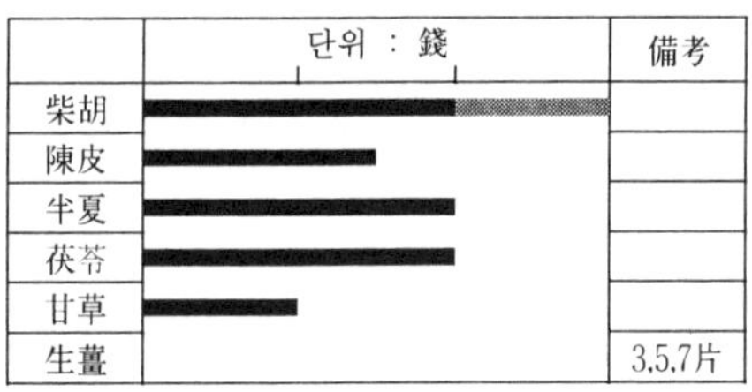

시호 8~12g, 진피 6g, 반하 8g, 복령 8g, 감초 4g, 생강 3~5~7쪽.

물 한 사발 반에 넣어 7할이 되게 달여 식후 한참 뒤에 따듯하게 먹는다. 찬 기운이 더 성하면 세신 2.8~3.2g을 더 넣어 쓴다. 풍사가 더 성하고 기체가 있으면 소엽 6g을 더 넣어 쓴다. 겨울철에 찬 기운이 심하면 마황 6g을 더 넣어 쓴다. 기가 치밀어 기침하는 데는 행인 4g을 더 넣어 쓴다. 더부룩하고 기가 막힌 증이 있으면 백개자 2~2.8g을 더 넣어 쓴다.

【 方解 】

이 처방은 주약이 시호와 진피로서 소시호탕과 거담지제인 이진탕을 가미한 것이기 때문에 시진전이라고 하였다. 따라서 소시호탕의 적응증인 한열왕래(寒熱往來)와 흉격비만(胸膈痞滿)과 이진탕의 적응증인 해수담다(咳嗽痰多)가 함께 나타나는 증세를 치료할 수 있다.

반하·진피·복령·감초는 이진탕의 구성약물로서 반하는 강역화담(降逆化痰)하고, 진피는 이기화담(理氣化痰)하며, 복령은 건비화습(健脾化濕)하여 화담하는 작용을 도우며, 감초는 화중(和中)하면서 여러 약성을 조화시키는 작용이 있다. 또 시호와 생강은 모두 발산하는 작용이 있는데, 특히 시호는 한열왕래(寒熱往來)와 흉격비만(胸膈痞滿)을 치료하고, 생강은 온중산한(溫中散寒)하면서 강역지구(降逆止嘔)하는 작용이 있다.

한기가 성하면 시호는 양산(涼散)하는 약이므로 온산(溫散)하는 세신을 가하여 치료한다. 풍기가 성하고 기체(氣滯)가 있으면 진피만으로 감당할 수 없으므로 발산하면서 이기(理氣)하는 소엽을 추가한다. 한겨울에 한기가 심하여 발생한 경우에는 마황을 넣어 준산(峻散)해야 하고, 기역으로 기침이 잦은 경우에는 행인을 써서 평기정천(平氣定喘)하여야 한다. 비만증(痞滿證)이 심하고 기체(氣滯)가 있으면 백개자를 써서 행기거담(行氣去痰)하여야 한다.

【 按 】

이 처방은『醫宗損益』에 인용되어 있다.

柴芩煎 十

【 原文 】

治傷寒表邪未解, 外內俱熱, 瀉痢煩渴喜冷, 氣壯脈滑數者, 宜此主之. 及瘧痢並行, 內熱去血, 兼表邪發黃等證.

柴胡 二·三錢 黃芩 梔子 澤瀉 木通 各二錢 枳殼 一錢五分

水二鍾,. 煎八分. 溫服. 如瘧痢並行, 鮮血純血者, 加芍藥二錢, 甘草一錢. 如濕勝氣陷者, 加防風一錢.

【 解釋 】

상한(傷寒)에 표사(表邪)가 풀리지 않고 안팎에 모두 열이 나면서 설사하고 번갈(煩渴)이 있고 찬 것을 좋아하고 기가 실하고 맥이 활삭(滑數)한 데는 이것으로 치료한다. 또 학질(瘧疾)과 이질(痢疾)이 함께 생겨서 내열(內熱)로 피를 잃어버리고 겸하여 표사(表邪)로 황달이 생긴 것을 치료한다.

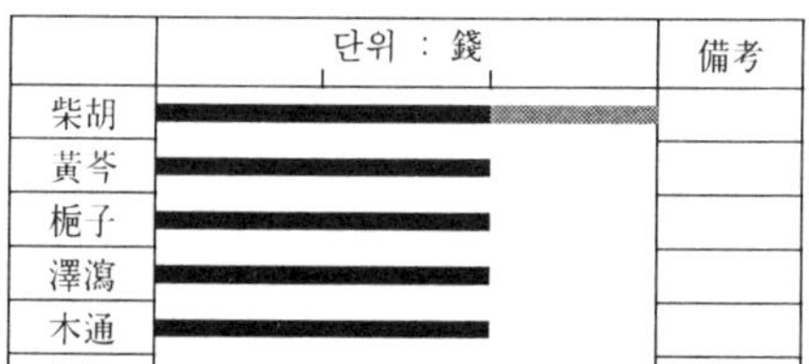

시호 8~12g, 황금·치자·택사·목통 각각 8g, 지각 6g.

물 두 사발에 넣어 8할이 되게 달여 따듯하게 먹는다. 학질(瘧疾)과 이질(痢疾)이 함께 생겨서 빨간 피가 흐르는 데는 작약 8g과 감초 4g을 더 넣어 쓴다. 습이 성하고 기가 처진 데는 방풍 4g을 더 넣는다.

【 方解 】

한열왕래를 치료하는 소시호탕과 열리(熱痢)를 치료하는 황금탕을 합방한 의미가 있으므로 시금전이라고 하였다. 적응증은 상한에 표사가 있으면서 리열(裏熱)이 있어서 발생하는 사리(瀉痢) 또는 학질과 이질이 병행하거나 내열로 혈이 소모되고 겸하여 표사로 황달이 생긴 등의 증상으로 모두 외내구열(外內俱熱)의 병기를 가지고 있어서 번갈(煩渴), 희냉(喜冷), 맥활삭(脈滑數)한 특징적 증상이 나타난다.

시호는 표부의 열사를 량산(凉散)하는 작용이 있고, 황금과 치자는 청열하는데, 특히 치자는 혈분의 열을 치료하는 데 효과가 뛰어나다. 택사와 목통은 이수(利水)함으로써 설열(泄熱)하는 작용이 있으며, 지각은 파기하는 약물이지만 「本草正」에서는 건비개위(健脾開胃)하는 작용으로 수종(水腫), 수습(水濕), 사리(瀉痢), 장풍(腸風) 등을 치료하는 효과가 있다고 하였다.

학질과 이질이 병행할 때 선홍색의 피가 나오는 경우에는 혈열이 심한 것이므로 작약과 감초를 써서 청열해독하여야 한다. 그러나 출혈량이 과다하면 당연히 대량의 수렴지혈하는 약을 투여하여 표병(標病)을 선치(先治)하여야 한다. 습이 성하여 기가 아래로 처진 경우에는 거습하고 승양하는 방풍을 써야 한다.

【 按 】

이 처방은 조선후기 의서에 인용된 바가 없다.

柴苓飮 十一

【 原文 】

治風濕發黃, 發熱身痛, 脈緊, 表裏俱病, 小水不利, 中寒泄瀉等證.

柴胡 二·三錢 猪苓 茯苓 澤瀉 各二錢 白朮 二·三錢 肉桂 一·二·三錢

水一鍾半, 煎服. 如寒邪勝者, 加生薑三·五片. 如汗出熱不退者, 加芍藥一·二錢.

【 解釋 】

풍습으로 황달이 생겨서 열이 나면서 온몸이 아프고 맥이 긴하며 표리가 모두 병이 생겨 소변이 잘 나가지 않으며 속이 차서 설사하는 등을 치료한다.

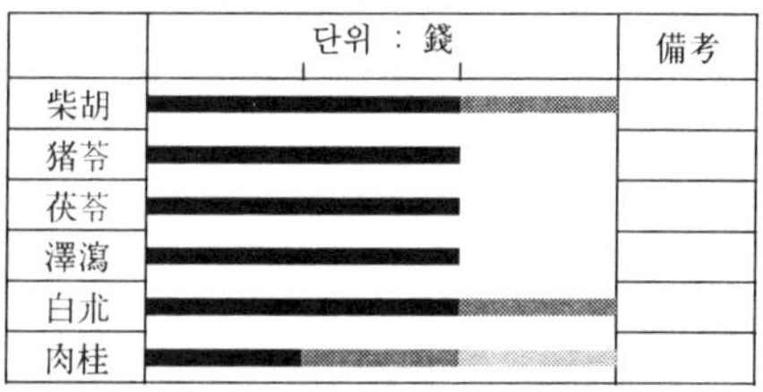

시호 8~12g, 저령·복령·택사 각각 8g, 백출 8~12g, 육계 4~8~12g.

물 한 사발 반에 넣어 달여 먹는다. 한사가 성하면 생강 3~5쪽을 더 넣어 쓴다. 땀이 나고 열이 그치지 않으면 작약 4~8g을 더 넣어 쓴다.

【 方解 】

수습(水濕)을 분리(分利)하는 오령산에 량산(凉散)하는 시호를 가한 의미가 있으므로 시령음이라고 하였다. 따라서 이 처방은 내부에 수습이 정체되어 있으면서 표부에 사기가 있어서 발생하는 표리구병(表裏俱病)에 적응된다. 풍습으로 황달이 생기고 열이 나면서 몸이 아픈 것은 밖에는 표증이 있으면서 내부에 습사가 온결(蘊結)되어 나타나는 것이고, 소변이 불리한 것도 내부에서 수습의 운행이 정상적이지 못함을 보여준다. 중한(中寒)의 설사를 치료하는 것은 육계와 백출·복령이 온중(溫中)하면서 건비화습(健脾化濕)하기 때문으로써 이 처방의 적응증에서 내부의 습은 중초 비위의 허한으로 인한 것임을 알 수 있다.

시호는 신량해표(辛涼解表)하여 외사를 소산(疏散)하고, 복령과 백출은 건비화습(健脾化濕)하고, 저령과 택사는 이수삼습(利水滲濕)하며, 육계는 온중하면서 기화방광(氣化膀胱)하여 이수삼습(利水滲濕) 작용을 강화하여 리부(裏部)의 수습을 체외로 배설한다.

한사가 성하면 온중산한(溫中散寒)하는 작용이 있는 생강을 넣어 발산을 더 강조하고, 땀을 내어도 열이 물러가지 않으면 음혈이 부족한 것이므로 작약을 넣어 허열을 치료한다. 특히 작약은 보혈하면서 설사를 멎게 하고 소변을 잘 나가게 하는 작용도 겸하고 있으므로 참고하기 바란다.

【 按 】

이 처방은 조선후기 의서에 인용된 바가 없다.

내부에 수음(水飮)이 있으면서 외사가 있는 동일한 병기에 사용되는 처방으로서 소청룡탕이 있다. 그러나 소청룡탕은 흉격에 수음이 있는 경우에 쓰고, 시령전은 하초에 수음이 있는 경우에 쓰는 차이점이 있다.

柴胡白虎煎 十二

【 原文 】

治陽明溫熱, 表邪不解等證.

柴胡 二錢 石膏 三錢 黃芩 二錢 麥冬 二錢 細甘草 七分

水一鍾半, 加竹葉二十片, 煎服.

【 解釋 】

양명병(陽明病)과 온열병(溫熱病)에 표사가 풀리지 않는 등의 증상을 치료한다.

	단위 : 錢	備考
柴胡		
石膏		
黃芩		
麥門冬		
細甘草		7分
竹葉		24片

시호 8g, 석고 12g, 황금 8g, 맥문동 8g, 감초(가는 것) 2.8g.

물 한 사발 반에 죽엽 20잎을 더 넣어서 달여 먹는다.

【 方解 】

이 처방은 표리지간(表裏之間)의 사기를 발산하는 소시호탕과 리열(裏熱)을 청해(淸解)하는 백호탕 혹은 죽엽석고탕의 의미를 합한 것이므로 시호백호전이라고 하였으며, 표리를 쌍해하는 처방으로 볼 수 있다. 표리를 쌍해하는 처방으로는 『金匱要略』의 백호가계지탕과 『宣明論』의 방풍통성산이 대표적인데, 경악은 이러한 방법을 따라서 시호백호전을 창방한 것이다.

이 처방은 양명의 온열이 풀리지 않는 것을 치료하기 때문에 대한(大寒)하면서 양명열을 치료하는 석고를 기본으로 사용하는데, 석고는 신미(辛味)도 가지고 있으므로 표사도 발산하는 작용이 있다. 시호는 신량해표(辛涼解表)하고 황금은 청열하는데, 이는 소시호탕의 주된 약대로서 한열왕래의 증상을 치료한다. 맥문동은 감한하여 음액을 보태면서 청열하는 작용이 있고, 죽엽은 감담(甘淡)하고 한(寒)하여 청열하면서 번갈을 없앤다. 감초는 감완(甘緩)하여 화중(和中)하는데, 생(生)으로 쓰면 청열해독(淸熱解毒)하는 작용도 있다.

【 按 】

이 처방은 조선후기 의서에 인용된 바가 없다.

【 參考 】

河間防風通聖散(「古方八陣·攻陣16」)
治諸風潮搐, 手足瘈瘲, 小兒急驚便結, 邪熱暴甚, 肌肉蠕動, 一切風熱疥痢等疾.
防風 川芎 當歸 芍藥 麻黃 連翹 薄荷葉 大黃 芒硝 各五錢, 石膏 黃芩 桔梗 各一兩, 滑石 三兩, 甘草 二兩, 荊芥 白朮 梔子 各二錢半.
右爲末, 每服二錢, 水一大鍾, 生薑三片, 煎六・七分, 溫服. 醫統[132] 方各五分, 用水二鍾煎服. 痰嗽加半夏. 閉結加大黃二錢. 破傷風加羌活・全蝎各五分. 此方有四, 賈同知方無芒硝, 崔宣武方無芒硝有縮砂, 癘瘍機要有白芷・蒺藜・鼠粘子・甘草.

歸葛飮 十三

【 原文 】

治陽明溫暑時證, 大熱大渴, 津液枯涸, 陰虛不能作汗等證.
當歸 三·五錢 乾葛 二·三錢
水二鍾, 煎一鍾. 以冷水浸凉, 徐徐服之, 得汗卽解.

【 解釋 】

양명병(陽明病), 온병(溫病), 서증(暑證), 돌림병으로 열이 몹시 나고 갈증이 심하며 진액이 마르고 음이 허하여 땀이 잘 나오지 않는 등의 증세를 치료한다.

당귀 12~20g, 건갈 8~12g.

---

132) 『古今醫統大全』을 말한다.

물 두 사발에 넣고 한 사발이 되게 끓여서 찬물에 담가 식혀서 천천히 먹고 땀을 내면 곧 낫는다.

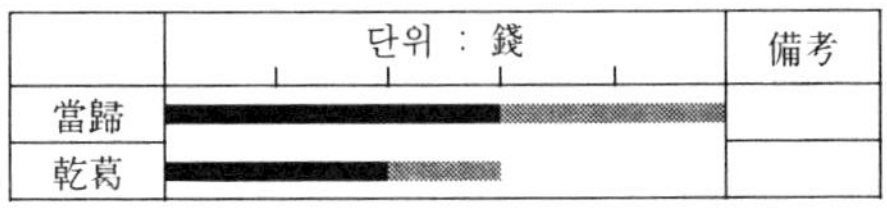

【 方解 】

이 처방은 당귀와 갈근을 주약으로 사용한 발한해표의 경제(輕劑)이므로 귀갈음이라고 하였다. 평소에 영혈이 허한 사람이 외사를 받은 경우와, 양명병이나 온병(溫病), 서병(暑病), 시행병(時行病) 등에서 대열로 진액이 손상되어 갈증이 심한 것을 치료하는데, 둘 다 음혈이 허한 상태이므로 함부로 발한시켜서 음액을 더욱 손상시켜서는 안된다.

당귀는 영혈을 보양하면서 행혈하는 작용도 있어서 "補中有動, 行中有補"하는 약이다. 또한 영혈이 허하면서 외사에 감수된 경우에도 사용할 수 있는데, 자세한 것은 앞의 마계음의 '方解'를 참고하기 바란다. 갈근은 발한해표하면서 또한 감량(甘涼)한 기미가 있어서 온열성의 시행병(時行病)에서 고열이 있으면서 갈증이 심한 경우에 쓸 수 있다. 그러나 성량(性涼)하여 위한(胃寒)한 경우에는 구역을 유발할 수 있으므로 사용시 주의하여야 한다.

【 按 】

이 처방은 『醫宗損益』에 인용되어 있다.

柴葛煎 十四

【 原文 】

方在因陣十八.

治瘟毒表裏俱熱.

【 解釋 】

처방은 '因陣 18'에 있다.
온독(溫毒)으로 표리가 모두 열이 나는 데 쓴다.

秘傳走馬通聖散 十五

【 原文 】

治傷寒陰邪初感等證. 此方宜用於倉卒之時, 其有質强而寒甚者俱可用.
麻黃 炙甘草 各一兩 雄黃 二錢
右爲細末. 每服一錢, 熱酒下, 卽汗. 或加川芎二錢.

【 解釋 】

상한(傷寒)에 음사(陰邪)가 처음 감촉된 증상을 치료한다. 이 처방은 아주 잠깐 동안만 써야하며 체질이 튼튼하고 한기가 심한 데는 모두 쓸 수 있다.

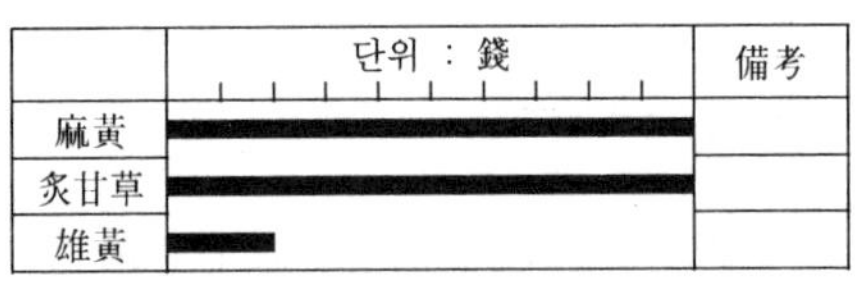

마황·자감초 각각 40g, 웅황 8g.
위의 약을 곱게 갈아 매번 4g씩 더운 술에 타서 먹으면 곧 땀이 흐른다. 혹 천궁 8g을 더 넣어 쓴다.

【 方解 】

통성(通聖)이란 방풍통성산에서와 같이 표리구병(表裏俱病)을 통하게 하여 치료하는 데 매우 뛰어난 효능을 가졌음을 말하는 것이고, 주마(走馬)는 매우 짧은 시간에 약효를 나타낸다는 의미이다. 따라서 이 처방은 체질이 건장한 사람에게 음사(陰邪)가 침범하여 표리가 모두 병든 경우에 매우 짧은 기간 동안 사용하여 속효를 거두는 데 사용한다.

마황은 표부의 한사를 발산하여 치료하고, 웅황은 성열(性熱)하여 심복의 냉적(冷積)과 냉통(冷痛)을 치료한다. 단 웅황은 유독(有毒)하므로 사용량과 기간에 특히 주의하여야 한다. 자감초는 화중(和中)하고 조화하여 비위를 보호하는 작용이 있다. 또한 두통이 있거나 혈체(血滯)한 징후가 나타나면 천궁을 더 넣어 활혈지통(活血止痛)해도 좋다.

【 按 】

이 처방은 조선후기 의서에 인용된 바가 없다.

秘傳白犀丹 十六

【 原文 】

發散外感瘟疫癰毒等證.

白犀角 麻黄 去節 山茨菇 玄明粉 血竭 甘草 各一錢 雄黄 八分

右共爲末, 用老薑汁拌丸, 如棗核大, 外以紅棗去核, 將藥塡入棗內, 用薄紙裹十五層, 入砂鍋內炒令烟盡爲度, 取出去棗肉, 每藥一錢, 入氷片一分, 麝香半分, 硏極細, 磁罐收貯. 用時以角簪蘸麻油粘藥點眼大角[133]. 輕者只點眼角,

133) 안각(眼角) : 눈초리. 또는 눈구석의 통칭. 내자(內眦)를 대안각(大眼角),

重者仍用些須吹鼻, 男先左, 女先右, 吹點皆同. 如病甚者, 先吹鼻, 後點眼. 點後踡足坐起, 用被齊項煖蓋半炷香時, 自當汗出邪解. 如汗不得出, 或汗不下達至腰者不治.
又一製法, 將前藥用薑汁拌作二丸, 以烏金紙兩層包定, 外搗紅棗肉如泥, 包藥外約半指厚, 晒乾, 入砂鍋內, 再覆以砂盆, 用鹽泥固縫, 但留一小孔以候烟色, 乃上下加炭火, 先文後武, 待五色烟盡, 取出去棗肉, 每煆過藥一錢, 止加冰片二分, 不用麝香. 忌生冷·麵食·魚腥·七情.
右藥, 凡傷寒瘟疫, 及小兒痘毒壅閉, 癰毒, 吼喘, 及陰毒冷氣攻心, 或婦人吹乳, 或眼目腫痛, 鼻壅閉塞, 竝皆治之.

【 解釋 】

외감(外感)으로 인한 온역(瘟疫)이나 옹독(癰毒) 등의 증세를 발산시키는 데 쓴다.

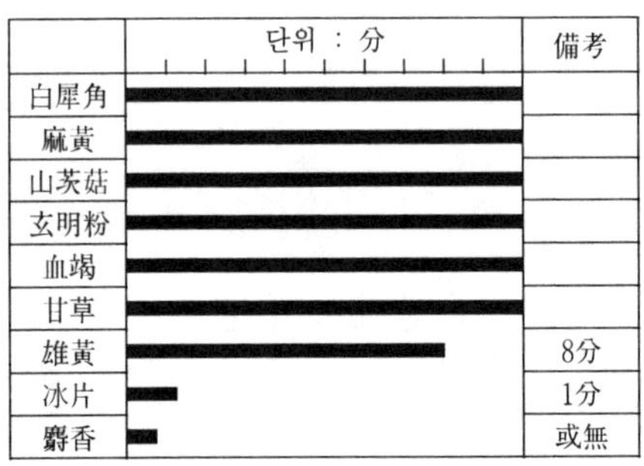

백서각 · 마황(마디를 버린 것) · 산자고 · 현명분 · 혈갈 · 감초 각각 4g, 웅황 3.2g.

위의 약을 모두 가루내어 오래된 생강즙에 섞어 대추씨만한 알약을 빚는다. 이외에 붉은 대추를 씨를 버리고 앞에서 만든 환약을 대추살 속에 끼워 넣고 얇은 종이로 15번 싸서 도가니에 넣고 연기가 나오지 않을 때까지 볶아 꺼낸 뒤 대추살은 버린다. 이 약 4g마다 빙편 0.4g과 사향 0.2g을 더 넣고 아주 곱게

외자(外眦)를 소안각(小眼角)이라고 한다.

갈아 사기 항아리에 저장한다. 쓸 때에는 소뿔로 만든 비녀에 참기름을 찍어 약을 발라 눈 안쪽에 점안(點眼)한다. 병이 가벼우면 단지 눈에만 넣고 심하면 반드시 코에도 불어 넣는데, 남자는 왼쪽을 먼저 하며 여자는 오른쪽을 먼저 하는데 코에 불어 넣을 때도 마찬가지이다. 병이 심하면 먼저 코에 불어넣고 나중에 점안한다. 점안한 뒤에 발을 굽히고 일어나 앉아서 이불을 가지런히 하여 목을 따듯하게 덮어주고 향이 반쯤 탈 시간이 지나면 땀이 저절로 나면서 사기가 풀린다. 만약 땀이 나지 않거나 혹은 땀이 나더라도 아래로 허리까지 도달하지 못하면 낫지 않는다.

또 한 가지 제법은 다음과 같다. 앞의 약을 생강즙에 섞어 알약 2개를 만들어 오금지(烏金紙)[134] 두 겹으로 싼다. 바깥에 붉은 대추살을 진흙과 같이 으깨어 손가락의 절반 두께로 약을 싼 다음 햇볕에 말려 도가니에 넣고 다시 사기그릇에 부어 소금을 넣은 진흙으로 견고히 봉하고 연기의 색을 살필 작은 구멍 하나만 남겨 둔다. 그것의 아래위로 불붙은 숯을 더 넣는데 약한 불로 시작하여 점차 불을 세게 한다. 오색(五色)의 연기가 다 빠져나오기를 기다렸다가 꺼내어 대추살을 제거하고 쓰는데, 불사른 약 4g마다 빙편 0.8g만 더 넣고 사향은 쓰지 않는다. 약을 쓰는 동안 날것과 찬 음식, 밀가루 음식, 비린내 나는 물고기와 과도한 감정적 스트레스를 피한다.

위의 약은 상한과 온역 및 소아의 두진(痘疹)의 독기가 꽉 막힌 것, 옹저의 독기, 효천(哮喘) 및 음독(陰毒)과 냉기가 심을 치는 것 혹은 부인의 취유(吹乳)나 혹은 눈이 붓고 아픈 것, 코가 막히는 것 등을 모두 치료한다.

---

134) 옛날에 사용하던 공업용지의 일종이다. 100:1혹은 10:1 정도 비율의 구리와 금을 녹여 종이 위에 바른 것으로 색이 검으면서 광택이 있다. 약품을 싸거나 습기를 막는 데 사용하였다.

【 方解 】

이 처방은 백서각(白犀角)을 군약으로 사용하였으므로 비전백서단이라고 명명하였다. 이 처방은 온역(瘟疫)과 상한(傷寒), 두진(痘疹) 등의 외감병과 옹독(癰毒), 심한 천식(喘息), 음독(陰毒) 등의 내상병 및 유취(乳吹), 목적종통(目赤腫痛), 비옹(鼻癰) 등 다양한 질환을 치료하는데, 기본 병기는 내부에 음한의 사기가 있으면서 외감으로 인한 고열이 표부에 나타나는 것으로 앞의 비전주마통성산과 유사하나 열이 더 심하게 진행되어 옹저나 오관의 질병까지 발생한 것이 다르다.

백서각은 량혈지혈(凉血止血)하는 대표적인 약물로서 이 처방에서는 온역(瘟疫)이나 두진(痘疹) 등 고열이 발생하는 질환에서 급히 해열하기 위한 목적으로 사용하였다. 그러나 현재는 야생동물 보호를 위한 국제협약에 의하여 사용이 금지되고 있는 약물이므로 대부분 영양각이나 수우각으로 대용되고 있다. 마황은 발한하여 표부의 사기를 몰아내고, 산자고는 옹저(癰疽)와 나력(瘰癧) 등을 치료하고, 현명분은 청열하면서 상한의 실열증과 옹저를 치료하는데 모두 소담(消痰)하는 작용이 있다. 혈갈은 활혈하여 어혈로 인한 동통을 치료하고 또한 창양(瘡瘍)을 치료하고 배농생기(排膿生肌)하는 작용이 있다. 빙편과 사향은 모두 방향성이 강한 약물로 개규(開竅)하는 작용이 있어서 오관(五官)의 병에 많이 사용된다. 특히 빙편은 청열지통(淸熱止痛)하는 작용이 있으며, 사향은 통경락(通經絡)하고 소종지통(消腫止痛)하는 작용이 있다. 웅황은 앞의 비전주마통성산에도 사용된 약물로 웅황은 성열(性熱)하여 심복(心腹)의 냉적(冷積)과 냉통(冷痛)을 치료한다. 감초는 화중(和中)하고 여러 약을 조화하는 작용을 하며, 또한 생용하여 옹저와 인후통 등에 독기를 풀어주는 작용이 있다.

이 약은 제법이 두 가지가 있는데 앞의 것은 생강과 대조를 보료(輔料)로 사용하여 세말(細末)로 만들어 참기름에 묻혀 점안하거나 가루를 코에 불어넣는 방법인데, 주로 오관병(五官病)에 응용할 수 있는 방법으로 생각된다. 그러나 남좌여우(男左女右)와 같은 지나치게 도식적인 방법은 취할 필요가 없다고 생각되며, 단지 점안한 뒤에 목을 보호하라는 것과 허리까지 도달하도록 땀을 내라는 것은 참고할 만하다고 생각된다. 두 번째 방법은 보료(輔料)로 강즙과 대조를 쓰는 것은 동일하지만 숯불에 넣어 태우는 것이 특이하며, 오금지(烏金紙)에 싸서 태우게 되므로 구리와 금의 성분도 일정량 포함될 것으로 생각된다. 또한 이 제법에는 빙편만 사용하고 사향은 사용하지 않고 있으며, 복용시에 날것과 찬 음식, 밀가루 음식, 비린내 나는 물고기와 과도한 감정적 스트레스를 멀리하라고 주의하고 있다.

【按】

이 처방은 조선후기 의서에 인용된 바가 없다.

이 처방과 비전주마통성산은 모두 리한(裏寒)과 외열(外熱)이라는 공통적인 병기를 가지고 있으며, 마황·감초·웅황이라는 기본적인 약물 배합을 공유하고 있다.

	麻黃	甘草	雄黃	白犀角	山茨菇	玄明粉	血竭	冰片	麝香
秘傳走馬通聖散	*	*	*						
秘傳白犀丹	*	*	*	*	*	*	*	*	*

그러나 비전주마통성산에 비하여 이 처방은 외열(外熱)이 좀더 진행된 상태이며 어떤 면으로는 리열(裏熱)의 징후도 나타나고 있으므로 백서각·산자고·현명분 등의 청열하고 해독하는 약을 더 넣었으며, 또한 열증이 진행되어 옹저(癰疽)나 오관병(五官病)까지 발생시켰으므로 혈갈·빙편·사향 등으로 활혈(活血)하고 개규(開竅)하면서 소종지통(消腫止痛)하는 작용을 강화하였다.

歸柴飮 十七

【 原文 】

治營虛不能作汗, 及眞陰不足, 外感寒邪難解者, 此神方也. 如大便多溏者, 以冬朮代當歸亦佳.

當歸 一兩 柴胡 五錢 炙甘草 八分

水一鍾半, 煎服. 或加生薑三·五片. 或加陳皮一錢. 或加人蔘.

【 解釋 】

영혈(營血)이 부족하여 땀이 잘 나지 않으며, 또 진음(眞陰)이 부족한데 한사에 감촉되어 잘 낫지 않는 것을 치료하는 데 매우 좋은 처방이다. 대변이 무른 경우에는 백출(겨울에 난 것)을 당귀 대신 써도 좋다.

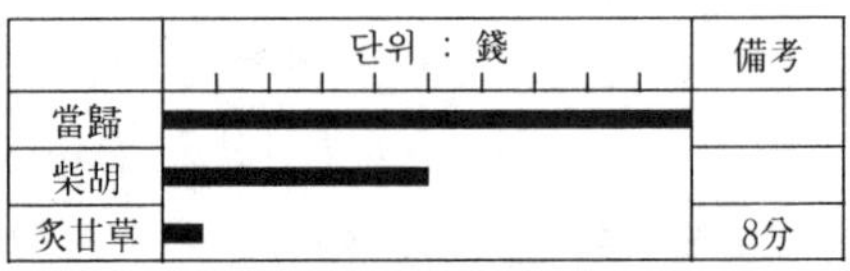

당귀 40g, 시호 20g, 자감초 3.2g

물 한 사발 반에 넣고 달여 먹는다. 혹 생강 3~5쪽을 더 넣어 쓰기도 한다. 또 진피 4g을 더 넣어 쓰든가 인삼을 더 넣어 쓰기도 한다.

【 方解 】

당귀와 시호를 주된 약대로 사용하였으므로 귀시음이라고 하였다. 앞의 귀갈음과 비슷하게 영혈이 허손되거나 진음이 부족하여 외사를 땀으로 발산시키지 못하는 데 사용한다. 『外臺秘要』의 총백칠미음(葱白七味飮)[135]도 이 처방과 유사하게 음혈이 허한 상

135) 葱白七味飮 : 治病後陰血虧虛, 調攝不愼, 感受外邪, 或失血之後, 復經感冒,

태에 외사에 감수된 증에 쓰는데, 이 처방과 비교하여 서로 참고하기 바란다.

그리고 이 처방은 정원음에서 숙지황을 빼고 시호를 넣은 것으로 볼 수도 있는데, 당귀는 영혈이 허하면서 외사에 감수된 경우에 발산지제(發散之劑)와 함께 사용되는 경우가 많았다. 시호는 경청(輕淸)하여 승산(升散)하므로 해표하여 퇴열하고 울결된 것을 소산(疏散)한다. 역대의가들이 모두 시호를 퇴열하는 데 사용했는데, 장중경의 소시호탕(小柴胡湯)과 도화(陶華)의 시갈해기탕(柴葛解肌湯) 등이 현재까지 임상에서 다용되는 대표적인 처방이다. 여기에 감초를 배합하여 당귀가 화영(和營)하는 작용과 시호가 청열하는 작용을 보좌하고 있다.

당귀는 윤활(潤滑)하므로 대변이 굳지 못한 경우에는 사용해서는 안되므로 대변이 당설(溏泄)한 경우에는 유윤한 동백출(冬白朮)로 당귀를 대용한다. 외사가 심한 경우에는 신온한 생강을 써서 온중산한(溫中散寒)시킨다. 기체(氣滯)가 있으면 진피를 더 넣고, 기허(氣虛)한 경우에는 인삼을 더 넣어서 사용한다.

【 按 】

이 처방은 『醫宗損益』에 인용되어 있다.

頭痛新熱, 微汗無汗方. 葱白(連鬚, 切) 一升, 葛根 · 麥門冬 · 乾地黃 各六合, 豆豉 一合, 生薑 二合. 勞水(卽甘瀾水)煎, 分三四次服, 取汗.(『外臺秘要』)
按: 原書名葱白等七味飮, 治勞復, 狀如傷寒初起.

寒陣

寒方之制，爲清火也，爲除熱也.

寒略

【 原文 】

寒方之制, 爲清火也, 爲除熱也. 夫火有陰陽, 熱分上下. 據古方書, 咸謂黃連清心, 黃芩淸肺, 石斛·芍藥淸脾, 龍膽淸肝, 黃蘗淸腎, 今之用者, 多守此法, 是亦膠柱法也. 大凡寒涼之物, 皆能瀉火, 豈有涼此而不涼彼者, 但當分其輕清重濁, 性力微甚, 用得其宜則善矣.

【 解釋 】

한진(寒陣)의 처방은 청화(淸火)와 제열(除熱)을 위하여 만들어진 것이다. 화에도 음양이 있고, 열에도 상하의 구분이 있다. 옛 의서들을 보면 모두 황련이 청심(淸心)하고, 황금이 청폐(淸肺)하고, 석곡과 작약이 청비(淸脾)하고, 용담초가 청간(淸肝)하고, 황벽이 청신(淸腎)한다고 하였는데, 요즘 사람들이 약을 쓸 때마다 이 말을 묵수하는 경우가 많으니 이 또한 지나치게 얽매이는 것이 아니겠는가? 무릇 차고 서늘한 약물은 모두 화기를 사하는 작용이 있는데 어떻게 이것은 서늘하게 하면서 저것은 서늘하게 하지 못한다고 할 수 있겠는가? 단지 약성이 가볍고 맑은 것과 무겁고 탁한 것을 잘 구분하고, 약력이 약한지 심한지를 잘 살펴서 적절하게 사용하는 것이 좋다.

【 原文 】

夫輕清者宜以清上, 如黃芩·石斛·連翹·天花之屬是也. 重濁者宜於清下, 如梔子·黃蘗·龍膽·滑石之屬也. 性力之厚者能清大熱, 如石膏·黃連·蘆薈·苦蔘·山豆根之屬也. 性力之緩者能清微熱, 如地骨皮·玄蔘·貝母·石斛·童便之屬也. 以攻而用者, 去實鬱之熱, 如大黃·芒硝之屬也. 以利而用者, 去癃閉之熱, 如木通·茵蔯·猪苓·澤瀉之屬也. 以補而用者, 去陰虛枯燥之熱, 如生地·二冬·芍藥·梨漿·細甘草之屬也. 方書之分經用藥者, 意正在此, 但不能明言其意耳.

【 解釋 】

가볍고 맑은 약은 상초의 열을 없애는데, 황금 · 석곡 · 연교 · 천화분 등이 여기에 속한다. 무겁고 탁한 약은 하초의 열을 없애는데, 치자 · 황백 · 용담초 · 활석 등이 여기에 속한다. 약성과 약력이 강한 것은 심한 열도 없앨 수 있는데, 석고 · 황련 · 노회 · 고삼 · 산두근 등이 여기에 속한다. 약성과 약력이 부드러운 것은 약한 열을 없앨 수 있는데, 지골피 · 현삼 · 패모 · 석곡 · 동변 등이 여기에 속한다. 공하하는 약을 사용하면 실열(實熱)과 울열(鬱熱)을 치료하는데, 대황 · 망초와 같은 약이 여기에 속한다. 소변을 잘 나가게 하는 약을 사용하면 융폐(癃閉)의 열을 없앨 수 있는데, 목통 · 인진 · 저령 · 택사 등이 여기에 속한다. 보하는 약을 사용하면 음허로 바싹 말라서 생기는 열을 치료하는데, 생지 · 맥문동 · 천문동 · 작약 · 리장(梨漿)[136] · 세감초 등이 여기에 속한다. 이전의 의서에서 경락을 나누어 약을 사용하는 의미가 바로 여기에 있지만 말하고자 하는 의미를 명확하게 표현하지 못한 것뿐이다.

【 原文 】

136) 梨漿飮을 말한다기보다는 배의 과즙을 말하는 것으로 생각된다.

然火之甚者，在上亦宜重濁；火之微者，在下亦可輕清．夫宜凉之熱，皆實熱也．實熱在下，自宜清利；實熱在上，不可升提．蓋火本屬陽，宜從陰治，從陰者宜降，升則反從其陽矣．經曰：高者抑之，義可知也．外如東垣有升陽散火之法，此以表邪生熱者設，不得與伏火內炎者並論．

【解釋】

그러나 화가 심할 때에는 병이 위에 있더라도 무겁고 탁한 약을 써야 하고, 화가 미약한 경우에는 병이 아래에 있더라도 가볍고 맑은 약을 써야 한다. 서늘하게 해야 할 열은 모두 실열이다. 실열이 아래에 있으면 청열하면서 소변을 잘 나가게 하여야 한다. 실열이 위에 있으면 위로 끌어 올리는 약을 써서는 안된다. 화기는 본래 양에 속하므로 치료할 때는 반드시 음을 따라서 아래로 내려가게 해야 하는데, 올라가게 한다면 도리어 양을 따라서 치료하는 것이 된다. 따라서 『內經』에서 말한 "높은 것은 내리라"는 말의 뜻을 알만한 것이다. 이 외에 이동원(李東垣)이 말한 양기를 올리고 화기를 흩는 방법[升陽散火法]이 있지만 이것은 표사로 열이 생긴 것을 위해 만들어진 것이므로 숨은 화기[伏火]가 속에서 불타오르는 증상과 같이 논할 수는 없는 것이다.

保陰煎 一

【 原文 】

治男婦帶濁遺淋, 色赤帶血, 脈滑多熱, 便血不止, 及血崩血淋, 或經期太早, 凡一切陰虛內熱動血等證.

生地 熟地 芍藥 各二錢 山藥 川續斷 黃芩 黃檗 各一錢半 生甘草 一錢

水二鍾, 煎七分. 食遠溫服. 如小水多熱, 或兼怒火動血者, 加焦梔子一·二錢. 如夜熱身熱, 加地骨皮一錢五分. 如肺熱多汗者, 加麥冬·棗仁. 如血熱甚者, 加黃連一錢五分. 如血虛血滯, 筋骨腫痛者, 加當歸二·三錢. 如氣滯而痛, 去熟地, 加陳皮·靑皮·丹皮·香附之屬. 如血脫血滑, 及便血久不止者, 加地楡一·二錢, 或烏梅一·二個, 或百藥煎一·二錢, 文蛤亦可. 如少年, 或血氣正盛者, 不必用熟地·山藥. 如肢節筋骨疼痛或腫者, 加秦艽·丹皮各一·二錢.

【 解釋 】

남자나 부인의 대탁(帶濁), 유정(遺精), 임병(淋病)에 오줌빛이 벌겋고 피가 섞여 나오며 맥이 활(滑)하고 열이 많이 나고 혈변(血便)이 그치지 않는 것, 혈붕(血崩)과 혈림(血淋), 월경선기(月經先期)가 심한 것 등 일체의 음이 허하여 속에 열이 있는 증들을 치료한다.

생지황 · 숙지황 · 작약 각각 8g, 산약 · 천속단 · 황금 · 황벽 각각 6g, 감초 4g.

물 두 사발에 넣고 7할이 되게 달여 식후 한참 뒤에 먹는다. 만

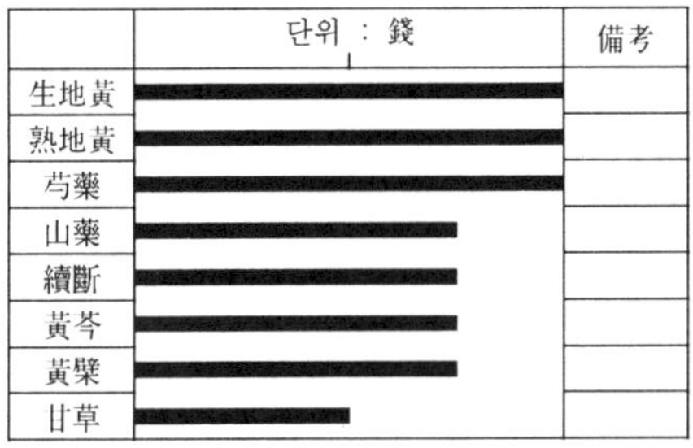

약 소변에 열이 많거나 겸하여 분노와 화기(火氣)로 혈(血)이 동하면 치자(검게 덖은 것) 4~8g을 더 넣어 쓴다. 밤에 열이 나면 지골피 6g을 더 넣어 쓴다. 폐열(肺熱)로 땀이 많이 나면 맥문동·산조인을 더 넣어 쓴다. 혈열(血熱)이 심하면 황련 6g을 더 넣어 쓴다. 혈허(血虛)나 혈체(血滯)로 힘줄과 뼈가 붓고 아픈 데는 당귀 8~12g을 더 넣어 쓴다. 기체(氣滯)로 아픈 데는 숙지황을 빼고 진피·청피·목단피·향부자 같은 것을 더 넣어 쓴다. 혈이 활탈(滑脫)하고 변혈이 오래도록 그치지 않는 데는 지유 4~8g, 오매 1~2개, 백약전 4~8g, 혹은 문합을 더 넣어 쓴다. 젊은 사람이 혈기가 성한 경우에는 숙지황과 산약을 쓸 필요가 없다. 사지의 힘줄과 뼈가 아프거나 붓는 데는 진교·목단피 4~8g을 더 넣어 쓴다.

【 方解 】

양열(陽熱)이 항성하여 음혈(陰血)이 손상되는 것을 방지하므로 보음(保陰)이라고 명명하였다. 따라서 이 처방은 음허하여 내열(內熱)이 혈을 동하게 하여 발생하는 여러 가지 출혈 증상과 월경선기(月經先期), 대하(帶下), 임탁(淋濁), 혈붕(血崩) 등을 치료할 수 있다.

숙지황은 자음(滋陰)하고 보혈(補血)하며, 생지황은 청열(淸熱)하고 양혈(養血)한다. 또한 작약은 산한(酸寒)하여 수렴하는 작용이 있는데, 숙지황과 배합하면 보혈(補血)하고 생지황과 배합하면 청혈(淸血)하는 작용이 강해진다. 또한 황금과 황백은 청열하는 대표적인 약물인데, 황금은 주로 중상초(中上焦)의 열을 내리고 황백은 하초(下焦)의 열을 내리는 작용이 있다. 산약과 감초는 모두 건비익기(健脾益氣)하는 작용이 있는데, 특히 산약은 수렴하는 작용이 있어서 대탁(帶濁)이나 유정(遺精)을 치료하고, 감초는 생으로 쓰면 청열해독(淸熱解毒)하는 작용이 있다. 속단은 속근골(續筋骨)하고 혈맥을 조절[調血]하여 토혈(吐血), 뉵혈(衄血), 붕루(崩漏), 태루(胎漏) 등을 치료하면서 유정과 대탁을 치료한다. 특히 경악은 사천(四川) 지방에서 나는 속단은 회흑색(灰黑色)으로 고미(苦味)가 많고 삽미(澁味)가 적어서 다른 지역에서 나는 것보다 뛰어나다고 하였으며, 속단의 약효가 감초·인삼·숙지·산약 등의 약보다 더 빠르다고 하였다.

하초에 열이 있어서 소변에 다열(多熱)하거나 노화(怒火)로 동혈(動血)한 경우에는 초치자(焦梔子)를 써서 청열하면서 지혈한다. 밤에 나는 열은 주로 허열이므로 지골피를 써서 보음하면서 청허열(淸虛熱)한다. 폐열로 다한(多汗)하면 맥문동으로 청폐생진(淸肺生津)하고 조인으로 영심지한(寧心止汗)한다. 혈열이 심하면 황련을 넣어 청열하는데, 황련은 주초(酒炒)하면 상초로 가서 뉵혈(衄血)·토혈(吐血)을 치료하고, 초초(醋炒)하면 하초로 가서 장벽(腸澼)·변혈(便血)을 치료한다. 혈허나 혈체로 근골이 종통(腫痛)하면 당귀를 쓰는데, 이는 당귀가 보혈하면서 행혈하는 작용이 있기 때문이다. 행혈하는 작용을 강화하려면 여기에 천궁을 더 넣을 수도 있다. 기체(氣滯)가 있어서 아프면 니체(膩滯)한 숙지를 빼고 진피·청피·단피·향부자 등으로 행기활혈(行氣活血)해야 한다. 변혈이 오랫동안 낫지 않는 등의 혈탈(血脫), 혈활(血滑)한 증후가 있으면 지유를 넣어 지혈 작용을 강화하며, 혹은 오매를 넣어 수렴지혈(收斂止血)시키는데, 백약전이나 문합으로 대용하기도 한다. 젊은 사람이나 혈기가 성한 경우에는 숙지황과 산약 등의 보제(補劑)는 굳이 쓸 필요가 없으며, 사지의 근골이 아프면서 붓는 경우에는 진구(秦艽)와 단피로 거풍습(祛風濕)하면서 활혈지통(活血止痛)한다.

【 按 】

이 처방은 『醫宗損益』에 인용되어 있다.

加減一陰煎 二

【 原文 】

方在補陣九.
治水虧火勝之甚者.

【 解釋 】

처방은 '보진(補陣) 9'에 있다.
수기(水氣)가 모자라 화기(火氣)가 성한 것이 심할 때 쓴다.

抽薪飮 三

【 原文 】

治諸凡火熾盛而不宜補者.
黃芩 石斛 木通 梔子 炒 黃檗 各一二錢 枳殼 錢半 澤瀉 錢半 細甘草 三分
水一鍾半, 煎七分. 食遠溫服. 內熱甚者, 冷服更佳. 如熱在經絡肌膚者, 加連翹·天花粉以解之. 熱在血分大小腸者,加槐蕊·黃連以淸之. 熱在陽明頭面, 或躁煩便實者, 加生石膏以降之. 熱在下焦, 小水痛澀者, 加草龍膽·車前以利之. 熱在陰分, 津液不足者, 加門冬·生地·芍藥之類以滋之. 熱在腸胃實結者, 加大黃·芒硝以通之.

【 解釋 】

여러 가지 화기(火氣)가 성하여 보해서는 안되는 증을 치료한다.

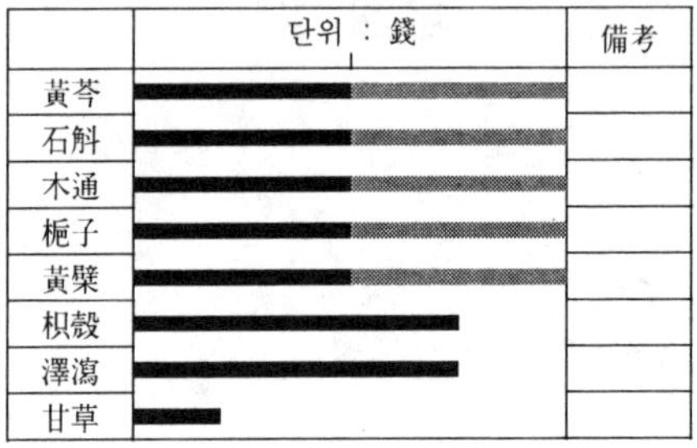

황금 · 석곡 · 목통 · 치자(덖은 것) · 황벽 각각 4~8g, 지각 6g, 택사 6g, 감초 1.2g.

물 한 사발 반에 넣고 7할이 되게 달여 식후 한참 뒤에 따듯하게 해서 먹는다. 속에 열이 심할 경우 식혀 먹으면 더욱 좋다. 열이 경락(經絡)과 기부(肌膚)에 있으면 연교 · 천화분을 더 넣어 풀어준다. 열이 대소장의 혈분에 있으면 괴화예 · 황련을 더 넣어 열을 맑게 한다. 열이 머리와 얼굴의 양명경에 있어서 혹은 번조하고 변비가 있으면 석고를 더 넣어 내려준다. 열이 하초에 있어서 소변이 잘 나가지 않고 아프면 용담초 · 차전자를 더 넣어 잘 나가게 한다. 열이 음분에 있어서 진액이 부족해졌으면 맥문동 · 생지황 · 작약을 더 넣어 보태준다. 열이 장위에 있어서 대변이 굳을 때에는 대황 · 망초를 더 넣어 통하게 한다.

【 方解 】

추신(抽薪)은 불길 가운데서 장작을 뽑아낸다는 뜻인데, 이 처방이 화가 치성한 증을 급히 청열시키면서 보익하지 않고 전적으로 사화하는 작용만이 있음을 말하는 것이다.

황금과 황백·치자는 모두 청열하는 약인데, 황금은 주로 중상초(中上焦)의 열을 치고 황백은 하초의 신화(腎火)를 치는 작용이 있다. 또한 치자는 간경혈분(肝經血分)의 열을 치료하는 데 뛰어나다. 석곡은 자음청열(滋陰淸熱)하면서 생진(生津)하는 작용이 있으며, 감초는 생으로 쓰면 화중(和中)하면서 청열해독(淸熱解毒)하는 작용이 있다. 또한 목통과 택사는 이수(利水)하는 작용이 있어서 간접적으로 설열(泄熱)하는데, 특히 목통은 청심(淸心)하고 택사는 신화(腎火)를 내리는 작용도 겸하고 있다. 지각은 파기(破氣)하여 울화를 풀어주면서 다른 약을 끌고 하행하는 작용도 있다.

이 처방은 온복(溫服) 또는 냉복(冷服)하는데, 내열이 심하면 냉복하는 것이 훨씬 낫다. 또 리열(裏熱)이 있는 경우에는 그 위치를 정확히 파악하여 약물을 적절히 가감하는 것이 중요한데, 예를 들어 경락이나 기부에 열이 있으면 연교와 천화분으로 발산시켜 풀어야 하고, 혈분에 열이 있어서 대·소장에 병변이 나타나면 괴화예(槐花蕊)나 황련으로 청열량혈(淸熱凉血)한다. 또 양명에 열이 있어서 두면(頭面)에 나타나거나 조번(躁煩)이 심하다면 생석고를 써서 청열하여 열을 급히 내려야 한다. 열이 하초에 있어서 소변이 삽통(澁痛)하면 용담초와 차전자를 써서 청열리습(淸熱利濕)한다. 음분(陰分)에 열이 있어서 진액이 고갈되었으면 맥문동·천문동·생지황·작약 등으로 자음청열(滋陰淸熱)하고, 장위(腸胃)에 열이 있어서 대변이 딱딱하게 맺혔으면 『傷寒論』의 승기탕(承氣湯)에서와 같이 대황·망초를 써서 연견사하(軟堅瀉下)시켜야 열이 내려간다.

【 按 】

이 처방은 『痲科會通』과 『醫宗損益』에 인용되어 있다.

徙薪飮 四

【 原文 】

治三焦凡火, 一切內熱, 漸覺而未甚者, 先宜清以此劑. 其甚者, 宜抽薪飮.

陳皮 八分 黃芩 二錢 麥冬 芍藥 黃檗 茯苓 牧丹皮 各一錢半

水一鍾半, 煎七分. 食遠溫服. 如多鬱氣逆傷肝, 脇肋疼痛, 或致動血者, 加靑皮·梔子.

【 解釋 】

삼초(三焦)의 모든 화나 일체의 내열이 점차 느껴지지만 아직 심하지는 않은 것을 치료하는 데는 먼저 열을 맑히는 것이 좋다. 심한 경우에는 추신음(抽薪飮)을 쓴다.

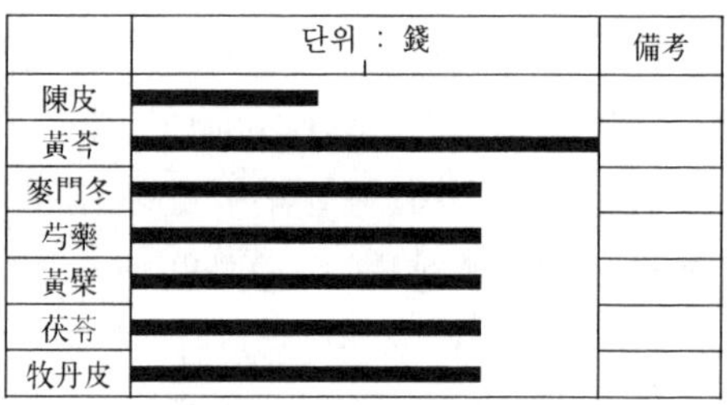

진피 3.2g, 황금 8g, 맥문동 · 작약 · 황벽 · 복령 · 목단피 각각 6g.

물 한 사발 반을 넣어 7할이 되게 달여 식후 한 참 뒤에 따듯하게 먹는다. 울결된 것이 많아 기가 치밀면서 간이 상하여 옆구리가 아프고 혹 심하면 혈이 동하는 경우에는 청피 · 치자를 더 넣어 쓴다.

【 方解 】

사신(徙薪)이란 장작을 옮긴다는 뜻으로 추신(抽薪)보다는 약한 의미를 가지고 있다. 그러므로 일체의 내열(內熱)에 있어서 아직 심하지 않은 경우에 사용하며 이미 열이 심해진 경우에는 추신음을 쓴다고 하였다.

황금은 상초열을 치료하고 목단피는 혈분열을 치료한다. 또한 황벽은 하초로 들어가 청열사화(清熱瀉火)하고, 맥문동과 작약은 청열하면서 진액을 보존하는 작용이 있다. 복령은 감평하여 건비보중(健脾補中)하면서 이수(利水)하는 작용이 있고, 진피는 건비(健脾)하면서 리기(理氣)하여 기울(氣鬱)을 방지하는 의미가 있다. 이 처방은 황금·목단피·황백으로 삼초의 화열을 치료하면서 동시에 맥문동·작약으로 자음하여 음액의 손상을 막으면서 청열하고, 복령과 진피로 건비리기(健脾理氣)하고 화습(化濕)하여 간접적으로 청열(清熱)하는 효과를 발휘한다. 따라서 청열하면서도 비교적 음액과 비기(脾氣)를 고려한 완만한 처방이라고 볼 수 있다.

기울이 심하여 상간(傷肝)하여 협통이 있거나 동혈하는 증후가 나타나면 청피와 치자를 써서 소간기(疏肝氣)하면서 청간량혈(清肝凉血)한다.

【 按 】

이 처방은 『醫宗損益』에 인용되어 있다.

	黃芩	黃檗	木通	澤瀉	茯苓	石斛	麥門冬	梔子	牧丹皮	芍藥	枳殼	甘草	陳皮
抽薪飮	*	*	*	*		*		*			*	*	
徙薪飮	*	*			*		*		*	*			*

추신음과 사신음은 모두 내열을 맑히고 음액을 보호하는 작용이 있지만 추신음이 사신음에 비하여 더 강력하다. 오른편의 표와 같이 황금과 황백의 기본 약대는 동일하지만, 목통과 택사가 복령에 비해 이수설열(利水泄熱)하는 작용이 강하고, 치자가 목단피와 작약보다 보혈하는 작용은 약하지만 청혈하는 작용이 강하다. 또한 맥문동과 작약보다 석곡이 자음청열하는 작용이 강하며, 지각

이 진피보다 행기해울(行氣解鬱)하는 작용이 강하다. 감초는 청열해독(淸熱解毒)하는 작용을 강화하면서 또한 지나치게 한량(寒凉)한 약성을 조절하기 위한 의미로 볼 수 있다.

大分淸飮 五

【原文】

治積熱閉結, 小水不利, 或致腰腿下部極痛, 或濕熱下利, 黃疸, 溺血, 邪熱畜血腹痛淋閉等證.

茯苓 澤瀉 木通 各二錢 猪苓 梔子 或倍之 枳殼 車前子 各一錢

水一鍾半, 煎八分. 食遠溫服. 如內熱甚者, 加黃芩·黃檗·草龍膽之屬. 如大便堅硬脹滿者, 加大黃二·三錢. 如黃疸小水不利, 熱甚者, 加茵蔯二錢. 如邪熱畜血腹痛者, 加紅花·靑皮各一錢五分.

【解釋】

적열(積熱)이 막히고 뭉쳐서 오줌을 누지 못하거나 혹은 허리와 넓적다리 아래[137]가 몹시 아픈 것, 습열로 설사하거나 황달이 생겼거나 오줌에 피가 섞여 나오는 것, 사열(邪熱)로 인한 축혈증으로 배가 아프고 오줌이 방울방울 떨어지다가 전혀 누지 못하는 등의 증을 치료한다.

복령 · 택사 · 목통 각각 8g, 저령 · 치자(혹 8g까지 쓴다) · 지각 · 차전자 4g.

물 한 사발 반에 넣어 8할이 되게 달여 식후 한참 뒤에 따듯하

137) 북역본은 "허리와 아랫배가"로 誤譯.

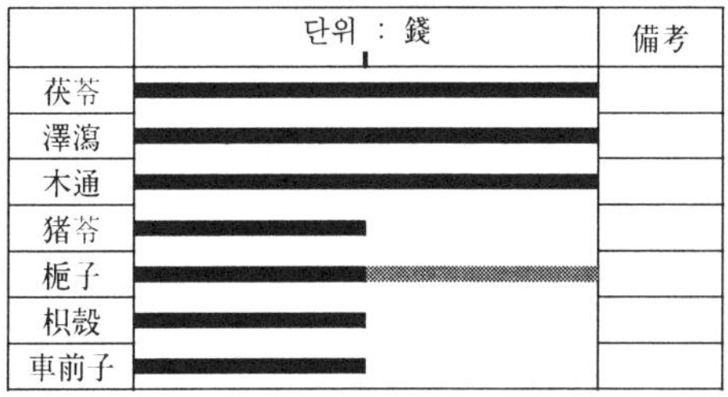

게 먹는다. 속에 열이 심하면 황금·황백·용담초 등을 더 넣어 쓴다. 대변이 굳고 배가 그득하게 부으면 대황 8~12g을 더 넣어 쓴다. 황달이 있고 오줌이 잘 나오지 않고 열이 심하면 인진 8g을 더 넣어 쓴다. 사열로 인한 축혈증에는 홍화·청피 6g을 더 넣어 쓴다.

【 方解 】

분청(分淸)은 『內經』에서 말하는 "비별청탁(泌別淸濁)"의 의미로서 수곡을 운화하여 청탁을 분별하여 소변을 생성하는 과정을 말한다. 따라서 대분청음이란 소변을 아주 잘 나오게 한다는 의미를 가지고 있다. 이 처방은 '화진(和陣) 9'에도 수록되어 있으며, '화진 10'의 소분청음과 비교되는 처방이다. 주치증은 적열(積熱)로 인한 소변불리, 특히 하초의 습열로 인해 요퇴통(腰腿痛), 하리(下利), 황달(黃疸), 요혈(尿血), 임증(淋證), 융폐(癃閉), 축혈복통(蓄血腹痛) 등이 발생한 것을 치료한다.

치자와 목통은 청열사화(淸熱瀉火)하면서 수습(水濕)을 통리(通利)한다. 복령·택사·차전자는 이수삼습(利水滲濕)하고 통림(通淋)하는 작용이 있다. 이상은 청열하면서 이수하여 적열로 인한 소변불리를 치료하는 작용이 있는데, 여기에 다시 지각을 가하여 행기하여 수습의 운행을 도우면서 울화(鬱火)를 치료하는 효과도 있다.

내열이 심하면 황금·황백·초룡담 등으로 청열리습하고, 대변이 단단하면서 배가 창만하면 대황을 써서 사하통변(瀉下通便)하여야 한다. 황달이 있으면서 소변이 잘 나가지 않고 열이 심한 경우는 양황(陽黃)이므로 인진을 써서 이습퇴황(利濕退黃)한다. 사열이 하초로 들어가 축혈이 되어 복통이 심한 경우는 홍화와 청피를 써서 행기지통하면서 활혈거어(活血祛瘀)한다.

【 按 】

이 처방은 『醫門寶鑑』, 『醫宗損益』, 『方藥合編』에 인용되어 있다.

	茯苓	澤瀉	猪苓	枳殼	薏苡仁	厚朴	木通	梔子	車前子
小分清飮	*	*	*	*	*	*			
大分清飮	*	*	*	*			*	*	*

대분청음과 소분청음은 모두 오령산의 변방으로 분리수습(分利水濕)하는 작용을 가진 처방이다. 그러나 소분청음이 의이인·후박을 써서 삼습(滲濕)하면서 행기관중(行氣寬中)하는 데 비하여 대분청음은 목통·치자·차전자 등을 써서 청열사화(淸熱瀉火)하면서 이수(利水)하는 작용을 강화하고 있는 차이가 있다.

淸流飮 六

【 原文 】

治陰虛挾熱瀉痢, 或發熱, 或喜冷, 或下純紅鮮血, 或小水痛赤等證.

生地 芍藥 茯苓 澤瀉 各二錢 當歸 一·二錢 甘草 一錢 黃芩 黃連 各錢半 枳殼 一錢

水一鍾半, 煎服. 如熱甚者, 加黃檗. 小水熱痛者, 加梔子.

【 解釋 】

음이 허하면서 열을 띤 설사나 이질을 치료하는데, 열이 나거나 찬 것 마시기를 좋아하고 아주 빨간 피를 하혈(下血)하거나 소변이 붉으면서 아픈 등의 증을 치료한다.

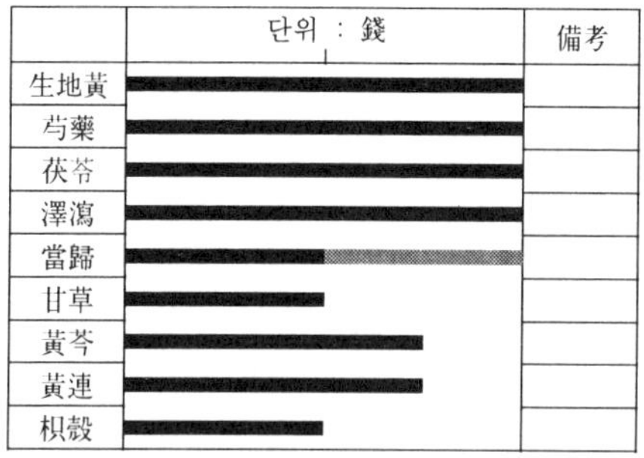

생지황 · 작약 · 복령 · 택사 각각 8g, 당귀 4~8g, 감초 4g, 황금 · 황련 각각 6g, 지각 4g.

물 한 사발 반에 넣고 달여 먹는다. 속에 열이 심하면 황벽을 더 넣어 쓴다. 소변을 볼 때 뜨거우면서 아프면 치자를 더 넣어 쓴다.

【 方解 】

청류(淸流)란 흐르는 것을 맑게 한다는 뜻으로 이 처방이 음허로 발생한 협열사리(挾熱瀉痢)와 변혈(便血), 요혈(尿血) 등을 치료하기 때문에 명명된 것이다.

생지 · 당귀 · 작약은 사물탕의 의미로 보혈하는 작용이 있는데, 숙지황 대신 생지황을 써서 보혈하면서 청열하였으며 또한 작약도 성량(性凉)하여 청열량혈(淸熱凉血)하는 작용이 있다. 특히 혈분에 작용할 경우에는 적작약을 많이 쓴다. 황금과 황련은 모두 청열하는 약물인데, 특히 황금은 청열제습(淸熱除濕)하여 작약과 배합하면 대장의 열을 치료하고, 황련과 배합하면 청심해독(淸心解毒)한다. 복령과 택사는 이수(利水)하여 습열을 치료하는 작용이 있으며, 지각은 파기(破氣) 작용으로 기의 울체를 치료하여 울화(鬱火)를 방지한다. 감초는 복령과 함께 건비(健脾)하는 작용이 있으며, 또한 생감초는 화중(和中)하면서 청열해독(淸熱解毒)하는 작용이 있다.

음허열이 심하면 황백을 가하여 사신화(瀉腎火)하는 작용을 강화하며, 소변이 열삽(熱澀)하면서 통증이 있으면 치자를 더 넣어 청열량혈(清熱凉血)한다.

【 按 】

이 처방은 조선후기 의서에 인용된 바가 없다.

化陰煎 七

【 原文 】

治水虧陰涸, 陽火有餘, 小便癃閉, 淋濁疼痛等證.

生地黃 熟地黃 牛膝 猪苓 澤瀉 生黃蘗 生知母 各二錢 綠豆 三錢 龍膽草 錢半 車前子 一錢

水二鍾, 加食鹽少許, 用文武火煎八分. 食前溫服, 或冷服.

若水虧居多, 而陰氣大有不足者, 可遞加熟地黃, 卽用至一·二兩亦可.

【 解釋 】

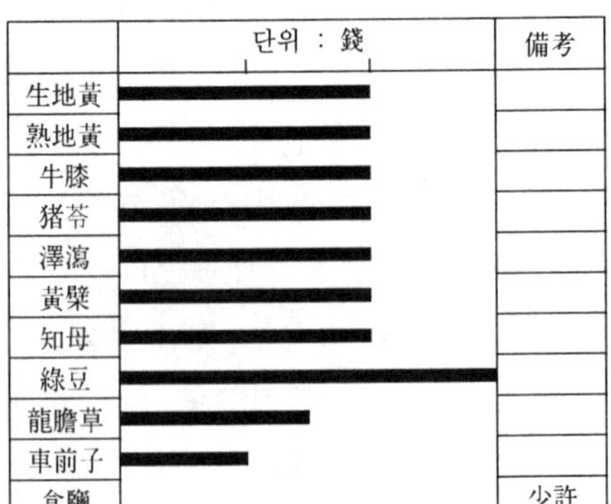

수기(水氣)가 부족하고 음액(陰液)이 줄어들어 양화(陽火)가 남아돌아서 오줌이 막혀 나오지 않거나 방울방울 떨어지고 색이 탁하며 아픈 등의 증을 치료한다.

생지황 · 숙지황 · 우슬 · 저령 · 택사 · 황벽(생것) 지모(생것) 각각 8g, 녹두 12g, 용담초 6g, 차전자 4g.

물 두 사발에 소금을 약간 더 넣어서 약하지도 세지도 않은 불로 8할이 되게 달여서 식전에 따듯하게 혹은 식혀서 먹는다. 만일 수기(水氣)가 많이 손상되어 음기가 몹시 부족하면 숙지황을 더 넣어 쓰는데 40~80g까지 써도 좋다.

【 方解 】

이 처방은 수기(水氣)가 부족하여 양화(陽火)가 유여한 증을 치료하므로 양화를 억제하고 수음(水陰)을 생성한다는 의미에서 화음(化陰)이라고 명명하였다. 또한 이 처방이 음허화왕으로 인한 융폐(癃閉), 임탁(淋濁) 등 소변[前陰]과 관련된 질환이기 때문에 화음(化陰)이라고 한 것으로 생각할 수도 있다.

생지황과 숙지황은 모두 음혈을 보하는 작용이 있지만, 특히 생지황은 청열량혈(清熱涼血)하면서 생진제번(生津除煩)하는 목적으로 사용되었다. 또한 이수(利水)하는 작용도 갖추고 있어서 『藥性本草』에서는 "主解諸熱, 通月水, 利水道"한다고 하였으며, 생지황에서 추출된 만니톨(mannitol)은 뇌부종(腦浮腫)에 이수(利水)하여 뇌압(腦壓)을 낮출 목적으로 사용되기도 한다. 우슬은 보음하고 활혈하면서 다른 약을 끌고 하부로 인경(引經)하며, 식염은 익신강화(益腎降火)하여 토혈, 뇨혈이나 아은(牙齦)의 출혈 등을 치료한다. 황백과 지모·녹두·용담초 등은 모두 청열하는 약으로 황백은 청열조습(清熱燥濕)하면서 허열을 치료하고, 지모는 자음강화(滋陰降火)하면서 이수(利水)하는 작용도 가지고 있다. 또 녹두는 청열해독하면서 이수하고 서열(暑熱)로 인한 번갈을 치료하는 효과가 있으므로 경악은 뒤에 나오는 녹두음(綠豆飮)(「新方八陣·寒陣14」)으로 열독(熱毒)이나 노열(勞熱)을 치료하였다. 용담초는 하초의 습열을 치료하여 청열소종(清熱消腫)하면서 이수하는 작용이 있다. 저령과 택사·차전자는 모두 이수하는 작용이 있는데, 저령은 하초의 습열을 잘 치료하며, 택사는 이수하면서도 강화(降火)하면서 지혈하는 작용이 있고, 차전자는 이수하고 통림(通淋)하는 작용이 뛰어나다.[138] 식전(食前)에 복용하라는 것은 약력이 주로 하초에 작용하기 때문이고, 열증이 심한 경우에는 온복(溫服)하는 것보다 냉복(冷服)하는 것이 효과가 좋다.

음허가 심한 경우에는 숙지황을 늘려서 보음하는 작용을 강화하는데, 경우에 따라서는 보진(補陣)의 일음전(一陰煎)과 같은 보음청화(補陰淸火)하는 처방을 쓰는 것이 더 좋을 것으로 생각된다.

【 按 】

이 처방은 『醫宗損益』에 인용되었다.

茵蔯飮 八

【 原文 】

治挾熱泄瀉熱痢, 口渴喜冷, 小水不利, 黃疸濕熱閉澁等證.
茵蔯 焦梔子 澤瀉 靑皮 各三錢 甘草 一錢 甘菊花 二錢
用水三·四鍾, 煎兩鍾, 不時陸續飮之. 治熱瀉者, 一服可愈.

【 解釋 】

열을 띤 설사[139]나 열리(熱痢)에 목이 마르고 찬 것 마시기를 좋아하고 소변이 잘 나가지 않으며 황달이 있고 습열이 막혀서

138) 「本草正」에는 車前子의 根葉이 止血하는 작용이 있다고 한다.

139) 挾熱利는 發熱이 있으면서 泄瀉를 하는 것으로, 熱泄과는 차이가 있다.

잘 나가지 못하는 등의 증을 치료한다.

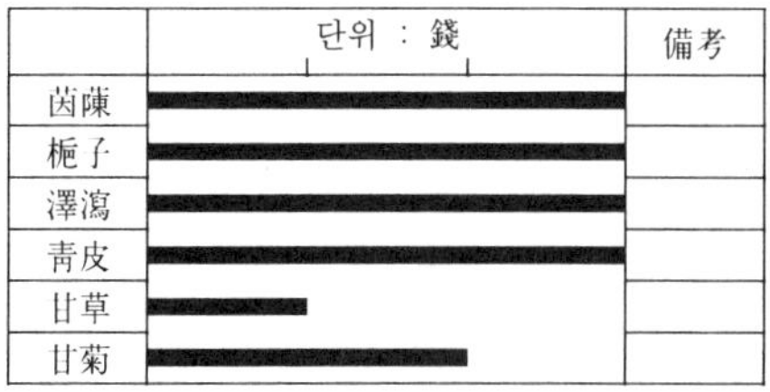

인진 · 치자(검게 덖은 것) · 택사 · 청피 각각 12g, 감초 4g, 감국 8g.

물 서너 사발에 넣고 두 사발이 되게 달여 아무 때나 계속 마신다. 열로 인한 설사를 치료할 때는 한 번만 먹어도 낫는다.

【 方解 】

이 처방은 인진을 군약으로 황달(黃疸)과 융폐(癃閉), 열리(熱痢) 등의 습열증을 치료하기 때문에 인진음이라고 하였다. 주치증에서 협열설사(挾熱泄瀉)란 외감발열에 설사를 겸한 경우를 말하며, 열리(熱痢)는 내부의 습열로 인한 이질(痢疾)의 일종을 말하는 것이다.

인진은 『傷寒論』에서부터 습열황달을 치료하는 중요한 약으로 사용되었는데, 경악은 「本草正」에서 음황은 중초가 차서 운화(運化)가 되지 않은 것이므로 인진은 쓸 수 없다고 하였다. 또한 황달과 습이 겸하면 붓는 경우가 많으므로 삼리(滲利)하여야 하고, 조(燥)가 겸하면 건삽(乾澁)하기 쉬우므로 차게 하고 윤(潤)하게 하여야 한다고 하였다.[140] 이 처방에서는 습열로 인한 황달을 치료하기 때문에 삼리(滲利)하기 위하여 택사를 배합하였다. 또 치자는 삼초의 울열을 청열하므로 중경의 인진호탕에서부터 인진과 배합되어 황달을 치료하였으며, 경악도 습열황달을 치료할 때는 이 두 약을 반드시 써야 한다고 하였다. 감국은 청열해독하는 약으로 경악은 미감(味甘)한 것은 양혈거풍(養血祛風)하고, 미고

140) 黃疸에 燥가 겸한 것은 熱毒黃疸의 범주에 속하는 것으로 생각된다.

(味苦)한 것은 혈중의 울열(鬱熱)을 치료한다고 하였다. 이에 비하여 청피는 소간리기(疏肝理氣)하므로 기분의 울열을 치료한다. 감초는 여러 약을 조화하고 비기(脾氣)를 보호하면서 생으로 쓰면 청열해독(清熱解毒)하는 작용이 있다. 황달은 습열이 비교적 심하고 옹체(壅滯)되어 빠져 나가지 못하는 증세이기 때문에 수시로 계속하여 복용하여야 하지만, 열설(熱泄)의 경우에는 습열이 있어도 심하게 옹체된 것은 아니므로 오래 복용하지 않아도 된다.

【 按 】

이 처방은 조선후기 의서에 인용된 바가 없다.

清膈煎 九

【 原文 】

治痰因火動, 氣壅喘滿, 內熱煩渴等證.

陳皮 錢半 貝母 二·三錢, 微敲破 膽星 一·二錢 海石 二錢 白芥子 五·七分 木通 二錢

水一鍾半, 煎七分. 溫服. 如火盛痰不降者, 加童便一小鍾. 如渴甚者, 加天花粉一錢. 如熱及下焦, 小水不利者, 加梔子一錢半. 如熱在上焦, 頭面紅赤, 煩渴喜冷者, 加生石膏二·三錢. 如痰火上壅而小水不利者, 加澤瀉一·二錢. 如痰火閉結, 大便不通而兼脹滿者, 加大黃數錢, 或朴硝一·二錢, 酌宜用之.

【 解釋 】

담으로 인해 화가 동하여 기가 막히고 숨이 가쁘고 그득하며 속에 열이 있어서 답답해하고 갈증이 나는 등의 증을 치료한다.

진피 6g, 패모(약간 두드려 깨뜨린다) 8~12g, 우담남성 4~8g, 해부석 8g, 백개자 2~2.8g, 목통 8g.

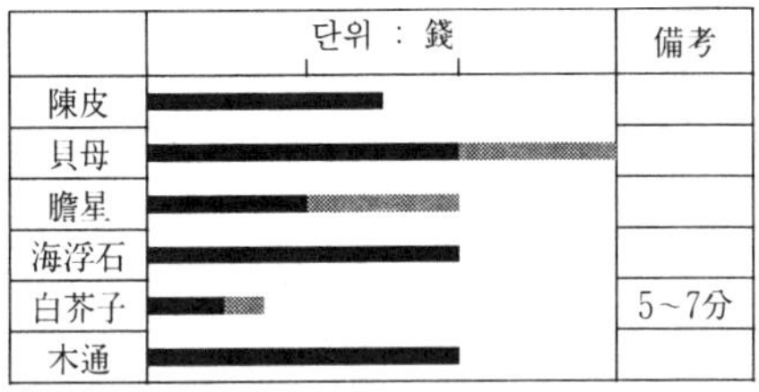

물 한 사발 반에 넣고 7할이 되게 달여 따듯하게 먹는다. 화가 성하여 담이 내려가지 않으면 동변을 작은 종지에 한 사발 더 넣어 쓴다. 갈증이 심하면 천화분 4g을 더 넣어 쓴다. 열이 하초에 미쳐서 소변이 잘 나가지 않으면 치자 6g을 더 넣어 쓴다. 열이 상초에 있어서 얼굴이 붉으면서 답답하고 갈증이 나고 찬 것을 좋아하면 생석고 8~12g을 더 넣어 쓴다. 담화가 위에서 막혀 소변이 잘 나가지 못하면 택사 4~8g을 더 넣어 쓴다. 담화가 막혀서 맺히고 대변이 통하지 않으면서 배가 붓고 불러오면 대황 몇 돈[141]이나 박초 4~8g을 적절히 더 넣어 쓴다.

【 方解 】

이 약은 흉격의 담열(痰熱)을 맑게 하므로 청격전이라고 하였으며, 주치증은 담열로 인한 천식(喘息)과 흉만(胸滿), 번갈(煩渴) 등이다.

이 처방은 이진탕에서 한담(寒痰)을 치료하는 반하 대신에 열담(熱痰)을 치료하는 패모·담성·해부석·백개자 등으로, 건비리수(健脾利水)하는 복령을 청심리수(淸心利水)하는 목통으로 바꾸고 자감초를 뺀 것으로 볼 수 있다. 특히 패모는 치담(治痰)의 윤제(潤劑)로서 조담(燥痰)이나 노담(老痰)을 치료하는 데 사용

141) 大黃數錢은 미터법으로 환산이 곤란하므로 옛 도량형대로 번역하였다.

되며, 남성은 풍담(風痰)을 치료하는데, 우담(牛膽)으로 법제하면 "降痰因火動"[142]하는 효과가 뛰어나다. 해부석은 열담과 노담을 치료하며 강화하기(降火下氣)하는 작용이 있고, 백개자는 개기소담(開氣消痰)하여 해수(咳嗽), 천만(喘滿)을 치료하는 효과가 뛰어나다. 진피는 행기거담(行氣去痰)하는 바, 진피로 행기하며 목통으로 청열리수(淸熱利水)한다.

화성(火盛)하여 담이 내려가지 않으면 "降痰滯, 解煩熱"하는 동변을 더 넣는다. 갈증이 심하면 번갈을 멎게 하고 동시에 열담을 치료하는 천화분을 더 넣는다. 열이 하초까지 미쳐서 소변이 불리하면 청열해독하면서 이수(利水)하는 치자를 더 넣는다. 열이 상초에 있어서 두면(頭面)이 홍적(紅赤)하고 번갈이 있고 찬 것을 좋아하면 생석고를 더 넣어 청열하고 생진지갈한다. 담화(痰火)가 상초에 옹색(壅塞)되어 기가 하행하지 못하여 소변이 불리하면 택사를 써서 하기(下氣)하면서 이수사화(利水瀉火)하여야 한다. 담화(痰火)가 폐결(閉結)되어 대변이 불통하고 배가 불러오면 대황이나 박초 등을 다량 사용하여 급하게 탕척사하(蕩滌瀉下)하여 담열(痰熱)을 쳐야 한다.

【 按 】

이 처방은 조선후기 의서에 인용된 바가 없다.

化肝煎 十

【 原文 】

治怒氣傷肝, 因而氣逆動火, 致爲煩熱脇痛, 脹滿動血等證.

青皮 陳皮 各二錢 芍藥 二錢 丹皮 梔子 炒 澤瀉 各錢半. 如血

142) 「本草正」 膽星條 참고.

見下部者, 以甘草代之 **土貝母** 二·三錢

水一鍾半, 煎七·八分. 食遠溫服. 如大便下血者加地楡, 小便下血者加木通, 各一錢五分. 如兼寒熱, 加柴胡一錢. 如火盛, 加黃芩一·二錢. 如脇腹脹痛, 加白芥子一錢. 脹滯多者, 勿用芍藥.

【 解釋 】

몹시 노하여 간이 손상되어 기가 거스르고 화가 동하여 번열(煩熱)이 나고 옆구리가 아프고 창만하여 피가 나오는 것을 치료한다.

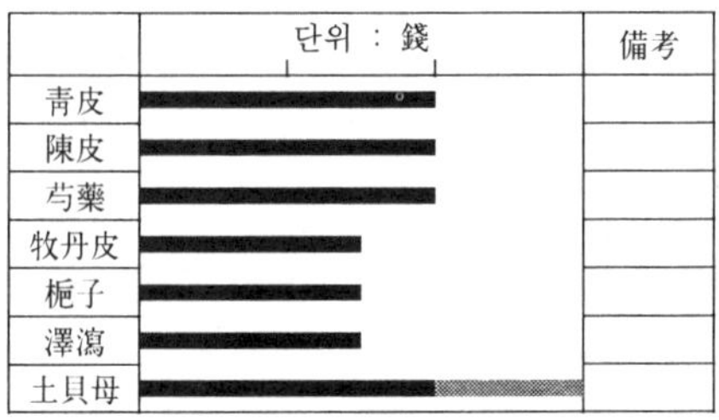

청피 · 진피 각각 8g, 작약 8g, 목단피 · 치자(덖은 것) · 택사(하초에 출혈이 있으면 감초로 대신할 수 있다) 각각 6g, 토패모 8~12g.

물 한 사발 반에 넣고 7~8할이 되게 달여 식후 한참 뒤에 따듯하게 먹는다. 대변에 피가 섞여 나오면 지유를, 소변에 피가 섞여 나오면 목통을 6g씩 더 넣어 쓴다. 오한(惡寒)과 발열(發熱)이 반복되는 경우에는 시호 4g을 더 넣어 쓴다. 화가 성하면 황금 4~8g을 더 넣어 쓴다. 옆구리와 배가 부으면서 아프면 백개자 4g을 더 넣어 쓴다. 배가 부르고 체한 증이 있으면 백작약을 쓰지 말아야 한다.

【 方解 】

노기(怒氣)로 상간(傷肝)하여 화기(火氣)가 역상한 것을 치료하므로 화간전이라 하였으며, 번열(煩熱)과 협통(脇痛) · 창만(脹滿) · 출혈(出血) 등을 치료한다.

청피와 진피는 모두 이기약(理氣藥)이나 청피는 소간산결(疏肝散結)하는 작용이 강하여 흉협통이나 산기(疝氣)를 치료하고, 진피는 이기화중(理氣和中)하는 작용이 강하여 창만(脹滿)과 구토(嘔吐), 불사식(不思食) 등을 치료한다. 작약과 목단피 · 치자는 모두 간열(肝熱)을 치료하는데, 작약은 산미(酸味)로서 입간(入肝)하여 사간(瀉肝)하면서 동시에 보혈하는 작용이 있고, 목단피는 혈분열을 치료하면서 행혈보혈(行血補血)하는 작용이 있고, 치자는 삼초의 울화를 치료하며 초초(炒焦)하면 지혈하는 작용이 있다. 택사는 이수(利水)하고 습열을 청리(淸利)하는데, 음허증으로 인한 하초의 출혈에는 진음을 모손(耗損)하는 택사 대신에 화중(和中)하는 성질이 있는 감초를 써서 다른 약의 성질을 완만하게 하여야 한다. 토패모는 곧 절패모로서 경악이 절강(浙江) 출신이므로 그렇게 부른 것인데,[143] 담기(痰氣)를 내리면서 개울(開鬱)하여 간화(肝火)를 치료하는 작용이 있다.

혈변이 있으면 청삽(淸澁)하여 장풍하혈(腸風下血)을 잘 치료하는 지유를 더 넣고, 요혈(尿血)이 있으면 소장의 화울(火鬱)을 치료하는 목통을 더 넣는다. 한열왕래를 겸하였으면 시호를 넣어 간담화(肝膽火)를 치료하고 반표반리의 사기를 발산시킨다. 화기가 성하면 황금을 넣어 청열(淸熱)한다. 협복(脇腹)이 창통(脹痛)하면 백개자를 넣어 거담(祛痰)하면서 하기(下氣)한다. 창만(脹滿)이나 비만(痞滿)은 비기(脾氣)가 한(寒)하여 운화가 잘 되지 않는 것이므로 작약은 사용하지 말아야 한다.

【 按 】

이 처방은『醫宗損益』에 인용되어 있다.

---

143)『中藥大辭典』

安胃飮 十一

【 原文 】

治胃火上衝, 呃逆不止.

陳皮 山査 麥芽 木通 澤瀉 黃芩 石斛

水一鍾半, 煎七分. 食遠服. 如胃火熱甚, 脈滑實者, 加石膏.

【 解釋 】

위화(胃火)가 위로 치밀어 딸꾹질이 그치지 않는 것을 치료한다.

진피, 산사, 맥아, 목통, 택사, 황금, 석곡

물 한 사발 반에 넣고 7할이 되게 달여 식후 한참 뒤에 먹는다. 위화가 매우 심하고 맥이 활실(滑實)하면 석고를 더 넣어 쓴다.

	단위 : 無	備考
陳皮	▬▬▬	
山査	▬▬▬	
麥芽	▬▬▬	
木通	▬▬▬	
澤瀉	▬▬▬	
黃芩	▬▬▬	
石斛	▬▬▬	

【 方解 】

위열(胃熱)로 기가 상충하여 애역(呃逆)이 그치지 않는 것을 치료하여 위(胃)를 편안하게 하기 때문에 안위음이라 명명하였다. 애역은 한열허실 모두로 인해 발생할 수 있으나 경악은 위화(胃火)로 인한 것이 비교적 많으며, 그 증상은 "形氣不虛, 胸膈有滯, 大便結實或不通, 脈滑實" 등이라고 하였다. 그 이외에도 위열로 인한 증상으로는 맥활삭(脈滑數), 면적(面赤), 구취(口臭), 구창(口瘡) 등을 들 수 있다.

황금과 석곡으로 위열을 치료하는데, 특히 석곡은 청열하면서 보음생진(補陰生津)하는 작용이 있다. 진피는 이기건비(理氣健脾)하여 상충하는 위기(胃氣)를 하행시키고, 산사와 맥아는 모두 소도지제(消導之劑)로서 건비화중(健脾和中)하면서 하기(下氣)하는 작용이 있다. 목통과 택사는 이수(利水)하면서 설열(泄熱)하는 작용이 있다. 위화가 더욱 치성한 경우에는 석고를 써서 청열사화(淸熱瀉火)시킨다.

【 按 】

이 처방은 조선후기 의서에 안용된 바가 없다.

앞의 세 처방은 모두 리열(裏熱)을 치료하는 처방이다. 그러나 처방마다 초점이 달라 청격전은 담열(痰熱)이 흉격을 옹색(壅塞)한 것을 치료하고, 화간전은 청간리기(淸肝理氣)하면서 사화지통(瀉火止痛)하여 간열(肝熱)로 협통(脇痛), 번갈(煩渴), 동혈(動血)하는 증상을 치료한다. 그리고 안위음은 위(胃)의 실화(實火)가 상충하여 애역이 그치지 않는데 쓰며 양음화위(養陰和胃)하면서 청화강역(淸火降逆)하는 작용이 있다.

	陳皮	貝母	木通	澤瀉	膽星	海浮石	白芥子	靑皮	芍藥	丹皮	梔子	山査	麥芽	黃芩	石斛
淸膈煎	*	*	*		*	*	*								
化肝煎	*	*		*				*	*	*	*				
安胃飮	*		*	*								*	*	*	*

【 參考 】

애역(呃逆)의 원인에 대하여 고대에는 주로 허한(虛寒)으로 인식하였으나 단계(丹溪)는 "諸逆衝上, 皆屬於火"라는 『內經』의 문구에 의거하여 열증(熱證)도 있음을 밝히고[144] 귤피죽여탕(橘皮竹茹湯)을 사용하였다.[145] 경악은 제가(諸家)의 설을 종합하고

144) 『格致餘論 · 呃逆論』

145) 『丹溪心法 · 咳逆』

임상적인 경험을 통해 볼 때 한열허실(寒熱虛實)이 모두 있다고 주장하였다. 또한 애역의 가장 근본적인 원인이 기(氣)에 있다고 보았으며, 한증에는 온산(溫散), 열증에는 청강(淸降)시켜야 한다고 하였다.146) 그리고 「雜證謨・呃逆・論治」에서는 애역을 크게 잡증(雜證)의 애(呃)와 상한(傷寒)의 애(呃)로 구분하고, 잡증의 애역 중에서 한체(寒滯)에는 좌관전(佐關煎)(「新方八陣・熱陣10」), 위화(胃火)에는 안위음(安胃飮)(「新方八陣・寒陣11」), 기역(氣逆)에는 신향산(神香散)(「新方八陣・和陣20」), 식체(食滯)에는 대화중음(大和中飮)(「新方八陣・和陣7」)에 건강・목향을 더 넣고, 비위허한(脾胃虛寒)에는 온위산(溫胃散)(「新方八陣・熱陣5」)에 정향을 더 넣고, 하초허한(下焦虛寒)에는 귀기음(歸氣飮)(「新方八陣・熱陣14」)이나 리음전(理陰煎)(「新方八陣・熱陣3」)에 정향을 더 넣고, 대병(大病) 후의 애역에는 대보원전(大補元煎)(「新方八陣・補陣1」)이나 우귀음(右歸飮)(「新方八陣・補陣3」)을 사용한다고 하였다.

玉女煎 十二

【 原文 】

治水虧火盛，六脈浮洪滑大，少陰不足，陽明有餘，煩熱乾渴，頭痛牙疼，失血等證，如神如神．若大便溏泄者，乃非所宜．

生石膏 三·五錢 熟地 三·五錢或一兩 麥冬 二錢 知母 牛膝 各錢半

水一鍾半，煎七分．溫服或冷服．如火之盛極者，加梔子·地

146) 「雜證謨・呃逆・論證」

骨皮之屬亦可. 如多汗多渴者, 加北五味十四粒. 如小水不利, 或火不能降者, 加澤瀉一錢五分, 或茯苓亦可. 如金水俱虧, 因精損氣者, 加人蔘二·三錢尤妙.

【 解釋 】

신수(腎水)가 부족하고 위화(胃火)가 성하여 육부맥(六部脈)이 다 부홍(浮洪)하면서 활대(滑大)하며[147] 번열(煩熱)과 건갈(乾渴)이 있고 머리와 치아가 아프며 피가 나는 증상 등을 치료하는데, 매우 효과가 뛰어나다. 대변이 무르고 설사하는 데는 쓰면 안 된다.

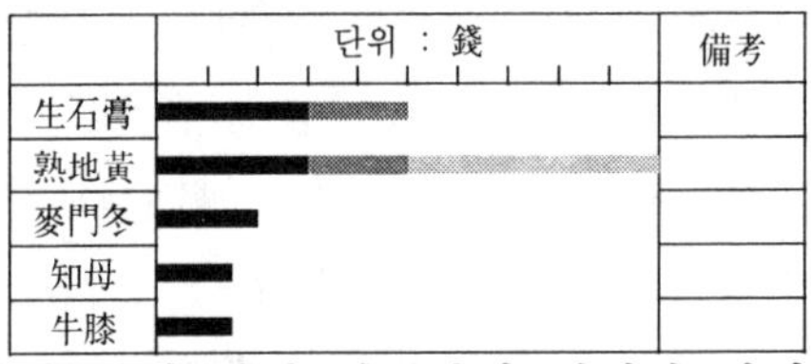

생석고 12~20g, 숙지황 12~20g 혹은 40g, 맥문동 8g, 지모·우슬 각각 6g.

물 한 사발 반에 넣고 7할이 되게 달여 따듯하게 먹거나 차게 먹는다. 화가 몹시 성하면 치자·지골피 등을 더 넣어도 좋다. 땀이 많이 나고 갈증이 있으면 오미자 14알 더 넣어 쓴다. 소변이 잘 나가지 않거나 화기를 내릴 수 없는 때는 택사 6g을 더 넣어 쓰거나 혹 복령을 써도 좋다. 폐금(肺金)과 신수(腎水)가 모두 부족하여 정(精)이 부족하여 기(氣)가 손상되었으면 인삼 8~12g을 넣어 쓰면 더욱 좋다.

【 方解 】

옥(玉)은 귀하게 여긴다는 뜻이고 여(女)는 음(陰)을 말하는 것으로 이 처방이 음액(陰液)을 보호하는 것을 주된 목적으로 삼고 있다는 의미로 명명하였다. 이 처방은 소음(少陰)의 신수(腎

147) "少陰不足, 陽明有餘"는 앞의 "水虧火盛"과 동일한 의미로서 腎水가 부족하고 胃火가 亢盛한 것을 말한다. 같은 말이 반복되는 것이므로 번역을 생략한다.

水)가 부족하고 양명(陽明)의 위화(胃火)가 유여하여 육맥(六脈)이 모두 부홍활대(浮洪滑大)하고 번열(煩熱)과 건갈(乾渴), 두통(頭痛), 아동(牙疼), 실혈(失血) 등이 있는 경우를 치료한다. 위열이 있는 경우에는 대부분 대변이 조결한 것이 원칙인데, 대변이 당설(溏泄)한 것은 중초가 허한한 것으로 겉으로 드러난 열상(熱象)이 있더라도 실열(實熱)이 아니므로 이 처방을 써서 함부로 청화(淸火)시켜서는 안된다.

생석고는 위로 들어가 청열함으로써 진액을 보호하며, 숙지황은 신으로 들어가 자음함으로 청열하는 작용이 있다. 맥문동은 생진하면서 청열하며, 지모는 청열하므로 자음하는 효과가 있다. 특히 지모와 석고는 『傷寒論』의 백호탕(白虎湯)에서부터 위열을 치료하여 진액을 보호하는 목적으로 사용된 대표적인 약대이다. 우슬은 보음하면서 다른 약을 끌고 하행하는 작용이 있어서 인경약으로 사용된다.

이 처방은 보통 온복(溫服)하지만 위열이 매우 심할 때는 냉복(冷服)하는 것이 더욱 좋다. 화열이 극성한 경우에는 혈열을 치료하는 치자와 보음하면서 허열을 치료하는 지골피와 같은 약을 더 넣는다. 땀이 많이 나면서 갈증이 있는 것은 진액이 손상된 것이므로 오미자를 넣어서 수렴하여 진액을 보호한다. 소변이 불리하면서 화기(火氣)가 내려가지 않으면 택사나 복령을 넣어 이수(利水)하면서 강화설열(降火泄熱)하여야 한다. 화기가 극성하여 신음이 손상될 뿐 아니라 폐금까지 소삭(消爍)하는 것을 경악은 "因精損氣"라고 하였는데, 이때는 폐기를 보하기 위하여 인삼을 더 넣는다.

【 按 】

이 처방은 『醫宗損益』에 인용되어 있다.

太淸飮 十三

【 原文 】

治胃火煩熱, 狂斑嘔吐等證. 可與白虎湯出入酌用.
知母 石斛 木通 各一錢半 石膏 生用, 五·七錢
水一鍾半, 煎七分. 溫服或冷服. 或加麥門冬.

【 解釋 】

위화(胃火)로 번열(煩熱)이 나면서 발광(發狂)하고 반점이 돋으며 구역질이 나는 등의 증세를 치료한다. 백호탕(白虎湯)과 비교해서 보아야 한다.

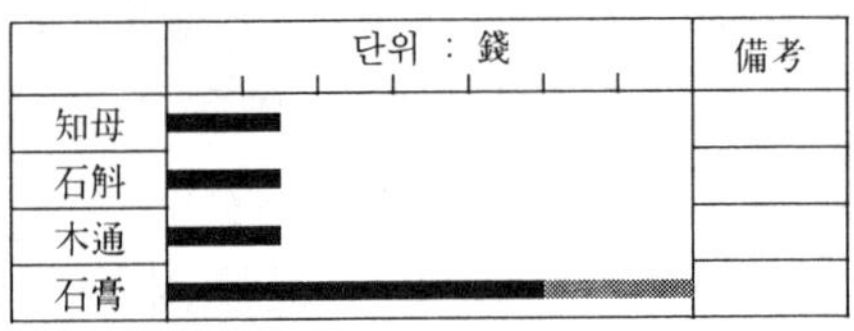

지모 · 석곡 · 목통 각각 6g, 석고(생것) 20～28g.

물 한 사발 반에 넣어 7할이 되게 달여 따듯하거나 차게 하여 먹는다. 맥문동을 더 넣어도 좋다.

【 方解 】

위열(胃熱)을 맑히는 작용이 매우 강력하므로 태청음이라고 하였다. 백호탕의 변방으로 위열로 번열(煩熱)과 구토(嘔吐)가 있으면서 발광(發狂), 발반(發斑) 등의 열극(熱極)한 증상이 있는 것을 치료한다.

지모와 석고는 청열해독(淸熱解毒)하는 대표적인 약대로서, 위열(胃熱)을 치료하면서 또한 진액을 보호하는 작용이 있다. 석곡(石斛)은 진액을 보하면서 청열하는 작용이 있으며, 목통은 청열리수(淸熱利水)하여 수액의 운화를 정상화시키는 작용이 있다.

경우에 따라서 맥문동을 더 넣어서 석곡이 청열생진(淸熱生津)하는 작용을 도와준다.

【 按 】

이 처방은 『醫門寶鑑』에 인용되어 있다.

	石膏	知母	甘草	粳米	熟地黃	麥門冬	牛膝	石斛	木通	陳皮	山査	麥芽	澤瀉	黃芩
白虎湯	*	*	*	*										
安胃飮	#							*	*	*	*	*	*	*
玉女煎	*	*			*	*	*							
太淸飮	*	*				#		*	*					

안위음과 옥녀전, 태청음은 모두 위열(胃熱)을 치료하는 처방으로 백호탕의 변방으로 볼 수 있다. 백호탕은 석고와 지모를 써서 위열을 치료하면서 감초와 갱미를 가하여 비기를 보호한 특징이 있다. 안위음은 위화(胃火)로 인한 애역(呃逆)에 사용되는데 산사·맥아·진피 등을 사용하여 위열(胃熱)과 기역(氣逆)을 함께 고려한 처방이다. 옥녀전은 안위음보다 위열이 더 심하고 겸하여 신음부족(腎陰不足)이 있을 경우에 사용되는데, 숙지황과 맥문동·우슬을 가하여 보음생진(補陰生津)하며 하행시킨다. 태청음은 위열이 치성하여 생긴 열독발반(熱毒發斑) 등의 증세를 치료하는데, 석곡과 목통으로 생진하고 청열리수(淸熱利水)하는 것이 특징이다.

綠豆飮 十四

【 原文 】

凡熱毒勞熱, 諸火熱極不能退者, 用此最妙.

用綠豆不拘多寡, 寬湯煮糜爛, 入鹽少許, 或蜜亦可. 待氷冷, 或厚或稀或湯, 任意飮食之, 日或三·四次不拘. 此物性非苦寒, 不傷脾氣, 且善於解毒除煩, 退熱止渴, 大利小水, 乃淺易中之最佳最捷者也. 若火盛口甘, 不宜厚味, 但略煮半熟, 清湯冷飲之, 尤善除煩清火.

【 解釋 】

열독(熱毒)과 허로로 인한 발열 등 여러 가지 화열증(火熱證)이 매우 심하여 쉽게 물러가지 않는 것을 치료하는 데는 이것이 가장 좋다.

녹두 적당한 양을 물에 끓여서 짓찧은 다음 소금을 조금 넣거나 꿀을 넣어서 얼음같이 차게 식혀서 진하거나 묽거나 혹은 뜨겁게 하여 마음대로 하루 3~4번 정도 마시게 한다. 이것은 쓰거나 차지 않아서 비기(脾氣)를 상하지 않으면서도 독을 풀어주고 번열(煩熱)을 없애며 열을 내리고 갈증을 멈추며 소변을 아주 잘 나가게 한다. 그리고 이 약은 구하기 쉽고 흔한 약이지만 그 효과는 매우 좋다. 만일 화가 성하여 입에 단내가 날 때는 너무 진하게 먹으면 좋지 않으므로, 약간 삶아 절반쯤 익힌 다음 그 맑은 물을 식혀서 마시게 하면 번열(煩熱)을 없애고 화를 내리는 데 매우 좋다.

【 方解 】

이 처방은 녹두 1미(味)를 사용하여 화열(火熱)을 치료하므로 녹두음이라고 하였으며, 실열과 허열을 막론하고 화열이 심하여 물러가지 않는 경우에 사용한다.

녹두는 청열(清熱)하고 하기(下氣)하여 번열과 소갈을 치료하며 해독(解毒)하고 이수(利水)하는 작용이 있으며, 정신을 안정시키고 오장의 음기를 보하는 작용도 있다. 또한 원문에서 말한 것과 같이 약성이 고한(苦寒)하지 않아 비기를 손상하지 않으며 구하기 쉬운 약재이면서 효과는 매우 훌륭하므로 임상에서 단방(單方)으로 널리 활용할 수 있는 장점이 있다. 소금이나 꿀을 조금 타는 것은 약 맛을 좋게 할 뿐 아니라, 전해질과 당분을 보충하므로 여름에 서증(暑證)으로 탈수가 있을 때 사용할 수 있을 것으로 생각된다. 또 화기(火氣)가 성하여 입에서 단내가 날 때는 진하지 않게 달여 식혀서 마시게 하면 제번청화(除煩清火)하는 작용이 더욱 뛰어나다고 한다.

【 按 】

이 처방은 『醫宗損益』에 인용되어 있다.

玉泉散 十五

【 原文 】

亦名一六甘露散. 治陽明內熱, 煩渴頭痛, 二便閉結, 溫疫斑黃, 及熱痰喘嗽等證. 此益元散之變方也, 其功倍之.

石膏 六兩, 生用 粉甘草 一兩

右爲極細末. 每服一·二·三錢, 新汲水或熱湯, 或人蔘湯調下. 此方加硃砂三錢亦妙.

【 解釋 】

일명 일육감로산(一六甘露散)이라고도 하는데, 양명에 내열(內熱)이 있어서 번갈(煩渴)이 나고 머리가 아프며 대소변이 막히거나 온역(瘟疫)으로 반황(斑黃)이 생기고 열담(熱痰)으로 숨이 차면서 기침하는 등의 증을 치료한다. 이것은 익원산(益元散)의 변방인데 효과는 훨씬 낫다.

석고(생 것) 240g, 분감초(粉甘草) 40g.

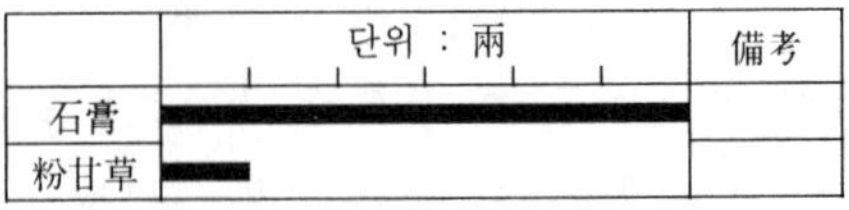

위의 약을 아주 곱게 가루내서 한번에 4~8~12g씩 새로 길어 올린 물이나 끓인 물, 혹은 인삼달인 물에 타서 먹는다. 이 처방에 주사 12g을 더 넣어 써도 좋다.

【 方解 】

이 처방은 육일산(六一散)[148]의 변방으로 일륙감로음(一六甘露散)이라고도 부르며, 매우 깨끗하고 시원한 물이 솟아나는 샘물과 같이 청열하는 작용이 뛰어나므로 옥천산이라고 하였다. 육일산은 활석과 감초로 서열(暑熱)을 치료하지만, 이 처방은 석고와 감초로 양명열을 치료한다.

석고는 청열하고 한산(寒散)하며 동시에 생진지갈(生津止渴)하는 작용이 있어서 특히 양명열로 인한 번갈과 두통을 잘 치료한다. 감초는 보기화중(補氣和中)하면서 생으로 쓰면 청열해독(淸熱解毒)하는 작용도 있다. 이 두 약은 『傷寒論』의 백호탕부터 청열해독하면서도 위기(胃氣)를 손상하지 않을 목적으로 함께 사용되었다. 또 고열이 있을 때 위화(胃火)로 인한 내상(內傷)인지 사화(邪火)로 인한 외감(外感)인지를 구분하는 방법에 대해 경악은 다식(多食)이면 위화(胃火)이고 불식(不食)이면 사화(邪火)라고 하였으니 참고하기 바란다. 내열이 아주 심하면 새로 길어올린 시원한 물에 타먹고, 그렇지 않으면 따듯한 물에 타먹어서 위기(胃氣)를 보호한다. 기허(氣虛)나 진액(津液)의 손상이 심하다고 생각되면 인삼 끓인 물에 타서 먹는데, 이것은 백호가인삼탕

148) 『宣明方論』의 처방으로 益元散이라고도 한다. 暑濕으로 身熱, 心煩口渴, 小便不利한 경우와 三焦의 濕熱로 小便淋痛한 것을 치료한다. 滑石 6兩과 炙甘草 1兩으로 구성되었으므로 六一散이라 하며 一六水의 의미도 있다.

(白虎加人蔘湯)의 의미와 상통한다. 또 양열이 극성하여 경간(驚癎)이나 광증(狂症)까지 보이는 경우에는 주사를 더 넣어서 진심(鎭心)하고 강화(降火)하는데, 주사는 독성이 강한 광물약이므로 함부로 써서는 안된다.

【 按 】

이 처방은 『醫宗損益』에 인용되어 있다. 주치증에 두통이 빠져 있고, 8~12g씩 복용하라고 되어 있다. 또한 육일산의 변방이라는 말은 없으며, 일명 이륙감로산(二六甘露散)이라 하였는데 이것은 '일륙(一六)'의 오자로 생각된다. 또한 약물에 있어서도 석고를 생용한다거나 감초를 분감초(粉甘草)로 쓴다는 언급은 없지만 기본 내용에는 큰 차이가 없는 것으로 생각된다.

雪梨漿 十六

【 原文 】

解煩熱, 退陰火, 此生津止渴之妙劑也.
用清香甘美大梨, 削去皮, 別用大碗盛清冷甘泉, 將梨薄切浸於水中, 少頃, 水必甘美, 但頻飲其水, 勿食其粗, 退陰火極速也.

【 解釋 】

번열(煩熱)을 풀어주고 음화(陰火)를 없애며 진액을 생기게 하고 갈증을 멈추게 하는 데 매우 좋은 약이다.

향기롭고 크고 좋은 배를 껍질을 벗겨 두고 찬 물을 담은 큰 사발을 준비하여 배를 얇게 썰어 물 속에 담궈 잠시 있으면 물이 단맛이 난다. 찌꺼기는 먹지 말고 물만 자주 마시면 음화를 없애는데 효과가 빠르다.

【 方解 】

눈처럼 희고 아름다운 배로 만든 음료수란 뜻으로 설리장이라 하였다. 이 처방은 이름 그대로 좋은 배를 썰어서 시원한 물에 우려낸 일종의 청량음료로서 여름에 번열을 치료하며 음화(陰火)를 물러가게 하고 생진지갈(生津止渴)하는 효능이 있다.

【 按 】

이 처방은『醫宗損益』에 인용되어 있다.

『東醫寶鑑 · 火門』의 단방(單方)에도 배가 "열사[客熱]를 없애며 가슴이 답답한 것을 치료한다"고 하였으며 "풍열(風熱)로 가슴이 답답한 데는 배 3개, 사탕 20g을 물에 달여 아무때나 먹는다"라고 되어 있다. 이 외에도 甛瓜(참외), 西瓜(수박), 水芹(미나리), 獼猴桃(다래) 등이 흉격(胸膈)의 번열(煩熱)을 치료하는 약으로 기재되어 있다.

滋陰八味丸 十七

【 原文 】

治陰虛火盛, 下焦濕熱等證. 此方變丸爲湯, 卽名滋陰八味煎.

山藥 四兩 丹皮 三兩 白茯苓 三兩 山茱萸 肉, 四兩 澤瀉 三兩 黃蘗 鹽水炒, 三兩 熟地黃 八兩, 蒸搗 知母 鹽水炒, 三兩

右加煉蜜搗丸, 梧桐子大. 或空心·或午前, 用滾白湯, 或淡

鹽湯送下百餘丸.

【 解釋 】

음이 허하고 화가 성하면서 하초에 습열이 있는 것을 치료한다. 이 처방을 바꾸어 탕제로 쓰면 자음팔미전(滋陰八味煎)이라고 한다.

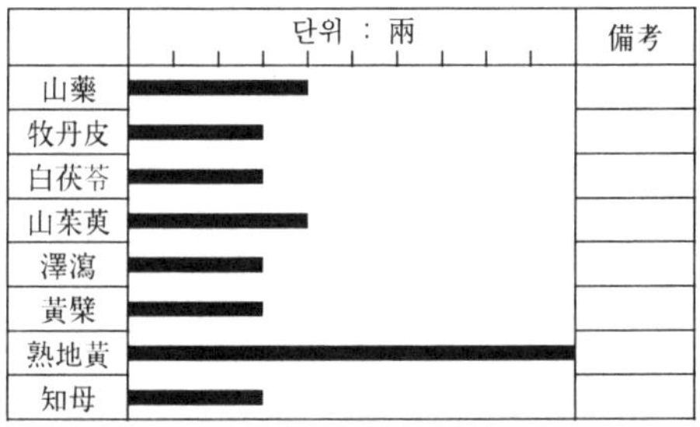

산약 160g, 목단피 120g, 백복령 120g, 산수유육 160g, 택사 120g, 황벽(소금물에 축여 덖은 것) 120g, 숙지황(쪄서 찧은 것) 240g, 지모(소금물에 축여 덖은 것) 120g.

위의 약에 졸인 꿀을 넣어 오동나무 씨앗만한 알약을 빚는다. 공복이나 오전에 끓인 물이나 소금물에 100알 정도씩 먹는다.

【 方解 】

이 처방은 육미지황환(六味地黃丸)[149]에 지모와 황벽을 가하여 8가지 약물로 자음사화(滋陰瀉火)하는 작용을 하므로 보양(補陽)하는 팔미환과 구별하는 의미에서 자음팔미환이라고 하였다. 또 『醫宗金鑑』의 지백지황환(知柏地黃丸)도 육미지황탕에 지모와 황백을 가하여 구성되는데, 분량에 있어서 약간의 차이가 보인다.[150]

숙지황은 보신전정(補腎塡精)하는데 경악은 "음허로 화기가 오

149) 『小兒藥證直訣』에서 錢乙이 『金匱要略』의 八味腎氣丸에서 桂枝, 附子를 빼고 "小兒腎怯失音, 囟開不闔, 目中白睛多"한 증상을 치료하기 위하여 創方하였다. 현재는 肝腎陰虛에 가장 기본처방으로 사용되고 있다. 虞摶이 『醫學正傳』에서 湯劑로 바꾸어 사용하였다.

150) 知柏地黃丸은 知母, 黃柏 각2냥으로 구성되었고, 滋陰八味丸은 각3냥이다.

르는 것은 숙지의 진중함이 아니면 내릴 수가 없다. 음허하면서 날치고 달싹거리는 것은 숙지의 정숙함이 아니면 안정시킬 수가 없다"[151]라고 하였다. 여기에 감한(甘寒)한 택사를 배오하여 이수삼습(利水滲濕)하면서 신(腎)의 탁기(濁氣)를 배설하였다. 산수유는 산미(酸味)로 수렴하고 간신을 보양하면서 삽정(澁精)하는데, 경악은 "간신(肝腎)으로 들어가서 음을 견고히 하고 정을 보태주어 음기를 튼튼히 한다"라고 하였다. 신고(辛苦)한 목단피는 청혈(淸血)하면서 사간(瀉肝)하며, 산약은 비기를 보익하면서 삽정(澁精)하는 작용이 있다. 복령은 건비리수(健脾利水)하여 비습을 잘 운화되게 한다. 황벽은 고한하여 신중(腎中)의 화를 청(淸)하고, 지모는 고한(苦寒)하면서 침(沈)하므로 청폐(淸肺)하면서 신화(腎火)를 치료한다. 지모와 황벽을 배합하면 퇴허열(退虛熱)하고 상화를 억제하는 의미가 있어서 자음강화(滋陰降火)의 효과를 나타낸다. 공복이나 오전에 복용하는 것은 약력이 하초까지 잘 도달하게 하기 위함이다.

【 按 】

이 처방은 『醫宗損益』에 인용되어 있다.

지모와 황벽은 자음파(滋陰派)에서 음허화왕증을 치료하기 위하여 다용된 약물로서, 『丹溪心法 · 補損』에서는 호잠환(虎潛丸), 대보환(大補丸), 보음환(補陰丸) 등에 사용되었다. 주단계는 황벽이 강화보음(降火補陰)의 묘약(妙藥)이라고 하였으며, 지모는 소갈(消渴), 열중(熱中) 등을 치료하고 '補不足, 益氣'하므로 허인(虛人)이 구건(口乾)한 경우에 가하여 사용할 수 있다고 하였다. 그러나 경악은 황벽과 지모가 보음하는 약이 아니라 단지 음허로 인한 사화가 왕성한 경우에만 사용되어야 한다고 강조하고 있으

151) 陰虛而火升者, 非熟地之重不足以降之; 陰虛而躁動者, 非熟地之靜不足以鎭之.(「本草正 · 地黃」)

며, 『類經附翼 · 求正錄 · 眞陰論』에서는 단계가 말한 "陽常有餘, 陰常不足之論"에 의거하여 보음환, 대보환 등에서 황벽과 지모를 중용하여 신단(神丹)과 같이 여기고 있음을 비판하고 있다.

約陰丸 十八

【 原文 】

治婦人血海有熱, 經脈[152]先期或過多者, 或兼腎火而帶濁不止, 及男婦大腸血熱便紅等證.

當歸 白朮 炒 芍藥 酒炒 生地 茯苓 地楡 黃芩 白石脂 醋煆焠 北五味 丹蔘 川續斷 各等分

右爲末, 煉蜜丸服. 火甚者, 倍用黃芩. 兼肝腎之火甚者, 仍加知母·黃檗各等分. 大腸血熱便紅者, 加黃連·防風各等分.

【 解釋 】

부인의 혈해에 열이 있어서 월경주기가 앞당겨지거나 양이 많거나 혹은 신화(腎火)를 겸해서 대하(帶下)와 임탁(淋濁)이 멎지 않으며 남녀를 막론하고 혈열(血熱)로 대변에 붉은 피가 섞여 나오는 것들을 치료한다.

당귀 · 백출(볶은 것) · 작약(술에 축여 볶은 것) · 생지황 · 복령 · 지유 · 황금 · 백석지(식초에 담갔다가 달군 것) · 오미자(북방에서 난 것) · 단삼 · 속단(사천에서 난 것) 각각 같은 양.

위의 약을 가루내어 졸인 꿀로 반죽해서 알약을 만들어 먹는다. 화(火)가 심하면 황금을 배로 넣어 쓴다. 간신에 화가 있으면 지

152) '經脈'은 '經血'로 바뀌어야 할 것이다.

모·황벽을 같은 양으로 더 넣어 쓴다. 대장혈열로 대변에 붉은 피가 섞여 나오면 황련·방풍을 같은 양으로 더 넣어 쓴다.

	단위 : 無	備考
當歸		
白朮		
芍藥		
生地黃		
茯苓		
地楡		
黃芩		
白石脂		
北五味		
丹蔘		
川續斷		

【 方解 】

약음(約陰)이란 음기를 약속(約束)한다는 의미로 하초의 혈열로 인해 음혈이 망동하는 증상을 치료하기 때문에 붙여진 이름이다. 이 처방은 혈해(血海) 혹은 신(腎), 대장(大腸) 등 하초의 혈열로 인한 여러 가지 출혈증 및 염증성의 대하(帶下)를 치료하는데, 소속 장기는 다르지만 그 원인은 모두 혈열로 귀속할 수 있으므로 단계(丹溪)의 입법을 본받아 사물탕(四物湯)을 기본으로 사용하였다.

당귀·작약·생지황은 사물탕에서 동혈하는 천궁을 빼고 숙지황 대신 생지황을 사용한 것으로 보혈(補血)하면서 량혈(凉血)하는 의미가 있다. 백출은 보기화중(補氣和中)하여 음액(陰液)을 수렴하는 작용이 있다. 지유는 수렴지혈(收斂止血)하는 대표적인 약이며, 백석지는 적석지와 비슷한데 삽장지혈(澁腸止血)하는 효능이 뛰어나다. 오미자는 폐기를 수렴하고 생진(生津)하며 삽정(澁精)하는 작용이 있다. 전체적으로 혈열(血熱)을 청(淸)하는 것과 혈일(血溢)을 수렴하는 것이 잘 배합되어 영혈을 조화시키는 효과가 뛰어나다.

화기가 심하면 청열해독하는 황금을 다른 약의 2배 용량으로 사용한다. 간신의 음화가 심한 경우에는 지모와 황백을 다른 약과 같은 분량으로 써서 청열보음한다. 대장의 혈열로 변홍(便紅)

이 있으면 황련과 방풍으로 청열조습하는데, 특히 방풍은 거풍승습(祛風勝濕)할 뿐 아니라 장풍하혈(腸風下血)을 치료하는 효과도 있다.

【 按 】

이 처방은 『醫宗損益』에 인용되어 있다.

服蠻煎 十九

【 原文 】

此方性味極輕極清, 善入心肝二臟, 行滯氣, 開鬱結, 通神明, 養正除邪, 大有奇妙.

生地 麥門冬 芍藥 石菖蒲 石斛 川丹皮 極香者 茯神 各二錢 陳皮 一錢 木通 知母 各一錢半

水一鍾半, 煎七分. 食遠服. 如痰勝多鬱者, 加貝母二錢. 痰盛兼火者, 加膽星一錢五分. 陽明火盛, 內熱狂叫者, 加石膏二·三錢. 便結脹滿多熱者, 玄明粉二·三錢調服, 或暫加大黃亦可. 氣虛神困者, 加人蔘隨宜.

【 解釋 】

이 처방은 성미(性味)가 매우 가벼우면서 맑으므로 심과 간으로 잘 들어가 기체(氣滯)를 치료하고 울결(鬱結)된 것을 풀어주고 신명(神明)을 통하게 하므로 정기를 기르고 사기를 제거하는데 효과가 매우 크다.

생지황·맥문동·작약·석창포·석곡·목단피(사천에서 난 것으로 향기가 매우 좋은 것), 복신 각각 8g, 진피 4g, 목통·지모

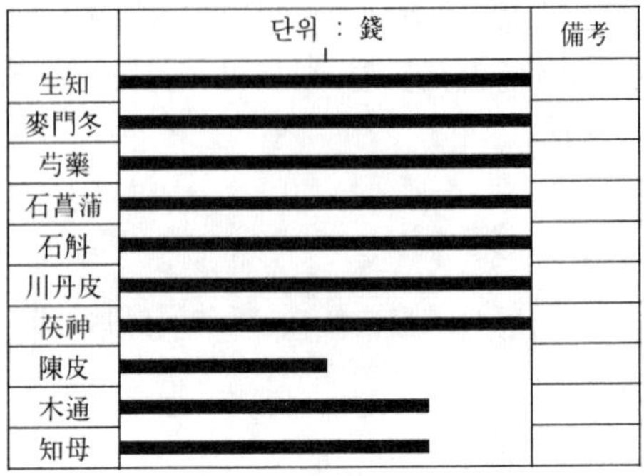

각각 6g.

물 한 사발 반에 넣어 7할이 되게 달여 식후 한참 뒤에 먹는다. 담이 성하고 울결된 것이 많으면 패모 8g을 더 넣어 쓴다. 담이 성하면서 화를 겸하였으면 우담남성 6g을 더 넣어 쓴다. 양명에 화가 성하고 속에 열이 있어 미친 듯 소리내는 데는 석고 8~12g을 더 넣어 쓴다. 대변이 뭉쳐서 배가 부르고 그득하면서 열이 많으면 현명분 8~12g을 타서 먹거나 혹은 대황을 조금씩 넣어도 좋다. 기가 허하여 정신이 맑지 못하면 인삼을 적당히 더 넣는다.

【 方解 】

만(蠻)은 남만(南蠻)으로 남방화(南方火)를 의미하므로 화열을 복속시킨다는 의미에서 복만전이라고 하였다. 이 처방은 기미가 매우 경청하여 심간(心肝)으로 들어가 부정거사(扶正祛邪)하는 작용을 하는데, 기체(氣滯)와 울결(鬱結)로 정신이 맑지 못한 것을 치료한다.

생지황 · 맥문동 · 작약 · 석곡은 심간(心肝)의 음을 자양하면서 청열하는 약이다. 특히 생지황 · 맥문동과 석곡은 심음(心陰)을 보충시켜 주며, 작약은 간음(肝陰)을 자양하는 작용이 있다. 목단피 · 목통 · 지모는 울열(鬱熱)을 치료하고 사화해독(瀉火解毒)한다. 특히 목단피는 청혈열(淸血熱), 목통은 청심리수(淸心利水), 지모는 사신화(瀉腎火)하는 차이점이 있다. 석창포는 방향이 있어서 활담개규(豁痰開竅)하고 익심(益心)하여 정신을 각성시키는 작용이 있으며, 복령은 건비삼습(健脾滲濕)할 뿐만 아니라 심신(心神)을 안정시키는 작용이 있다. 진피는 리기해울(理氣解鬱)하는 작용이 있으며 석창포와 복령을 도와 행기개울(行氣開鬱)하면서 통신명(通神明)한다.

담이 성하여 울결된 것이 많으면 패모를 더 넣어 열담을 치면서 개울(開鬱)시켜야 한다. 담이 성하고 겸하여 화기(火氣)가 있으면 우담남성을 써서 청열거담(淸熱去痰)한다. 양명에 화기가 성하여 내열로 미친 듯이 소리지르면 석고를 써서 급히 리열(裏熱)을 치료하여야 한다. 대변이 비결하여 창만이 있고 열이 많이 나면 "祛胃熱, 通大便秘結"하는 현명분이나 청열사하(淸熱瀉下)하여 대변을 탕척(蕩滌)하는 대황을 써야 한다. 기허로 정신이 매우 피곤하면 인삼을 적당히 써서 보기하여야 한다.

【 按 】

이 처방은 조선후기 의서에 인용된 바가 없다.

約營煎 二十

【 原文 】

治血熱便血, 無論脾胃·小腸·大腸·膀胱等證, 皆宜用此.

生地 芍藥 甘草 續斷 地楡 黃芩 槐花 荊芥穗 炒焦 烏梅 二個

水一鍾半, 煎七分. 食前服. 如下焦火盛者, 可加梔子·黃連·龍膽草之屬. 如氣虛者, 可加人蔘·白朮. 如氣陷者, 加升麻·防風.

【 解釋 】

혈열(血熱)로 대변으로 피가 섞여 나오는 것을 치료하는데, 출혈의 부위가 비위(脾胃)거나 소장(小腸), 대장(大腸), 방광(膀胱)이거나를 막론하고 다 쓸 수 있다.

생지황·작약·감초·속단·지유·황금·괴화·형개수(검게 볶은 것) 각각 같은 양,[153] 오매 2개.

	단위 : 無	備考
生地黃		
芍藥		
甘草		
續斷		
地楡		
黃芩		
槐花		
荊芥穗		
烏梅		2개

물 한 사발 반에 넣고 7할이 되게 달여 식전에 먹는다. 하초에 화가 성한 데는 치자·황련·용담초를 더 넣어 쓴다. 기가 허하면 인삼·백출을 더 넣어 써도 좋다. 기가 처져 내려갔으면 승마·방풍을 더 넣어 쓴다.

【 方解 】

약영(約營)은 영혈을 약속(約束)한다는 의미로 약음환과 비슷한 뜻을 가지고 있다. 비위나 대소장, 방광 등 부위를 막론하고 혈열(血熱)이 있으면 출혈이 발생하게 되므로 이 처방을 써서 치료해야 한다. 대변의 출혈증은 크게 장풍(腸風)과 장독(臟毒)으로 구분되는데, 장풍은 근혈(近血)로서 선홍색을 띠고 있으며 장독은 원혈(遠血)로서 암자색을 나타낸다. 현대의학적으로는 소장의 트라이츠 인대(ligament of Treitz) 이상의 원위부 출혈은 장독과 유사하며 그 이하의 근위부 출혈은 장풍과 유사한데, 이 둘은 수반되는 증상과 출혈의 성상 및 원인 질환에 있어서 차이가 있으므로 잘 구분하여야 한다.

생지·작약·속단·감초는 완급화영(緩急和營)하며 근원적으로

153) 原文에는 烏梅 이외에는 분량이 없다. 그러나 『醫宗損益』에는 이상을 각각 같은 양이라고 하였는데, 이에 따르기로 한다.

혈을 보익하는 작용을 하는데, 특히 생지와 작약은 량혈(凉血)하는 작용이 있으며 속단은 조혈(調血)하여 하혈을 치료하는 작용이 있다. 황금·지유·괴화·형개수·오매는 청열사화(淸熱瀉火)하면서 량혈지혈(凉血止血)한다. 특히 오매는 수렴하는 작용이 뛰어나며 황금은 청열하는 작용이 뛰어나다. 지유·괴화·형개수는 위장관의 출혈증에는 반드시 가미되는 약물들이다. 장도(腸道)에 출혈이 있는 경우에 장벽을 더욱 손상할 우려가 있으므로 고형식은 금하는 것이 좋으며, 약은 식전에 복용하여야 효과가 더욱 좋다.

하초에 화기가 성한 것은 염증성의 출혈이므로 치자·황련·용담초 등으로 청열조습하는 작용을 증강시킨다. 기허로 섭혈(攝血)하지 못하는 경우에는 인삼과 백출로 보기하는데, 기허가 주증인 경우에는 귀비탕이나 수비전으로 바꾸는 것이 좋다. 기허가 오랫동안 낫지 않고 심해져서 기함(氣陷)까지 이르렀으면 승마와 방풍으로 승제(升提)하는데, 기함이 심한 경우에는 보중익기탕이나 거원전으로 치료하는 것이 좋다.

【 按 】

이 처방은 『醫宗損益』에 인용되어 있다.

약음환과 약영전은 모두 하초의 혈열로 인한 하혈(下血)을 치료하는 처방으로 모두 생지황·작약·속단·황금·지유를 사용하여 조혈량혈(調血凉血)하면서 지혈시키는 공통점이 있다. 그러나 약음환은 당귀·백출·단삼·복령·백석지·오미자를 사용하여 보익에 치중하면서 수렴지혈(收斂止血)하는 효과가 있으나, 약영전은 감초·괴화·형개수·오매 등을 사용하여 청혈수

	生地黃	芍藥	續斷	黃芩	地楡	當歸	白朮	茯苓	白石脂	五味	丹蔘	甘草	槐花	荊芥穗	烏梅
約陰丸	*	*	*	*	*	*	*	*	*	*	*				
約營煎	*	*	*	*	*							*	*	*	*

삽(淸血收澁)에 중점을 두고 있으나 보하는 공능이 적다는 차이점이 있다.

熱 陣

熱方之制，爲除寒也.

熱略

【原文】

熱方之制, 爲除寒也. 夫寒之爲病, 有寒邪犯於肌表者, 有生冷傷於脾胃者, 有陰寒中於臟腑者, 此皆外來之寒, 去所從來, 則其治也, 是皆人所易知者. 至於本來之寒, 生於無形無響之間, 初無所感, 莫測其因, 人之病此者最多, 人之知此者最少, 果何謂哉? 觀丹溪曰: 氣有餘便是火. 余續之曰: 氣不足便是寒. 夫今人之氣有餘者, 能十中之幾? 其有或因稟受, 或因喪敗, 以致陽氣不足者, 多見寒從中生, 而陽衰之病, 無所不致. 第其由來者漸, 形見者微, 當其未覺也, 孰爲之意? 及其旣甚也, 始知治難. 矧庸醫多有不識, 每以假熱爲眞火, 因復毙於無形無響者, 又不知其幾許也, 故惟高明見道之士, 常以陽衰根本爲憂, 此熱方之不可不預也.

【解釋】

열진(熱陣)의 처방은 한증을 없애기 위해 만들어진 것이다. 한기로 인한 병은 한사가 살갗 밖에서부터 침입한 것도 있고, 날것과 찬 것이 비위를 손상시킨 것도 있으며, 음한의 사기가 장부에 바로 침입한 것도 있다. 이것들은 모두 밖에서 들어온 한사(寒邪)이므로 들어온 경로에 따라서 치료하면 된다는 것은 모두가 잘 알고 있다. 그러나 본래부터 가지고 있는 한기는 형체도 없고 소리도 없이 생겨서 처음 생길 때부터 아무런 느낌이 없어 그 원인을 추측하기가 매우 어렵다. 사람들이 이런 병에 많이 걸리면서도 여기에 대해서 아는 사람은 매우 적으니 참으로 무엇 때문인가? 주단계(朱丹溪)는 “기가 남아돌면 화증이 된다”고 하였는데, 나는 여기에 덧붙여서 “기가 부족하면 한증이 된다”고 말한다. 요즘 사람들 중에서 기가 남아도는 사람이 열 명 중에 몇이나 되겠는가? 원래부터 부모에게 물려 받은 것이 부족하든지 혹은 후천적으로 손상을 입었든지 양기(陽氣)가 부족하게 되면 한기가 속에서부터 나타나게 된다. 그러므로 양기가 부족해서 생기는 병은 이르지 않는 곳이 없다. 그런데 점차로 진행되어 형체도 거의 보이지 않으며 잘 느껴지지도 않는 병은 누가 알아차릴 수 있겠는가? 이미 심해진 경우에 비로소 알게 되어도 치료하기가 어렵다. 하물며 평범한 의사들은 이러한 것을 모르고 가열(假熱)을 진화(眞火)로 인식하는 경우가 많으므로 계속하여 형체도 없고 소리도 없이 죽어가는 경우가 얼마나 되는지 알 수 없을 정도이다. 그러므로 오직 의술이 뛰어나고 밝아서 이치를 깨우친 사람만이 항상 양이 쇠약해진 근본을 걱정한다. 이것이 열진의 처방을 잘 알아야 하는 이유이다.

【 原文 】

凡用熱之法, 如乾薑能溫中, 亦能散表, 嘔惡無汗者宜之. 肉桂能行血, 善達四肢, 血滯多痛者宜之. 吳茱萸善煖下焦, 腹痛泄瀉者極妙. 肉豆蔻可溫脾腎, 飧泄滑利者最奇. 胡椒溫胃和中, 其類近於蓽撥. 丁香止嘔行氣, 其煖過於豆仁[154]. 補骨脂性降而散閉, 故能納氣定喘, 止帶濁泄瀉. 製附子性行如酒, 故無處不到, 能救急回陽. 至若半夏·南星·細辛·烏藥·良薑·香附·木香·茴香·仙茅·巴戟之屬, 皆性溫之

154) ‘豆仁’은 ‘豆蔻仁’으로 보아야 한다.

當辨者. 然用熱之法, 尙有其要: 以散兼溫者, 散寒邪也; 以行兼溫者, 行寒滯也; 以補兼溫者, 補虛寒也. 第多汗者忌薑, 薑能散也. 失血者忌桂, 桂動血也. 氣短氣怯者忌故紙, 故紙降氣也. 大凡氣香者, 皆不利於氣虛證; 味辛者, 多不利於見血證, 所當愼也. 是用熱之槪也.

【 解釋 】

뜨거운 약을 쓰는 방법을 살펴보면, 예를 들어 건강은 속을 덥히면서 또한 겉으로 발산시키는 작용이 있으므로 구역질이 나고 메스꺼우면서 땀은 나지 않는 경우에 적당하다. 육계는 피를 돌게 하여 사지에 잘 이르게 하므로 피가 통하지 않아 통증이 심한 경우에 적당하다. 오수유는 하초를 따듯하게 하므로 복통이 있으면서 설사가 있는 데 가장 좋다. 육구두는 비와 신을 따듯하게 하므로 손설(飧泄)로 활리(滑利)가 있는 데 가장 좋다. 호초는 위를 따듯이 하면서 중초를 조화롭게 하므로 필발과 거의 유사하게 사용할 수 있다. 정향은 구역질을 멎게 하고 기를 잘 가게 하지만 따듯하게 하는 힘은 육두구보다 더 좋다. 보골지는 성질이 아래로 내려가며 막힌 것을 흩어주므로 기를 거두어 들여서 천식을 멎게 하고 대하와 임탁, 설사를 멎게 하는 작용이 있다. 법제한 부자는 술처럼 잘 돌아다니는 성질이 있으므로 도달하지 못하는 곳이 없으며 목숨이 위태로운 것을 구하고 양기를 회복시키는 작용이 있다. 그 외에 반하·남성·세신·오약·양강·향부자·목향·회향·선모·파극 등도 모두 성질이 따듯하지만 잘 구별해서 써야할 약이다. 그러나 뜨거운 약을 쓰는 방법에도 지켜야 할 것이 있다. 발산시키는 약을 따듯한 약과 함께 쓰면 한사(寒邪)를 흩게 되고, 행기하는 약을 따듯한 약과 같이 쓰면 한기가 몰린 것을 잘 가게 하고, 보하는 약을 따듯한 약과 함께 쓰면 허한

(虛寒)한 증상을 보하게 된다. 또 땀이 많은 경우에는 건강을 사용하지 않는데, 건강은 발산하는 작용이 있기 때문이다. 피를 많이 흘린 경우에는 육계를 쓰지 않는데, 육계는 피를 돌아다니게 하기 때문이다. 숨결이 밭으며 기운이 약한 경우에는 파고지를 쓰지 않는데, 파고지는 기를 끌어내리기 때문이다. 대체로 향기가 많은 약은 기가 허한 경우에 좋지 않고, 맛이 매운 약은 출혈이 있는 경우에는 좋지 않으므로 반드시 주의하여야 한다. 이상이 뜨거운 약을 쓰는 대체적인 방법이다.

【 原文 】

至於附子之辨, 凡今之用者, 必待勢不可爲, 不得已然後用之, 不知回陽之功, 當用於陽氣將去之際, 便當漸用, 以望挽回, 若用於旣去之後, 死灰不可復然矣, 尙何益於事哉! 但附子性悍, 獨任爲難, 必得大甘之品如人蔘·熟地·炙甘草之類, 皆足以制其剛而濟其勇, 以補倍之, 無往不利矣. 此壺天[155]中大將軍也, 可置之無用之地乎? 但知之眞而用之善, 斯足稱將將[156]之手矣.

【 解釋 】

부자에 대해서 살펴보면, 요즘 쓰는 사람들은 반드시 병세가 불가피할 때를 기다렸다가 어쩔 수 없는 경우에만 사용하는데, 이것은 양기를 돌이키는 힘은 양기가 장차 없어지려 할 때에 바로 점차 양을 늘이면서 사용하여 양기가 회복되기를 기다려야지

155) '壺天'은 원래 道家의 仙境을 말하는데, 여기에서는 醫術이나 醫藥을 가리킨다. 또 '懸壺'라는 말은 行醫를 가리키는 말로도 사용된다.

156) 앞의 '將'은 '거느린다'는 동사로 사용되었고, 뒤의 '將'은 '장수'라는 뜻의 목적어로서 여기서는 附子를 의미한다.

만약 양기가 이미 없어진 이후에 사용하면 타버린 재를 회복할 수 없는 것처럼 아무런 이익이 없다는 것을 알지 못하기 때문이다. 단지 부자는 성질이 날쌔므로 혼자서는 목적을 이루기 어려우므로 반드시 인삼 · 숙지황 · 자감초 등의 단 맛이 센 약물과 함께 사용하여 강하고 급한 성질을 억제하여 보하는 약으로 부자의 작용을 강하게 하여야 모든 곳에 다 쓸 수 있다. 부자는 약 중에서 대장군(大將軍)에 해당하는 것이니 어찌 버려두고 사용하지 않을 수 있겠는가? 그러나 부자의 성질을 정확하게 알고 잘 사용하는 사람이라야 대장군을 거느릴 줄 아는 실력이 뛰어난 사람이라고 할 수 있으리라!

四味回陽飮 一

【 原文 】

治元陽虛脫, 危在頃刻者.

人蔘 一·二兩 製附子 二·三錢 炙甘草 一·二錢 炮乾薑 二·三錢

水二鍾, 武火煎七·八分. 溫服, 徐徐飮之.

【 解釋 】

원양(元陽)이 허탈되어 매우 위험한 병증을 치료한다.

인삼 40~80g, 부자(법제한 것) 8~12g, 감초(덖은 것) 4~8g, 건강(구운 것) 8~12

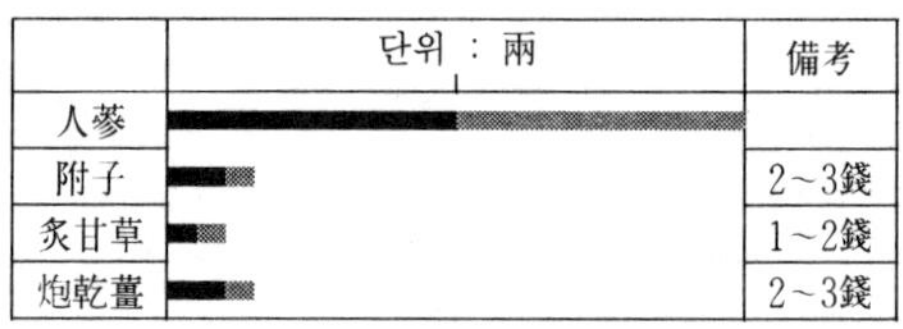

물 두 사발에 넣고 센 불로 7~8할이 되게 달여 따뜻하게 해서 천천히 먹는다.

【 方解 】

사미회양음은 네 가지 약물을 써서 익기회양(益氣回陽)하는 작용을 하는데, 원양(元陽)의 허탈(虛脫)이 심한 상태를 치료하는 것은 『傷寒論』의 사역가인삼탕(四逆加人蔘湯)[157]과 유사한 의미를 가지고 있다. 「雜證謨」에서는 한증(寒證), 허손토혈(虛損吐血), 식상(食傷)으로 인한 토사(吐瀉), 허구(虛嘔), 반위(反胃), 대사여경(大瀉如傾) 등의 증세에 양기가 매우 쇠약해진 것을 치료하기 위해 사용되었으며 육미회양음(六味回陽飮)의 주치증도 거의

157) 『傷寒論』 385조에 기록된 처방으로 回陽救逆하는 四逆湯에 益氣固脫하고 生津하는 人蔘을 가한 것이다. 적응증은 霍亂으로 설사가 심하여 亡陽하고 陰液이 손상되어 "惡寒, 脈微而復利, 利止亡血"한 증상이다.

유사하다.

인삼은 대표적인 보기약으로 경악은 "陽氣虛竭者, 此能回之"[158], "故凡諸經之陽氣虛者, 非人蔘不可"[159]라고 하여 보양기(補陽氣)하는 데 있어서 인삼을 필수적인 약으로 인식하였다. 『新方八陣砭』을 지은 진수원(陳修園)은 인삼이 보양(補陽)한다는 것에 반대하며 그 근거로 『傷寒論』의 사역가인삼탕이나 백호가인삼탕(白虎加人蔘湯) 등에서 인삼이 보양(補陽)보다는 보진액(補津液)하는 의미로 사용되었음을 주장하였다. 이러한 그의 주장은 『傷寒論』을 이해하는 측면에서는 계발(啓發)하는 측면이 많으나 인삼이 양기를 보익한다는 것이 금원사대가 이후의 정설임을 고려한다면 너무 지나친 측면이 있다.[160] 부자는 신온하고 유독하여 상초로는 심양(心陽)을 도와 통맥하고 중초로는 온비양(溫脾陽)하여 건운(健運)하고 하초로는 보신양(補腎陽)하여 익화(益火)하는 작용이 있다. 따라서 선천의 명문화를 보익하는 최고의 요약이 되는 동시에 십이경맥을 순행시키고 내외를 통달하여 온양축한(溫陽逐寒)하는 공능을 가지고 있다. 인삼과 부자가 배합되면 양기를 보익하여 회양구역(回陽救逆)하는 효과가 매우 좋은데, 『醫宗金鑑·刪補名醫方論』에서는 "補後天之氣無如人蔘, 補先天之氣無如附子, …… 二藥相須, 用之得當, 則能瞬息化氣於烏有之鄉, 頃刻生陽於命門之內, 方之最神捷者也"라고 하였다. 포건강(炮乾薑)은 부

---

158) 「本草正·人蔘」

159) 「本草正·地黃」

160) 또한 『傷寒論』에 사용된 人蔘은 요즘의 人蔘(*Panax Ginseng*)과는 다르며 黨蔘(*Codonopsyg Pilosula* Franch. Nanfu.)으로 보아야 한다는 견해가 있다. 그 근거로 黨蔘이란 용어가 淸代 『本草從新』에 와서야 사용되었으며, 陳修園이 말한 것처럼 『傷寒論』 및 『金匱要略』에 사용된 人蔘이 汗吐下의 誤治로 인해 陰液이 손상된 징후에 사용되었지 回陽하는 의미로 사용되지 않은 것을 들었다. 祝之友 : 「『傷寒論』部分藥物本草學硏究」(『時珍國醫國藥10(2)』 1999.)

자가 신양을 북돋우는 것을 돕고 부자는 건강이 비양을 튼튼하게 하는 것을 돕는다. 그래서 이 두 약의 관계를 '一走一守'라고 한다. 또한 이 두 약을 함께 써야만 기미가 웅후(雄厚)하여 온양하는 힘이 강하고 오래 지속되므로 옛 사람들은 '附子無薑不熱'이란 학설을 주장하기도 했다. 자감초는 감완화중(甘緩和中)하여 인삼의 익기작용을 강화하며, 부자와 건강의 조열(燥熱)한 성질을 제약하여 신열(辛熱)한 약으로 음액을 상하는 것을 막으면서 동시에 감완(甘緩)한 성질로 두 약의 회양(回陽)하는 작용을 지속시킨다.

【 按 】

이 처방은 『醫宗損益』에 인용되어 있다.

【 參考 】

惡寒脈微而復利, 利止亡血也, 四逆加人蔘湯主之.161)
四逆加人蔘湯方
甘草(炙) 二兩, 附子(生, 去皮, 破八片) 一枚, 乾薑 一兩半, 人蔘 一兩.
右四味, 以水三升, 煮取一升二陝, 去滓, 溫分再服.

六味回陽飮 二

【 原文 】

治陰陽將脫等證.

人蔘 一·二兩, 或數錢 製附子 二·三錢 炮乾薑 二·三錢 炙甘草 一

161)『傷寒論』제 385條.

錢 熟地 五錢, 或一兩 當歸身 三錢. 如泄瀉者, 或血動者, 以冬朮易之, 多多益善

水二鍾, 武火煎七·八分. 溫服. 如肉振汗多者, 加炙黃芪四五錢或一兩, 或冬白朮三·五錢. 如泄瀉者, 加烏梅二枚, 或北五味二十粒亦可. 如虛陽上浮者, 加茯苓二錢. 如肝經鬱滯者, 加肉桂二·三錢.

【 解釋 】

음양이 모두 허탈되려는 것을 치료한다.

인삼 40~80g(혹은 몇 돈), 부자(법제한 것) 8~12g, 건강(구운 것) 8~12g, 자감초 4g, 숙지황 20g 혹은 40g, 당귀 12g(몸통을 쓴다. 설사가 있거나 혈이 동하면 겨울에 난 백출로 바꾸어 쓰는데 많을수록 좋다).

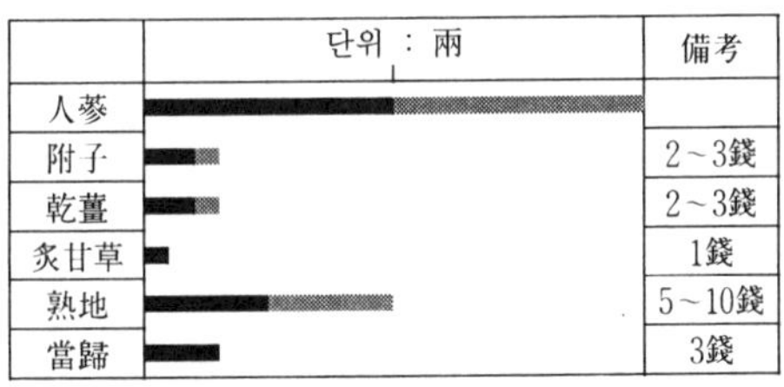

물 두 사발에 넣고 센 불로 7~8할이 되게 달여 따듯하게 먹는다. 살이 떨리고 땀이 많이 나는 데는 황기(덖은 것) 16~20~40g이나 겨울에 난 백출 12~20g을 더 넣어 쓴다. 설사가 나면 오매 2개나 오미자(북쪽에서 난 것) 20개를 더 넣어 써도 좋다. 허양(虛陽)이 위로 떠오르면 복령 8g을 더 넣어 쓴다. 간경이 울체된 데는 육계 8~12g을 더 넣어 쓴다.

【 方解 】

육미회양음은 앞의 사미회양음(四味回陽飮)(「新方八陣 · 熱陣1」)에 숙지와 당귀를 추가하여 음양이 장차 허탈(虛脫)되려는 것을 치료하는데, 보음약을 추가하였지만 보양(補陽)에 더 무게가 있으므로 회양음(回陽飮)이라고 한 것이다. 음양은 서로 호근(互根)의 관계에 있기 때문에 만약 음정이 손상되면 양기가 의존할 곳이 없어서 흩어져 버리고 양기가 손상되면 음을 생성하고 붙들어줄 기운이 없어져 고갈되고 만다. 그러므로 망음증과 망양증은 서로 동반되는 경우가 많고, 그런 경우에는 증세가 위중한 경우가 많다. 경악은 이러한 음양호근의 사상을 기본으로 회양고탈(回陽固脫)과 자음양영(滋陰養榮)하는 치법을 함께 사용하는 이 처방을 구성하였다.

인삼과 부자・건강・자감초는 사미회양음으로 익기회양(益氣回陽)하고 구역(救逆)하며, 숙지황과 당귀는 음혈을 자보(滋補)하여 진음(眞陰)을 회복시켜 양(陽)이 의존할 곳이 있게 한다. 경악은 숙지황에 대해서 "大補血衰, 滋培腎水, 塡骨髓, 益眞陰, 專補腎中元氣, 兼療藏血之經"[162]이라고 하였으며 당귀에 대해서는 "能養營血, 補氣生精, 安五臟, 强形體, 益神志, …… 陰中陽虛者, 當歸能養血, 乃不可少"[163]라고 하였다. 숙지와 당귀는 모두 보혈(補血)하지만, 숙지는 정(靜)하고 당귀는 동(動)하여 상수(相須)가 되므로 두 약을 배합하여 정혈(精血)을 함께 보익할 때 자주 사용된다. 또 부자와 숙지황은 서로 배합되어 강유(剛柔)와 음양(陰陽), 동정(動靜)의 조화를 이루어 보하면서 니체(膩滯)하지 않고 행(行)하면서 산(散)하지 않고 보양하면서도 자음을 배합하는 의미가 있다.

기허로 기부(肌膚)를 자양하고 고섭하지 못하여 '肉振汗多'한 증상이 나타나면 황기나 백출을 써서 보기(補氣)・익기(益氣)하면서 염한(斂汗)하게 한다. 여기에 방풍을 추가하면 『丹溪心法』의 옥병풍산으로 표허자한(表虛自汗), 허인감모(虛人感冒) 등을

162)「本草正・地黃」

163)「本草正・當歸」

치료할 수 있다. 설사가 있으면 오매와 오미자를 더 넣어 수렴지사(收斂止瀉)하고, 허양이 상부(上浮)한 경우에는 복령을 더 넣는데, 이는 택사가 허화를 끌고 내려가 신화(腎火)를 사(瀉)하는 것과 유사한 것으로 생각된다. 간경(肝經)에 한기가 울체된 경우에는 육계를 써서 온중시켜 울체된 한기를 흩어야 한다.

【按】

이 처방은 『醫門寶鑑』, 『痳科會通』, 『醫宗損益』에 인용되어 있다.

육미회양음과 사미회양음은 모두 『傷寒論』의 사역가인삼탕을 기본으로 응용한 처방이다. 이 처방들은 모두 회양구역(回陽救逆)하는 효능이 있지만 사역가인삼탕은 회양구역하면서도 음액(陰液)을 더 고려한 측면이 있고, 사미회양음은 제부자(製附子)와 포건강(炮乾薑)을 써서 온중하는 작용을 강화하여 원양(元陽)을 회복시키는 데 주력하였다. 또한 육미회양음은 숙지황과 당귀를 써서 보양과 함께 그 물질적 기초가 되는 음정(陰精)과 영혈(營血)을 함께 고려하고 있다.

	人蔘	附子	乾薑	炙甘草	熟地	當歸
四逆加人蔘湯	*	生	*	*		
四味回陽飮	*	製	*	*		
六味回陽飮	*	製	*	*	*	*

理陰煎 三

【原文】

此理中湯之變方也. 凡脾腎中虛等證, 宜剛燥者, 當用理中·六君之類; 宜溫潤者, 當用理陰·大營之類. 欲知調補, 當先察此. 此方通治眞陰虛弱, 脹滿嘔噦, 痰飮惡心, 吐瀉腹痛, 婦人經遲血滯等證. 又凡眞陰不足, 或素多勞倦之輩, 因而忽感寒邪，不能解散，或發熱，或頭身疼痛，或面赤舌焦，或雖渴而不喜冷飮，或背心肢體畏寒，但脈見無力者，悉是假熱之證．若用寒涼攻之必死，宜速用此湯，照後加減以溫補陰分，托散表邪，連進數服，使陰氣漸充，則汗從陰達，而寒邪不攻自散，此最切於時用者也，神效不可盡述．

熟地 三·五·七錢，或一·二兩 當歸 二·三錢，或五·七錢 炙甘草 一·二錢
乾薑 炒黃色，一·二·三錢 或加肉桂 一·二錢

水二鍾，煎七·八分．熱服．此方加附子，卽名附子理陰煎；再加人蔘，卽名六味回陽飮．治命門火衰，陰中無陽等證．若風寒外感，邪未入深，但見發熱身痛，脈數不洪，凡內無火證，素稟不足者，但用此湯加柴胡一錢半或二錢，連進一·二服，其效如神；若寒凝陰盛而邪有難解者，必加麻黃一·二錢，放心用之，或不用柴胡亦可，恐其淸利也．此寒邪初感溫散第一方，惟仲景獨知此義．第仲景之溫散，首用麻黃·桂枝二湯，余之溫散，卽以理陰煎及大溫中飮爲增減，此雖一從陽分，一從陰分，其跡若異，然一逐於外，一托於內，而用溫則一也．學者當因所宜，酌而用之．若陰勝之時，外感寒邪，脈細惡寒，或背畏寒者，乃太陽少陰證也，加細辛一·二錢，甚者再加附子一·二錢，眞神劑也．或幷加柴胡以助之亦可．若陰虛火盛，其有內熱不宜用溫，而氣血俱虛，邪不能解者，宜去薑·桂，單以三味加減與之，或只加人蔘亦可．若治脾腎兩虛，水泛爲痰，或嘔或脹者，於前方加茯苓一錢半，或加白芥子五分以行之．若泄瀉不止及腎泄者，少用當歸，或幷去之，加山藥·扁豆·吳茱萸·破故紙[164]·肉豆蔲·附子

之屬. 若腰腹有痛, 加杜冲·枸杞. 若腹有脹滯疼痛, 加陳皮·木香·砂仁之屬.

【 解釋 】

이 처방은 이중탕(理中湯)의 변방이다. 대체로 비와 신이 허한 증상들에 조(燥)한 성질이 강한 약을 써야 할 때는 이중탕이나 육군자탕(六君子湯) 같은 것이 적당하나 따뜻하게 하면서 자윤(滋潤)해야 할 때는 이음전(理陰煎)이나 대영전(大營煎) 같은 것이 적당하다. 고르게 보하려면 이것을 우선적으로 잘 알아야 한다. 이 처방은 진음(眞陰)이 허약하여 배가 부르고 그득하며 구역질과 딸꾹질이 나는 것, 담음으로 메스꺼운 것, 토하면서 설사하고 배가 아픈 것, 부인의 혈체(血滯)나 월경이 늦어지는 것 등의 증상을 치료한다. 또 진음이 부족하거나 혹은 평소에 피로가 심한 사람이 갑자기 한사에 감촉되어 발산시켜 풀지 못하여 혹은 열이 나고 머리와 온몸이 아프고 얼굴이 벌겋고 혀는 타면서 갈증은 있어도 찬물은 마시려 하지 않으며 등과 사지가 찬 것을 매우 싫어하면서 맥이 힘 없는 것은 모두 가열증(假熱證)이다. 만일 차거나 서늘한 약으로 치면 반드시 사증(死證)에 이르므로 빨리 이 약을 쓰는데, 뒤에 있는 가감법을 참고하여 음분(陰分)을 온보하고 표사를 발산시켜야 한다. 여러 첩을 연이어 써서 음기가 점차 충족되면 땀은 음을 따라 통하게 되므로 한사는 치지 않아도 저절로 흩어질 것이니 이 약이야말로 요즘 사용하기에 가장 적절한 처방이며[165] 그 뛰어난 효과에 대하여서는 이루 다 말할 수 없을 정도이다.

숙지황 12～20～28g(혹은 40～80g), 당귀 8～12g(혹은 20～28g),

---

164) 破故紙 : 원문에는 '지(紙)'가 빠져 있어나 약명에 의거하여 보충하였다.
165) 북역본에는 "적절한 시기에 써야 할 약이다"라고 誤譯.

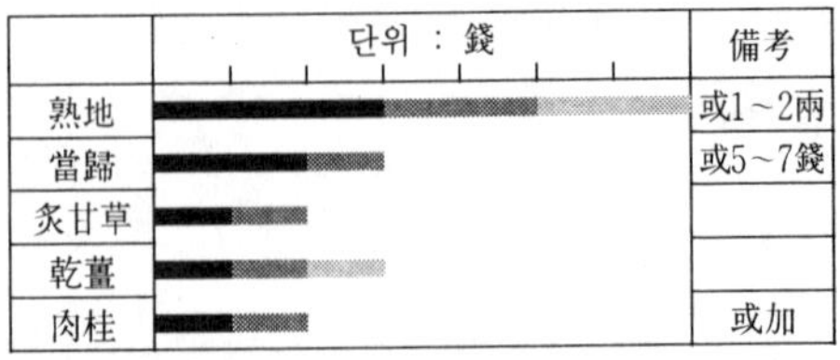

자감초 4~8g, 건강(누렇게 덖은 것) 4~8~12g, 혹은 육계 4~8g을 더 넣어 쓴다.

물 두 사발에 넣어 7~8할이 되게 달여 뜨겁게 먹는다. 이 처방에 부자를 더 넣으면 부자리음전(附子理陰煎)이라 하고, 인삼을 더 넣으면 육미회양음(六味回陽飮)이라고 하는데, 명문(命門)의 화기가 쇠약하여 음 가운데 양이 전혀 없는 증상을 치료한다. 만일 밖으로 풍한사에 감촉되었는데 깊이 들어가지는 않고 단지 열이 나며 몸이 아프고 맥은 삭(數)하나 홍(洪)하지 않고 속에 화증은 없이 본래 체질이 허약하면 이 처방에 시호 6~8g을 더 넣어 1~2첩을 연달아 쓰면 그 효과가 매우 좋다. 찬 기운이 몰려서 음기가 성하여 사기가 잘 풀리지 않을 때에는 반드시 마황 4~8g을 더 넣어 쓰는데, 마음 놓고 써도 된다. 혹 시호를 쓰지 않을 수도 있는데, 그것은 약성이 서늘하기 때문이다. 이 약은 한사에 감촉된 초기에 성질이 더운 약으로 발산시켜야 할 때 가장 좋은 처방인데, 오직 장중경(張仲景)만이 그 의미를 알고 있었다. 그러나 장중경은 성질이 더운 약으로 발산시켜야 할 경우에는 먼저 마황탕(麻黃湯)과 계지탕(桂枝湯)의 두 처방을 썼지만 나는 더운 약으로 발산시켜야 할 경우에는 이음전(理陰煎)과 대온중음(大溫中飮)을 가감하여 썼다. 하나는 양분(陽分)에서 하나는 음분(陰分)에서 더운 약으로 발산하므로 그 방법이 비록 다른 듯하지만, 하나는 겉에서 사기를 몰아내고 하나는 속을 도와서 병이 밀려나게 하니 성질이 더운 약을 쓰는 것은 마찬가지다. 배우는 사람들은 알맞게 참작하여 쓰면 될 것이다. 만일 음기가 왕성할 때에 밖에서 한사를 받아 맥이 세(細)하고 오한이 나며 등이 찬 것은 태양(太陽)[166]

과 소음(少陰)의 증상인데, 세신 4~8g을 더 넣어 쓰고 심하면 또 부자 4~8g을 더 넣어 쓰는데 매우 효과가 좋다. 혹은 시호를 함께 넣어 써서 돕는 것도 좋다. 만일 음이 허하고 화가 성하고 속에 열이 있으면 더운 약을 쓰는 것은 좋지 않고, 기혈이 다 허하면 사기가 풀릴 수 없으므로 건강과 육계를 빼고 단지 3가지 약을 가감하여 쓰거나 인삼 한 가지만 더 넣어 써도 좋다. 만약 비와 신이 다 허하여 수기(水氣)가 넘쳐나서 담이 되거나 구역질을 하거나 배가 부으면 앞 처방에 복령 6g을 더 넣어 쓰거나 백개자 2g을 더 넣어 기를 잘 가게 한다. 설사가 멎지 않거나 신설(腎泄)이 있을 때에는 당귀를 적게 쓰거나 다 빼고, 산약·편두·오수유·파고지·육두구·부자 같은 약을 더 넣어 쓴다. 허리와 배가 아프면 두충·구기자를 더 넣어 쓴다. 배가 붓고 막혀서 아프면 진피·목향·사인 같은 것을 더 넣어 쓴다.

【 方解 】

이 처방은 중초를 다스리는 이중탕의 변방으로 음혈을 다스린다는 의미에서 리음(理陰)이라고 하였다. 비신의 양기가 허약한 것을 치료하는 처방은 여러 가지가 있으나 조열(燥熱)한 약으로 양기만을 보익할 경우에는 이중탕과 육군자탕을 쓰고, 온중(溫中)하면서 음기를 자윤하는 작용도 겸하려면 이 처방이나 대영전과 같은 약을 쓴다. 따라서 리음전은 간신의 음혈을 보할 뿐 아니라 온중산한(溫中散寒)하는 작용도 함께 가지고 있어서 온중리음(溫中理陰)의 대표 처방이 되는 것이다. 또한 이 처방에 온중회양하는 부자를 더 넣으면 부자리음전이라고 하여 한증이 더 심한 경우에 사용되고, 거기에 다시 익기회양하는 인삼을 더 넣으면 육미회양음(六味回陽飮)(「新方八陣·熱陣2」)이 되어 명문화가

166) 북역본은 '태음'으로 誤譯.

쇠약하고 양기가 완전히 절(絶)한 것을 치료한다.

이 처방의 적응증은 진음허약으로 인해 나타나는 "脹滿嘔噦, 痰飮惡心, 吐瀉腹痛, 婦人經遲血滯等證"이며, 또한 평소 노권상이나 체질적으로 음허한 사람이 한사가 감촉되어 나타나는 진한가열(眞寒假熱)을 치료한다. 특히 진한가열은 임상에서 구별하기가 어려운데 두신통(頭身痛)과 발열(發熱), 면적(面赤), 설초(舌焦), 번갈(煩渴) 등의 열상(熱狀)이 있어도 찬 것을 마시기를 싫어하고 등이나 사지가 차면서 맥이 무력한 것 등은 모두 가열상(假熱狀)에 불과한 것이다. 따라서 열증이 나타난다고 무조건 한량한 약을 쓸 것이 아니라 한열의 진가를 잘 가려서 치료에 임하여야 한다.

이 처방은 정원음에 온중산한하는 건강을 더 넣어 구성된 것으로 볼 수 있다. 숙지황과 당귀는 음혈을 자보(滋補)하는데, 숙지황은 감미고(甘微苦)하고 순후(純厚)하여 정혈을 보하는 기능이 뛰어나고 당귀는 방향이 있고 비로 들어가며 질윤(質潤)하므로 보혈하여 중초의 영혈을 보하는 작용이 강하다. 두 약을 함께 사용하면 상수(相須) 작용이 있어서 정혈을 동시에 보익할 수 있게 된다. 또 자감초는 감평(甘平)하여 완급화중(緩急和中)하고 여러 약성을 조화하며, 건강은 신열(辛熱)하여 온중축한(溫中逐寒)하는 작용이 있다. 두 약을 합하여 쓰면 비위의 양기를 회복하고 축한(逐寒)하는 작용이 나타난다. 또 허한이 더 심하면 육계를 가하여 온중산한(溫中散寒)하는 공능을 강화시킨다. 전체적으로 본다면 이중탕이 너무 조열(燥熱)한 면이 있으므로 인삼과 백출을 빼고 건강과 감초로 온중산한(溫中散寒)하면서 음혈을 보익하는 숙지황과 당귀를 써서 온(溫)하면서 윤(潤)하게 하는 작용을 구비하게 함으로써 조열(燥熱)하여 상음(傷陰)하는 폐단이 없게 한 것이다. 따라서 진음허약으로 인한 여러 증상과 진한가열을 치료하는 대표적인 처방이 된 것이다.

또한 음허에 외감을 겸한 경우에는 함부로 한량(寒涼)한 약을 써서는 안되고 이 약에 온보(溫補)하거나 산사(散邪)하는 약들을 적당히 가감해서 써야 하는데, 예를 들어 풍한에 감촉되어 사기가 아직 깊이 들어가지는 않아서 발열과 신통(身痛)이 있으나 화증은 없고 맥은 삭(數)하지만 홍(洪)하지는 않을 때는 이 처방에 시호를 가하여 사용한다고 하였다. 그러나 「本草正」에서는 시호는 량산(涼散)하는 약으로 사실(邪實)에는 쓸 수 있으나 정허(正虛)에는 쓰지 못한다고 하였고, 원문에서도 "或不用柴胡亦可, 恐其淸利也"라고 하였으므로 반드시 실사가 있는 경우에만 사용해야 한다. 그리고 한기가 응체되어 풀리지 않으면 반드시 마황을 써서 발한해표시켜야 한다. 경악은 이 처방을 온산법(溫散法)의 제일가는 처방으로 보았으며, 온산(溫散)의 원조인 중경의 마황탕(麻黃湯)과 계지탕(桂枝湯)보다 자신이 만든 리음전(理陰煎)과 대온중음(大溫中飮)이 음양을 다 고려하고 있기 때문에 더욱 뛰어난 것이라고 자부하고 있다. 또 음기가 성한 때에 한사(寒邪)에 상하여 "脈細惡寒, 或背畏寒"한 것을 태양소음증(太陽少陰證)이라고 하여 세신이나 부자로 온중산한(溫中散寒)하는 방법을 쓰고 있는데, 이것은 『傷寒論』의 마황세신부자탕증(麻黃細辛附子湯證)을 염두에 둔 것으로 태양은 외감한사를 소음은 음허를 의미한다. 음허에 화기가 성하고 내열이 있어서 온중할 수는 없지만 기혈이 모두 허하여 사기가 풀리지 않는 경우에는 온중산한하는 건강과 육계를 빼고 음혈을 보하는 당귀·숙지와 보기하는 자감초만을 써서 치료하는데, 이는 정원음(貞元飮)과 유사하다. 또 기허가 심하면 여기에 인삼을 더 넣어 쓰기도 한다. 비신이 모두 허하여 수습(水濕)이 운화되지 않고 담이 되어 구토나 창만이 있는 경우에는 건비화습(健脾化濕)하는 복령과 하기거담(下氣祛痰)

하는 백개자를 더 넣어 쓴다. 설사가 그치지 않거나 신설(腎泄)인 경우에는 질윤(質潤)하여 변을 무르게 하는 당귀를 줄이거나 빼고 수삽(收澁)하는 산약과 편두 및 온중지사(溫中止瀉)하는 오수유 · 파고지 · 육두구 · 부자 등을 더 넣어서 쓴다. 요복통이 있으면 두충과 구기자로 보음하면서 건요슬(健腰膝)하고 지통(止痛)한다. 배가 붓고 막히면서 아프면 진피 · 목향 · 사인 등을 더 넣어 행기하면서 온중한다.

【 按 】

이 처방은 『醫門寶鑑』, 『痲科會通』, 『醫宗損益』, 『方藥合編』, 『醫鑑重磨』에 인용되어 있는데, 이는 「新方八陣」의 처방 중에서 조선후기 의서에 가장 많이 인용된 것이다.

	人蔘	白朮	乾薑	甘草	熟地	當歸	附子
理中湯	*	*	*	*			
理陰煎			*	*	*	*	
附子理陰煎			*	*	*	*	*
六味回陽飮	*		*	*	*	*	*

경악은 이중탕이 너무 조열하다고 생각하였으므로 인삼과 백출을 빼고 음혈을 보하는 숙지와 당귀를 더 넣어서 온윤(溫潤)하는 리음전을 만들었으며, 다시 온중회양(溫中回陽)하는 부자를 더 넣어 부자리음전, 거기에 인삼을 더 넣어 육미회양음으로 발전시켰다. 또한 리음전은 음혈의 보익하는 정원음에 온중산한하는 건강을 더 넣은 것으로 볼 수도 있으며, 사미회양음에서 당귀 · 숙지를 더 넣으면 육미회양음이 되고, 거기서 다시 인삼 · 부자를 빼면 리음전

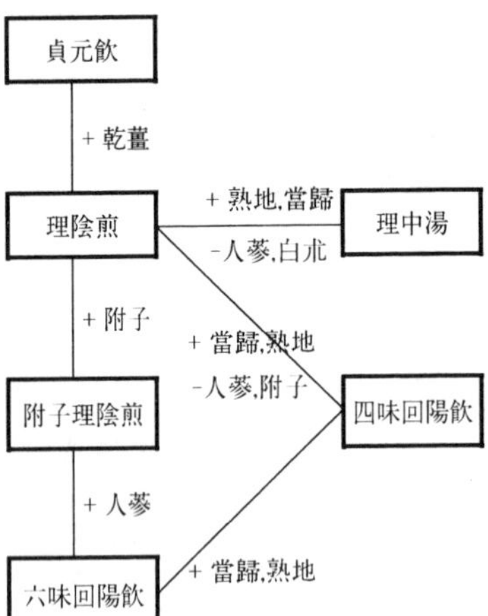

이 된다. 이렇듯 사역탕·이중탕·정원음 등의 기본방을 적절히 가감하여 여러 가지 변방들을 만들어 내었는데, 이러한 처방들에서 드러나는 경악의 특징은 건강·부자 등의 약으로 보양하면서도 항상 숙지·당귀 등으로 보음하는 것도 함께 고려하였다는 것이다. 이러한 태도는 그의 음양호근(陰陽互根) 학설의 실제적인 적용으로 볼 수 있다.

【 參考 】

仲景理中丸(「古方八陣·熱陣1」) 卽名人蔘理中湯

治太陰卽病, 自利不渴, 陰寒腹痛, 短氣欬嗽, 霍亂嘔吐, 飮食難化, 胸膈噎塞, 或瘧疾瘴氣瘟疫, 中氣虛損, 久不能愈, 或中虛生痰等證.

人蔘 白朮炒 乾薑炒 炙甘草各三兩

右四味, 搗篩爲末, 蜜丸雞子[167]黃大, 以沸湯數合, 和一丸研碎, 溫服之. 日三四, 夜二服. 腹中未熱, 益至三四丸. 然不及湯, 湯法以四物依數切. 用水八升, 煮取三升, 去渣, 溫服一升, 日三服. 原論加減法, 詳在霍亂門述古條中.

賓按: 右方兩數, 乃漢時權度, 今後世所用, 惟每味數錢, 而甘草半之, 酌宜可也.

養中煎 四

【 原文 】

治中氣虛寒, 爲嘔爲泄者.

人蔘 一·二·三錢 山藥 炒, 二錢 白扁豆 炒, 二·三錢 炙甘草 一錢 茯苓 二錢 乾薑 炒黃, 一·二錢

167) '子'는 原文에는 없었으나 『傷寒論·辨霍亂病脈證幷治』에 따라 보충함.

水二鍾, 煎七分. 食遠溫服. 如噯腐氣滯者, 加陳皮一錢, 或砂仁四分. 如胃中空虛覺餒者, 加熟地三·五錢.

【 解釋 】

중기(中氣)가 허한하여 구역질하거나 설사하는 것을 치료한다.

인삼 4~8~12g, 산약(덖은 것) 8g, 백편두(덖은 것) 8~12g, 자감초 4g, 복령 8g, 건강(누렇게 덖은 것) 4~8g.

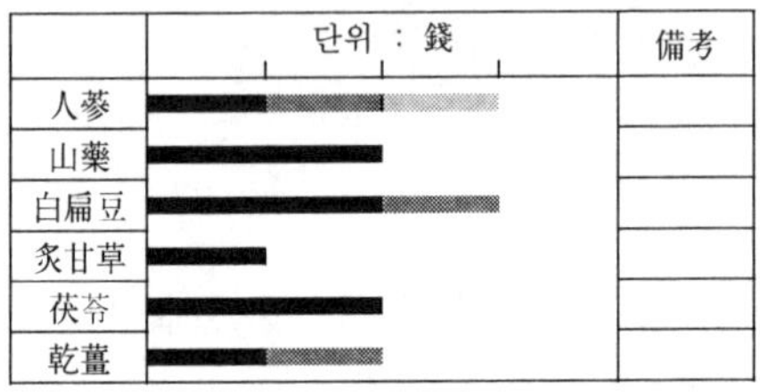

물 두 사발에 넣고 7할이 되게 달여 식후 한참 뒤에 따듯하게 먹는다. 트림 냄새가 나쁜 등의 기체(氣滯) 증세가 있으면 진피 4g이나 사인 1.6g을 더 넣어 쓴다. 위가 허하고 배고픈 느낌이 있으면 숙지황 12~20g을 더 넣어 쓴다.

【 方解 】

이 처방은 중기를 온보하여 구토, 설사를 치료하므로 양중전이라고 하였다. 또한 이중환(理中丸)의 변방으로서 온조한 백출을 빼고 산약·편두·복령 등으로 건비하면서 조열한 폐단을 없앤 것으로 고방을 활용하여 신방을 창제한 대표적인 보기이다.

군약으로 사용된 건강은 신열(辛熱)하여 온중산한(溫中散寒)하는데, 이는 『素問·陰陽應象大論』에서 "形不足者, 溫之以氣"라고 한 의미이다. 이중환의 백출 대신 사용된 복령·산약·백편두는 모두 건비하면서 화습하여 비의 건운(健運) 실조(失調)로 인해 발생한 습탁(濕濁)을 치료하면서 지사(止瀉)하는 작용이 있다. 자감초는 익기화중(益氣和中)하고 여러 약성을 조화시키는 의미가 있다.

트림에서 악취가 나는 등의 기체 증세가 있으면 진피나 사인으로 온중행기(溫中行氣)하고, 위중이 공허하면서 배가 자주 고픈 경우는 경악이 말한 혈허로 조토(燥土)[168]한 경우에 해당되므로 숙지황을 넣어 쓴다. 그러나 비열로 인해 쉽게 배가 고픈 경우에는 우귀음의 가감법에서와 같이 작약을 더 넣어 쓴다.

【 按 】

이 처방은 『痲科會通』과 『醫宗損益』에 인용되었다. 『醫宗損益』에서는 2회 인용되었다.

溫胃飮 五

【 原文 】

治中寒嘔吐, 呑酸泄瀉, 不思飮食, 及婦人臟寒嘔惡, 胎氣不安等證.

人蔘 一·二·三錢, 或一兩 白朮 炒, 一·二錢, 或一兩 扁豆 二錢, 炒 陳皮 一錢, 或不用 乾薑 炒焦, 一·二·三錢 炙甘草 一錢 當歸 一·二錢. 滑泄者勿用

水二鍾, 煎七分. 食遠溫服. 如下寒帶濁者, 加破故紙一錢. 如氣滯或兼胸腹痛者, 加藿香·丁香·木香·白豆蔻·砂仁·白芥子之屬. 如兼外邪及肝腎之病者, 加桂枝·肉桂, 甚者加柴胡. 如脾氣陷而身熱者, 加升麻五七分. 如水泛爲痰而胸腹痞滿者, 加茯苓一·二錢. 如脾胃虛極, 大嘔大吐不能止者, 倍用蔘朮, 仍加胡椒二·三分許, 煎熟徐徐服之.

168) 卽有用之補血, 而復疑其滯膩, 則焉知血虛如燥土, 旱極望雲霓, 而枯渴之腸極喜滋.(「本草正 · 地黃」)

【 解釋 】

중초(中焦)가 차서 토하고 신물을 토하고 설사하면서 식욕이 없는 것과 부인이 속이 차서 메스꺼우며 태기(胎氣)가 불안한 것을 치료한다.

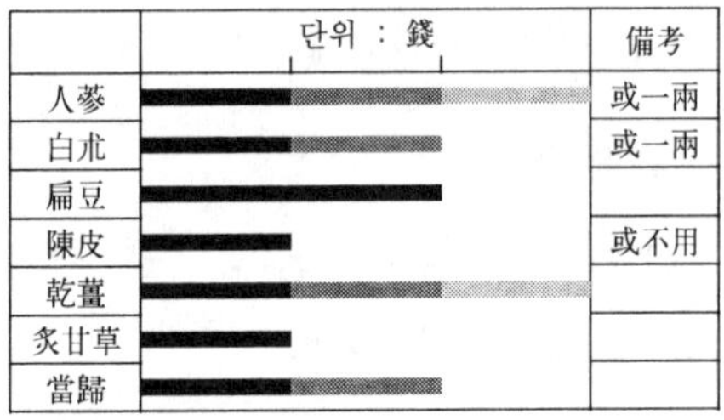

인삼 4～8～12g(혹은 40g), 백출(덖은 것) 4～8g(혹은 40g), 편두(덖은 것) 8g, 진피 4g(혹은 쓰지 않는다), 건강(검게 덖은 것) 4～8～12g, 자감초 4g, 당귀 4～8g(滑泄이 있으면 쓰지 않는다).

물 두 사발에 넣고 7할이 되게 달여 식후 한참 뒤에 따듯하게 해서 먹는다. 하초(下焦)가 차서 대탁(帶濁)이 있으면 파고지 4g을 더 넣어 쓴다. 기체(氣滯)로 가슴과 배가 아프면 곽향·정향·목향·백두구·사인·백개자 등을 더 넣어 쓴다. 외사를 겸했거나 간신에 병이 있으면 계지나 육계를 더 넣어 쓰고, 심하면 시호를 더 넣어 쓴다. 비기(脾氣)가 하함(下陷)하여 몸에 열이 나는 데는 승마 2～2.8g을 더 넣어 쓴다. 수기(水氣)가 범람하여 담이 생겨 가슴과 배가 답답하고 그득한 경우에는 복령 4～8g을 더 넣어 쓴다. 비위(脾胃)가 몹시 허하여 구토가 매우 심하여 그치게 할 수 없을 때는 인삼·백출을 곱으로 넣어 쓰거나 또 호초 0.8～1.2g 정도를 더 넣고 달여 천천히 복용한다.

【 方解 】

위한(胃寒)으로 인한 구토, 탄산 등의 증세를 치료하기 때문에 온위음이라고 하였다. 이 처방은 이중탕에 진피·백편두·당귀를 가한 것으로 비위허한으로 인한 구토, 탄산과 설사 및 불사음식(不思飮食) 등을 치료할 뿐 아니라, 약성이 비교적 화완(和緩)하므로 임신부의 태기불안, 임신오조 등을 치료할 수도 있다.

인삼·백출·건강·자감초는 이중탕의 의미로 온중산한하며 건비하는 작용이 있다. 백편두는 건비(健脾)하면서 거습(祛濕)하고 지사(止瀉)하는 작용이 있고, 진피는 화중(和中)하고 순기(順氣)하는 작용이 있어서 기역으로 인한 구토를 치료한다. 당귀는 음혈을 보하며 윤제(潤劑)이므로 백출·건강의 조열(燥熱)한 성질을 감약시키는 작용을 한다. 그러나 진피는 행기시키는 작용이 강하므로 기허가 심한 경우에는 사용해서는 안되며, 당귀는 대변을 무르게 하는 작용이 있으므로 활설(滑泄)이 있는 경우에는 사용하지 않는다.

하초가 차서 대탁(帶濁)이 있으면 파고지를 더 넣어 하초를 덥히면서 고삽(固澁)한다. 기체(氣滯)로 흉복통을 겸한 경우는 곽향·정향·목향과 같은 순기지통(順氣止痛)하는 약과 백두구·사인·백개자와 같은 온중(溫中)하고 행기거담(行氣祛痰)하는 약을 더 넣어 쓴다. 외사(外邪)와 간신(肝腎)의 병을 모두 가지고 있는 경우에는 발한해기하는 계지와 온양화기(溫養化氣)하는 육계를 더 넣어 쓰고 외사가 심하여 한열(寒熱)이 나타나는 경우에는 시호를 더 넣어 량산(凉散)한다. 비기가 하함(下陷)하여 기허발열이 있는 경우에는 승마를 더 넣어서 승양(升陽)하는 작용을 강화한다. 비허하여 수기가 운화되지 못하고 담이 발생하여 흉복이 결리고 그득하면 복령을 써서 건비화습시키는데, 담음으로 흉격이 비민(痞悶)한 경우에는 백개자를 사용하기도 한다. 비위가 매우 허하여 심하게 토하고 메스꺼우면 건비익기하는 인삼과 백출의 양을 늘이고 호초를 써서 온중하기(溫中下氣)시킨다.

【 按 】

이 처방은 『醫門寶鑑』, 『麻科會通』, 『醫宗損益』에 인용되어 있다.

양중전과 온위음은 모두 이중탕의 변방으로서 비위의 허한을 치료하는 처방이다. 양중전은 이중탕에서 조열(燥熱)한 백출을 빼고 건비삼습(健脾滲濕)하면서 수렴지사(收斂止瀉)하기 위하여 백편두·산약·복령을 가한 것이다. 온위음은 이중탕에 백편두·진피·당귀를 더 넣은 것으로 백편두로 건비삼습(健脾滲濕)하는 것은 동일하지만 당귀로 조열한 약성을 눅이면서 보혈(補血)하고 진피로 행기화중(行氣和中)하여, 비위의 허한과 함께 혈허와 기체를 동시에 고려하고 있는 것이 특징이다.

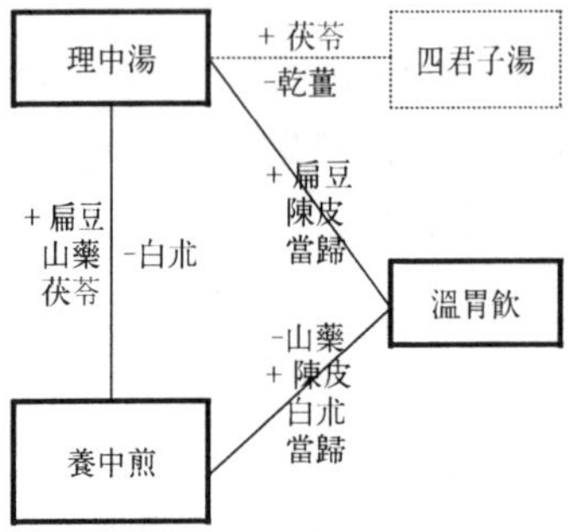

五君子煎 六

【原文】

治脾胃虛寒, 嘔吐泄瀉而兼濕者.

人蔘 二·三錢 白朮 茯苓 各二錢 炙甘草 一錢 乾薑 炒黃, 一·二錢

水一鍾半, 煎服.

【解釋】

비위(脾胃)가 허하고 차서 구토하거나 설사하면서 습증(濕證)까지 겸한 것을 치료한다.

인삼 8~12g, 백출·복령 각각 8g, 자감초 4g, 건강(누렇게 덖은 것) 4~8g.

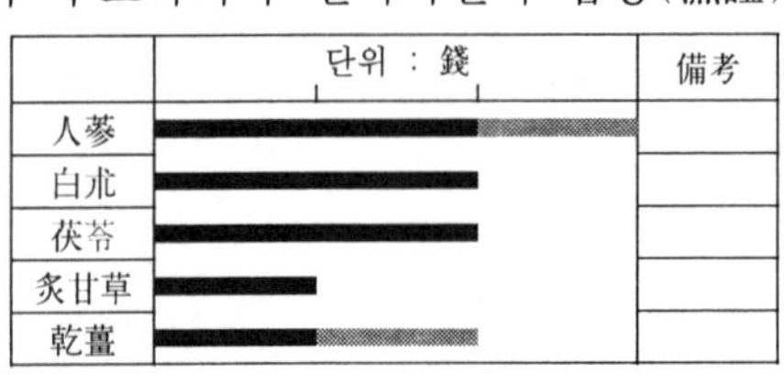

물 한 사발 반에 넣고 달여 먹는다.

【 方解 】

이 처방은 사군자탕에 건강을 더 넣은 것이므로 오군자전이라고 하였다. 혹은 이중탕에 복령을 더 넣은 것으로 볼 수도 있다. 적응증은 비위가 허한하여 생기는 구토와 설사에 비허로 수습이 운화되지 못한 증세를 겸한 것이다.

【 按 】

이 처방은 『痲科會通』과 『醫宗損益』에 인용되어 있다.

『痲科會通』에는 처방명이 오군자탕으로 되어 있다. 북역본 『醫宗損益』에는 "귤껍질을 넣으면 육미이공산(六味異功散)이라고 한다"는 것이 추가되어 있다.

六味異功煎 七

【 原文 】

治證同前而兼微滯者.

卽前方加陳皮一錢. 此卽五味異功散加乾薑也.

【 解釋 】

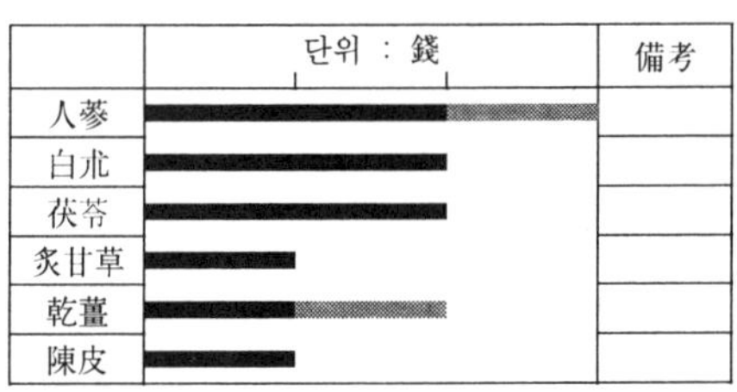

주치증은 앞과 같으며 약간 체기(滯氣)를 겸한 경우에 쓴다.

앞 처방에 진피 4g을 더 넣은 것이다. 이 처방은 또 오미이공산(五味異功散)에 건강을 더 넣은 것과도 같다.

【 方解 】

이 처방은 사군자탕(四君子湯)에 진피·건강을 더 넣은 것으로 사군자탕에 진피·반하를 더 넣어 육군자탕(六君子湯)으로 명명한 것과 유사하다. 그러나 육군자탕은 건비익기(健脾益氣)하면서 행기거담(行氣祛痰)하고, 육미이공전은 건비익기(健脾益氣)하면서 온중행기(溫中行氣)하는 점이 서로 다르다.

【 按 】

이 처방은 따로 인용된 적은 없고『醫宗損益』에 五君子煎의 變方으로 기록되어 있다.

이 처방과 오군자전, 오미이공산은 모두 사군자탕의 변방이며, 동시에 이중탕의 변방으로 볼 수도 있다. 오군자전은 이중탕에 백출을 가하여 건비화습(健脾化濕)하는 작용을 강화하였으며, 사군자탕에 건강을 가하여 온중산한(溫中散寒)하는 작용을 강화한 것으로 생각할 수 있다. 육미이공산은 여기에 진피를 가하여 기체(氣滯)로 인해 발생하는 복통을 효과적으로 치료하기 위하여 입방(立方)된 것으로 생각된다.

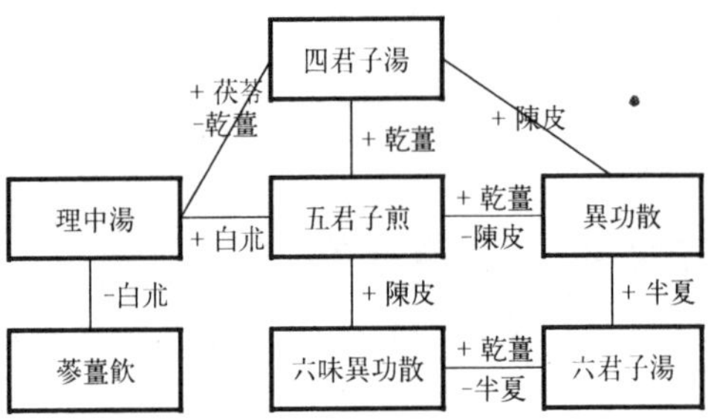

蔘薑飮 八

【 原文 】

治脾肺胃氣虛寒, 嘔吐欬嗽氣短, 小兒吐乳等證.

人蔘 三·五錢, 或倍之 炙甘草 三·五分 乾薑 炮, 五分或一·二錢, 或用煨生薑三·五片

水一鍾半, 煎七·八分. 徐徐服之. 此方或陳皮, 或蓽茇, 或茯苓, 皆可酌而佐之.

【 解釋 】

비 · 폐 · 위의 기가 허하고 차서 구토하거나 기침을 하거나 숨이 찬 것과 어린이가 젖을 토하는 병증을 치료한다.

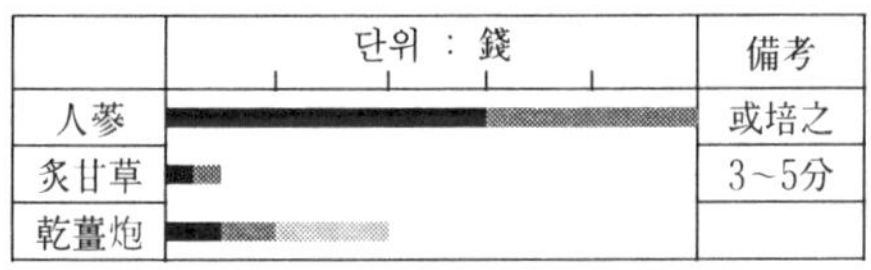

인삼 12~20g(혹은 두 배), 자감초 1.2~2g, 건강(구운 것) 2~4~8g(혹은 잿불에 묻어 구운 생강 3~5쪽).

물 한 사발 반에 넣어 7~8할이 되게 달여 천천히 먹는다. 혹은 이 처방에 진피 · 필발 · 복령을 적당히 더 넣어 쓰기도 한다.

【 方解 】

인삼과 건강을 써서 비위와 폐기가 허한한 것을 치료하므로 삼강음이라고 하였다. 이중탕에서 백출을 뺀 것으로 비폐의 기운이 허한하여 생기는 구토, 해수, 단기나 소아의 토유(吐乳) 등을 치료한다. 특히 경악은 「小兒則」에서 토유(吐乳)는 허한이 많고 위약(胃弱)으로 인한 병이라 하였으며, 소아는 약미(藥味)가 많아서는 안되므로 삼강음이나 오미이공산(五味異功散)과 같은 간단한 처방으로 치료한다고 하였다. 또한 너무 많이 먹어서 넘치는 것은 병이 아니니 치료할 필요가 없다고 하였다.169)

인삼은 대표적인 보기약으로 비폐의 기를 돕고, 자감초는 건비(健脾)하고 화중(和中)하는 작용이 있다. 또 건강은 온중산한하

169) 『景岳全書 · 小兒則 · 吐乳二十九』 p.916

여 비위의 한증(寒證)을 치료하는데, 지구(止嘔)하는 작용이 더욱 필요한 경우에는 생강을 외용(煨用)하여 사용한다. 병증에 따라서 적절히 가감하여 사용해야 하는데, 예를 들어 기체가 있으면 진피, 냉담(冷痰)이 있으면 필발, 습기가 있으면 복령을 더 넣어서 치료한다.

【 按 】

이 처방은 『痲科會通』, 『醫宗損益』에 인용되어 있다.

胃關煎 九

【 原文 】

治脾腎虛寒作瀉, 或甚至久瀉, 腹痛不止, 冷痢等證.
熟地 三·五錢, 或一兩 山藥 炒, 二錢 白扁豆 炒, 二錢 炙甘草 一·二錢 焦乾薑 一·二·三錢 吳茱萸 製, 五·七分 白朮 炒, 一·二·三錢
水二鍾, 煎七分. 食遠溫服. 瀉甚者, 加肉豆蔲一·二錢, 麪炒用, 或破故紙亦可. 氣虛勢甚者, 加人蔘隨宜用. 陽虛下脫不固者, 加製附子一·二·三錢. 腹痛甚者, 加木香七·八分, 或加厚朴八分. 滯痛不通者, 加當歸二·三錢. 滑脫不禁者, 加烏梅二個, 或北五味子二十粒. 若肝邪侮脾者, 加肉桂一·二錢.

【 解釋 】

비와 신이 허하고 차서 설사하거나 오래도록 설사하면서 복통이 그치지 않는 것과 냉리(冷痢) 등을 치료한다.

숙지황 12~20g(혹은 40g), 산약(덖은 것) 8g, 백편두(덖은 것)

8g, 자감초 4~8g, 건강(검게 덖은 것) 4~8~12g, 오수유(법제한 것) 2~2.8g, 백출(덖은 것) 4~8~12g.

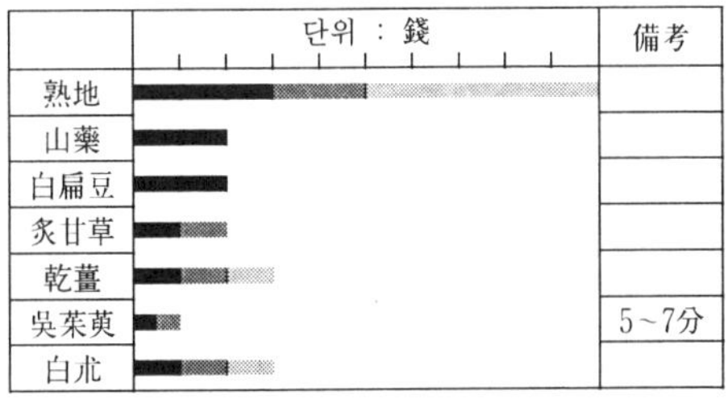

물 두 사발에 넣어 7할이 되게 달여 식후 한참 뒤에 따듯하게 먹는다. 설사가 심하면 육두구(밀기울에 덖은 것) 4~8g이나 파고지를 더 넣어 쓴다. 기가 허하여 병세가 심하면 인삼을 적당히 더 넣어 쓰는 것이 좋다. 양이 허하여 아래로 빠지는 것을 붙들 수 없으면 부자(법제한 것) 4~8~12g을 더 넣어 쓴다. 복통이 심하면 목향 2.8~3.2g이나 후박 3.2g을 더 넣어 쓴다. 체통(滯痛)이 통하지 않아서 계속 아프면 당귀 8~12g을 더 넣어 쓴다. 설사가 심하게 나서 그치지 않으면 오매 2개나 오미자 20알을 더 넣어 쓴다. 간사(肝邪)가 비에 침범하였으면 육계 4~8g을 더 넣어 쓴다.

【 方解 】

비신(脾腎)이 허한하여 설사하는 경우에는 신양(腎陽)을 보하여야 하는데, 『內經』에서 "腎者, 胃之關"이라고 하였으므로 위관전이라고 명명한 것이다. 적응증은 비신의 허한으로 인한 설사나 오랜 설사와 복통이 그치지 않는 것과 냉리(冷痢) 등이다. 그러나 이 처방은 온중(溫中)에 치우쳐 있고 온신(溫腎)하는 힘은 오히려 약하므로 증상에 따라서 신양(腎陽)을 온보하는 약을 가감하여 사용하여야 한다.

숙지황은 음혈을 보익하는 대표적인 약인데, 경악은 온제(溫劑)와 함께 쓰면 회양하는 작용이 있다고 하였다.170) 이 처방에서는

170) 熟地兼溫劑始能回陽, 何也? 以陽生於下, 而無復不成乾也. 然而陽性速, 故人蔘少用亦可成功; 陰性緩, 熟地非多難以奏效.(「本草正・地黃」)

오수유와 건강 같은 온제를 함께 사용하고 있는데, 오수유는 간신과 비위로 들어가서 온중(溫中)하고 강역지통(降逆止痛)하여 냉복통(冷腹痛), 협통(脇痛), 구역(嘔逆), 산기(疝氣) 등을 치료하며, 건강은 비위를 따듯하게 하여 온중지구(溫中止嘔)하는 작용이 강하다. 이 세 약의 배합은 강력한 온신난비(溫腎暖脾) 작용과 함께 보진음(補眞陰)하므로 경악의 용약법의 특징을 잘 보여준다. 산약과 백편두·백출·자감초는 모두 건비익기(健脾益氣)하는데, 산약과 백편두는 삼습(滲濕)하고 수렴지사(收斂止瀉)하는 작용이 있으며, 백출은 조습(燥濕)하고, 자감초는 조화제약(調和諸藥)하는 특징이 있다.

설사가 심하면 하초의 허한이 심한 것이므로 육두구나 파고지를 넣어 비신의 양기를 보하면서 지사시켜야 한다. 기허가 심하면 인삼을 적당히 더 넣어 보기 작용을 강화하는데, 이는 이중탕의 의미와 유사하며, 양허하여 설사가 그치지 않으면 제부자(製附子)를 넣어 회양구역하여 양기를 보존시켜야 하는데, 이는 사역탕의 의미와 유사하다. 설사와 함께 복통이 있는 경우에는 대체로 기체(氣滯)로 변증되며 목향이나 후박 등의 온성의 행기지제(行氣之劑)로 치료하여야 한다. 혈체(血滯)로 아프면서 월경이 나가지 않는 경우에는 당귀를 써서 보혈하면서 행혈시킨다. 하초로 빠져나가는 것을 멈출 수 없을 지경이면 오매나 오미자와 같은 수렴약을 써야 하는데, 때때로 가자나 앵속각과 같은 강력한 수렴제를 쓰기도 한다. 육계는 온양산한(溫陽散寒)하는 약으로 유명한데, 감미(甘味)가 있으므로 간사가 모비(侮脾)한 상태에 화기가 없는 경우에 사용할 수 있다.[171]

【 按 】

171) 且桂爲木中之王, 故善平肝木之陰邪, 而不知善助肝膽之陽氣. 惟其味甘, 故最補脾土, 凡肝邪剋土而無火者, 用此極妙.(「本草正·官桂」)

이 처방은 『醫門寶鑑』, 『痲科會通』, 『醫宗損益』, 『方藥合編』에 인용되어 있다.

【 參考 】

「雜證謨·泄瀉·諸泄瀉論治」
凡脾氣稍弱, 陽氣素不强者, 一有所傷, 未免卽致泄瀉. 此雖爲初病, 便當調利元氣, 自非强盛偶傷者之比. 如因瀉而神氣困倦者, 宜養中煎, 或溫胃飮, 或聖朮煎, 或四君子湯, 或五君子煎. 如微寒兼滯而不虛者, 宜佐關煎. 若脾虛而微滯者, 宜五味異功散. 若脾虛而微寒微滯者, 宜六味異功散, 或溫胃飮. 若因飮食不調, 忽而溏瀉, 以漸而甚, 或見微痛, 但所下酸臭, 而顔色淡黃, 便是脾虛胃寒不化之證, 卽宜用五德丸; 再甚者, 卽宜用胃關煎, 切勿疑也.

佐關煎 十

【 原文 】

治生冷傷脾, 瀉痢未久, 腎氣未損者, 宜用此湯以去寒濕, 安脾胃. 此胃關煎之佐者也.
厚朴 炒, 一錢 陳皮 炒, 一錢 山藥 炒, 二錢 扁豆 炒, 二錢 炙甘草 七分 猪苓 二錢 澤瀉 二錢 乾薑 炒, 一·二錢 肉桂 一·二錢
水一鍾半, 煎服. 如腹痛甚者, 加木香三·五分, 或吳茱萸亦可. 如瀉甚不止者, 或破故紙, 或肉豆蔻, 皆可加用.

【 解釋 】

날것이나 찬것에 비가 상하여 생긴 설사나 이질이 아직 오래

되지 않아 신기(腎氣)는 상하지 않은 데는 이 약을 써서 한습을 없애고 비위를 편안하게 하는 것이 좋다. 이 약은 위관전(胃關煎)의 보조약이다.

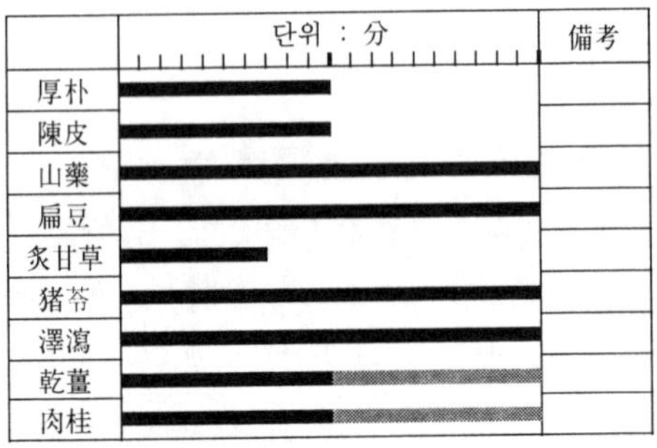

후박(덖은 것) 4g, 진피(덖은 것) 4g, 산약(덖은 것) 8g, 편두(덖은 것) 8g, 자감초 2.8g, 저령 8g, 택사 8g, 건강(덖은 것) 4~8g, 육계 4~8g.

물 한 사발 반에 넣어 달여 먹는다. 배가 몹시 아프면 목향 1.2~2g이나 오수유를 더 넣어 쓴다. 설사가 심하여 멎지 않으면 파고지나 육두구를 더 넣어 쓸 수 있다.

【 方解 】

위관전을 보좌(補佐)하는 약으로 사용되기 때문에 좌관전이라고 하였으며, 생냉물(生冷物)로 비기가 손상되어 설사와 이질이 있으나 아직 신기(腎氣)까지는 영향이 없는 증을 치료한다. 「雜證謨」에서는 한체(寒滯)로 인한 애역(呃逆)과 비기와 양기가 평소 약한 사람이 한체가 겸하여 설사가 있으나 허증으로는 발전하지 않은 것, 비허로 인한 이질에 특별히 실열증이 없어 비기를 덥혀야 할 때, 습증에서 한습이 심하여 온보해야 할 경우에 사용되었다. 이상으로 볼 때 이 처방의 주된 병기는 기체(氣滯)와 한습(寒濕)에 있으므로 행기(行氣), 온중(溫中), 삼습(滲濕)을 목표로 처방이 구성되었다.

후박과 진피는 행기하는 작용이 있는데, 특히 후박은 온비위(溫脾胃)하면서 하기(下氣)하고 제한습(除寒濕)하여 한습으로 인한 흉복의 비만증을 잘 치료한다. 또 리기(理氣)하고 조습(燥濕)하는 진피를 함께 사용하여 행기거습(行氣祛濕)하는 작용을 강화하였으며, 비위의 기체로 인한 동통이 있을 때는 이 두 가지 약을 사용하는 경우가 많다. 건강·육계·자감초는 모두 온중(溫中)하고 양기를 보익하는 작용이 있는데, 건강은 온중산한(溫中散寒)하는 작용이 뛰어나고, 육계는 "溫補命門, 堅筋骨, 通血脈"하는 작용이 있어서 "心腹寒氣, 臍腹疼痛, 一切沈寒痼冷"을 치료할 수 있다. 산약과 백편두는 건비하고 수렴하는 작용이 있는데, 특히 백편두는 화습하는 작용도 있어서 비허에 습을 겸한 설사에 효과가 뛰어나다. 저령과 택사는 이수(利水)하는 작용이 뛰어나면서도 약성이 화평하여 비기에 손상이 적으므로 이 처방과 같이 비허한 경우에도 사용할 수 있다. 그리고 후박·진피·산약·백편두·자감초·건강은 모두 초(炒)하여 사용하여 온성과 수렴작용을 증가시켰다.

복통이 심하면 목향이나 오수유와 같은 것을 써서 온중하면서 행기하는데, 병이 비위에 있을 때는 목향이 적당하고 간신에 있을 때는 오수유가 적당하다. 설사가 심하여 그치지 않을 지경이면 파고지·육두구와 같이 비신의 양기를 도우면서 수삽(收澁)하는 약을 사용한다.

【 按 】

이 처방은 『醫宗損益』에 인용되어 있다.

抑扶煎 十一

【 原文 】

治氣冷陰寒, 或暴傷生冷致成瀉痢, 凡初起血氣未衰, 脾腎未敗, 或脹痛, 或嘔惡, 皆宜先用此湯. 此胃關煎表裏藥也, 宜察虛實用之. 其有寒濕傷臟, 霍亂邪實者, 最宜用此.

厚朴 陳皮 烏藥 各一錢五分 猪苓 二錢 澤瀉 二錢 炙甘草 一錢 乾薑 炮, 一·二錢 吳茱萸 製, 五·七分

水一鍾半, 煎七分. 食遠溫服. 如氣滯痛甚者, 加木香五·七分, 或砂仁亦可. 如血虛多痛者, 加當歸二錢. 如寒濕勝者, 加蒼朮一錢半.

【 解釋 】

차고 음한(陰寒)한 기운이나 갑자기 날것 찬것에 상하여 생긴 설사와 이질이 처음 발병하여 아직 혈기(血氣)가 쇠약하지 않고 비와 신이 손상되지 않아서 혹 배가 붓고 아프며 메스껍고 토하는 것에는 먼저 이 처방으로 치료한다. 이것은 위관전(胃關煎)과 표리가 되는 처방이므로 허실을 잘 살펴서 사용해야 한다. 만약 한습(寒濕)이 내장을 손상시키거나 곽란(霍亂)에 사기가 실한 경우에는 이 처방이 가장 적당하다.

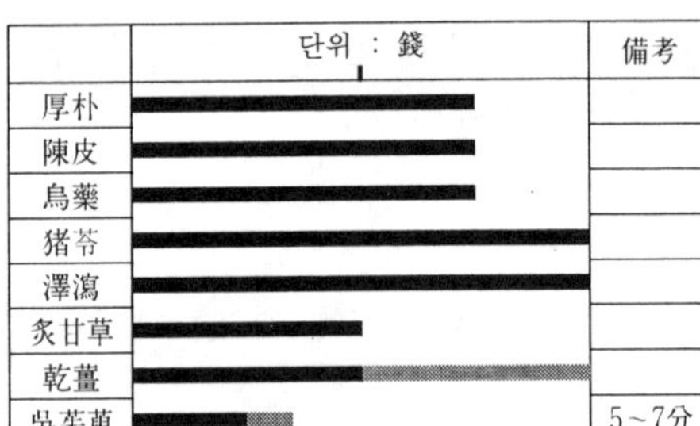

후박 · 진피 · 오약 각각 6g, 저령 8g, 택사 8g, 자감초 4g, 건강(구운 것) 4~8g, 오수유(법제한 것) 2~2.8g.

물 한 사발 반에 넣고 7할이 되게 달여 식후 한참 뒤에 따듯하게 해서 먹는다. 기체로 통증이 심하면 목향 2~2.8g이나 사인을 더 넣어 쓴다. 혈이 허하여 통증이 심한 경우에는 당귀 8g을 더 넣어 쓴다. 한습이 성한 경우에는 창출 6g을 더 넣어 쓴다.

【 方解 】

한습(寒濕)으로 인해 설사나 이질이 생긴 것은 앞의 두 처방과 같지만 비신(脾腎)의 양기가 손상되지 않았다는 것이 다르므로 "此胃關煎表裏藥也, 宜察虛實用之"라고 하였다. 따라서 온중(溫中)하는 측면[扶]과 행기거습(行氣祛濕)하는 측면[抑]을 동시에 갖추고 있으므로 억부전이라고 하였고, 생냉물(生冷物)에 갑자기 손상되어 발생한 설사의 초기 증상이나 오래 되었더라도 실증에 더욱 중점이 있는 경우에 적합하다. 만약 설사가 오래 되어 비신이 허한한 경우이면 위관전을 쓰는 것이 낫다.

건강과 오수유는 모두 온중산한(溫中散寒)하는 작용이 있는데, 특히 건강은 온중하면서 건비지사(健脾止瀉)하고 오수유는 온중하면서 지통(止痛)하고 강역지구(降逆止嘔)한다. 후박은 온중하기(溫中下氣)하면서 제한습(除寒濕)하는 작용이 있어서 한습으로 인한 이질을 치료하기에 적당하며, 진피는 리기행체(理氣行滯)하고 조습건비(燥濕健脾)하는 작용이 있고, 오약은 신온하여 행기하는 작용이 강하고 냉기를 제거하여 심복(心腹)의 동통을 치료하고 숙식(宿食)을 내리면서 지사하는 작용도 있다. 저령과 택사는 거습하는 작용이 있으며 자감초는 익기화중(益氣和中)하면서 여러 약성을 조화시킨다.

기체로 복통이 심하면 목향이나 사인과 같이 방향행기(芳香行氣)하면서 온중하는 약을 써야 하며 혈허로 인한 통증이면 당귀를 써서 보혈하면서 행혈하고, 한습이 심하면 창출을 써서 건비조습(健脾燥濕)하여야 한다.

【 按 】

이 처방은 조선후기 의서에 인용된 적이 없다.

四維散 十二

【原文】

治脾腎虛寒, 滑脫之甚, 或泄痢不能止, 或氣虛下陷, 二陰血脫不能禁者, 無出此方之右.

人蔘 一兩 製附子 二錢 乾薑 炒黃, 二錢 炙甘草 一·二錢 烏梅肉 五分或一錢, 酌其味之微甚, 隨病人之意而用之. 或不用此, 卽四味回陽飮也

右爲末, 和勻, 用水拌濕, 蒸一飯頃, 取起烘乾, 再爲末. 每服一·二錢, 溫湯調下.

【解釋】

비와 신이 허한(虛寒)하여 몹시 설사하거나 설사와 이질이 잘 멎지 않거나 혹은 기가 허하여 아래로 처져 내려가 전음(前陰)과 후음(後陰)에서 피가 나오는 것이 멈추지 않는 데는 이 처방보다 더 나은 것이 없다.

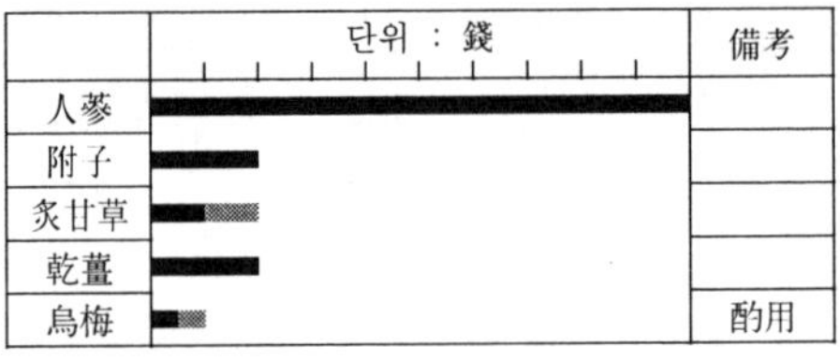

인삼 40g, 부자(법제한 것) 8g, 건강(누렇게 볶은 것) 8g, 자감초 4~8g, 오매살 2~4g(맛이 센지 약한지를 참고하여 환자의 구미에 맞게 사용한다. 혹은 이것을 쓰지 않으면 四味回陽飮과 같다)

위의 약을 가루로 만들어 물에 반죽하여 밥 먹을 시간 쯤 찐 다음 불에 말려서 다시 가루로 만드는데, 한번에 4~8g씩 따듯한 물에 타서 먹는다.

【 方解 】

사유(四維)란 사방(四方) 혹은 사지(四肢)를 의미하는데, 양탈(陽脫)로 사지가 궐냉한 것을 치료하므로 사유산이라 명명하였다. 이 처방은 사미회양음 혹은 사역탕의 변방으로서 비신(脾腎)이 허한하여 사지가 궐냉하면서 활탈(滑脫)이 그치지 않는 것을 치료한다. 주치증은 사역탕이나 사미회양음과 유사하지만 수삽(收澁)하는 오매를 더 넣어서 멈출 수 없을 정도로 활탈(滑脫)이 매우 심한 것을 치료한다.

【 按 】

이 처방은 『醫宗損益』에 인용되어 있다.

鎭陰煎 十三

【 原文 】

治陰虛於下, 格陽於上, 則眞陽失守, 血隨而溢, 以致大吐大衄, 六脈細脫, 手足厥冷, 危在頃刻而血不能止者, 速宜用此, 使孤陽有歸, 則血自安也. 如治格陽喉痺上熱者, 當以此湯冷服.

熟地 一·二兩 牛膝 二錢 炙甘草 一錢 澤瀉 一錢半 肉桂 一·二錢
製附子 五·七分或一·二·三錢

水二鍾, 速煎服. 如兼嘔惡者, 加乾薑炒黃一·二錢. 如氣脫倦言而脈弱極者, 宜速速多加人蔘, 隨宜用之.

【 解釋 】

하초(下焦)에는 음이 허하고 상초(上焦)에는 격양(格陽)이 있어 진양(眞陽)이 자기 기능을 잘하지 못하여 피가 양기를 따라 넘쳐나서 토혈(吐血)과 뉵혈(衄血)이 심하고 육부맥(六部脈)이 세(細)하면서 몹시 약하고 손발이 싸늘한 것을 치료한다. 병증이 몹시 위급하면서도 피가 멎지 않을 때는 급히 이 약을 써서 고양(孤陽)을 제자리에 돌아오게 하면 피는 저절로 멎는다. 격양(格陽)과 후비(喉痺)로 상초에 열이 있는 것을 치료할 때는 이 처방을 달여서 식혀 먹는다.

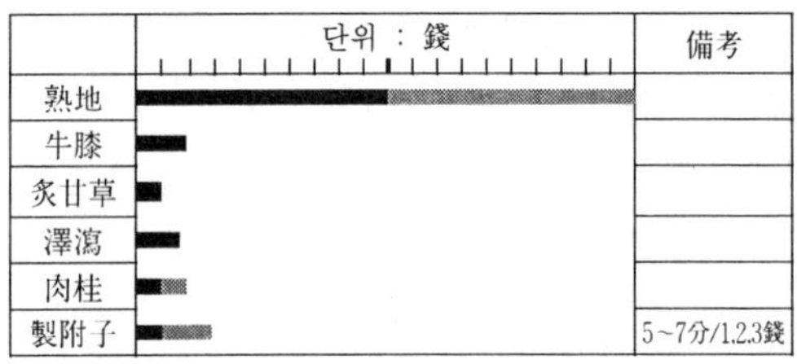

숙지황 40~80g, 우슬 8g, 자감초 4g, 택사 6g, 육계 4~8g, 부자(법제한 것) 2~2.8g(혹은 4~8~12g).

물 두 사발에 넣어 급히 달여 먹는다. 구역질이 겸해 있을 때에는 건강(누렇게 덖은 것) 4~8g을 더 넣어 쓴다. 기가 허탈되고 말하기를 싫어하고 맥이 아주 약하면 빨리 인삼을 많이 넣어 알맞게 쓰는 것이 좋다.

【 方解 】

음혈이 망동(妄動)하는 것을 억누른다는 의미에서 진음전이라 하였다. 이 처방은 "陰虛於下, 格陽於上"의 병기로 인하여 진양의 통섭(統攝)하는 작용이 약해져서 생긴 상초의 출혈증을 치료한다. 경악 이전에는 토혈(吐血)과 뉵혈(衄血)과 같은 상초의 출혈증은 혈열로 보아 서각지황탕과 같은 청열량혈(淸熱凉血)하는 약을 많이 사용하였다. 그러나 심한 토혈이나 뉵혈이 멎지 않고 육맥이 세탈(細脫)하고 단기(短氣), 수족궐냉(手足厥冷) 등이 나타나면서 혹은 면적(面赤), 천촉(喘促), 조번(躁煩) 등이 나타나는 것은 진양(眞陽)이 음분(陰分)을 지키지 못하여 무근(無根)의 허화가 상초로 올라가서 생기는 상열하한(上熱下寒)의 증상이다. 이러한 경우에는 실화(實火)가 아니라 허화(虛火)이므로 인화귀원(引火歸源)하는 진음전이나 팔미지황탕 등을 써야지 한량(寒凉)한 약을 쓰면 양기가 패절(敗絶)하게 된다. 또한 격양후비(格陽喉痺)로 상열이 심한 경우, 본래 음허한 사람의 색궐(色厥), 아은(牙齦)의 출혈이 그지치 않는 증 등에 사용된다.

육계와 부자는 모두 원양을 온보하는 작용이 있어서 허화가 부월(浮越)한 것을 인화귀원(引火歸源)하는 작용이 있고, 더불어 자음보신(滋陰補腎)하는 숙지황을 다량 사용하여 양기의 근원이 되는 음정(陰精)을 튼튼히 하여 부월(浮越)하지 못하게 하였다. 또 우슬과 택사는 허양(虛陽)을 하초로 끌고 내려가 잠양(潛陽)하는 작용을 하며, 자감초는 화중익기(和中益氣)하면서 다른 약들을 조화시키는 작용이 있다.

구토와 오심이 있는 것은 중초가 허한하기 때문이므로 온중하는 건강을 쓰는데, 지혈하는 작용을 강화하기 위하여 초황(炒黃)하여 쓴다. 기탈(氣脫)로 말하기도 싫어하고 맥이 매우 약하면 대보원기(大補元氣)하는 인삼을 더 넣어서 쓴다.

【 按 】

이 처방은 『醫門寶鑑』, 『醫宗損益』, 『方藥合編』에 인용되어 있다.

歸氣飮 十四

【 原文 】

治氣逆不順, 呃逆嘔吐, 或寒中脾腎等證.

熟地 三·五錢 茯苓 二錢 扁豆 二錢 乾薑 炮 丁香 陳皮 各一錢 藿香 一錢五分 炙甘草 八分

水一鍾半, 煎七分. 食遠溫服. 中氣寒甚者, 加製附子. 肝腎寒者, 加吳茱萸·肉桂, 或加當歸.

【 解釋 】

기가 거스르고 고르지 못하여 생기는 딸국질과 구토, 혹은 비와 신에 한사(寒邪)가 침범한 등의 증을 치료한다.

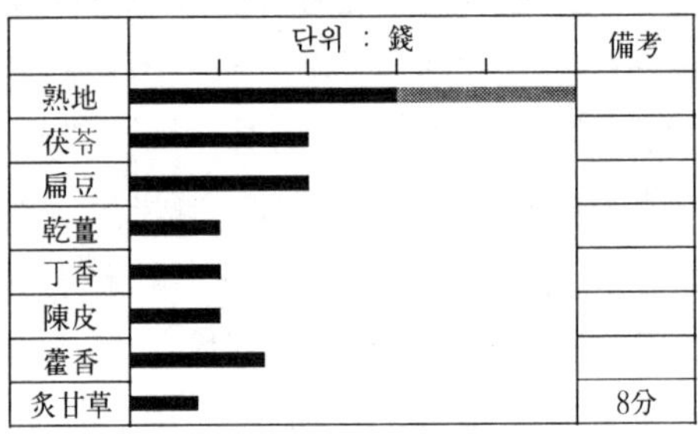

숙지황 12~20g, 복령 8g, 편두 8g, 건강(구운 것)·정향·진피 각각 4g, 곽향 6g, 자감초 3.2g.

물 한 사발 반에 넣고 7할이 되게 달여 식후 한참 뒤에 따뜻하게 먹는다. 중초의 한기가 심한 경우에는 부자(법제한 것)를 더 넣어 쓴다. 간과 신이 찬 경우에는 오수유·육계를 더 넣거나 당귀를 더 넣어 쓴다.

【 方解 】

기가 역(逆)하고 불순(不順)한 것을 정상적으로 만들기 때문에 귀기음이라고 하였다. 이 처방은 온중순기(溫中順氣)의 대표방으로 비신양허(脾腎陽虛)로 기의 승강이 고르지 못하여 생기는 애역(呃逆)이나 구토(嘔吐)를 치료하며, 또한 한사가 비위에 직중(直中)하여 생기는 복통, 장명, 설사 등도 치료한다.

숙지황은 음혈을 보익하는 약이지만 경악은 온제(溫劑)와 함께 사용하면 회양(回陽)하는 작용도 있다고 보았다. 따라서 온중산한(溫中散寒)하는 건강, 온중강역(溫中降逆)하고 난신조양(煖腎助陽)하는 정향을 배합하면 비신의 양기를 보익하여 산한(散寒)하면서 강역(降逆)하는 작용이 있다. 또한 숙지황의 자윤(滋潤)한 성질로 건강과 정향과 같이 온조(溫燥)한 약이 음정을 손상하는 것을 방지할 수 있다. 복령과 백편두는 건비익기(健脾益氣)하면서 삼습(滲濕)하는 작용이 있어서 수습(水濕)의 정체로 인한 기의 불순을 치료하며, 여기에 진피·곽향·정향과 같이 신향(辛香)하면서 온조(溫燥)한 약들을 써서 이기(理氣)하면서 강역(降逆)하여 화위지구(和胃止嘔)하는 작용을 나타낸다. 또한 자감초는 익기화중(益氣和中)하면서 온조한 약성을 누여주고 조화시키는 작용을 한다. 전체적으로는 이기거담(理氣祛痰)의 기본방인 이진탕에서 너무 조열(燥熱)한 반하를 빼고 건비삼습(健脾滲濕)하는 백편두, 자음하는 숙지황, 온중하는 건강과 정향 및 순기지제(順氣之劑)인 곽향을 더 넣어 조열하지 않게 한 것으로 볼 수 있다.

중초의 한기가 심하면 부자를 더 넣어 온중시키고, 간신이 허한하면 오수유·육계를 더 넣어 온양시킨다. "肝腎寒者,……或加當歸"라고 한 것은 오수유·육계의 조열함을 완화하기 위하여 음혈을 보익하는 당귀를 사용하는 것으로 생각되며, 또한 당귀를 더 넣으면 숙지황·자감초와 합하여 천증(喘證)을 치료하는 정원음(貞元飮)의 의미로 볼 수도 있다.

【按】

이 처방은 조선후기 의서에 인용된 적이 없다.

진수원은 이 처방에서 숙지황은 끈적끈적하고 기름지므로 기체(氣滯)가 심해질 수 있으며 다른 약성과도 맞지 않으므로 빼야 한다고 주장하였다. 일리가 있는 주장이나 경악은 철저하게 음양을 동시에 고려하는 입장에 서 있으므로 조열(燥熱)하여 상음(傷陰)하는 것을 우려하여 숙지황을 사용한 것이니, 임상에서는 두 입장을 모두 고려하여 적절하게 사용하여야 할 것으로 생각된다.

煖肝煎 十五

【 原文 】

治肝腎陰寒, 小腹疼痛, 疝氣等證.

當歸 二·三錢 枸杞 三錢 茯苓 二錢 小茴香 二錢 肉桂 一·二錢 烏藥 二錢 沈香 一錢, 或木香亦可

水一鍾半, 加生薑三·五片, 煎七分. 食遠溫服. 如寒甚者, 加吳茱萸·乾薑, 再甚者, 加附子.

【 解釋 】

간과 신에 음한(陰寒)이 있어 아랫배가 아픈 것과 산기(疝氣) 등의 증상을 치료한다.

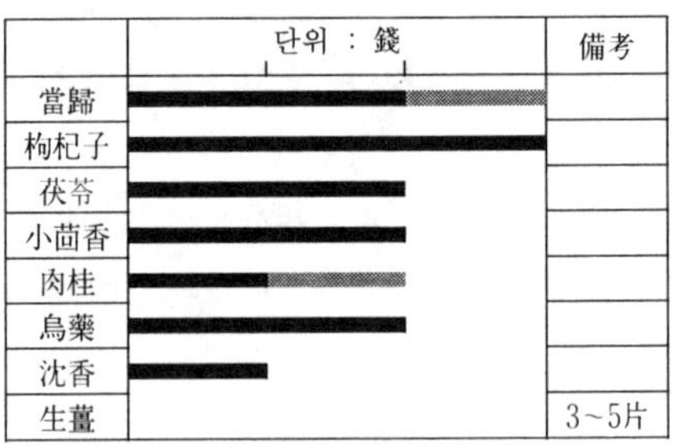

당귀 8~12g, 구기자 12g, 복령 8g, 소회향 8g, 육계 4~8g, 오약 8g, 침향 4g(혹은 목향도 좋다).

물 한 사발 반에 생강 3~5쪽을 넣고 7할이 되게 달여 식후 한참 뒤에 따듯하게 먹는다. 한증(寒證)이 심하면 오수유·건강을 더 넣어 쓰고 더 심하면 부자를 더 넣어 쓴다.

【 方解 】

간신(肝腎)의 음한으로 인한 산증(疝證)을 치료하는데, 예로부터 산(疝)은 간이 전주(專主)한다고 하였으므로 난간전이라고 하였다. 산증은 소복(少腹)과 고환이 붓고 무시로 견인통(牽引痛)이 있는 것을 말하는데, 호산(狐疝)·퇴산(㿗疝)·궐산(厥疝) 등으로 불리지만 한산(寒疝)이 가장 대표적인 것이다. 경악도 한증과 열증이 있으나 반드시 먼저 한습에 상하거나 생냉지물(生冷之物)에 감촉되어 사기가 음분에 몰려서 생기게 된다고 하였다. 따라서 산증의 치료는 온난한 약으로 간신을 덥히면서 순기하는 약을 함께 사용하여 소복까지 인통(引痛)하는 것을 치료하여야 하는데, 이 처방을 써서 온양산한(溫陽散寒)하면서 행기지통(行氣止痛)하여야 한다.

당귀는 영혈을 보익하면서 행혈하는 작용이 있어서 혈허나 혈어로 인한 동통을 치료하는 효과가 있으며, 구기자는 간신의 음혈을 보익하여 음허로 인한 복통을 치료한다. 이 두 약을 배합하면 간신을 온보하는 작용이 더욱 강해진다. 육계는 신감(辛甘)하고 대열(大熱)하여 하초의 원양을 온보하는 작용이 있으며, 신온한 소회향과 배합하면 온신산한(溫腎散寒)하는 작용이 더욱 강해진다. 오약은 온중하기(溫中下氣)하고 일체의 냉기를 없애서 하초의 기운이 상충하여 발생하는 산기(疝氣)·각기(脚氣) 등을 치료하는 효과가 뛰어나고, 침향은 신온하여 조양(助陽)하면서 강기(降氣)하며 오약과 배합하면 행기지통(行氣止痛)하는 작용이 더욱 강해진다. 침향은 고가의 약재이므로 구하기 쉽고 행기지통(行氣止痛)하는 작용이 뛰어난 목향으로 대신할 수도 있다. 복령은 건비삼습(健脾滲濕)하고 생강은 화위산한(和胃散寒)하여 수습의 정체로 기체(氣滯)가 심해지는 것을 방지한다.

한기가 심하면 오수유·건강을 더 넣어서 온중산한(溫中散寒)하고, 더 심한 경우에는 부자를 더 넣어 온중(溫中)하는 작용을 더 강화한다.

【 按 】

이 처방은 『醫門寶鑑』, 『醫宗損益』, 『方藥合編』, 『醫鑑重磨』에 인용되어 있다.

이 처방은 산증 중에서도 외감음한의 실사(實邪)가 아니라 간신의 허한으로 생기는 경우에 사용되는 것으로 기실(氣實)로 통증이 아주 심하다면 『衛生寶鑑』의 천련산(川連散)이나 천태오약산(天台烏藥散)을 쓰고, 음한이 심하다면 『宜林』의 사신환(四神丸), 『百一選方』의 십보환(十補丸), 호로파환(胡蘆巴丸), 침향계부환(沈香桂附丸) 등을 사용한다. 또한 음허하면서 화증이 없는 경우에는 이 처방이나 리음전(理陰煎), 팔미지황탕(八味地黃湯)에 회향과 구기를 더 넣어 쓰고, 음허에 상화망동이 겸하였으면 육미지황탕(六味地黃湯)에 황백 · 지모와 산치자 · 회향 · 천련자를 더 넣어 쓴다.[172]

壽脾煎 十六

【 原文 】

一名攝營煎. 治脾虛不能攝血等證. 凡憂思鬱怒積勞, 及誤用攻伐等藥, 犯損脾陰, 以致中氣虧陷, 神魂不寧, 大便脫血不止, 或婦人無火崩淋等證, 凡兼嘔惡, 尤爲危候, 速宜用此, 單救脾氣, 則統攝固而血自歸源. 此歸脾湯之變方, 其效如神. 若犯此證而再用寒凉, 則胃氣必脫, 無不卽斃者.

172) 「雜證謨 · 疝氣 · 論治」

白朮 二·三錢 當歸 二錢 山藥 二錢 炙甘草 一錢 棗仁 錢半 遠志 製, 三·五分 乾薑 炮, 一·二·三錢 蓮肉 去心, 炒, 二十粒 人蔘 隨宜, 一·二錢, 急者用一兩

水二鍾, 煎服. 如血未止, 加烏梅二個, 凡畏酸者不可用. 或加地楡一錢半亦可. 滑脫不禁者, 加醋炒文蛤一錢. 下焦虛滑不禁, 加鹿角霜二錢爲末, 攪入藥中服之. 氣虛甚者, 加炙黃芪二·三錢. 氣陷而墜者, 加炒升麻五·七分, 或白芷亦可. 兼溏泄者, 加補骨脂一錢炒用. 陽虛畏寒者, 加製附子一·二·三錢. 血去過多, 陰虛氣餒, 心跳不寧者, 加熟地七·八錢或一·二兩.

【 解釋 】

섭영전(攝營煎)이라고도 한다. 비가 허하여 혈을 잘 통섭(統攝)하지 못해서 생긴 병증을 치료한다. 대체로 근심하고 성내고 오랫동안 과로하였거나 공벌(攻伐)하는 약을 잘못 써서 비의 음기를 상하여 중초의 기가 휴함(虧陷)해져서 정신이 불안한 것, 대변으로 피가 섞여 나오는 것이 멎지 않는 것, 혹은 부인이 화증(火症)은 없이 붕루가 있는 것 등의 병증을 치료한다. 토하거나 메스꺼운 증상이 있으면 더욱 위험한 증상이니 속히 이 약을 써야하는데, 비기(脾氣)만 도와주면 통섭(統攝)하는 기능이 발현되어 혈은 자연히 제자리에 돌아가게 된다. 이 처방은 귀비탕의 변방으로 그 효과가 매우 뛰어나다.[173] 이러한 병증에 다시 차거나 서늘한 약을 쓰면 반드시 위기(胃氣)가 없어져서 곧바로 위험하게 된다.

---

173) 북역본은 "이때에 귀비탕을 합해 쓰면 그 효과가 신기하게 나타난다"라고 誤譯.

백출 8~12g, 당귀 8g, 산약 8g, 자감초 4g, 산조인 6g, 원지(법제한 것) 1.2~2g, 건강(구운 것) 4~8~12g, 연육(심을 빼고 볶은 것) 20알, 인삼 적당량(보통 4~8g을 쓰고 병이 위급하면 40g까지 쓴다).

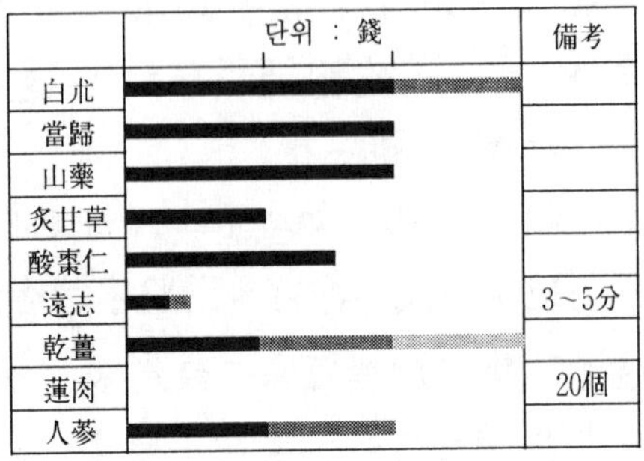

물 두 사발에 넣고 달여 먹는다. 출혈이 멎지 않을 때에는 오매 2개(신 것을 싫어하면 쓰지 않는다)를 더 넣어 쓰거나 지유 6g을 더 넣어 쓴다. 피가 걷잡을 수 없이 나오면서 멎지 않을 때에는 문합(식초에 축여 볶은 것) 4g을 더 넣어 쓴다. 하초가 허하여 피가 걷잡을 수 없이 나오면서 멎지 않으면 녹각상 8g을 가루내어 약에 섞어 먹는다. 기허(氣虛)가 심하면 황기(볶은 것) 8~12g을 더 넣어 쓴다. 기가 처져 내려간 데는 승마 2~2.8g이나 백지를 더 넣어 쓴다. 당설(溏泄)이 있으면 보골지(볶은 것) 4g을 더 넣어 쓴다. 양기(陽氣)가 허하여 한기를 싫어하면 부자(법제한 것) 4~8~12g을 더 넣어 쓴다. 출혈이 심하여 음액과 양기가 모두 허하여 심장이 마구 뛰면서 안정되지 못하면 숙지황 28~32g을 더 넣어 쓰는데, 혹 40~80g까지 쓰기도 한다.

【 方解 】

비(脾)의 기능을 좋게 만들기 때문에 수비전이라고 하였으며, 또한 영혈을 통섭하는 작용이 뛰어나므로 섭영전이라고도 하였다. 출혈증에 대해서 경악은 "血本陰精, 不宜動也, 而動則爲病; 血主營氣, 不宜損也, 而損則爲病. 蓋動者多由於火, 火盛則逼血妄行; 損者多由氣, 氣傷則血無以存"이라고 하였는데, 실열(實熱)로 박혈

망행(迫血妄行)한 경우에는 청열량혈(淸熱凉血)하여야 하지만 기가 허약하여 통섭하지 못한 경우에는 공벌(攻伐)하는 약을 쓰면 기를 더욱 손상하게 되므로 이 처방을 써서 치료하여야 한다. 정신적인 스트레스나 과로, 공벌하는 약을 오용한 경우를 막론하고 중기가 손상되어 나타나는 변혈, 붕루 등의 출혈증에 사용할 수 있으며 또한 비허로 인한 한열왕래(寒熱往來), 불매(不寐), 사울(思鬱), 유정(遺精), 음황(陰黃) 등에도 사용할 수 있다.

인삼과 백출·자감초는 건비익기(健脾益氣)하는 대표적인 약으로 사군자탕의 기본 약물인데, 복령을 뺀 것은 삼습(滲濕)하고 하행(下行)하는 성질이 있어서 출혈에는 적당하지 않기 때문이다. 여기에 건비삼습(健脾滲濕)하고 수렴고삽(收斂固澁)하는 산약과 보비익신(補脾益腎)하여 삽정지사(澁精止瀉)하고 안신(安神)하는 작용이 있는 연육을 더 넣어 비의 통섭작용을 강화하였다. 당귀는 보혈화혈하여 출혈로 인한 영혈의 허손을 치료하고, "血爲氣之母"라 하였으므로 기혈쌍보의 의미를 가지고 있다. 원지와 산조인은 모두 영심안신(寧心安神)하는 작용이 있으며, 포건강은 온중하면서 수렴하는 작용이 있어서 지혈하는 효과도 있다.

출혈이 그치지 않고 계속되면 오매를 써서 삽장지혈(澁腸止血)하는데, 산미(酸味)를 싫어하면 빼고 지유를 써서 수렴지혈(收斂止血)하는데 가자나 적석지 등을 사용할 수도 있을 것으로 생각된다. 하초의 활탈증(滑脫症)이 그치지 않으면 삽장지혈(澁腸止血)하는 문합(文蛤)을 사용하는데, 초(炒)하면 수렴하는 작용이 더 강해진다. 하초의 양허로 인한 활탈불금(滑脫不禁)에는 녹각상을 써서 보양하면서 수렴지혈(收斂止血)한다. 기허가 심한 경우에는 황기를 써서 보기승제(補氣升提)하고, 기가 처졌으면 승마를 써서 승양(升陽)시키는데, 혹은 백지를 써도 상행하는 작용이 있다. 대변이 당설(溏泄)한 경우에는 온양하고 수렴하는 보골지를 더 넣고, 양허로 추위를 타면 부자를 써서 온중산한(溫中散寒)한다. 출혈이 과다하여 음혈의 부족으로 양기도 함께 손상되어 심장이 벌렁거리며 안정되지 못한 것은 기음(氣陰)이 모두 손상된 것으로 숙지를 더 넣어 음혈을 보익하여야 한다.

【 按 】

이 처방은 『醫門寶鑑』, 『醫宗損益』, 『方藥合編』, 『醫鑑重磨』에 인용되어 있다.

이 처방은 귀비탕의 변방으로 적응증이 유사하지만 귀비탕에서 황기 · 복령 · 목향을 빼고 산약 · 포건강 · 연육을 더 넣어 온중하고 수렴하는 작용을 더 강화하여 비허로 인한 출혈에 더욱 적합하다고 생각된다. 장경악은 「古方八陣」의 귀비탕(補陣32)에서 목향은 울결로 인한 동통이 있을 때만 사용해야 하며 향조(香燥)하므로 기허로 동혈(動血)하는 경우에는 쓸 수 없다고 하였고, 원지는 미신(味辛)하고 기가 승산(升散)하므로 다한(多汗)하고 조열(燥熱)이 있는 경우에 적당하다고 하였다. 또한 「本草正」에서도 목향은 "亦能止氣逆之動血"이라고 하였고, 원지는 "神氣上虛者所宜, 痰火上實者當避"라고 하였으므로 참고하기 바란다.

	人蔘	黃芪	白朮	茯苓	棗仁	遠志	當歸	木香	炙甘草	山藥	乾薑	蓮肉
歸脾湯	*	*	*	*	*	*	*	*	*			
壽脾煎	*	#	*		*	*	*		*	*	*	*

【 參考 】

歸脾湯(「古方八陣·補陣32」)

治思慮傷脾, 不能攝血, 致血妄行, 或健忘怔忡, 驚悸盜汗, 嗜臥少食, 或大便不調, 心脾疼痛, 瘧痢鬱結, 或因病用藥失宜, 剋伐傷脾, 以致變證者, 最宜用之.

人蔘 黃芪 白朮 茯苓 棗仁 各二錢, 遠志 當歸 各一錢, 木香 炙甘

草 各五分.

水二鍾, 加圓眼肉七枚, 煎七分, 食遠服.

愚意: 此湯之用木香, 特因鬱結疼痛者設, 如無痛鬱等證, 必須除去木香, 以避香燥. 豈不於氣虛血動者, 爲尤善乎? 又遠志味辛, 氣升而散, 凡多汗而燥熱者, 亦宜酌用.

三氣飮 十七

【原文】

治血氣虧損, 風寒濕三氣乘虛內侵, 筋骨歷節痺痛之極, 及痢後鶴膝風痛等證.

當歸 枸杞 杜冲 各二錢 熟地 三錢, 或五錢 牛膝 茯苓 芍藥 酒炒 肉桂 各一錢 北細辛 或代以獨活 白芷 炙甘草 各一錢 附子 隨宜一·二錢

水二鍾, 加生薑三片, 煎服. 如氣虛者, 加人蔘·白朮隨宜. 風寒勝者, 加麻黃一·二錢. 此飮亦可浸酒, 大約每藥一斤, 可用燒酒六·七升, 浸十餘日, 徐徐服之.

【解釋】

기혈(氣血)이 휴손(虧損)되어 풍·한·습의 세 가지 사기가 허한 틈을 타서 몸속에 침입하여 힘줄과 뼈마디가 몹시 저리고 아픈 것과 이질 후의 학슬풍(鶴膝風)으로 아픈 병증을 치료한다.

당귀·구지자·두충 각각 8g, 숙지황 12~20g, 우슬·복령·작약(술에 축여 덖은 것)·육계 각각 4g, 세신(독활을 대신 쓰기도 한다)·백지·자감초 각각 4g, 부자 적당량(4~8g).

물 두 사발에 생강 3쪽을 더 넣어 달여 먹는다. 기가 허하면 인삼과 백출을 적당히 더 넣어 쓴다. 풍한사가 성하면 마황 4~8g을 더 넣어 쓴다. 이 약은 술에 담가 쓰기도 하는데 대략 600g에 소주 6~7되의 비율로 넣고 10여 일 동안 담갔다가 천천히 먹는다.

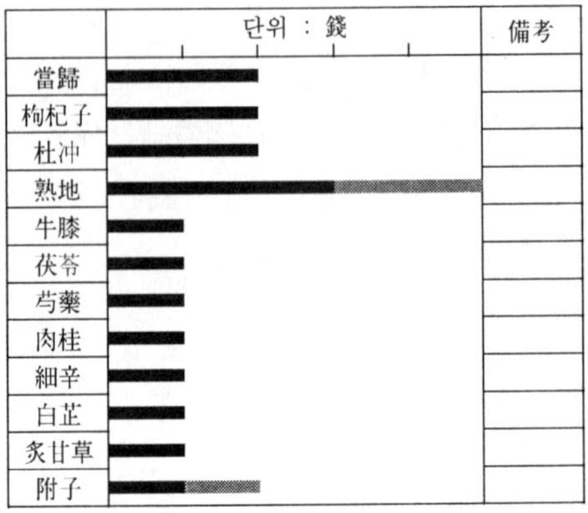

【 方解 】

풍한습(風寒濕) 삼기(三氣)의 내침(內侵)으로 인해 발생한 비통(痺痛)을 치료하기 때문에 삼기음이라고 하였다. 경악은 비증(痺證)은 '폐(閉)'의 의미로 혈기가 사기로 인해 막혀서 잘 통하지 못하여 생기는 병이라고 하였다. 송대(宋代)의 『濟生方』에서는 "風寒濕三氣雜至合而爲痺, 皆因體虛腠理空疏, 受風寒濕氣而成痺也"라고 하여 정기가 허약한 상태를 틈타서 풍한습이 침입한다는 이론을 주장하였는데, 경악은 이 이론을 발전시켜 이 처방을 창제한 것이다.

숙지황과 당귀·작약은 사물탕에서 행산(行散)하는 작용이 지나친 천궁을 뺀 것으로 모두 음혈을 자보(滋補)하며, 여기에 구기자를 배합하여 간신의 음정(陰精)을 보하는 작용을 강화하였다. 두충과 우슬은 모두 보음하면서 요슬(腰膝)을 튼튼히 하고, 백지와 생강은 거풍산한(祛風散寒)하여 지통하는 작용이 있다. 복령과 자감초는 건비익기(健脾益氣)하는데, 특히 복령은 거습하는 작용도 함께 가지고 있다. 육계와 세신·부자는 모두 온양산한(溫陽散寒)하므로 한습(寒濕)을 치료하여 통증이 없어진다. 특히 세신은 온산통규(溫散通竅)하여 풍습비(風濕痺)를 치료하며 말초혈관을 확장시키는 약리작용이 있는데, 독성이 약간 있으므로 오래 쓰기에는 적합하지 않으므로 거풍습(祛風濕)하고 지비통(止痺痛)하는 독활을 대신 쓰기도 한다. 그리고 생강은 산한(散寒)하면서 화위(和胃)하고 자감초는 화중(和中)하면서 여러 약성을 조화시키는 작용이 있다. 전체적으로는 간신의 음혈을 보익하면서 요슬을 튼튼히 하고, 동시에 복령으로 거습(祛濕), 백지와 생강으로 거풍(祛風), 육계와 세신・부자로 거한(祛寒)하는 작용을 한다. 특히 산한하는 약물이 많으므로 간신이 구허한 통비(痛痺), 즉 한비(寒痺)에 적합할 것으로 생각된다.

기허하면 인삼과 백출을 더 넣는데, 이는 사군자탕을 합방한 의미로 볼 수 있으며, 외감풍한의 실사가 심하다면 마황을 넣어 발한해표(發汗解表)하여야 한다. 만약 본허표실(本虛標實)하고 오래된 병에는 좋은 술에 담가서 조금씩 장기간 복용하여도 좋은 효과를 기대할 수 있다.

【按】

이 처방은 『醫門寶鑑』, 『醫宗損益』, 『方藥合編』에 인용되어 있다.

	當歸	熟地	炙甘草	枸杞子	杜冲	牛膝	肉桂	附子	茯苓	芍藥	細辛	白芷
大營煎	*	*	*	*	*	*	*	#				
三氣飮	*	*	*	*	*	*	*	*	*	*	*	*

이 처방은 대영전(「新方八陣・補陣14」)에 부자・복령・작약・세신・백지를 더 넣은 것으로 볼 수 있으므로, 영혈이 부족한 증을 기본으로 가진 사람이 겸하여 풍한습에 손상된 경우에 사용될 수 있다.

진수원은 비증(痺證)은 풍한습 중에 습(濕)이 위주가 되는 병으로 보아 비병(脾病)이라고 하였으며, 처방 중의 당귀・숙지・구기자・우슬은 니체(膩滯)하여 습을 조장할 우려가 있으므로 비병(脾病)에는 적당하지 않은 약이라고 비판하였다. 그러나 경악은 비증(痺證)은 원래 음사로 인한 병으로서 한이 위주가 되는 것으로 보았다. 따라서 이 처방에서는 육계·세신·부자 등의 온열한 약을 위주로 사용하였으며, 당귀·숙지·구기자·우슬 등은 성질이 평온할 뿐 아니라 음혈의 부족을 보충하는 작용도 있으므로 굳이 뺄 필요가 없는 것으로 생각된다.

五德丸 十八

【 原文 】

治脾腎虛寒, 飧泄鶩溏等證, 或暴傷生冷, 或受時氣寒濕, 或酒濕傷脾, 腹痛作泄, 或飮食失宜, 嘔惡痛泄, 無火等證.

補骨脂 四兩, 酒炒 吳茱萸 製, 二兩 木香 二兩 乾薑 四兩, 炒

北五味 二兩. 或以肉豆蔻代之, 麵炒用. 或用烏藥亦可

湯浸蒸餠丸, 桐子大. 每服六七十丸, 甚者百餘丸, 滾白湯或人蔘湯, 或米湯俱可下. 腹痛多嘔者, 加胡椒二兩更妙.

【 解釋 】

비와 신이 허한(虛寒)하여 손설(飧泄)이 있거나 대변이 오리똥 같이 나오는 것과 혹 날것과 찬것에 갑자기 상하거나 한습(寒濕)한 유행병에 감염되거나 술이나 습사에 비가 상한 등의 까닭으로 배가 아픈 것, 혹은 음식이 적절하지 못하여 토하고 메스껍고 배가 아프면서 설사가 나는데 열은 없는 것을 치료한다.

보골지(술에 축여 볶은 것) 160g, 오수유(법제한 것) 80g, 목향 80g, 건강(볶은 것) 160g, 오미자 80g

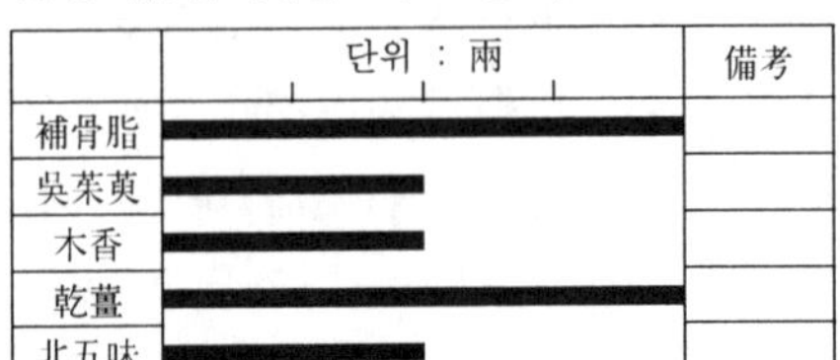

(혹은 육두구를 신곡에 볶어서 쓰거나 오약을 대신 써도 좋다).

위의 약을 끓인 후에 증병(蒸餠)을 담구었다가 오동씨만한 환약을 만든다. 한번에 60~70알씩 병이 심하면 100여 알씩 끓인 물이나 인삼 달인 물 또는 미음으로 먹는다. 배가 아프고 구역이 심하면 호초 80g을 더 넣어 쓴다.

【 方解 】

오(五)는 약미의 숫자이면서 토(土)를 상징하므로 오덕(五德)은 비토의 공능을 의미하며, 비신의 허한으로 인한 설사를 치료하므로 오덕환이라고 하였다. 이 처방은 사신환(四神丸)[174]의 변방으로 비신을 쌍보(雙補)하면서 축한지사(逐寒止瀉)하는 작용이 있다. 비양(脾陽)과 신양(腎陽)은 서로 밀접한 관계에 있어서 비양이 부족하면 신양에 영향을 주고 또 신화(腎火)가 허하면 비양을 온후(溫煦)하지 못하게 되는데, 이러한 비신의 양기가 구허한 경우에는 손설(飧泄)이나 목당(鶩溏), 복통(腹痛), 설사(泄瀉) 등이 나타날 수 있다. 따라서 건비온양(健脾溫陽)하면서 대장을 고삽(固澁)하여 지사해야 하는데, 이 처방과 뒤의 칠덕환이 적당하다.

보골지는 신온(辛溫)하여 신양을 온보(溫補)하고 축한(逐寒)하는 작용이 있어서 비신의 허한으로 인한 당설(溏泄)과 소복통(少腹痛), 신설(腎泄) 등을 치료한다. 오수유와 건강은 온중산한(溫中散寒)하여 한습을 제거하며, 오미자는 산수(酸收)·고삽(苦澁)하는데, 특히 고쇄(敲碎)하면 신온하여 원양(元陽)을 보하여[175] 보골지를 도와 수렴익기(收斂益氣)한다. 또 오미자와 오수유를 함께 사용하면 비신양허로 인한 오경설(五更泄)을 치료하는 오미

174) 破故紙, 肉荳蔻, 五味子, 吳茱萸로 구성되었으며, 脾腎虛로 인한 泄瀉와 晨泄을 치료한다.

175) 「本草正·五味子百七」

자산(五味子散)의 의미가 있다. 목향은 행기지통하므로 심복동통과 토사를 치료하는 효과가 있으므로 비신의 양허와 함께 생냉물이나 한습(寒濕), 주습(酒濕)에 손상되어 구오(嘔惡), 통설(痛泄)하는 경우에 사용된다. 또한 기체가 더 심할 경우에는 수렴하는 오미자 대신 온중행체(溫中行滯)하면서 지사하는 육두구나 오약을 쓴다. 체기(滯氣)가 더욱 심하여 기가 상역하여 복통과 함께 구토가 있으면 호초를 써서 온중하면서 강역지구(降逆止嘔)하여야 한다.

【 按 】

이 처방은 『醫宗損益』, 『方藥合編』, 『醫鑑重磨』에 인용되어 있다.

七德丸 十九

【 原文 】

治生冷傷脾, 初患瀉痢, 腹脹疼痛, 凡年壯氣血未衰, 及寒濕食滯, 凡宜和胃者, 無不神效. 此卽佐關煎之偏裨也.

台烏藥 吳茱萸 製 乾薑 炒黃 蒼朮 炒, 各二兩 木香 茯苓 各一兩 補骨脂 炒, 四兩

神麯糊丸, 桐子大. 每服七·八十丸, 或百丸, 滾白湯送下.

【 解釋 】

날것과 찬것으로 비가 상하여 설사와 이질이 처음 발생한 것과 배가 불러 오르고 아픈 것을 치료하는데, 대개 건장한 젊은이가 기혈(氣血)이 아직 쇠약하지 않은 경우에 한습(寒濕)과 식체(食滯)로 인한 병에 위기(胃氣)를 조화시켜야 하는 경우에 쓰면 매우 효과가 좋다. 이 처방은 좌관전(佐關煎)의 치우친 것을 도와 준다.

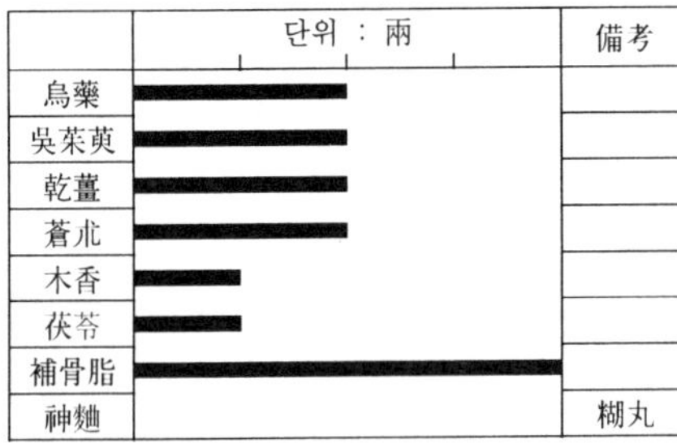

오약・오수유(법제한 것)・건강(누렇게 볶은 것)・창출(볶은 것) 각각 80g, 목향・복령 각각 40g, 보골지(볶은 것) 160g.

신곡으로 쑨 풀에 개어 오동씨만하게 알약을 빚어 매번 70~80알 혹은 100알씩 끓인 물에 타서 먹는다.

【 方解 】

일곱 가지 약으로 구성되었으므로 칠덕환이라고 하였으며, 기혈은 허약하지 않으면서 단지 한습(寒濕)이나 식체(食滯)로 인해 발생한 설사, 이질, 복통의 초기 증세를 치료하는 약이다. 주치증이 좌관전과 유사하나 좌관전이 행기약을 지나치게 사용한 것에 비하여 이 처방은 온중(溫中), 행기(行氣), 거습(祛濕)의 작용이 적절히 조화를 이루고 있으므로 좌관전의 치우친 것을 돕는다고 하였다.

이 처방은 앞의 오덕환에서 오미자 대신 오약을 써서 온중행체(溫中行滯)하는 작용을 강화하였고, 창출을 더 넣어 건비조습(健脾燥濕)하고 복령으로 건비삼습(健脾滲濕)하였다. 따라서 중초의 허한과 식체(食滯), 기체(氣滯), 습체(濕滯)를 모두 치료하는 효과가 있다.

【 按 】

이 처방은 『醫宗損益』, 『方藥合編』, 『醫鑑重磨』에 인용되어 있다.

오덕환과 칠덕환은 모두 비신이 허한하여 생기는 설사와 복통 등을 치료한다. 두 처방이 모두 보골지・오수유・목향・건강을 써서 온중(溫中)하고 산한(散寒)하면서 보신하는 작용이 있는데, 오덕환에서는 오미자를 써서 수렴하는 작용을 강화하였고 칠덕환에서는 오약·창출·복령을 써서 행기하고 거습하는 작용을 강화하였다. 따라서 오덕환은 비교적 비신허한이 만성적으로 진행된 경우에 사용하며, 칠덕환은 병이 발생한 지 아직 오래되지 않은 것을 치료한다.

	補骨脂	吳茱萸	木香	乾薑	北五味	烏藥	蒼朮	茯苓	肉荳蔻
四神丸	*	*			*				*
五德丸	*	*	*	*	*				
七德丸	*	*	*	*		*	*	*	

復陽丹 二十

【 原文 】

治陰寒嘔吐泄瀉, 腹痛寒疝等證.

附子 製 炮薑 胡椒 北五味 炒 炙甘草 各一兩 白麵 二兩, 炒熟

右爲末, 和勻, 入溫湯搗丸, 桐子大. 每服一錢, 隨證用藥引送下.

【 解釋 】

음한(陰寒)으로 구토와 설사, 복통, 한산(寒疝) 등이 있는 것을 치료한다.

부자(법제한 것)·건강(구운 것)·호초·오미자(덖은 것)·자감초 각각 40g, 백면(덖어서 익힌 것) 80g.

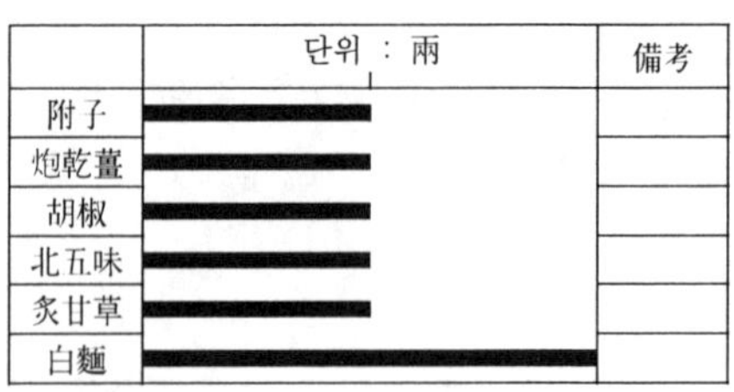

위의 약을 곱고루 가루내어 따듯한 물에 넣고 찧어 오동씨만한

알약을 만들어 매번 4g씩 복용하는데, 증상에 따라 여러 가지 약을 써서 타 먹는다.

【 方解 】

온열한 약으로 양기를 회복시켜 음한으로 인한 구토, 설사, 복통, 한산 등을 치료하므로 복양단이라고 하였다. 「雜證謨」에서는 신설(腎泄)과 비신의 구허(俱虛)로 인한 이질에 위관전(胃關煎), 사유산(四維散), 구기단(枸杞丹) 등과 함께 사용하였다.

부자는 대열하고 기미가 웅렬(雄烈)하여 주이불수(走而不守)하므로 경맥을 온통(溫通)하며 동시에 온중산한(溫中散寒)하면서 회양(回陽)하는 효과가 강력하다. 건강은 온중산한(溫中散寒)하는데 포(炮)하면 그 작용이 더욱 강력하며, 부자와는 서로 상수(相須)의 관계에 있다. 호초는 온중산한(溫中散寒)하면서 지통(止痛)하는 작용이 뛰어나므로 음한내성(陰寒內盛)으로 구토나 설사가 있거나 양기가 부진하여 복통이 있는 경우에 사용된다. 오미자는 산미로 수렴하고 지사하므로 부자나 건강·호초와 같은 온양하는 약들과 함께 사용하면 온보고삽(溫補固澁)하는 작용이 있다. 백면(白麵)은 건비익기(健脾益氣)하며 보양하면서 수렴하는 작용이 있어서 설사를 치료할 수 있다.[176] 자감초는 여러 약들을 조화하면서 부자와 포강(炮薑) 등이 지나치게 신조(辛燥)한 것을 억제한다.

【 按 】

이 처방은 『醫宗損益』에 인용되어 있다.

---

176) 뒤에 나오는 玉關丸(「新方八陣 · 固陣8」)과 敦阜糕(「新方八陣 · 固陣10」)에서도 사용되었다.

黃芽丸 二一

【 原文 】

治脾胃虛寒, 或飮食不化, 或時多脹滿泄瀉, 呑酸嘔吐等證. 此藥隨身常用甚妙.

人蔘 二兩 **焦乾薑** 三錢

煉白蜜爲丸, 芡實大. 常嚼服之.

【 解釋 】

비위(脾胃)가 허하고 차서 음식이 소화되지 않거나 혹은 때때로 배가 많이 부르고 설사하며 신물을 올리거나 토하는 등의 병증을 치료한다. 이 약은 늘 곁에 두고 상복(常服)하면 매우 좋다.

인삼 80g, 건강(검게 덖은 것) 12g.

졸인 꿀로 검인(芡仁)만한 알약을 만들어 자주 씹어 먹는다.

	단위 : 兩	備考
人蔘		
乾薑		3錢
白蜜		丸

【 方解 】

황색은 비위의 공능을 의미하며 아(芽)는 강한 생장력을 의미하는 것으로 생각된다. 비위의 허한으로 음식이 소화되지 못하고 때때로 복창(腹脹), 설사(泄瀉), 탄산(呑酸), 구토(嘔吐) 등이 생기는 경우에 수시로 상복한다.

인삼은 감온하여 비로 들어가서 보중익기하며, 건강은 신열(辛熱)하여 온중익기(溫中益氣)하므로 두 약을 함께 사용하면 온중거한(溫中祛寒)하고 조양(助陽)하는 효과가 있다. 또한 백밀은 비폐의 기를 도우면서 윤조(潤燥)하여 건강의 조열함을 막아주는 효과도 있다.

【 按 】

이 처방은 조선후기 의서에 인용된 적이 없다.

一炁丹 二二

【 原文 】

治脾腎虛寒, 不時易瀉腹痛, 陽痿怯寒等證. 此卽蔘附湯之變方也.

人蔘 製附子 各等分

煉白蜜丸, 如綠豆大. 每用滾白湯送下三·五分或一錢. 凡藥餌不便之處, 或在途次, 隨帶此丹最妙.

【 解釋 】

비와 신이 허하고 차서 아무때나 쉽게 설사하고 배가 아프며 양위(陽痿)와 찬 것을 싫어하는 등의 증을 치료한다. 이것은 삼부탕(蔘附湯)의 변방이다.

	단위 :	備考
人蔘		
附子		
白蜜		丸

인삼 · 부자(법제한 것) 같은 양.

졸인 꿀로 녹두씨만한 알약을 만들어 끓는 물에 1.2~2g 혹은 4g씩 타서 먹는다. 약을 먹기 불편한 곳이나 여행 중일 경우에 이 알약을 지니고 있으면 매우 좋을 것이다.

【 方解 】

기(炁)는 기(氣)의 고자(古字)인데 여기서 일기(一炁)란 신중

(腎中)의 양기를 말하는 것으로, 비신이 허한하여 생기는 신설(腎泄), 복통(腹痛), 양위(陽痿), 외한(畏寒) 등의 증세를 치료한다. 이 처방은 인삼과 부자로 구성되어 삼부탕과 유사하지만, 부자와 인삼의 비율이 다르며 환제로 사용되어 완만한 약력으로 구복(久服)할 목적에 더 적합하다. 또한 경악은 "凡藥餌不便之處, 或在途次, 隨帶此丹最妙"라고 하여 구급시에 사용하는 상비약의 개념으로 사용하였음을 알 수 있다.

인삼은 원기를 보익하는 대표적인 약물로 경악은 보기하는 데 있어서 인삼이 없으면 안된다고 할 정도로 중요시하였다. 또한 부자는 신열하여 익기온리(益氣溫裏)하는 작용이 있어서 두 약을 함께 사용하여 비신을 동시에 온보하는 작용을 나타낼 수 있다.

【 按 】

이 처방은 조선후기 의서에 인용된 적이 없다.

九炁丹 二三

【 原文 】

治脾腎虛寒, 如五德丸之甚者.

熟地 八兩 製附子 四兩 肉豆蔻 麵炒, 二兩 焦薑 吳茱萸 補骨脂 酒炒 蓽茇 炒 五味子 炒, 各二兩 粉甘草 炒, 一兩

煉白蜜爲丸, 或山藥糊丸, 如桐子大. 每服六·七十丸或百丸, 滚白湯下. 如氣虛者, 加人蔘, 或二兩, 或四兩, 尤妙甚.

【 解釋 】

비와 신이 허하고 찬 것을 치료하는데, 오덕환(五德丸)보다 심할 때 쓴다.

숙지황 320g, 부자(법제한 것) 160g, 육두구(신곡에 덖어 쓴다) 80g, 건강(검게 덖은 것)·오수유·보골지(술에 덖은 것)·필발(덖은 것)·오미자(덖은 것) 각각 80g, 감초(가루내어 덖은 것) 40g.

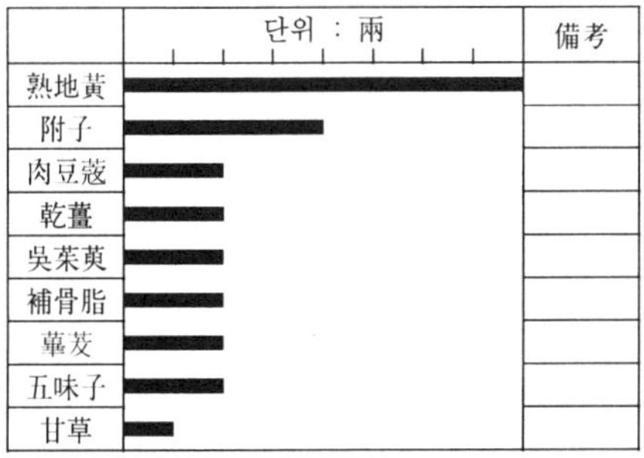

졸인 꿀이나 산약 풀로 오동씨만한 알약을 만들어 60~70알 혹은 100알씩 끓인 물에 타서 먹는다. 기가 허하면 인삼을 80g이나 160g 더 넣어 쓰면 효과가 더욱 좋다.

【 方解 】

모두 아홉 가지 약으로 구성되어 비신(脾腎)의 양기를 보익하므로 구기단이라고 하였으며, 오덕환과 유사한 비신이 허한 증세이지만 정도가 더 심할 경우에 사용된다.

숙지황은 음혈을 보익하는 대표적인 약물이지만 음양은 호근(互根)하는 관계에 있으므로 음양을 쌍보(雙補)하는 의미로 사용되었다. 부자와 육두구·건강·오수유·보골지는 모두 온중(溫中)하는 약이지만 부자·오수유·보골지는 주로 신양(腎陽)을 온보하고 건강과 육두구는 비양(脾陽)에 작용하여 온중지사(溫中止瀉)하는 작용이 있다. 또 필발은 온중하기(溫中下氣)하여 속이 차고 음한한 기에 손상된 것을 치료하는데, 「本草正」에서는 반드시 인삼·백출·당귀·숙지 등의 감온(甘溫)한 보제(補劑)와 함께 사용되어야 효과가 좋다고 하였다. 오미자는 산미로 수렴하고 생진하는 작용이 있어서 신수(腎水)를 수렴하지만, 파쇄하여 사용하면 보양(補陽)하는 작용도 있다. 감초는 화중하면서 다른 약의 조열(燥熱)한 약성을 완화시키는 작용이 있다.

그리고 육두구·건강·보골지·필발·오미자·감초 등 대부분의 약을 초(炒)하여 사용하는데, 이것은 수렴(收斂)하고 지사(止瀉)하는 작용을 더욱 강화시키며, 보료(輔料)로 사용된 백밀과 산약은 모두 건비하는 작용이 있으며, 특히 산약은 비신(脾腎)을 수렴하는 작용도 함께 가지고 있다. 기가 허하면 인삼을 더 넣어 건비익기시키면 효과가 더욱 뛰어나다.

【 按 】

이 처방은 조선후기 의서에 인용된 적이 없다.

일기단과 구기단은 모두 비신이 허한 증세에 사용하지만 일기단은 두 개의 약물을 사용하여 간편하게 사용하는 상비약의 개념이며, 구기단은 아홉 가지 약물로 구성된 바, 육두구·보골지·필발 등을 가미하여 온보하고 수렴하는 효능도 더욱 강화되었고 숙지로 음양을 쌍보하는 측면도 있다.

	人蔘	附子	熟地黃	肉豆蔲	吳茱萸	補骨脂	蓽茇	五味子	甘草
一炁丹	*	*							
九炁丹		*	*	*	*	*	*	*	*

溫臟丸 二四

【 原文 】

治諸蟲積, 旣逐而復生者, 多由臟氣虛寒, 宜健脾胃以杜其源, 此方主之.

人蔘 隨宜用, 無亦可 白朮 米泔浸炒 當歸 各四兩 芍藥 酒炒焦 茯苓 川椒 去合口者, 炒出汗 細榧肉 使君子 煨, 取肉 檳榔 各二兩 乾薑 炮 吳茱萸 湯泡一宿, 炒, 各一兩右爲末, 神麯糊爲丸, 桐子大. 每服五·七十丸或百丸, 饑時白湯下. 如臟寒者, 加製附子一·二兩. 臟熱者, 加黃連一·二兩.

【 解釋 】

여러 가지 충적(蟲積)을 치료하는 바, 이미 충을 몰아냈는데 다시 생기는 것은 오장(五臟)의 기가 허한(虛寒)하여 그런 것으로서 비위(脾胃)를 따뜻하게 하고 튼튼하게 하여 근원을 막아야 한다. 이때 이 처방으로 치료한다.

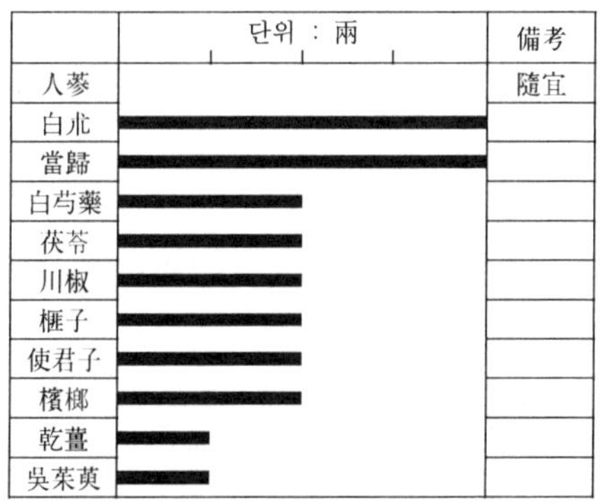

인삼(적절히 쓰는데 없어도 괜찮다), 백출(쌀뜨물에 적셔서 덖은 것)·당귀 각각 160g, 백작약(술에 축여 검게 덖은 것)·복령·천초(구멍이 막힌 것을 버리고 덖어서 즙을 낸다)·비자육(가는 것)·사군자(잿불에 묻어 구워 살만 쓴다)·빈랑 각각 80g, 건강(구운 것)·오수유(물에 하룻밤 담가 우렸다가 덖은 것) 각각 40g.

위의 약을 가루내서 신곡으로 쑨 풀에 반죽하여 오동씨만하게 알약을 만든다. 한번에 50~70알 혹은 100알씩 배고플 때 끓인 물로 먹는다. 내장이 차면 부자(법제한 것) 40~80g을 더 넣어 쓴다. 내장이 열하면 황련 40~80g을 더 넣어 쓴다.

【 方解 】

경악은 충증(蟲證)이 장기(臟氣)의 허약으로 생긴다고 보았으며 습열(濕熱), 생냉(生冷), 비감(肥甘), 체니(滯膩) 등이 충(蟲)

을 유발할 수 있으나 그 중에서도 생냉물로 인한 것이 가장 많다고 하였다. 따라서 장기의 허한으로 인한 충적(蟲積)을 치료하려면 단순한 구충법보다는 그 근원인 비신을 온양해야 하는데, 이러한 이론에 근거하여 온장환을 창제한 것이다. 그러나 이 처방도 인삼·건강·오수유 등으로 비신을 온보하면서도 동시에 비육(榧肉)·사군자·빈랑 등으로 구충(驅蟲)하는 표본 겸치의 방법을 사용하고 있다.

인삼과 백출·복령은 사군자탕의 구성약물로 비기를 보익하는 작용을 하며, 인삼과 백출·건강은 이중탕의 의미로 온중하는 작용을 한다. 또한 당귀와 작약은 사물탕의 의미로 보혈하는 작용을 하는데, 기혈을 쌍보하는 의미로 볼 수 있다. 또한 천초와 오수유는 모두 건강을 도와 온중하는 약으로 사용되었는데, 천초는 온중하기(溫中下氣)하여 냉적(冷積)을 치료하면서 살충하는 효과도 있으며 오수유는 조양건비(助陽健脾)하여 한담(寒痰)과 역기(逆氣)를 치료하면서 살충하는 효과도 있다. 오수유를 탕포(湯泡)하여 하룻밤을 묵히는 것은 독성을 제거하기 위한 방법이다. 세비육(細榧肉)과 사군자·빈랑은 모두 살충하는 약인데, 특히 사군자와 비자에 대해서 이시진(李時珍)은 "凡殺蟲藥多是苦辛, 惟使君子·榧子甘而殺蟲, 亦異也. 但使君子專殺蛔蟲, 榧子專殺寸白蟲耳"라고 하였다. 또한 빈랑은 온중행기하면서 살충하는 작용이 있어서 복창(腹脹), 적취(積聚), 심복통(心腹痛)과 장기(瘴氣), 학질(瘧疾), 충증(蟲證) 등을 치료하는 요약(要藥)으로 사용된다. 보료(輔料)로 사용된 신곡은 비위를 따뜻하게 하면서 소식(消食)하고 하기(下氣)하는 작용이 있어서 담적(痰積)과 징가(癥瘕)를 치료하므로 충적(蟲積)을 몰아내는 데도 효과가 있다.

또 내장의 한기가 더 심한 경우에는 부자를 더 넣어 온중회양(溫中回陽)하는 효능을 강화하며, 내장(內臟)에 열기가 있는 사람의 경우에는 황련을 써서 청열사화한다고 하였는데, 이는 경악의 체질이론인 음장인(陰臟人), 양장인(陽臟人)과 관련이 있는 것으로 볼 수 있다. 특히 황련은 살충하는 작용이 있어서 습열에 기인한 충증(蟲證)에 적합하다.

【 按 】

이 처방은 『痲科會通』, 『醫宗損益』, 『方藥合編』, 『醫鑑重磨』에 인용되어 있는데, 『方藥合編』에서는 '鑑'이라 하여 『東醫寶鑑』의 처방으로 잘못 기재되어 있다.

聖朮煎 二五

【 原文 】

治飮食偶傷, 或吐或瀉, 胸膈痞悶, 或脇肋疼痛, 或過用剋伐等藥, 致傷臟氣, 有同前證而脈無力, 氣怯神倦者, 速宜用此. 不得因其虛痞虛脹而畏用白朮, 此中虛實之機, 貴乎神悟也. 若痛脹覺甚者, 卽以此煎送神香散最妙. 若用治寒濕瀉痢嘔吐, 尤爲聖藥.

白朮 用冬朮味甘佳者五·六·七·八錢, 炒, 或一·二兩 乾薑 炒 肉桂 各一·二錢 陳皮 酌用, 或不用

水一鍾半, 煎七分, 溫熱服. 若治虛寒瀉痢嘔吐等證, 則人蔘·炙甘草之類, 當任意加用. 若治中虛感寒, 則麻黃·柴胡亦任意加用.

【 解釋 】

우연히 음식에 상하여 토하거나 설사하고 가슴이 그득하고 답답하며 옆구리가 아프거나 혹은 치는 약을 너무 많이 써서 내장의 기운이 손상되어 앞과 같은 증세가 있으면서 맥이 힘이 없고 기가 약하고 정신이 피곤한 것에는 급히 이것을 써서 치료한다. 허증으로 인한 비증(痞證)과 창만(脹滿)이라고 하여 백출을 쓰기를 두려워해서는 안되는데, 이 속의 허실을 잘 살펴 미묘한 것을 깨닫는 것이 중요하다. 만약 아프고 배가 부른 것이 점차 심해지면 이 약에 신향산(神香散)을 타 먹으면 아주 좋다. 만약 한습(寒濕)으로 설사와 이질, 구토가 있는 것에 쓰면 더욱 좋은 약이다.

	단위 : 錢	備考
白朮		
乾薑		
肉桂		
陳皮		酌用

백출(겨울에 난 것으로 단맛이 뛰어난 것을 덖어 쓴다) 20~24~28~32g 혹은 40~80g, 건강(덖은 것)·육계 각각 4~8g, 진피(적당히 쓰거나 혹은 쓰지 않는다).

물 한 사발 반에 넣고 7할이 되게 달여 따듯하게 해서 먹는다. 허한(虛寒)으로 설사와 이질, 구토하는 것을 치료할 때는 인삼·자감초를 적당히 더 넣어서 쓴다. 중초가 허한 데다 한기에 감촉된 것에는 마황·시호를 적당히 더 넣어서 쓴다.

【 方解 】

백출을 군약으로 사용하여 비위허한으로 인한 여러 증세를 치료하는데, 특히 한습으로 인한 설사나 구토에 성약(聖藥)이므로 성출전이라고 명명하였다. 「雜證謨」에서는 현운(眩運), 천촉(喘促), 구토(嘔吐), 오심(惡心), 탄산(呑酸), 반위(反胃), 비증(痞證), 설사(泄瀉), 이질(痢疾), 담음(痰飮), 습증(濕證) 등 여러 병증에 폭넓게 사용되었으며, 기본적인 병기는 음식상에 잘못 공벌

(攻伐)하여 비위의 허한으로 중초(中焦)에 한습(寒濕)이 발생한 것으로서 특징적으로 맥식무력(脈息無力)과 기겁(氣怯), 신권(神倦)한 허약증이 나타난다.

백출은 익기화중(益氣和中)하고 온중(溫中)·제습(除濕)하여 구토, 한습, 창만, 심복통 등을 치료하는데, 특히 동출(冬朮)은 미감(味甘)하고 유윤(柔潤)하여 보익하는 효능이 더 강력하다. 건강은 온중산한(溫中散寒)하여 비위의 한습을 치료하는 대표적인 약물이며, 육계는 명문화를 온보하여 일체의 침한고냉(沈寒痼冷)을 치료하는 효과가 있다. 진피는 성온(性溫)하여 행기거담(行氣祛痰)하여 비위의 담체(痰滯)와 음식불화, 탄산, 반위, 조잡 등을 치료하는 효과가 있다.

비위의 허한으로 인한 사리(瀉痢)와 구토(嘔吐) 등을 주로 치료할 경우에는 인삼과 자감초를 적당히 더 넣어 건비익기(健脾益氣)하는 효과를 강화시키고, 중초가 허한하면서 또 한기에 감촉되었으면 온산(溫散)하는 마황이나 량산(凉散)하는 시호를 적당히 더 넣어 쓴다. 또 창만(脹滿)과 동통(疼痛)이 은은하게 느껴지지 않고 극심한 경우에는 실증에 가까우므로 이 처방보다는 신향산(神香散)(「新方八陣·和陣20」)을 사용하는 것이 더 낫다.

【按】

이 처방은 조선후기 의서에 인용된 적이 없다.

固 陣

固方之制, 固其泄也.

固略

【原文】

固方之制, 固其泄也. 如久嗽爲喘, 而氣泄於上者, 宜固其肺. 久遺成淋, 而精脫於下者, 宜固其腎. 小水不禁者, 宜固其膀胱. 大便不禁者, 宜固其腸臟. 汗泄不止者, 宜固其皮毛. 血泄不止者, 宜固其營衛. 凡因寒而泄者, 當固之以熱; 因熱而泄者, 當固之以寒.

【解釋】

고진(固陣)의 처방은 빠져나가는 것을 막기 위해 만들어진 것이다. 예를 들어 오래된 기침과 천식은 기가 위에서 빠져나가는 것이므로 폐를 견고하게 해야 한다. 오래된 유뇨(遺精)와 임증(淋證)은 정액이 아래에서 빠져나가는 것이므로 신을 견고하게 해야 한다. 소변을 마음대로 조절하지 못하는 것은 방광을 견고하게 해야 한다. 대변을 마음대로 조절하지 못하는 것은 장을 조절해야 한다. 땀이 줄줄 새나가는 것은 피부를 견고하게 해야 한다. 피가 줄줄 새나가는 것은 영위(營衛)를 견고하게 해야 한다. 한증으로 인해서 새나가는 것은 더운 약으로 견고하게 해야 하고, 열증으로 인해서 새나가는 것은 찬 약으로 견고하게 해야 한다.

【原文】

總之, 在上者在表者, 皆宜固氣, 氣主在肺也; 在下者在裏者, 皆宜固精, 精主在腎也. 然虛者可固, 實者不可固; 久者可固, 暴者不可固. 當固不固, 則滄海亦將竭; 不當固而固, 則閉門延寇也, 二者俱當詳酌之.

【 解釋 】

총괄하면 병이 위쪽에 있거나 겉에 있는 경우는 대개 기를 견고하게 하는데, 기는 폐가 주관한다. 병이 아래나 속에 있는 경우에는 정액을 견고하게 하는데, 정은 신이 주관한다. 그러나 허한 것은 견고히 할 수 있으나 실한 것은 견고히 할 수 없다. 또 오래된 병에는 견고히 할 수 있으나 새로 생긴 병은 견고히 하면 안된다. 견고하게 해야 할 경우에 견고하게 하지 못하면 바다라 하더라도 말라 버릴 것이고, 견고히 하면 안되는 경우에 견고하게 하면 문을 닫고 도적을 끌어들이는 꼴이 되므로 이 두 가지를 모두 잘 참작하여 치료해야 한다.

秘元煎 一

【原文】

治遺精帶濁等病. 此方專主心脾.

遠志 八分, 炒 山藥 二錢, 炒 芡實 二錢, 炒 棗仁 炒, 搗碎, 二錢 白朮 炒 茯苓 各錢半 炙甘草 一錢 人蔘 一·二錢 五味 十四粒. 畏酸者去之 金櫻子 去核, 二錢

水二鍾, 煎七分. 食遠服. 此治久遺無火, 不痛而滑者, 乃可用之. 如尙有火覺熱者, 加苦蔘一·二錢. 如氣大虛者, 加黃芪一·二·三錢.

【解釋】

유정과 대탁(帶濁) 등을 낫게 한다. 이 처방은 심과 비[177]의 병을 잘 치료한다.

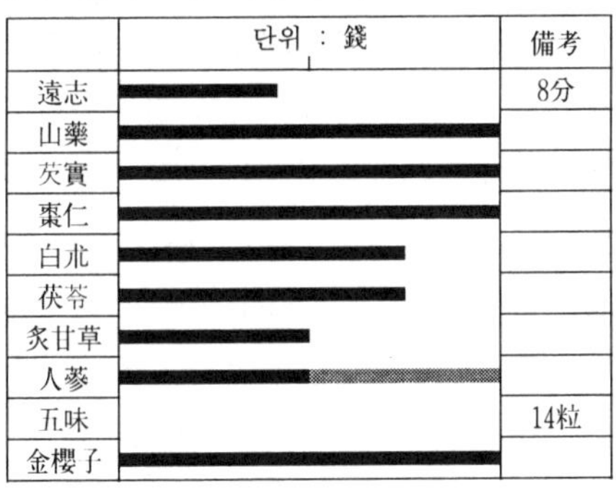

원지(덖은 것) 3.2g, 산약(덖은 것) 8g, 검실(덖은 것) 8g, 산조인(덖어서 짓찧은 것) 8g, 백출(덖은 것)·복령 각각 6g, 자감초 4g, 인삼 4~8g, 오미자(신 것을 싫어하면 뺀다) 14알, 금앵자(씨를 뺀 것) 8g.

물 두 사발에 넣어 7할이 되게 달여 식후 한참 뒤에 먹는다. 이것은 오래 된 유정증에 화증(火證)도 없고 아프지 않으면서 정액

177) 북역본은 "심과 간"으로 誤譯.

이 저절로 나오는 것을 치료한다. 반대로 열감을 느끼면 고삼 4~8g을 더 넣어 쓴다. 만약 기가 몹시 허하면 황기 4~8~12g을 더 넣어 쓴다.

【 方解 】

심비(心脾)의 원기를 견고하게 하여 유정(遺精), 대탁(帶濁) 등을 치료하므로 비원전이라고 하였다. 이 처방의 특징적인 것은 유정과 대탁이 오래 되었으면서 통증이 없다는 것이다. 이러한 증상은 심비의 허증으로 인한 것이므로 이 처방을 써서 양기를 도우면서 고삽(固澁)하여야 한다. 그러나 유정과 대탁이 있으면서 통증이 있으면 실사로 인한 것이므로 고삼을 같이 써서 먼저 청화(淸火)하여야 하며, 혹은 내열이 심하다면 보음전(保陰煎)(「新方八陣·寒陣1」)과 같은 처방을 사용할 수도 있다.

이 처방은 사군자탕(四君子湯)에 산약·오미자·금앵자·검실·원지·산조인을 더 넣은 것이다. 인삼과 복령·백출·자감초 및 산약은 건비익기(健脾益氣)하여 기허로 인한 활정(滑精)을 고삽하는 작용이 있다. 또 원지·산조인·오미자는 심기(心氣)를 길러주어 안신(安神)하는 작용이 있고, 검실은 건비익신(健脾益腎)하며 보신고정(補腎固精)하여 소변불금(小便不禁)과 유정(遺精), 백탁(白濁), 대하(帶下) 등을 치료한다. 금앵자는 수렴하는 작용이 있는데, 특히 숙용(熟用)하면 감삽(甘澁)하여 고음치탈(固陰治脫)하고 보중익기(補中益氣)하는 작용이 있다. 그리고 처방 중에 절반의 약물을 '초(炒)'하여 사용하고 있는데, 이것도 건비고삽(健脾固澁)하는 작용을 더욱 강화하기 위함이며, 오미자는 산미가 강하므로 신 것을 싫어할 때는 뺀다.

이 처방은 본래 화열증이 없는 순전한 허증에 쓰는 처방이므로 화열증이 있는 경우에는 청열조습(淸熱燥濕)하는 고삼을 더 넣어서 치료하고, 기허가 더 심한 경우에는 황기를 써서 익기(益氣)하여야 한다.

【按】

이 처방은 『醫宗損益』과 『方藥合編』에 인용되어 있다.

	人蔘	白朮	茯苓	棗仁	遠志	炙甘草	黃芪	當歸	木香	山藥	芡實	五味子	金櫻子
歸脾湯	*	*	*	*	*	*	*	*	*				
秘元煎	*	*	*	*	*	*	#			*	*	*	*

이 처방은 심비양허(心脾兩虛)의 기본방인 귀비탕과도 유사한 점이 있는데, 사군자탕에 원지와 산조인을 가미한 것은 동일하나 귀비탕은 당귀·목향을 더 넣어 기혈이 울체된 것을 풀었으며, 이 처방은 산약·검실·오미자·금앵자를 더 넣어 수렴하는 작용을 강화하였다.

固陰煎 二

【原文】

治陰虛滑泄, 帶濁淋遺, 及經水因虛不固等證. 此方專主肝腎.

人蔘 隨宜 熟地 三·五錢 山藥 炒, 二錢 山茱萸 一錢半 遠志 七分, 炒 炙甘草 一·二錢 五味 十四粒 菟絲子 炒香, 二·三錢

水二鍾, 煎七分. 食遠溫服. 如虛滑遺甚者, 加金櫻子肉二·三錢, 或醋炒文蛤一錢, 或烏梅二個. 如陰虛微熱而經血不固者, 加川續斷二錢. 如下焦陽氣不足, 而兼腹痛溏泄者, 加補骨脂·吳茱萸之類, 隨宜用之. 如肝腎血虛, 小腹痛而血不歸經者, 加當歸二·三錢. 如脾虛多濕, 或兼嘔惡者, 加白

朮一·二錢. 如氣陷不固者, 加炒升麻一錢. 如兼心虛不眠, 或多汗者, 加棗仁二錢, 炒用.

【 解釋 】

음허(陰虛)로 인한 활설(滑泄), 대탁(帶濁), 임병(淋病), 유정(遺精)과 허증으로 월경이 멎지 않는 증을 치료한다. 간과 신의 병을 잘 치료한다.

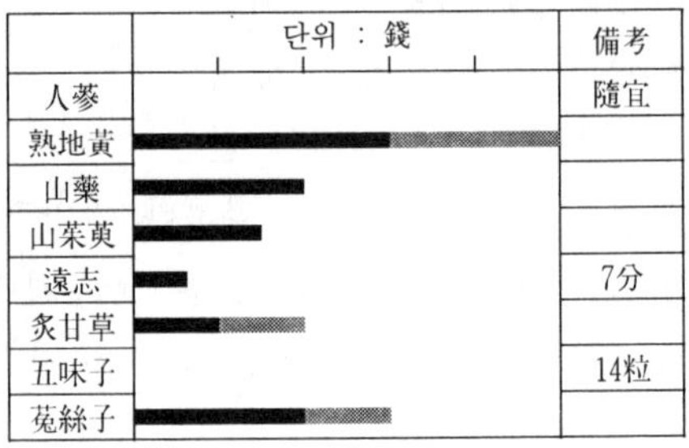

인삼 적당량, 숙지황 12~20g, 산약(덖은 것) 8g, 산수유 6g, 원지(덖은 것) 2.8g, 자감초 4~8g, 오미자 14개, 토사자(고소한 냄새가 날 때까지 덖은 것) 8~12g.

물 두 사발에 넣고 7할이 되게 달여 식후 한참 뒤에 따듯하게 먹는다. 허하여 활탈과 유정이 심한 데는 금앵자 8~12g, 혹은 문합(식초에 축여 덖은 것) 4g이나 오매 2개를 더 넣어 쓴다. 음허로 약간 열이 있어서 월경이 멎지 않으면 속단 8g을 더 넣어 쓴다. 하초의 양기가 부족하여 배가 아프고 대변이 묽으면 보골지·오수유 같은 약을 적당히 더 넣어 쓴다. 간신의 혈이 부족하여 아랫배가 아프고 혈이 제 경맥으로 돌아가지 못하는 데는 당귀 8~12g을 더 넣어 쓴다. 비가 허하고 습이 많거나 혹은 구토와 오심을 겸한 데는 백출 4~8g을 더 넣어 쓴다. 기가 처져 내려간 데는 승마(덖은 것) 4g을 더 넣어 쓴다. 심이 허하여 자지 못하고 혹은 땀이 많이 나는 데는 산조인(덖은 것) 8g을 더 넣어 쓴다.

【 方解 】

음허로 인한 활설, 대탁, 임증, 유뇨와 기허로 인한 월경과다나 붕루를 치료하여 음혈(陰血)을 보호하는 것이 주치증이므로 고음전이라고 명명하였다. 이 처방은 앞의 비원전(秘元煎)과 적응증이 유사하지만 그 원인이 간신(肝腎)에 있다는 점이 다르다.

숙지황과 산약·산수유는 육미지황탕(六味地黃湯)의 삼보약으로 모두 보음하는 작용이 있으며, 인삼과 자감초는 보기하는 작용이 있다. 또한 산약·산수유의 수렴작용과 함께 오미자·토사자 등으로 고삽하는 작용을 강화하였으며, 원지는 심신(心腎)으로 들어가 진심진경(鎭心鎭驚)하면서 장양익정(壯陽益精)하는 작용이 있다. 특히 원지에 대해서 「本草正」에서는 "기가 승(升)하므로 인삼·감초·산조인과 함께 쓰면 거함섭정(擧陷攝精)하고 수화(水火)를 교접(交接)시키는 작용이 뛰어나다"고 하였다.

허증으로 인한 활탈과 유정이 심하면 금앵자·문합·오매 등으로 수삽(收澁)하는 작용을 강화하며, 음허로 미열이 있으며 월경이 과다하면 속단을 써서 조혈화혈(調血和血)한다.[178] 또 하초의 양기가 부족하여 복통이 있으면서 대변이 당설(溏泄)하면 보골지와 오수유 등으로 보양하여 하초를 덥히면서 지통하며, 간신에 혈이 부족하여 아랫배가 아프면서 혈의 운행이 정상적이지 못하면 당귀를 써서 보혈하면서 행혈한다. 비허로 습이 많으면서 구토와 오심이 있으면 백출을 써서 건비삼습(健脾滲濕)하고 지구(止嘔)하며, 기가 처지고 견고하지 못하면 승마를 써서 승거(升擧)시켜야 한다. 그리고 심허(心虛)로 잠을 못자거나 땀을 많이 흘리면 산조인을 써서 심음(心陰)을 보하면서 허한(虛汗)을 멎게 하는데 초(炒)해서 쓰는 것이 좋다.

【 按 】

178) 續斷의 효능에 대해서는 앞에 나온 保陰煎(「新方八陣·寒陣1」)을 참고하기 바란다.

이 처방은 『醫宗損益』에 인용되어 있다.

비원전과 고음전은 모두 유정과 대탁 등의 활탈증을 치료하는데, 비원전은 심비(心脾)의 기허로 인한 것이며 고음전은 간신(肝腎)의 음허가 원인이다. 따라서 비원전은 사군자탕에 안신(安神)시키는 원지 · 산조인과 수렴하는 산약 · 오미자 · 금앵자 · 검실 등을 가미하였으며, 고음전은 육미의 삼보약을 기본으로 보기하는 인삼 · 자감초에 수렴하는 토사자 · 오미자를 더 넣었다. 이러한 처방구성은 경악이 "같은 증상이라도 그 원인에 따라 다르게 치료한다"는 변증론치의 정신을 구체화한 것으로 생각할 수 있다.

	人蔘	遠志	炙甘草	山藥	五味子	白朮	茯苓	棗仁	芡實	金櫻子	熟地黃	山茱萸	菟絲子
秘元煎	*	*	*	*	*	*	*	*	*	*			
固陰煎	*	*	*	*	*						*	*	*

菟絲煎 三

【 原文 】

治心脾氣弱, 凡遇思慮勞倦卽苦遺精者, 宜此主之.

人蔘 二·三錢 山藥 炒, 二錢 當歸 錢半 菟絲子 製炒, 四·五錢 棗仁 炒 茯苓 各錢半 炙甘草 一錢或五分 遠志 製, 四分 鹿角霜 爲末, 每服加入四·五匙

右用水一鍾半, 煎成, 加鹿角霜末調服, 食前. 或加白朮一·二錢.

【 解釋 】

심과 비의 기가 허약한 것을 치료하는데, 무릇 생각을 몹시 하거나 육체적 과로로 유정이 온 것은 이 처방으로 치료한다.

인삼 8~12g, 산약(덖은 것) 8g, 당귀 6g, 토사자(법제하여 덖은 것) 16~20g, 산조인(덖은 것)·복령 각각 6g, 자감초 2~4g, 원지(법제한 것) 1.6g, 녹각상(가루내어 약먹을 때마다 4~5순갈 타서 먹는다).[179]

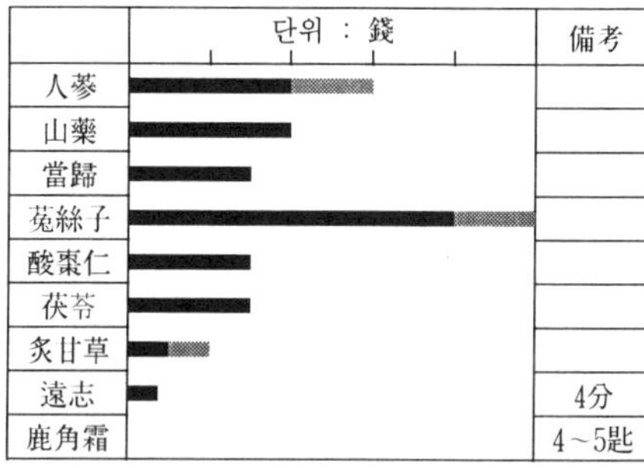

한 사발 반의 물에 달여 녹각상 가루를 타서 식전에 먹는다. 혹 백출 4~8g을 더 넣어 쓴다.

【 方解 】

토사자를 군약으로 써서 사려과도나 노권상으로 심비허약(心脾虛弱)하여 나타나는 유정(遺精)을 치료하기 때문에 토사전이라고 하였다.

이 처방은 기허의 기본방인 사군자탕에 산조인·원지·산약·토사자·당귀·녹각상을 더 넣은 것이다. 인삼·복령·자감초는 모두 비기를 보하는데, 특히 복령은 건비익기(健脾益氣)하면서 안신(安神)하는 작용이 있다. 백출은 온조(溫燥)한 성질이 있으므로 음혈이 손상되어 내열이 있는 경우에는 쓰지 못한다. 산약과 토사자는 모두 수삽(收澁)하는 기능이 있는데, 산약은 주로 비기를 도우면서 수삽(收澁)하고 토사자는 신기를 보하면서 수렴(收斂)한다. 조인과 원지는 모두 안신(安神)하는 작용이 있으면서 다한(多汗)이나 유정, 백탁 등을 수렴하는 작용이 있다. 당귀는 영혈을 보익하고 안신하며, 녹각상은 부양(扶陽)하면서 수렴

179) 북역본에는 "爲末, 每服加入四·五匙"를 鹿角霜이 아니라 전체에 대한 설명으로 보아 "위의 약을 가루내서 한번에 4~5숟가락씩"이라고 誤譯.

및 지혈하는 작용이 있다.

【 按 】

이 처방은 『醫宗損益』에 인용되어 있다.

비원전과 토사전은 모두 사군자탕의 가감방으로 유정을 치료한다. 표에서 보듯이 두 처방 모두 건비익기하는 사군자탕에 산약·원지·조인을 추가하여 수렴하고 안신하는 작용을 강화하였다. 그러나 비원전은 검실·오미자·금앵자 등의 수렴작용이 강한 약물을 더 넣었으며, 토사전은 토사자·녹각상·당귀와 같은 보양하고 보혈하는 약을 더 넣은 점이 다르다.

	遠志	山藥	棗仁	茯苓	炙甘草	人蔘	芡實	白朮	五味子	金櫻子	當歸	菟絲子	鹿角霜
秘元煎	*	*	*	*	*	*	*	*	*	*			
菟絲煎	*	*	*	*	*	*		#			*	*	*

惜紅煎 四

【 原文 】

治婦人經血不固，崩漏不止，及腸風下血等證.

白朮 山藥 炙甘草 地楡 續斷 炒 芍藥 炒 北五味 十四粒 荊芥穗 炒 烏梅 二枚

水一鍾半，煎七分. 食遠服. 如火盛者，加黃連·黃芩. 如脾虛兼寒，脾泄者，加破故紙·人蔘

【 解釋 】

부인의 경맥이 튼튼하지 못하여 붕루가 그치지 않는 것과 장풍(腸風)으로 하혈이 있는 등의 증을 치료한다.

백출, 산약, 자감초, 지유, 속단(덖은 것), 작약(덖은 것), 오미자 14알, 형개수(덖은 것), 오매 2개.

물 한 사발 반에 넣고 7할이 되게 달여 식후 한참 뒤에 먹는다. 화기가 성하면 황련·황금을 더 넣어 쓴다. 비허에 한증을 겸하여 비설(脾泄)이 있는 경우에는 파고지·인삼을 더 넣어 쓴다.

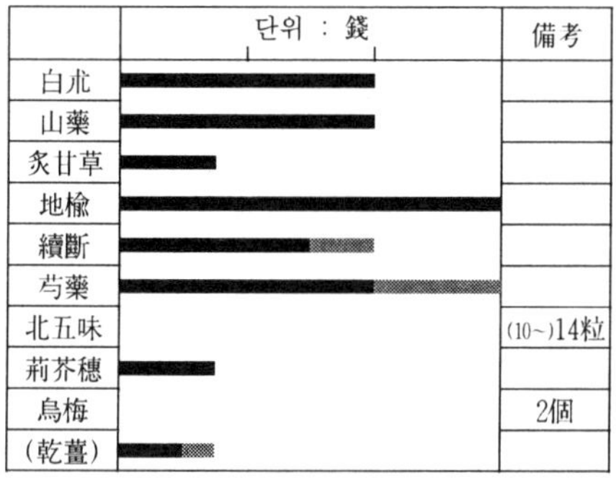

위에 사용된 분량은 『晴崗醫鑑』의 帶下, 腸風, 血崩門에 사용된 것을 참고하였으며, 乾薑도 『晴崗醫鑑』에 의거하여 增補하였다.

【 方解 】

홍(紅)은 혈색을 말하며 석(惜)은 '아낀다, 애석하게 여긴다'는 뜻으로 하혈(下血)을 치료하기 때문에 석홍전이라고 하였다. 이 처방은 기혈이 허약하여 생기는 붕루, 장풍하혈(腸風下血) 등 하초의 출혈증을 치료한다.

백출과 산약·자감초는 익기건비(益氣健脾)하는 작용이 있으며, 특히 산약은 수삽(收澁)하는 작용도 겸하고 있다. 작약과 지유·속단·형개수는 모두 혈분(血分)으로 작용하여 보혈하고 화혈하면서 혈맥을 조절하고 지혈(止血)하는 작용이 있다. 특히 지유는 청삽(淸澁)하여 지혈(止血), 염한(斂汗)하는 작용이 있어서 혈열로 인한 출혈에 사용하며, 형개는 해기(解肌)하면서 혈맥을 통조하고 지통하는 작용이 있는데, 형개수는 지혈 작용이 더 강하다. 오미자와 오매는 수삽(收澁)하고 지혈하는 작용이 있어서 붕루를 치료할 수 있는데, 특히 오매는 삽장(澁腸)하여 사리(瀉痢)나 변혈, 뇨혈, 붕루 등을 치료한다. 전체적으로는 기분과 혈분을 모두 보익하여 익기화영(益氣和營)하면서 수삽(收澁)하는 작용을 겸하여 하초의 출혈을 치료하는 처방이다.

화기가 성할 때는 황련과 황금을 넣어 청열하면서 지혈한다. 비가 허하면서 한증을 겸하여 설사가 있으면 파고지를 써서 온양하고 인삼을 써서 익기하여 기허와 한증을 치료한다. 임상에서는 설사가 매우 심하다면 가자나 앵속각과 같은 강력한 수렴제를 쓰기도 한다.

【 按 】

이 처방은 『醫門寶鑑』과 『醫宗損益』(2회)에 인용되어 있다.

苓朮菟絲丸 五

【 原文 】

治脾腎虛損, 不能收攝, 以致夢遺精滑困倦等證.

白茯苓 白朮 米泔洗, 炒 蓮肉 去心, 各四兩 五味 二兩, 酒蒸 山藥 炒, 二兩 杜冲 酒炒, 三兩 炙甘草 五錢 菟絲子 用好水淘淨, 入陳酒浸一日, 文火煮極爛, 搗爲餠, 焙乾爲末, 十兩

右用山藥末以陳酒煮糊爲丸, 桐子大. 空心滾白湯或酒下百餘丸. 如氣虛神倦, 不能收攝者, 加人蔘三·四兩尤妙.

【 解釋 】

비와 신이 허손(虛損)되어 수렴하여 굳게 지키지 못하여 발생하는 몽정(夢精), 유정(遺精), 활정(滑精), 노권(勞倦) 등을 치료한다.

백복령 · 백출(쌀뜨물에 씻어 덖은 것) · 연육(심을 뺀 것) 각각 160g, 오미자(술에 찐 것) 80g, 산약(덖은 것) 80g, 두충(술에 덖은 것) 120g, 자감초 20g, 토사자(깨끗한 물로 씻어 오래 묵은 술에 하룻동안 담갔다 약한 불로 끓여 완전히 문드러지면 짓찧어 떡처럼 만들어 불에 쬐어 말려 가루내어 쓴다) 400g.

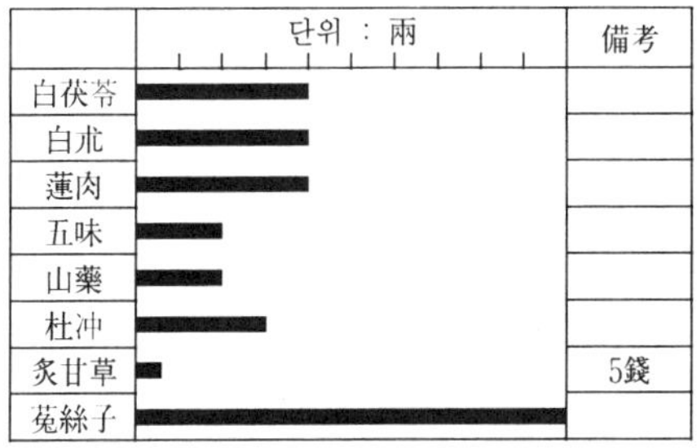

위의 약을 산약 가루와 묵은 술로 쑨 풀에 개어 오동씨만한 환을 빚는다. 공복에 따뜻한 물이나 술에 100알씩 타서 먹는다. 기가 허하여 정신을 차리지 못하는 데는 인삼 120~160g을 더 넣어 쓰면 더욱 좋다.

【 方解 】

복령·백출·토사자를 주로 사용하여 비신(脾腎)이 허하여 발생하는 유정, 몽정, 활정 등을 치료하기 때문에 영출토사환이라고 하였다.

이 처방에서 군약으로 사용된 토사자는 "補髓添精, 助陽固泄"하는 작용이 있어서 양허로 고섭(固攝)하지 못하여 발생하는 몽정, 유정, 대탁과 요슬(腰膝)이 차고 시린 것을 치료하며 귀교(鬼交)와 몽매(夢寐)와 같은 성신경쇠약증(性神經衰弱症)을 치료하는 효과도 있다. 또 토사자는 통째로 쓰면 전탕(煎湯)하여도 충분히 우러나지 못하기 때문에 물이나 술에 불렸다가 짓찧어 써야 한다. 복령과 백출·산약·자감초는 건비화중(健脾和中)하여 기혈이 생화하는 근본을 도와주어 통섭(統攝)하는 작용을 강하게 한다. 두충·연육·오미자로는 비신을 보하면서 정기를 고삽(固澁)하는 작용을 한다. 그리고 기허가 심한 경우에는 인삼을 더 넣어서 보기(補氣)·보양(補陽)하는 작용을 강화하여야 한다.

【 按 】

이 처방은 『醫宗損益』에 인용되어 있다.

固眞丸 六

【 原文 】

治夢遺精滑.

菟絲子 一斤, 淘洗淨, 用好酒浸三日, 煮極熟, 擣膏, 晒乾. 或用淨白布包蒸亦佳 牡蠣 煆, 四兩 金櫻子 去子, 蒸熟, 四兩 茯苓 酒拌蒸晒, 四兩

右蜜丸, 空心好酒送下三錢, 或鹽湯亦可.

【 解釋 】

몽정(夢精)과 유정(遺精), 활정(滑精)을 치료한다.

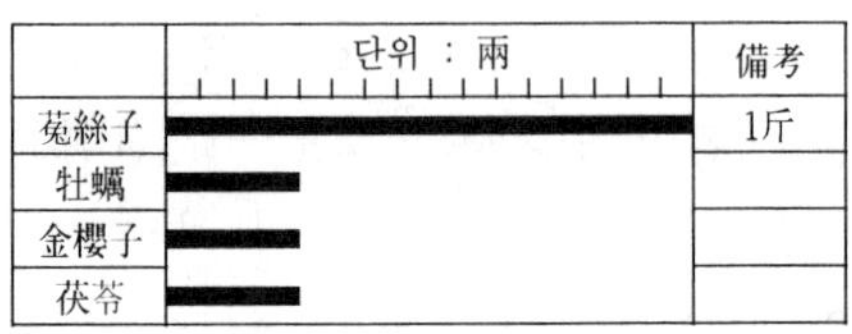

토사자(물에 깨끗하게 씻어 좋은 술에 3일간 담갔다 끓여서 완전히 익혀 잘 찧어 햇볕에 말린다. 혹은 깨끗한 흰 베로 싸서 쪄도 좋다) 600g,[180] 모려(불에 구운 것) 160g, 금앵자(씨를 버리고 쪄서 익힌다) 160g, 복령(술에 섞어 쪄서 햇볕에 말린다) 160g.

위의 약을 꿀로 환을 빚어 공복에 좋은 술에 12g씩 타서 먹거나 혹은 소금물에 타서 먹는다.

---

180) 1錢을 4g으로 계산하면 1斤은 640g이 되어야 하지만 일반적인 용례에 따라서 600g으로 한다.

【 方解 】

몽정, 유정, 활정을 치료하여 진음과 진기를 튼튼히 지키기 때문에 고진환이라고 하였다.

토사자를 군약으로 쓰고 있는데, 앞의 영출토사환(苓朮菟絲丸)에서와 같이 보신익정(補腎益精)하는 작용이 있으며 수치법도 기본적으로 동일하다. 복령은 건비익기(健脾益氣)하면서 안신(安神)하는 작용이 있어서 심허(心虛)로 인한 몽정, 유정을 치료한다. 금앵자는 산삽(酸澁)하고 고삽(固澁)하면서 익기(益氣)하는 작용이 있어서 각종 출혈과 허한, 허화를 수렴한다. 모려는 중진안신(重鎭安神)시키고 삽장고정(澁腸固精)하는 작용이 있어서 귀교(鬼交), 유정(遺精), 활정(滑精), 대하(帶下) 및 붕루(崩漏)를 치료하는 작용이 있다. 특히 「本草正」에서는 "同熟地, 固精氣, 禁遺尿. 同麻黃根, 斂陰汗. 同杜沖, 止盜汗. 同白朮, 燥脾利濕. 同大黃, 善消癰腫. 同柴胡, 治脇下硬痛. 同天花茶, 消上焦癭瘤瘰癧結核"이라고 하였으니 참고하기 바란다.

【 按 】

이 처방은 『醫門寶鑑』에 인용되어 있다.

粘米固腸糕 七

【 原文 】

治脾胃虛寒, 或因食滯氣滯, 腹痛泄瀉久不止者, 多服自效. 用白糯米滾湯淘洗, 炒香熟爲粉, 每粉一兩, 加乾薑末炒熟者二分半, 白糖二錢, 拌勻, 於饑時用滾水調服一·二兩. 如有微滯者, 加陳皮炒末二分, 或砂仁末一分俱妙. 一法用陳老米粉亦妙. 此與古方固類四十九泄瀉經驗方大同小異, 幷補陣養元粉略同.

【 解釋 】

비위(脾胃)가 허하고 차거나 식체나 기체로 복통과 설사가 오랫동안 그치지 않는 것을 치료하는데, 많이 먹을수록 효과가 있다.

흰 찹쌀을 끓는 물에 씻어 고소한 냄새가 날 때까지 볶어서 가루를 낸다. 가루 40g마다 건강(볶어서 익힌 것) 가루 1g과 흰 사탕 8g을 골고루 섞어 배고플 때마다 끓는 물에 40~80g씩 타서 먹는다. 약간 체하였으면 진피(볶은 것) 가루 0.8g이나 사인 가루 0.4g을 더 넣어도 좋다. 또 다른 방법은 오래 묵힌 쌀가루를 써도 좋다. 이 처방은 「古方八陣 · 固陣49」의 설사경험방(泄瀉經驗方)과 거의 같으며, 또 '補陣'의 양원분(養元粉)과도 비슷하다.

【 方解 】

점미(粘米)는 찹쌀을 말하는 것이고 고장(固腸)이란 설사를 치료하여 내장(內腸)을 튼튼히 한다는 뜻이다. 이 처방은 원래 비위가 허한한 상태나 혹은 식체나 기체가 오래되어 비위를 손상하여 복통과 설사가 낫지 않는 본허표실(本虛標實)의 상태를 치료한다.

군약으로 사용된 나미(糯米)는 찹쌀로서 비위를 보익하여 익기하면서 곽란을 치료하는 효과가 있다. 어떤 처방에는 오래 묵은 찹쌀을 쓴다고 하는데, 이는 찹쌀이 새 것은 성한(性寒)하고 묵은 것은 성온(性溫)하다는 이론을 따른 것으로 생각된다. 건강은 온중하여 비위의 허한을 치료하는 데 다용된다. 백당(白糖)은 감미로 건비익기(健脾益氣)하는데, 양원분(養元粉)(「新方八陣 · 補

陣25」)에서도 나미(糯米)와 함께 사용되고 있다. 이 처방은 찹쌀을 볶아서 가루내어 물에 타 먹는데, 여름철에 흔히 먹는 미숫가루와 비슷하며, 건강과 백당은 일종의 감미료로 볼 수 있다. 기체나 식체가 약간 있는 경우에는 진피와 사인을 약간 가하여 행기소체(行氣消滯)하여야 한다.

【 按 】

이 처방은 조선후기 의서에 인용된 바가 없다.

원문의 '一法' 이하는 경악의 글이 아니라 제자들이 편집과정에 기록한 것으로 생각되는데, 이는 「新方八陣」이 「古方八陣」을 응용한 것이라는 경악의 「新方八略引」의 말과도 잘 부합된다. 세 처방은 모두 나미(糯米)와 백당(白糖)을 사용하여 건비(健脾)하면서 수렴지사(收斂止瀉)하였는데, 설사경험방은 산약으로 수렴 작용을 강화하면서 천초로 온중행기(溫中行氣)하였으며, 점미고장고는 건강을 더 넣어서 건비온중(健脾溫中)시켰으며, 양원분은 설사경험방에 검실·연육을 가하여 건비하면서 수렴하는 작용을 더 강화시키고 있다.

	糯米	白糖	山藥	川椒	乾薑	芡實	蓮肉
泄瀉經驗方	*	*	*	*			
粘米固腸糕	*	*			*		
養元粉	*	*	*	*		*	*

【 參考 】

泄瀉經驗方(「古方八陣·固陣49」)

治泄瀉飮食少進.

用糯米一升, 水浸一宿瀝乾, 慢火炒令極熟, 磨細羅如飛麪. 加懷山藥一兩炒研末, 和米粉內, 每日淸晨用半盞, 入白糖二匙. 川椒末少許, 將極滾湯調食, 其味甚佳. 且不厭人, 大有資補, 久服之, 其有精寒不能成孕者, 亦孕矣.

玉關丸 八

【 原文 】

治腸風血脫, 崩漏帶濁不固, 諸藥難效者, 宜用此丸兼煎藥治之. 及瀉痢滑泄不能止者, 亦宜用此.

白麵 炒熟, 四兩 枯礬 二兩 文蛤 醋炒黑, 二兩 北五味 一兩, 炒
訶子 二兩, 半生半炒

右爲末, 用熟湯和丸, 梧子大. 以溫補脾腎等藥隨證加減煎湯送下, 或人蔘湯亦可. 如血熱妄行者, 以凉藥送下.

【 解釋 】

장풍(腸風)으로 피가 빠져나가는 것과 붕루, 대탁(帶濁)이 계속되어 여러 약을 써도 효과가 없는 경우에 이 환약(丸藥)을 전약(煎藥)과 함께 사용하여 치료한다. 또 설사와 이질이 심해서 멈추게 할 수 없는 경우에도 이것을 쓴다.

흰 밀가루(볶어서 익힌 것) 160g, 고백반 80g, 문합(식초에 적셔 검게 볶은 것) 80g, 오미자(볶은 것) 40g, 가자(절반은 볶고 절반은 생것을 쓴다) 80g.

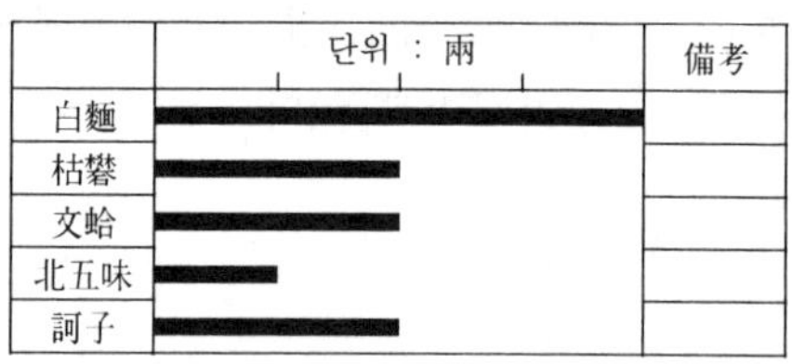

위의 약을 가루내어 끓인 물에 반죽하여 오동씨만한 환을 만든다. 비와 신을 온보하는 약을 증세에 따라 가감하여 달인 약으로 먹는다. 혹은 인삼탕으로 먹어도 좋다. 만약 혈열(血熱)로 출혈이 있으면 성질이 서늘한 약으로 먹는다.

【 方解 】

하초의 관문을 튼튼히 지켜서 장풍, 붕루, 대하, 설사 등의 활탈증을 치료하기 때문에 옥관환이라고 하였다. 이 처방은 『內經』에서 말한 "急則治標"의 의미로 사용되는 것이기 때문에 원문에서도 이 약을 전약(煎藥)과 함께 복용하며 비신을 온보하는 다른 약을 증세에 따라 가감하라고 하였다.

백면(白麵)은 건비익기(健脾益氣)하며 보양하는 작용이 있는데, 초숙(炒熟)하면 건비작용이 더 강화된다. 고반(枯礬)과 문합·오미자·가자는 모두 수렴하는 작용이 있는데, 고백반은 주로 외용하여 조습살충(燥濕殺蟲)하지만 내복하면 수렴하고 지혈하는 작용이 강하다. 또 문합과 가자는 염폐하기(斂肺下氣)하고 삽장(澁腸)하여 구해(久咳), 구사(久瀉), 탈항(脫肛), 변혈(便血) 등을 치료하며, 특히 문합은 해독하는 작용도 겸하고 있어서 외용약으로도 사용된다.

비기가 많이 허하면 인삼 끓인 물에 타 먹어서 건비익기하는 작용을 강화하며, 혈열(血熱)로 인해 출혈이 심하다면 생지황·현삼·목단피와 같은 청열량혈(淸熱凉血)하는 약을 더 넣으며, 더욱 심한 경우에는 지유·대계·측백엽 등의 양혈지혈(凉血止血)하는 약들을 더 넣어서 쓰는 것이 좋다. 그리고 병증에 따라 도화탕(桃花湯), 위관전(胃關煎), 이중탕(理中湯), 부자이중탕(附子理中湯), 고음전(固陰煎)과 같은 비신(脾腎)을 온보(溫補)하는 처방을 함께 쓰거나 혈열망행(血熱妄行)의 경우에는 보음전(保陰煎), 괴화산(槐花散) 등을 함께 쓰면 표본을 겸치할 수 있다.

【 按 】

이 처방은 『醫門寶鑑』에 인용되어 있다.

鞏隄丸 九

【 原文 】

治膀胱不藏, 水泉不止, 命門火衰, 小水不禁等證.

熟地 二兩 菟絲子 酒煮, 二兩 白朮 炒, 二兩 北五味 益智仁 酒炒 故紙 酒炒 附子 製 茯苓 家韭子 炒, 各一兩

右爲末, 山藥糊丸, 如桐子大. 每服百餘丸, 空心滾湯, 或溫酒下. 如兼氣虛, 必加人蔘一·二兩更妙.

【 解釋 】

방광(膀胱)이 진액을 담아 두지 못하여 소변이 자주 나오는 것과 명문(命門)에 화가 부족하여 소변을 참지 못하는 것 등을 치료한다.

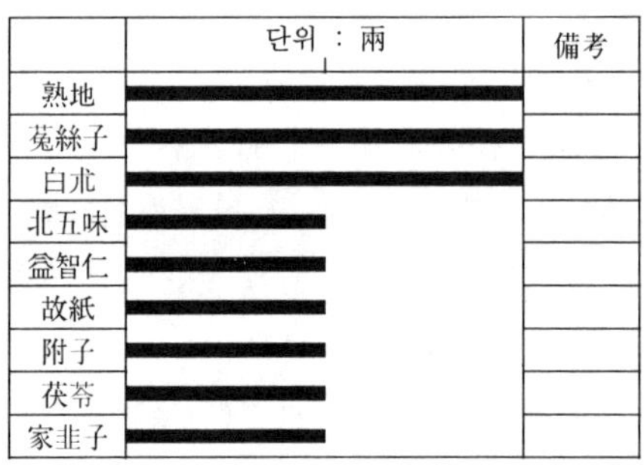

숙지황 80g, 토사자(술에 축여 찐 것) 80g, 백출(덖은 것) 80g, 오미자 · 익지인(술에 축여 덖은 것) · 파고지(술에 축여 덖은 것) · 부자(법제한 것) · 복령 · 가구자(덖은 것) 각각 40g.

위의 약을 가루내서 산약으로 쑨 풀에 반죽하여 오동씨만한 알약을 만든다. 매번 100알씩 공복에 끓인 물이나 데운 술로 먹는다. 기허(氣虛)하면 인삼 40~80g을 더 넣어 써도 좋다.

【 方解 】

공제(鞏提)란 제방을 견고하게 하여 물이 넘치는 것을 막는다는 의미로서, 신양(腎陽)이 쇠약하여 신기의 기화작용이 정상적이지 못하여 발생하는 소변불금을 치료한다.

부자와 파고지·토사자로 신양을 돕고 숙지로 신양을 보익하여 음양을 쌍보하고 평형을 조절한다. 또 익지인·오미자·구자 등은 신양을 도우면서 축뇨(縮尿)하는 작용이 있는데, 특히 익지인은 오약과 함께 축천환(縮泉丸)에 사용되어 축뇨(縮尿)에 쓰이는 대표적인 약물이며, 구자도 보양하여 유뇨, 야뇨 등에 상용되는 약물이다. 백출과 복령은 건비화중(健脾和中)하여 수분의 운화를 정상화시켜 간접적으로 소변을 고삽(固澁)하는 작용을 강화한다.

산약을 보료(輔料)로 사용하여 건비하고 고삽하는 작용을 강화하였으며, 온주(溫酒)에 타 먹음으로써 보양하는 작용을 강화하였다. 또한 기허한 증상이 있으면 반드시 인삼을 더 넣어야 비신을 동시에 보익할 수 있다.

【按】

이 처방은『醫門寶鑑』과『醫宗損益』에 인용되어 있다.

敦阜糕 十

【原文】

治久瀉久痢, 腸滑不固妙方, 及婦人帶濁最佳.

白麵 炒黃, 二兩 冬白朮 炒黃, 一兩 破故紙 炒, 五錢

右共爲末. 臨服時加白糖, 隨宜用清滾湯, 食前調服如糕法. 如胃寒者, 每一兩加乾薑炒末五分或一錢. 如氣有不順, 或痛, 或嘔, 每末一兩, 加丁香一錢. 如滑泄不禁者, 每兩加粟殼末炒黃一錢. 若以作丸, 則宜三味等分用, 卽名

敦皐丸.

【 解釋 】

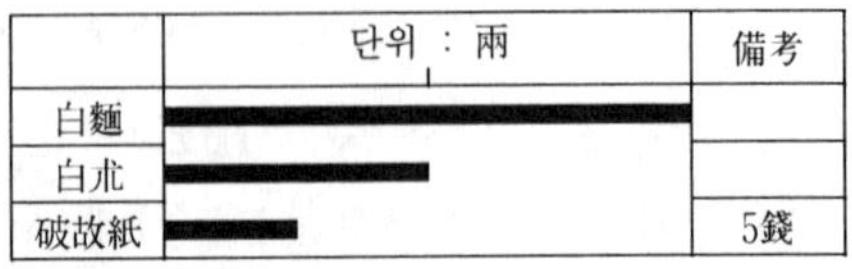

오랜 설사와 이질로 장이 견고하지 못한 것을 치료하는 데 효과가 뛰어나며, 또 부인의 대탁(帶濁)에 가장 좋다.

백면(누렇게 덖은 것) 80g, 백출(겨울에 난 것을 누렇게 덖는다) 40g, 파고지(덖은 것) 20g.

위의 약을 가루내어 백당(白糖)을 더 넣어 먹는데, 적당량을 끓인 물로 식전에 떡을 먹는 법과 같이 타서 먹는다. 위가 찬 경우에는 40g마다 건강(덖은 것) 가루 2~4g을 더 넣어 쓴다. 기가 잘 돌지 못하여 아프거나 구역질이 있으면 40g마다 정향 4g을 더 넣어 쓴다. 멈추지 못할 정도로 설사가 심하면 40g마다 앵속각(누렇게 덖은 것) 가루 4g을 더 넣어 쓴다. 만약 환약을 만들려면 세 약을 같은 양으로 쓰는데, 돈부환(敦皐丸)이라고 부른다.

【 方解 】

돈부(敦皐)는 돈부환(敦皐丸)(「新方八陣 · 攻陣4」)에서 이미 설명하였듯이 토의 태과지년(太過之年)을 표시하는 기호이다. 그러나 이 처방에서는 비기가 태과한 병리적 상태를 의미하는 것이 아니라, 허약한 비기를 실하게 하여 오랜 설사, 활탈, 대하를 치료한다는 적극적인 의미로 사용되고 있다. 또 이 처방을 환제로 사용하면 '돈부환'이라고 부르는데, 공진(攻陣)의 돈부환과 중복되어 혼란을 일으키기 쉬우므로 다른 이름으로 부르는 것이 좋을 것으로 생각된다.

백면과 백출은 건비익기(健脾益氣)하고 수렴(收斂)하는 작용이 있으며, 파고지는 신양을 보익하면서 하초의 활탈을 막아주는 작용이 있다. 특히 세 약물을 모두 초(炒)하여 사용하는데 이는 수렴작용을 더욱 강화하기 위함이다. 복용시에 백당(白糖)을 가하면 건비익기하는 효능이 강화되며 식전에 떡처럼 만들어 상복해도 좋다.

비위가 찬 경우에는 건강을 더 넣어 온중하고, 기가 불순(不順)하여 복통, 구역 등이 있다면 정향을 더 넣어 온중하기(溫中下氣)한다. 활설이 그치지 않는 경우에는 앵속각을 써서 급히 활탈증을 막으면서 고기(固氣)하여야 한다. 앵속은 양귀비 종자의 껍질인데, 마약으로 분류되어 사용이 금지되어 있으므로 가자나 육두구와 같은 약으로 대용하여야 한다.

【 按 】

이 처방은 조선후기 의서에 인용된 바가 없다.

因 陣

因方之制, 因其可因者也.

因略

【 原文 】

因方之制, 因其可因者也. 凡病有相同者, 皆可按證而用之, 是謂因方. 如癰毒之起, 腫可敷也; 蛇蟲之患, 毒可解也; 湯火傷其肌膚, 熱可散也; 跌打傷其筋骨, 斷可續也, 凡此之類, 皆因證而可藥者也.

【 解釋 】

인진(因陣)의 처방은 원인에 따라서 치료하기 위해 만들어진 것이다. 대개 병이 서로 같은 경우에는 모두 증상을 살펴서 사용하면 되므로 인진 처방[因方]이라고 한 것이다. 예를 들어 옹독(癰毒)이 일어날 때에는 종기에 고약을 붙이면 된다. 벌레나 뱀으로 인한 병에는 독을 풀어주면 된다. 끓는 물이나 불에 피부나 기육이 손상된 경우에는 열을 흩으면 된다. 넘어지거나 맞아서 근육이나 인대, 뼈가 손상된 경우에는 끊어진 것을 연결하면 된다. 이러한 종류는 모두 증상을 따라서 약을 쓰면 되는 것이다.

【 原文 】

然因中有不可因者, 又在乎證同而因不同耳. 蓋人之虛實寒熱, 各有不齊, 表裏陰陽, 治當分類, 故有宜於此而不宜於彼者, 有同於表而不同於裏者. 所以病雖相類, 而但涉內傷者, 便當於血氣中酌其可否之因, 不可謂因方之類, 盡可因之而用也. 因之爲用, 有因標者, 有因本者, 勿因此因字而誤認因方之義.

【 解釋 】

그러나 원인 중에서도 따를 수 없는 것이 있으며 또 증상이 같아도 원인이 다른 경우가 있다. 대개 사람의 허실과 한열이 모두 일정하지 않고 표리와 음양은 치료할 때에 차이가 있다. 따라서 이것에는 적당하지만 저것에는 적당하지 않은 것이 있으며, 겉에서는 서로 같지만 속에서는 서로 다른 경우도 있다. 그러므로 병이 서로 비슷해 보여도 내상과 관련이 있을 때는 기혈 중에서 맞는 원인을 참작해야 하므로 인진의 처방이라고 모두 원인에 따라서 사용한다고 할 수는 없다. 인진의 처방을 사용할 때에는 겉으로 드러나는 것[標]을 따라야 할 때도 있지만, 속에 있는 근본[本]을 따라야 할 때도 있으므로 '인(因)'이라는 글자만 따라서 인진 처방의 의미를 잘못 인식해서는 안될 것이다.

逍遙飮 一

【 原文 】

治婦人思鬱過度，致傷心脾衝任之源，血氣日枯，漸至經脈不調者.

當歸 二·三錢 芍藥 錢半 熟地 三·五錢 棗仁 二錢，炒 茯神 錢半 遠志 製，三·五分 陳皮 八分 炙甘草 一錢

水二鍾，煎七分. 食遠溫服. 如氣虛者，加人蔘一·二錢. 如經水過期兼痛滯者，加酒炒香附一·二錢.

【 解釋 】

부인이 근심과 걱정으로 억눌린 것이 지나쳐서 심비(心脾)와 충임맥(衝任脈)의 근원이 손상되어 혈기(血氣)가 날로 메마르며 점차 월경이 순조롭지 못하게 된 것을 치료한다.

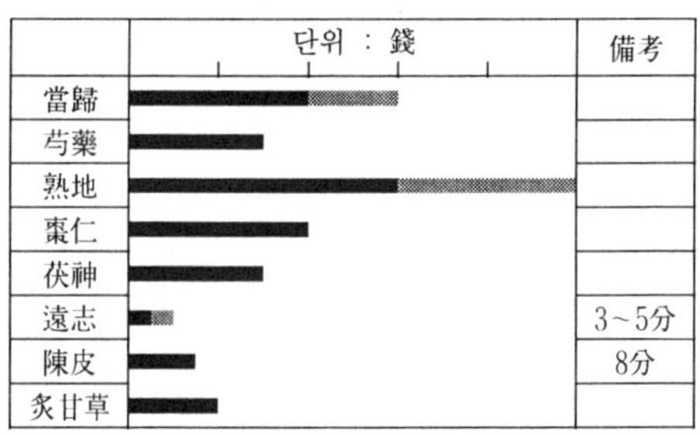

당귀 8~12g, 작약 6g, 숙지황 12~20g, 산조인(덖은 것) 8g, 복신 6g, 원지(법제한 것) 1.2~2g, 진피 3.2g, 자감초 4g.

물 두 사발에 넣고 7할이 되게 달여 식후 한참 뒤에 따듯하게 먹는다. 기허하면 인삼 4~8g을 더 넣어 쓴다. 월경이 늦어지거나 통증이 있고 잘 나오지 않으면 향부자(술에 축여 덖은 것) 4~8g을 더 넣어 쓴다.

【 方解 】

소요(逍遙)란『莊子 · 逍遙遊』에서 따온 이름으로 복잡한 세사를 잊고 대붕(大鵬)과 같은 소요의 경지를 누리게 한다는 의미에서 소요음이라고 명명하였다. 여성의 경우에 지나친 근심 걱정으로 심비(心脾)가 손상되면 기혈의 허약으로 인하여 월경량이 줄어드는 경향이 있으며, 또 비기(脾氣)와 충임맥(衝任脈)이 손상되면 혈을 통섭(統攝)하지 못하여 월경량이 늘어나게 되기도 한다. 이러한 경우는 증상은 비록 다르지만 근본 원인은 모두 기혈의 부족이므로 기혈을 조보(調補)하면서 심기를 안정시키는 치료법을 사용한다. 또한「婦人規」에서는 이 처방을 신허경란(腎虛經亂)·안태(安胎)·혈징(血癥) 등에도 사용하였다.

이 처방은 보혈하는 대표적인 처방인 사물탕에서 동혈(動血)하기 쉬운 천궁을 빼고 양혈안신(養血安神)하는 산조인·복신·원지를 더 넣은 것이다. 또 진피(陳皮)로는 조기(調氣)하고 이기화중(理氣和中)하며, 자감초는 보기하면서 다른 약을 조화시키는 작용이 있다.

기허를 겸하였으면 인삼을 넣어 건비익기(健脾益氣)시키고, 월경이 늦어지면서 아프고 막힌 것이 있으면 기체이므로 향부자를 넣어서 행기시키고 지통하여야 한다.

【 按 】

이 처방은『醫宗損益』에 인용되어 있다.

소요산은 당귀와 작약으로 보혈하고 백출·감초로 건비익기(健脾益氣)하고 복신으로 건비안신(健脾安神)하고 시호로 소간해울(疏肝解鬱)하였으며, 가미소요산은 소요산에 혈열을 치료하는 목단피와 흉격의 열을 맑게 하는 치자를 더 넣어 울화(鬱火)를 치료하였다.

	當歸	白芍	白朮	茯神	甘草	柴胡	牧丹	梔子	熟地	棗仁	遠志	陳皮
逍遙散	*	*	*	*	*	*						
加味逍遙散	*	*	*	*	*	*	*	*				
逍遙飮	*	*		*	*				*	*	*	*

소요음은 소요산에서 건비(健脾)하지만 조열(燥熱)한 백출을 빼고 감온(甘溫)하고 자윤(滋潤)한 숙지황으로 보혈 작용을 강화하였으며, 소간(疏肝)하지만 성량(性凉)하여 허증에는 쓸 수 없는 시호를 빼고 성온(性溫)하고 이기행체(理氣行滯)하는 진피를 가하였다. 또한 원지와 산조인을 더 넣어 복신이 안신(安神)하는 작용을 돕게 하였다. 전체적으로 소요음은 소요산에 비하여 온성의 약재들로 구성되어 보혈과 안신에 중점을 두었으며, 장부적으로는 간보다는 심비(心脾)에 초점을 두어 소요산과 귀비탕의 의미를 합한 것으로 볼 수 있다.

【 參考 】

1. 『元戎』逍遙散[181](「古方八陣·補陣92」)

治肝脾血虛, 及鬱怒傷肝, 少血目暗, 發熱脇痛等證.

當歸 芍藥 白朮 茯神 甘草 柴胡 各等分.

右㕮, 水煎服.

2. 薛氏加味逍遙散(「古方八陣·補陣93」)

治肝脾血虛, 發熱, 小水不利.

卽前逍遙散, 加丹皮・梔子各七分.

3. 逍遙散『太平惠民和劑局方』[182]

治肝鬱血虛, 兩脇作痛, 頭痛目眩, 口乾咽燥, 神疲食少, 或見寒熱往來, 月經不調, 乳房作痛脹方.

柴胡 炒當歸 白芍藥 白朮 茯苓 各一兩, 炙甘草 五錢.

爲粗末, 每服二錢, 加煨薑一塊, 薄荷少許, 水煎, 不拘時服.

---

181) 현재의 『醫壘元戎』 版本에는 이 처방이 보이지 않으며, 원래 『太平惠民和劑局方』에서 유래된 처방이다.

182) 『簡明方劑辭典』 p.896

決津煎 二

【 原文 】

治婦人血虛經滯, 不能流暢而痛極者, 當以水濟水, 若江河一決而積垢皆去, 宜用此湯, 隨證加減主之. 此用補爲瀉之神劑也. 如氣虛者, 宜少用香·陳之類, 甚者不用亦可.

當歸 三·五錢, 或一兩 澤瀉 一錢半 牛膝 二錢 肉桂 一·二·三錢 熟地 二·三錢, 或五·七錢, 或不用亦可 烏藥 一錢, 如氣虛者, 不用亦可

水二鍾, 煎七·八分. 食前服. 如嘔惡者, 加焦薑一·二錢. 如陰滯不行者, 非加附子不可. 如氣滯而痛脹者, 加香附一·二錢, 或木香七·八分. 如血滯血澁者, 加酒炒紅花一·二錢. 如小腹不煖而痛極者, 加吳茱萸七·八分. 如大便結澁者, 加肉蓯蓉一·二·三錢, 微者以山査代之.

【 解釋 】

부인이 혈이 허하고 경맥이 막혀서 월경이 잘 나오지 않으면서 몹시 아픈 것을 치료한다. 이것은 강둑을 한번 터뜨리면 고여 있던 지꺼기들이 다 밀려나가는 것과 같이 물로써 물을 치료하는 방법을 사용할 때에 이 처방을 적절히 가감하여 사용한다. 이 약은 보하는 약을 써서 오히려 사하게 하는 데 매우 좋은 약이다.

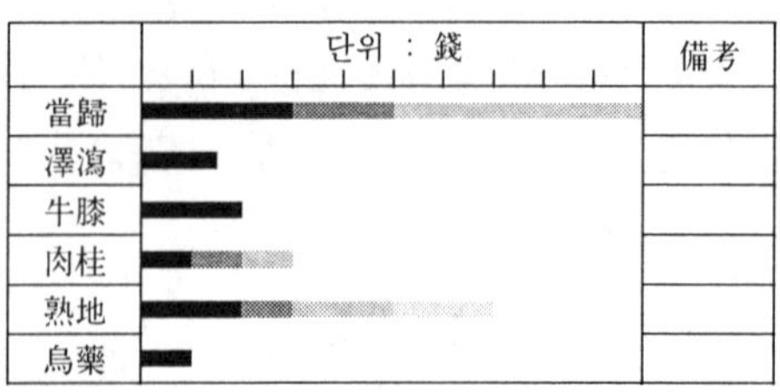

만일 기가 허하면 향부자·진피 같은 것들은 조금만 쓰고, 몹시 허하다면 쓰지 않는 것도 좋다.

당귀 12~20g(혹 40g),

택사 6g, 우슬 8g, 육계 4~8~12g, 숙지황 8~12g(혹 20~28g을 쓰거나 쓰지 않아도 좋다), 오약 4g(기가 허하면 쓰지 않는 것이 좋다).

물 두 사발에 넣고 7~8할이 되게 달여 식전에 먹는다. 구역질이 나고 메스꺼우면 건강(검게 볶은 것) 4~8g을 더 넣어 쓴다. 음기가 몰려서 월경이 나오지 않는 데는 부자를 더 넣어 쓰지 않으면 안 된다. 기가 몰려서 배가 아프고 헛배가 부르면 향부자 4~8g이나 목향2.8~3.2g을 더 넣어 쓴다. 혈이 몰리면 홍화(술에 볶은 것) 4~8g을 더 넣어 쓴다. 아랫배가 따뜻하지 않아서 매우 아프면 오수유 2.8~3.2g을 더 넣어 쓴다. 대변이 굳어서 잘 나오지 않으면 육종용 4~8~12g을 더 넣어 쓰며, 증세가 약한 경우에는 산사를 대신 쓴다.

【 方解 】

원문에서 말한 것처럼 제방을 터뜨려 물이 범람하면 고여 있던 찌꺼기들이 다 밀려난다는 의미로 결진전이라 하였다. 당귀·숙지·육계 등과 같은 보제(補劑)를 써서 혈허를 치료하면서 동시에 우슬·택사·오약과 같은 약으로 경혈이 조체(阻滯)하여 잘 유창(流暢)하지 못하고 통증이 심한 것을 사하게 하는 역할을 한다. 「婦人規」에서는 포의불하(胞衣不下), 혈징(血癥), 기징(氣癥) 등의 질환에 사용되었다.

숙지황과 당귀는 보혈하는 대표적인 약대(藥對)인데, 숙지황의 니체(膩滯)한 점을 당귀의 '보중유동(補中有動)'하는 작용으로 보완한다. 육계는 명문을 온보하고 온경산한(溫經散寒)하여 지통하는 효과가 있으며, 특히 숙지황과 배합되면 온경지통(溫經止痛)하는 작용이 강해진다. 또 우슬은 간신을 보하면서 근골을 튼튼히 하고, 택사는 이수(利水)하며 동시에 신(腎)의 탁기(濁氣)를 배설하는 작용이 있다. 오약은 순기지통(順氣止痛)하는데, 모기(耗氣)하는 부작용이 있으므로 기허가 심할 때는 신중히 사용하여야 한다.

오심과 구토가 있는 것은 비위가 찬 까닭이므로 건강을 써서 온중시키고, 음한한 기운으로 월경이 막혀서 나오지 못하면 육계만으로는 부족하므로 부자를 더 써서 하초를 덥히면서 축한(逐寒)하여야 한다. 기체(氣滯)로 붓고 아픈 증세가 심하면 향부자나 목향과 같이 순기시키면서 지통하는 약을 써서 치료한다. 그런데 원문에서도 "如氣虛者, 宜少用香·陳之類, 甚者不用亦可"라고 하였듯이 기허가 심한 경우에는 향부자나 목향·오약·진피 등의 행기하는 약은 신중히 사용하여 모기(耗氣)하는 부작용이 없도록 한다. 혈체(血滯)나 혈삽(血澁)의 경우에는 홍화를 넣어 어혈을 치료하고, 소복(少腹)이 차서 생기는 통증에는 오수유를 써서 난간(暖肝)시키고 지통(止痛)한다. 또한 여성의 습관적인 변비는 실열보다는 허한으로 인한 것이 많으므로 육종용을 써서 하초를 덥히면서 변을 무르게 하여 치료하며, 또 변비가 심하지 않은 경우에는 행기소적(行氣消積)하면서 윤장(潤腸)하는 산사만 써도 충분하다.

【 按 】

이 처방은 『醫宗損益』에 인용되어 있다.

五物煎 三

【 原文 】

治婦人血虛凝滯, 蓄積不行, 小腹痛急, 產難經滯, 及痘瘡血虛寒滯等證, 神效. 此卽四物湯加肉桂也.

當歸 三·五·七錢 熟地 三·四錢 芍藥 二錢, 酒炒 川芎 一錢 肉桂 一·二·三錢

水一鍾半, 煎服. 兼胃寒或嘔惡者, 加乾薑炮用. 水道不利, 加澤瀉或猪苓. 氣滯者, 加香附或丁香·木香·砂仁·烏藥. 陰虛疝痛者, 加小茴香. 血瘀不行, 臍下若覆杯, 漸成積塊者, 加桃仁或酒炒紅花. 痘瘡血虛寒勝, 寒邪在表者, 加細辛·麻黃·柴胡·紫蘇之屬.

【 解釋 】

부인이 혈이 허하고 응체(凝滯)된 것이 오래 쌓여 월경이 나오지 않고 아랫배가 켕기면서 아픈 것과 난산, 월경이 막힌 것 및 두창(痘瘡)에 혈이 허한(虛寒)하고 응체(凝滯)된 것을 치료하는 효과가 매우 뛰어나다. 사물탕(四物湯)에 육계를 더 넣은 것이다.

당귀 12~20~28g, 숙지황 12~16g, 작약(술에 축여 덖은 것) 8g, 천궁 4g, 육계 4~8~12g.

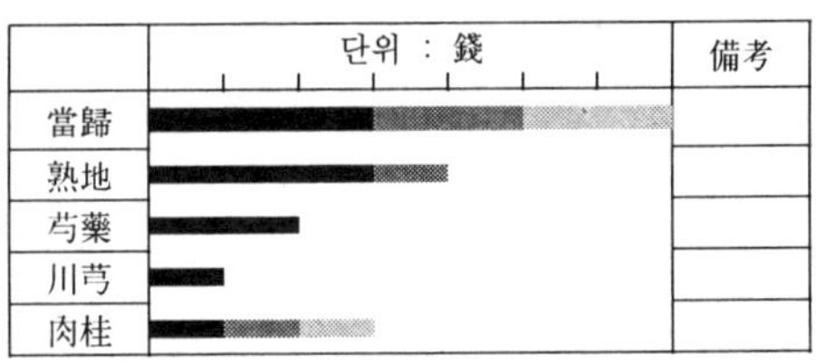

물 한 사발 반에 넣고 달여 먹는다. 위가 차서 토하고 메슥거리는 증상이 있으면 건강(구운 것)을 더 넣어 쓴다. 오줌이 잘 나가지 않으면 택사나 저령을 더 넣어 쓴다. 기체(氣滯)한 데는 향부자나 정향 · 목향 · 사인 · 오약을 더 넣어 쓴다. 음이 허하고 산통(疝痛)이 있으면 소회향을 더 넣어 쓴다. 어혈이 몰려서 배꼽 아래가 술잔을 뒤엎어 놓은 듯한 덩어리가 점차 생기는 데는 도인이나 홍화(술에 축여 덖은 것)를 더 넣어 쓴다. 두창(痘瘡) 에 혈이 허하고 한기(寒氣)가 성하고 한사가 겉에 있으면 세신·마황·시호·자소엽 같은 약을 더 넣어 쓴다.

【 方解 】

이 처방은 사물탕에 육계를 더 넣어 다섯 약물로 혈허(血虛)하면서 동시에 한기(寒氣)가 응체된 것을 치료하므로 오물전이라고 하였다. 「婦人規」에서는 "血寒經遲, 經期腹痛, 妊娠卒然下血, 胎動欲墮, 胞破產難, 產後腹痛, 血癥, 氣癥" 등에 사용되었다.

당귀·숙지·작약·천궁은 모두 음혈을 보익하는 대표방인 사물탕의 구성약물이다. 여기에 육계를 가한 것은 온난한 성질로 혈이 응체되는 것을 방지함으로써 온경산한(溫經散寒)하여 지통(止痛)하려는 것이다. 이러한 입방(立方)은 경악이 사물탕을 혈병의 기본방이라는 것에 이의를 제기하고 비기(脾氣)가 약하여 "脈弱, 身凉, 多嘔, 便溏" 등의 증상이 나타나는 경우에는 쓸 수 없다고 주장한 것과 관련되어 있다. 즉, 경악은 사물탕에서 미한(微寒)한 작약이 기혈을 더욱 응체시킬 우려가 있으므로 작약을 주초(酒炒)하고, 육계를 가하여 온경산한(溫經散寒)시키는 작용을 강화한 것이다.

위한(胃寒)으로 오심과 구토가 있는 경우에는 건강으로 온중산한시키는데, 포(炮)하면 온성이 더 강해진다. 소변이 잘 나가지 않으면 택사나 저령과 같은 약으로 이수(利水)시킨다. 기체에는 향부자·정향·목향·사인·오약 등을 써서 온중(溫中)하고 행기지통(行氣止痛)하여야 한다. 음허로 산통(疝痛)이 있으면 소회향을 써서 소복(少腹)은 온난하게 하면서 지통시키고, 어혈이 있어서 소복에 적괴(積塊)가 생기면 도인이나 홍화와 같은 파어지제(破瘀之劑)를 써서 어혈을 내려야 한다. 두창(痘瘡)에 표한(表

寒)이 심한 경우에는 세신 · 마황 · 소엽 · 시호와 같은 약으로 발산시켜야 하는데, 세신과 마황은 온산(溫散)하고 시호와 소엽은 량산(凉散)하는 작용이 있으므로 구별하여 사용한다.

【 按 】

이 처방은 『醫宗損益』에 인용되어 있다.

오물전과 결진전은 모두 사물탕을 기본으로 육계를 가하여 온통혈맥(溫通血脈)하였는데, 결진전은 좀더 행기(行氣)시키는 데 초점이 있으며 오물전은 온중(溫中)시키는 데 치우쳤으므로 전체적으로 오물전이 보익하는 작용이 더 강하다고 할 수 있다.

	當歸	熟地	芍藥	川芎	肉桂	澤瀉	牛膝	烏藥
四物湯	*	*	*	*				
決津煎	*	*			*	*	*	*
五物煎	*	*	*	*	*			

【 參考 】

1. 「雜證謨·血證·論治」

治血之劑, 古人多以四物湯爲主, 然亦有宜與不宜者. 蓋補血行血, 無如當歸, 但當歸之性動而滑, 凡因火動血者忌之, 因火而嗽, 因濕而滑者, 皆忌之. 行血散血, 無如川芎, 然川芎之性升而散, 凡火載血上者忌之, 氣虛多汗, 火不歸原者, 皆忌之. 生血凉血, 無如生地; 斂血淸血, 無如芍藥. 然二物皆凉, 凡陽虛者非宜也, 脾弱者非宜也, 脈弱身凉多嘔便溏者, 皆非宜也. 故凡用四物以治血者, 不可不察其宜否之性.

2. 『局方』四物湯(「古方八陣·補陣8」)

治血虛營弱, 一切血病, 當以此爲主.

熟地黃 當歸 各三錢, 川芎 一錢, 芍藥 二錢.

水二鍾, 煎服.

調經飮 四

【 原文 】

治婦人經脈阻滯, 氣逆不調, 多痛而實者.

當歸 三·五錢 牛膝 二錢 山査 一·二錢 香附 二錢 靑皮 茯苓 各一錢半

水二鍾, 煎七分. 食遠服. 如因不避生冷而寒滯其血者, 加肉桂·吳茱萸之類. 如兼脹悶者, 加厚朴一錢, 或砂仁亦可. 如氣滯者, 加烏藥二錢, 或痛在小腹者, 加小茴香一錢半.

【 解釋 】

부인의 월경이 막히고 기가 거슬러서 순조롭지 못하면서 몹시 아픈 증상이 있는 실증을 치료한다.

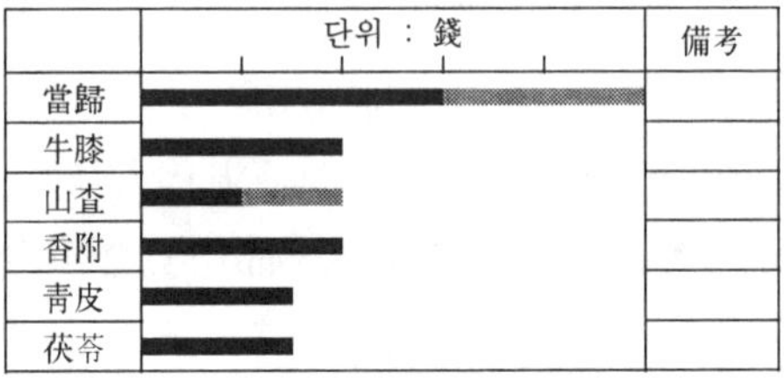

당귀 12~20g, 우슬 8g, 산사 4~8g, 향부자 8g, 청피 · 복령 각각 6g.

물 두 사발에 넣고 7할이 되게 달여 식후 한참 뒤에 먹는다. 날것과 찬 것을 가리지 않아서 찬 기운으로 혈이 몰린 데는 육계와 오수유를 더 넣어 쓴다. 헛배가 부르고 속이 답답한 데는 후박 4g을 더 넣어 쓰는데, 사인을 써도 좋다. 기가 몰린 데는 오약 8g을 더 넣어 쓰고, 혹 아랫배가 아픈 데는 소회향 6g을 더 넣어 쓴다.

【 方解 】

이 처방은 한체(寒滯), 혈체(血滯), 기체(氣滯) 등으로 인한 실증의 월경부조를 치료하기 때문에 조경음이라고 하였다. 월경이 잘 나오지 못하면서 통증이 심한 것은 대개 어혈로 인한 것이므로 활혈조경(活血調經)하는 것이 가장 중요하다. 그러나 혈의 생성과 운행은 모두 기의 생화(生化)와 통섭(統攝) 작용에 영향을 받으며 기는 혈의 자양을 받아야 하므로 "氣爲血之師, 血爲氣之母"라고 하였듯이 실제 치료에 있어서 활혈(活血)과 함께 리기(理氣)하는 것도 고려하여야 한다.

당귀와 우슬·산사는 활혈하는 작용이 있는데, 특히 당귀는 보혈과 활혈을 겸하고 있으며 우슬은 음정을 보익하면서 활혈하고 하행하는 작용이 있어서 경폐(經閉)와 혈징(血癥)을 치료하는 작용이 있다. 그리고 산사는 대표적인 소식약(消食藥)이지만 경악은 "去瘀血疼痛, 行結滯"하는 작용이 있어서 "婦人產後兒枕痛, 惡露不盡者, 煎汁入沙糖服之, 立效"라고 하였다. 향부자는 '血中之氣藥'이라 하여 이기활혈(理氣活血)하고 지통(止痛)하는데, 붕루(崩漏)·대하(帶下)·월경부조(月經不調) 및 태전(胎前)과 산후(產後)의 기역(氣逆)으로 인한 제병(諸病)을 치료하는 부인과의 성약(聖藥)이다. 청피는 파기(破棄)하여 견벽(堅癖)과 협통(脇痛)·산기(疝氣) 등을 치료하는데, 기체로 인한 창통(脹痛)에 다용되고, 복령은 건비화중(健脾和中)하면서 이습(利濕)하여 수습(水濕)의 대사를 조절하므로 간접적으로 월경부조를 치료할 수 있다.

생냉물(生冷物)의 한기로 인해 혈체(血滯)가 생긴 경우에는 육계나 오수유같이 하초를 덥히는 약을 써서 응체된 혈을 풀어주어야 하고, 기체가 심하여 헛배가 부르고 속이 답답하면 후박을 써서 행기관중(行氣寬中)시켜야 하는데, 사인과 같이 온중리기(溫中理氣)하는 약을 써도 좋다. 기체로 통증이 심하면 오약을 써서 이기지통(理氣止痛)하는데, 소복통(少腹痛)이 심하다면 하초가 찬 것이므로 소회향을 써서 하초를 덥히면서 조기(調氣)시켜야 한다.

【 按 】

이 처방은 『醫宗損益』에 인용되어 있다.

通瘀煎 五

【 原文 】

治婦人氣滯血積, 經脈不利, 痛極拒按, 及産後瘀血實痛, 幷男婦血逆血厥等證.

歸尾 三·五錢 山査 香附 紅花 新者, 炒黃, 各二錢 烏藥 一·二錢 靑皮 錢半 木香 七分 澤瀉 錢半

水二鍾, 煎七分, 加酒一·二小鍾. 食前服. 兼寒滯者, 加肉桂一錢, 或吳茱萸五分. 火盛內熱, 血燥不行者, 加炒梔子一·二錢. 微熱血虛者, 加芍藥二錢. 血虛澁滯者, 加牛膝. 血瘀不行者, 加桃仁三十粒, 去皮尖用, 或加蘇木·玄胡索之類. 瘀極而大便結燥者, 加大黃一·二·三錢, 或加芒硝·蓬朮亦可.

【 解釋 】

부인이 기가 막히고 혈이 쌓여서 월경부조가 있으면서 통증이 아주 심하여 손도 대지 못하는 것, 산후에 어혈로 아픈 실증과 남자든 여자든 혈이 치밀어 오르거나 혈궐(血厥) 등이 생기는 것을 치료한다.

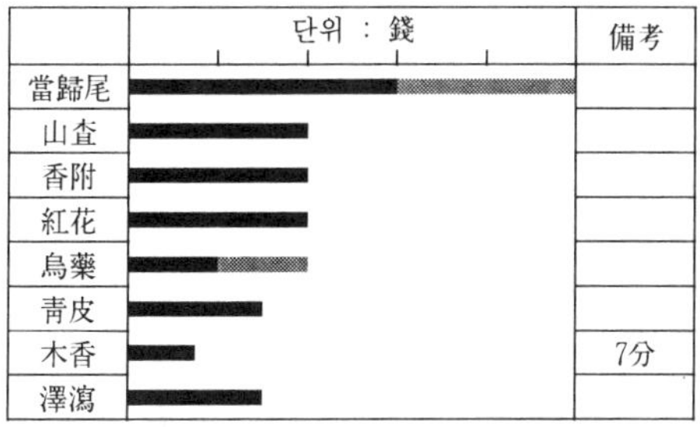

당귀(잔뿌리) 12~20g, 산사·향부자·홍화(새것을 누렇게 덖은 것) 각각 8g, 오약 4~8g, 청피 6g, 목향 2.8g, 택사 6g.

물 두 사발에 넣고 7할이 되게 달여 술 2~3잔을 타서 식전에 먹는다. 찬 기운이 몰린 데는 육계 4g이나 오수유 2g을 더 넣어 쓴다. 화가 성하고 속에 열이 있어서 혈조가 되어 월경이 나오지 못하는 데는 치자(덖은 것) 4~8g을 더 넣어 쓴다. 미열(微熱)이 나고 혈이 허한 데는 작약 8g을 더 넣어 쓴다. 혈이 허하여 월경이 막혀서 잘 나오지 못하는 데는 우슬을 더 넣어 쓴다. 어혈(瘀血)로 월경이 나오지 못하면 도인(껍질과 끝을 버린 것) 30알을 더 넣거나 혹은 소목·현호색 등을 더 넣어 쓴다. 어혈이 아주 심하고 대변이 뭉쳐서 굳어지면 대황 4~8~12g을 더 넣고 혹은 망초와 봉출을 더 넣어도 좋다.

【 方解 】

이 처방은 어혈을 통리(通利)시키므로 통어전이라고 하였으며, 기체혈어(氣滯血瘀)로 인한 월경불순(月經不順)과 산후신통(產後身痛)을 행기활혈(行氣活血)하여 치료하는 작용이 있다.

당귀미·홍화·산사는 모두 활혈거어(活血祛瘀)하여 혈적(血積)으로 동통이 심하면서 거안(拒按)하는 실증에 사용된다. 특히 당귀미는 보혈보다 활혈하는 작용이 뛰어난데, 경악은 "頭止血上行, 身養血中守, 尾破血下流, 全活血不走"라고 하였다. 또 홍화는 도인과 함께 활혈거어의 대표적인 약물로서 「本草正」에서는 "少用可活血引經, 多用能破血通瘀"라고 하였다. 산사는 소식화적(消

食化積)하면서 활혈하는 작용도 있다. 향부자·오약·청피·목향은 모두 이기지통(理氣止痛)하여 기울로 경맥이 불리한 증상을 치료한다. 또한 이 약들은 기체를 치료함으로써 간접적으로 어혈을 치료하는데, 기체가 혈어를 유발하고 어혈이 기체를 만들 수 있기 때문이다. 택사는 분리수습(分利水濕)하고 다른 약을 하초로 끌고 내리는 작용을 하며, 술을 넣어서 전탕(煎湯)하는 것은 활혈통리(活血通利)하는 작용을 강화하기 위함이다.

한체(寒滯)를 겸한 경우에는 육계와 오수유 같이 온열한 약으로 속을 덥혀 주어야 어혈이 더 쉽게 풀어진다. 화기가 성하면 내열로 음혈을 소삭(消爍)하여 혈조로 경맥이 불리하게 되므로 치자를 써서 울열을 풀어주어야 한다. 음혈이 허하여 미열이 있는 경우에는 작약을 써서 양혈(涼血)하면서 보혈(補血)시켜 주어야 한다. 혈허하여 월경이 체삽(滯澁)한 경우에는 우슬을 써서 음혈을 보해주면서 어혈을 하행시켜 주어야 한다. 어혈이 심한 경우에는 도인이나 소목·현호색과 같은 활혈거어약을 더 넣어야 하는데, 특히 현호색은 활혈하면서 지통하는 작용이 뛰어나다. 어혈이 심하면서 대변이 조결한 경우에는 대황·망초·아출과 같은 활혈하면서 통변시키는 약을 함께 써야 한다.

【 按 】

이 처방은『醫宗損益』에 인용되어 있다.

胎元飮 六

【 原文 】

治婦人衝任失守, 胎元不安不固者, 隨證加減用之. 或間日, 或二·三日, 常服一·二劑.

人蔘 隨宜 當歸 杜冲 芍藥 各二錢 熟地 二·三錢 白朮 錢半 炙甘草 一錢 陳皮 七分. 無滯者不必用

水二鍾, 煎七分. 食遠服. 如下元不固而多遺濁者, 加山藥·補骨脂·五味之類. 如氣分虛甚者, 倍白朮, 加黃芪. 但芪·朮氣浮, 能滯胃口, 倘胸膈有飽悶不快者, 須愼用之. 如虛而兼寒多嘔者, 加炮薑七·八分, 或一·二錢. 如虛而兼熱者, 加黃芩一錢五分, 或加生地二錢, 去杜冲. 如陰虛小腹作痛, 加枸杞二錢. 如多怒氣逆者, 加香附無妨, 或砂仁亦妙. 如有所觸而動血者, 加川續斷·阿膠各一·二錢. 如嘔吐不止, 加半夏一·二錢, 生薑三·五片.

【 解釋 】

부인의 충임맥(衝任脈)이 잘 지켜지지 못하고 태원(胎元)이 불안하고 견고하지 못한 것을 치료하는데, 증세에 따라서 가감하여 쓴다. 이틀에 한번씩 먹거나 혹은 2~3일에 한 두 첩씩 계속 먹는다.

인삼 적당량, 당귀·두충·작약 각각 8g, 숙지황 8~12g, 백출 6g, 자감초 4g, 진피 2.8g(막힌 것이 없으면 쓰지 않아도 된다).

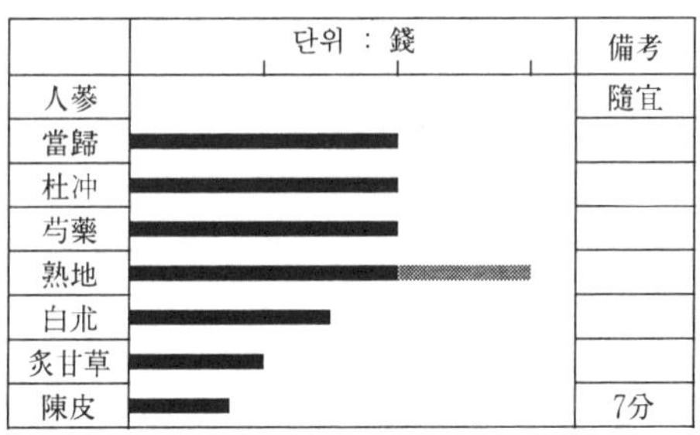

물 두 사발에 넣고 7할이 되게 달여 식후 한참 뒤에 먹는다. 하초의 원기가 견고하지 못하여 흘러내리는 대탁(帶濁)이 많으면 산약·보골지·오미자 등을 더 넣어 쓴다. 기분(氣分)의 허증이 심하면 백출을 배로 늘려 쓰고 황기를 더 넣어 쓴다. 그러나 황기와 백출은 기가 위로 떠올라 위의 입구를 막히게 할 수 있으므로 가슴이 가득하고 답답한 느낌이 늘 있으면 반드시 신중히 사용하여야 한다. 허하면서 한증이 있어서 구역질을 잘하면 구운 건강 2.8~3.2g이나 4~8g을 더 넣어 쓴다. 허하면서 열증이 있으면 황금 6g이나 생지황 8g을 더 넣고 두충을 뺀다. 음이 허하여 아랫배가 아프면 구기자 8g을 더 넣는다. 자주 화를 내어 기가 거슬러 올라가면 향부자를 더 넣어도 좋으며, 혹은 사인을 써도 효과가 아주 좋다. 밖에서 감촉된 것이 있어서 혈을 동하게 하면 천속단·아교를 각각 4~8g씩 더 넣어 쓴다. 구토가 그치지 않으면 반하 4~8g이나 생강 3~5쪽을 더 넣어 쓴다.

【 方解 】

태원(胎元)이 불고(不固)한 것을 치료하므로 태원음이라고 하였다. 태기불안(胎氣不安)에 대해 단계는 혈허협열(血虛挾熱)을 중요한 병기로 보아서 양혈청열(養血淸熱)할 것을 주장하였다. 이 영향으로 경악 이전의 의가들은 '황금과 백출은 안태(安胎)의 성약(聖藥)'이라는 주단계의 학설만을 묵수(墨守)하는 폐단이 많았다. 따라서 경악은 태기불안은 한열허실 모두에 의해 일어날 수 있으며, 그 원인에 따라 적절한 치료를 할 것을 주장하였다. 이 처방은 허증으로 인한 태기불안의 대표적인 처방으로 충임맥의 혈기허약으로 인한 것을 보양함을 목적으로 하고 있다.

인삼과 백출·감초는 사군자탕의 의미로 건비익기(健脾益氣)하며, 숙지황과 작약은 보혈하므로 사물탕의 의미로 볼 수 있다. 여기에 두충을 배합하여 보신건요(補腎健腰)하면서 안태시키는 작용을 하며, 진피는 이기(理氣)시켜 기체로 인해 태기가 불안해지는 것을 방지한다. 따라서 체기(滯氣)가 없는 경우에는 진피를 쓰지 않아야 한다.

하원(下元)이 불고(不固)하여 유정과 대탁이 많은 것은 신기(腎氣)의 고섭(固攝)하는 기능이 약화된 것이므로 산약·보골지·오미자 등을 써서 수렴고삽(收斂固澁)하여야 한다. 기허가 심한 경우에는 백출과 황기를 써서 익기승제(益氣升提)하는데, 기체습조(氣滯濕阻)한 경우에는 기를 더욱 폐색하여 가슴이 답답하게 느껴질 수 있으므로 신중히 사용하여야 한다. 특히 황기에 대해서는 「本草正」에서도 "其性味俱浮, 純於氣分, 故中滿氣滯者, 當酌用之"라고 하였다. 허증과 함께 위한(胃寒)으로 생담(生痰)하여 구토가 있으면 건강을 써서 온중하는데, 포용(炮用)하면 효과가 더욱 뛰어나다. 기허와 함께 발열이 있는 경우에 실열이면 황금을 약간 넣어서 청열시키고, 허열이면 생지황을 넣어 청열량혈(淸熱凉血)하면서 기온(氣溫)하여 내열을 조장할 수 있는 두충을 뺀다. 음허로 소복통(少腹痛)이 있으면 구기자를 넣어 보음하면서 간혈(肝血)을 보익하여야 한다. 자주 화를 내어 기가 역하는 경우에는 향부자를 넣어 행기산울(行氣散鬱)시키거나 사인을 넣어 행기화비(行氣和脾)하는데, 특히 사인은 안태(安胎)하는 효과도 함께 가지고 있다. 밖에서 감촉된 것이 있어서 혈이 망동하면 속단과 아교를 넣어 음혈을 보익하면서 지혈시키는데, 특히 아교는 감완(甘緩)하여 양혈하면서 지혈시키는 작용이 뛰어나 『金匱要略』에서부터 교애탕(膠艾湯), 온경탕(溫經湯) 등에서 붕루 치료의 기본 약물로 사용되었다. 구토가 그치지 않는 것은 위기가 상역하는 것이므로 반하와 생강을 사용하여 거담하면서 강역지구(降逆止嘔)하여야 하는데, 반하와 생강의 배합으로는 위한(胃寒)의 구토를 치료하는 효과가 뛰어나다.

【按】

이 처방은 조선후기 의서에 인용된 바가 없다.

【 參考 】

「婦人規·安胎二十」
凡姙娠胎氣不安者, 證本非一, 治亦不同. 蓋胎氣不安, 必有所因, 或虛或實, 或寒或熱, 皆能爲胎氣之病, 去其所病, 便是安胎之法. 故安胎之方不可執, 亦不可泥其月數, 但當隨證隨經, 因其病而藥之, 乃爲至善. 若謂白朮·黃芩乃安胎之聖藥, 執而用之, 鮮不誤矣. ……
一. 胎氣有虛而不安者, 最費調停. 然有先天虛者, 有後天虛者, 胎元攸係, 盡在於此. 先天虛者, 由於稟賦, 當隨其陰陽之偏, 漸加培補, 萬毋欲速, 以期保全. 後天虛者, 由於人事, 凡色慾勞倦, 飮食七情之類, 皆能傷及胎氣, 治此者, 當察其所致之由, 因病而調, 仍加戒愼可也. 然總之不離於血氣之虛, 皆當以胎元飮爲主. 若心脾氣虛於上者, 宜逍遙飮·歸脾湯·壽脾煎之類主之. 若肝腎不足於下者, 宜左歸飮·右歸飮·固陰煎主之. 若氣血俱虛者, 宜五福飮·八珍湯·十全大補湯之類主之. 若脾腎氣虛而兼帶濁者, 宜秘元煎·菟絲煎之類主之. 若多嘔惡者, 當隨前證前方, 各加二陳湯之類以和之. 凡治虛證, 貴在隨機應變, 誠有不可以鑿執言者.

固胎煎 七

【 原文 】

治肝脾多火多滯而屢墮胎者.
黃芩 二錢 白朮 一·二錢 當歸 芍藥 阿膠 各錢半 陳皮 一錢 砂仁 五分
水一鍾半, 煎服.

【 解釋 】

간과 비에 화기가 많고 막힌 것이 많아서 누차 유산하는 것을 치료한다.

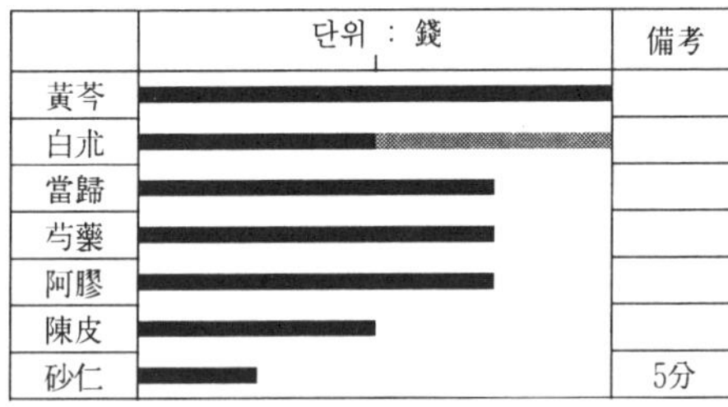

황금 8g, 백출 4~8g, 당귀·작약·아교 각각 6g, 진피 4g, 사인 2g.

물 한 사발 반에 넣고 달여 먹는다.

【 方解 】

태기(胎氣)를 견고하게 하여 습관성으로 발생하는 타태(墮胎)를 치료하므로 고태전이라고 하였다. 타태의 근본 원인은 충임맥의 혈허이지만 표증(標證)으로 울화(鬱火)와 기체(氣滯)를 겸하는 경우가 많다. 따라서 보혈과 함께 청열(淸熱), 이기(理氣) 등의 치법을 함께 구사하여야만 습관성의 타태를 잘 치료할 수 있다.

당귀와 작약·아교는 양혈(養血)하면서 충임맥을 보익하고, 황금은 청열하여 울열을 치료함으로써 안태하는데, 특히 황금과 백출은 안태의 성약으로 알려져 있다. 진피와 사인은 리기화중(理氣和中)하여 기체를 풀어주어 태기를 안정시킨다.

【 按 】

이 처방은 조선후기 의서에 인용된 바가 없다.

이 처방은 『金匱要略』의 당귀산[183]의 변방으로 당귀산에서 동

183) 『金匱要略』20-9. 婦人姙娠, 宜常服當歸散主之.
當歸散方 : 當歸 黃芩 芍藥 川芎 各一斤, 白朮 半斤.
右五味, 杵爲散, 酒飮服方寸匕, 日再服. 姙娠常服則易產, 胎無疾苦. 產後百病悉主之.

혈(動血)하는 천궁을 빼고 안태고루(安胎固漏)하는 아교와 행기하는 진피·사인을 더 넣어 양혈하고 행기시키는 작용을 강화하였다.

	當歸	黃芩	芍藥	白朮	川芎	阿膠	陳皮	砂仁
當歸散	*	*	*	*	*			
固胎煎	*	*	*	*		*	*	*

凉胎飮 八

【 原文 】

治胎氣內熱不安等證.

生地 芍藥 各二錢 黃芩 當歸 各一·二錢 甘草 生, 七分 枳殼 石斛 各一錢 茯苓 錢半

水一鍾半, 煎七分. 食遠溫服. 如熱甚者, 加黃檗一·二錢.

【 解釋 】

태기(胎氣)가 속열로 불안해진 등의 증세를 치료한다.

생지황·작약 각각 8g, 황금·당귀 각각 4~8g, 감초(생것) 2.8g, 지각·석곡 각각 4g, 복령 6g.

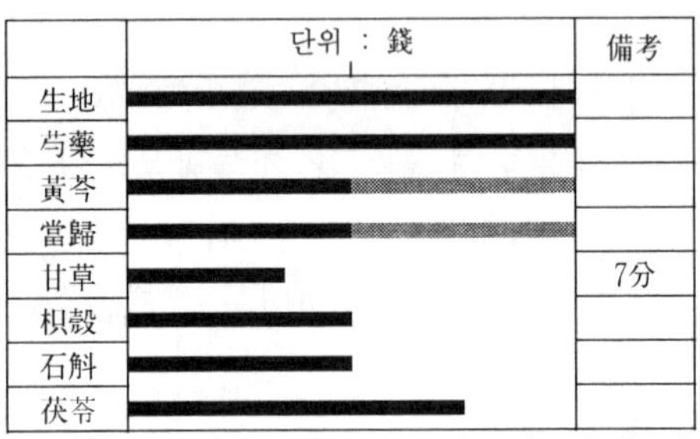

물 한 사발 반에 넣고 7할이 되게 달여 식후 한참 뒤에 따듯하게 먹는다. 열이 심하면 황벽 4~8g을 더 넣어 쓴다.

【 方解 】

태기(胎氣)가 내열(內熱)로 불안해진 경우에 청열안태(淸熱安

胎)하기 때문에 양태음이라고 하였다. 임신 기간에는 심리적이든 생리적이든 울열(鬱熱)이 발생하기 쉽기 때문에 답답해하고 날뛰며 입이 마르고 찬 것을 좋아하며 소변이 붉고 소량의 하혈 등이 발생하며 맥은 활삭(滑數)한 경우가 있다. 경악은 이 경우에 허증(虛證)을 겸하였다면 양태음(凉胎飮)이나 보음전(保陰煎)을 쓰고, 허증이 없다면 지각탕(枳殼湯), 일모환(一母丸), 황금탕(黃芩湯) 등을 써야 한다고 하였다.

생지황·작약·당귀·황금은 보혈하면서 동시에 청열량혈(淸熱凉血)하고, 석곡은 위음(胃陰)을 보하여 생진(生津)시키는 작용을 하고, 지각은 이기관중(理氣寬中)하여 기체로 울열이 심해지는 것을 치료한다. 감초와 복령은 화리비위(和理脾胃)하는데, 특히 감초는 생용하면 보기보다 청열 작용이 더 강해지고, 복령은 화습(化濕)하여 습울(濕鬱)이 되는 것을 막는다. 하초에 열증이 심한 경우에는 황벽을 써서 청열하여야 한다.

【按】

이 처방은 조선후기 의서에 인용된 바가 없다.

태원음, 고태전, 양태음은 모두 태기불안에 대한 처방이다. 태원음은 사물탕에서 천궁을 빼고 인삼·백출·자감초·두충·진피를 가하여 보익안태(補益安胎)하는 작용이 있으며, 고태전은 당귀·작약·황금·백출에 아교·사인·지각을 가하여 고섭(固攝)하고 행기안태(行氣安胎)하는 작용을 강화하였으며, 양태음은 당귀·작약에 생지황·생감초·황금·석곡을 넣어 청열하고 지각·복령으로 행기하는 작용이 있다.

	黃芩	白朮	當歸	芍藥	陳皮	地黃	甘草	人蔘	杜冲	阿膠	砂仁	枳殼	石斛	茯苓
胎元飮		*	*	*	*	熟	炙	*	*					
固胎煎	*	*	*	*	*					*	*			
凉胎飮	*		*	*		生	生					*	*	*

滑胎煎 九

【 原文 】

胎氣臨月, 宜常服數劑, 以使易生.

當歸 三·五錢 川芎 七分 杜冲 二錢 熟地 三錢 枳殼 七分 山藥 二錢

水二鍾, 煎八·九分. 食前溫服. 如氣體虛弱者, 加人蔘·白朮, 隨宜用之. 如便實多滯者, 加牛膝一·二錢.

【 解釋 】

산달에 태기(胎氣)가 있을 때 이 약을 몇 첩 상복하면 아기를 쉽게 낳을 수 있다.

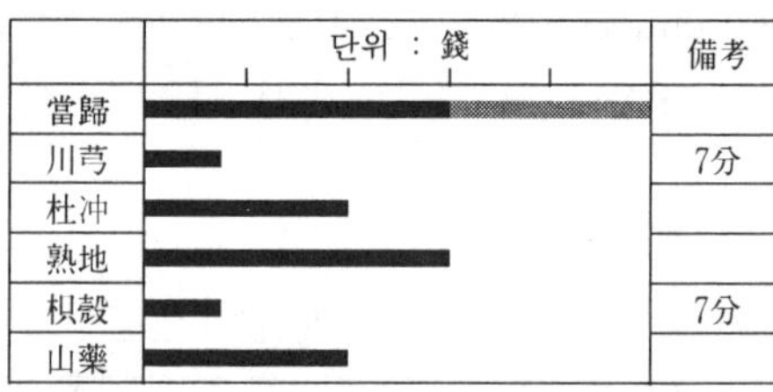

당귀 12~20g, 천궁 2.8g, 두충 8g, 숙지황 12g, 지각 2.8g, 산약 8g.

물 두 사발에 넣고 8~9할이 되게 달여 식전에 따듯하게 먹는다. 만약 기체(氣體)가 허약한 사람이라면 인삼·백출을 적당히 더 넣어서 쓴다. 대변이 단단하여 잘 막히면 우슬 4~8g을 더 넣어 쓴다.

【 方解 】

활태(滑胎)는 습관성 유산의 의미로 사용되기도 하는데, 경악은 '태를 미끄럽게 한다'는 의미로 출산을 원활하게 한다는 뜻으로 사용되었다. 이 처방은 불수산(佛手散)[184]의 변방으로 산월

---

184) 『和劑局方』에서는 芎藭湯이라고 하였으며, "治產後血虛頭痛, 胎動下血, 服此卽安. 子死腹中, 服此卽下. 催生神效"라고 하였다.

(產月)에 수 첩을 상복(常服)하여 산모의 기혈을 배양하여 순산하게 한다.

당귀와 천궁은 불수산의 의미로서 최생(催生)하는 작용이 있으며, 또한 숙지황을 배합하여 영혈(營血)을 보양하는 작용을 강화하였는데, 사물탕에서 미한(微寒)한 작약을 뺀 것으로 볼 수 있다. 두충은 신기(腎氣)를 보하고 태기를 보호하며, 산약은 건비익기(健脾益氣)하고, 지각은 순기화중(順氣和中)하여 안태하는 작용을 나타낸다.

산모가 평소 기허한 경우에는 인삼과 백출을 더 넣어 건비익기하는 작용을 강화하고, 평소 변비가 있는 경우에는 우슬을 써서 윤장(潤腸)시키면서 태기를 하행하게 한다.

【 按 】

이 처방은『醫宗損益』에 인용되어 있다.

【 參考 】

1. 達生散(「婦人規古方四十」)

姙娠臨月服十餘劑, 則易產, 或加砂仁·枳殼. 如兼別證, 以意增減. 詩云: 誕彌厥月, 先生如達. 註曰: 先生, 首生也. 達, 小羊也. 羊子易生, 故以此名之.

人蔘 白朮 當歸 白芍 陳皮 紫蘇 各一錢, 炙甘草 二錢, 大腹皮酒洗曬乾 三錢

水一鍾半, 煎服. 一方無當歸·白芍·白朮.

2. 佛手散(「婦人規古方四十一」)

一名芎歸湯, 亦名當歸湯. 治產後去血過多, 煩暈不省, 并一切胎氣不安, 亦下死胎.

川芎 二錢, 當歸 三・五錢.

右咀, 每用半兩, 水煎服. 若腹疼, 加桂. 若腹痛自汗, 頭眩少氣, 加羊肉. 若不應, 用八珍湯. 若用下胎, 當爲末, 以酒調服.

殿胞煎 十

【 原文 】

治産後兒枕疼痛等證如神.

當歸 五·七錢, 或一兩 川芎 炙甘草 各一錢 茯苓 一錢 肉桂 一·二錢, 或五·七分

水一鍾, 煎八分. 熱服. 如脈細而寒或嘔者, 加乾薑炒黃色一·二錢. 如血熱多火者, 去肉桂, 加酒炒芍藥一·二錢. 如脈弱陰虛者, 加熟地三·五錢. 如氣滯者, 香附一·二錢, 或烏藥亦可. 腰痛加杜冲一·二錢.

【 解釋 】

산후에 아침통(兒枕痛)이 있는 등의 증세에 효과가 매우 뛰어나다.

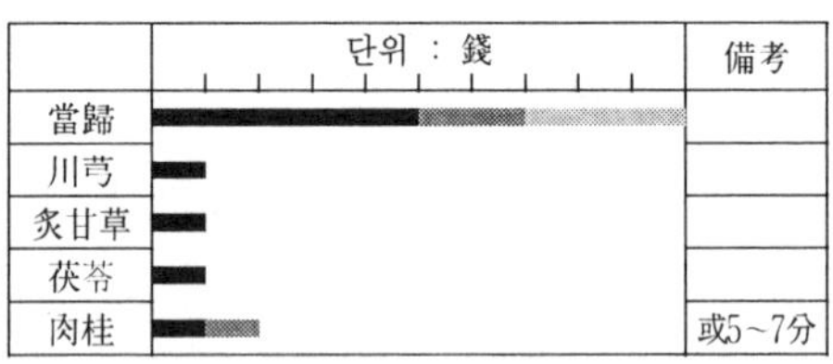

당귀 20~28g 혹은 40g, 천궁・자감초 각각 4g, 복령 4g, 육계 4~8g 혹은 2~2.8g.

물 한 사발에 넣어 8할이 되게 달여 뜨겁게 먹는다. 맥이 세(細)하면서 한증이 많고 혹은 구토가 있으면 건강(누렇게 덖은 것) 4~8g을 더 넣어 쓴다. 혈열(血熱)로 화기가 많으면 육계를 빼고 작약(술에 축여 덖은 것) 4~8g을 더 넣어 쓴다. 맥이 약하고 음이 허하면 숙지황 12~20g을 더 넣어 쓴다. 기가 막히면 향부자 4~8g을 더 넣어 쓰며, 혹은 오약을 써도 좋다. 요통에는 두충 4~8g을 더 넣어 쓴다.

【 方解 】

전(殿)은 맨 뒤, 최후의 뜻이 있으므로 전포(殿胞)란 산후(產後)를 의미한다. 즉, 산후에 나타나는 복통인 아침통을 치료하는 대표적인 처방이기 때문에 명명된 것이다. 일반적으로 경악 이전에는 아침통을 어혈로 인한 것으로 보고 도인·홍화·현호색 등의 활혈거어(活血祛瘀)하는 약을 많이 사용했으나 경악은 이것이 혈허에 기인한다고 보아서 자장(子臟)을 안양(安養)시킬 것을 주장하였다.

당귀와 천궁은 산후의 출혈과다를 치료하는 불수산(佛手散)의 의미이며, 여기에 다시 자감초와 복령을 더 넣어 건비익기하면서 불필요한 수습(水濕)을 제거한다. 또 육계를 넣어서 생식기능의 본체인 명문을 따듯하게 하여 통혈맥(通血脈)하고 심복(心腹)의 한기를 없애서 산후에 발생하기 쉬운 혈분의 허한으로 인한 복통을 치료할 수 있다.

맥세(脈細)하고 비위의 한증이 심하여 구토가 있으면 건강을 더 넣어 온중산한하는데, 초황(炒黃)하면 비위에 작용하는 힘이 더 강해진다. 혈열이 있으면 신열(辛熱)한 육계는 빼고 성량(性凉)한 작약을 써서 지통하는데, 특히 작약과 감초의 약대는 『傷寒論』의 작약감초탕의 의미로 음혈부족으로 인한 복통에 효과가 있다. 맥이 약하고 음허한 증세가 있으면 숙지황을 더 넣어 음혈을 보익한다. 기체가 있으면 향부자나 오약을 넣어서 이기해울(理氣解鬱)하면서 지통한다. 요통은 음혈의 부족으로 인한 경우가 많으므로 두충을 넣어 보음(補陰)하면서 요슬을 튼튼히 한다.

【 按 】

이 처방은 조선후기 의서에 인용된 바가 없다.

이 외에도 산후의 아침통(兒枕痛)을 치료하는 처방으로는 고방의 불수산, 전씨생화탕, 당귀천궁탕이 유명하다. 이 처방들은 모두 보혈하면서 활혈하는 불수산을 기본으로 하고 있는데, 전포전은 거기에 자감초·복령·육계 등으로 건비익기하면서 온경하는 작용을 강화하였고, 전씨생화탕은 불수산에 숙지·자감초·초건강(焦乾薑)·도인 등으로 보혈하면서 활혈하는 작용을 강화하였으며, 당귀천궁탕은 불수산에 숙지·백작약을 더 넣어 사물탕을 기본으로 하면서 현호색·도인·홍화·택란·목단피 등의 활혈하는 약물과 향부자·청피 등의 행기하는 약물을 가미하여 어혈이 심한 실증에 응용되었다.

	當歸	川芎	炙甘草	肉桂	茯苓	乾薑	桃仁	熟地	白芍	玄胡索	紅花	香附	青皮	澤蘭	牡丹皮
殿胞煎	*	*	*	*	*										
佛手散	*	*													
錢氏生化湯	*	*	*			焦	*	*							
當歸川芎湯	*	*					*	*	*	*	*	*	*	*	*

脫花煎 十一

【 原文 】

凡臨盆將產者, 宜先服此藥催生最佳, 幷治產難經日, 或死胎不下俱妙.

當歸 七·八錢, 或一兩 肉桂 一·二錢, 或三錢 川芎 牛膝 各二錢 車前子 錢半 紅花 一錢. 催生者, 不用此味亦可.

水二鍾, 煎八分. 熱服. 或服後飮酒數杯亦妙. 若胎死腹中,或堅滯不下者, 加朴硝三·五錢卽下. 若氣虛困劇者, 加人蔘隨宜. 若陰虛者, 必加熟地三·五錢.

【 解釋 】

분만이 임박하여 출산을 시작하려는 때 먼저 이 약을 쓰면 분만을 촉진하는 데 매우 좋다. 더불어 난산이 오래되거나 사태(死胎)가 나오지 않는 것을 치료하는 데도 효과가 좋다.

당귀 28~32g 혹은 40g, 육계 4~8g 혹은 12g, 천궁·우슬 각각 8g, 차전자 6g, 홍화 4g(분만을 촉진하려는 데는 이 약을 쓰지 않아도 좋다).

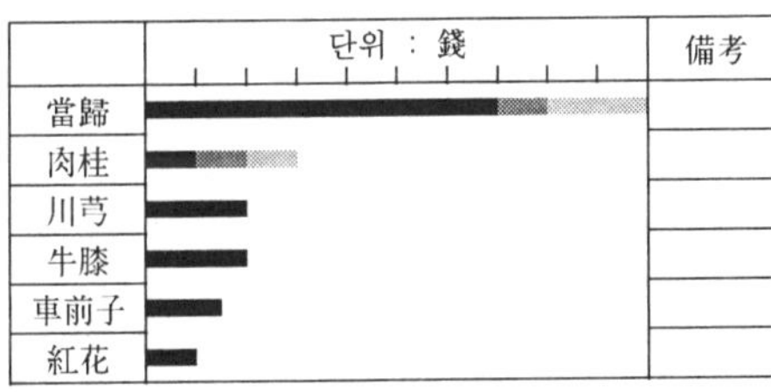

물 두 사발에 넣고 8할이 되게 달여 뜨겁게 먹는다. 약을 먹은 뒤에 술을 몇 잔 먹어도 좋다. 사태(死胎)가 뱃속에 있어서 단단하게 몰려서 나오지 않으면 박초 12~20g을 더 넣으면 곧 나오게 된다. 기가 허하여 피곤함이 아주 심하면 인삼을 적당히 더 넣어 쓴다. 음이 허한 데는 반드시 숙지황 12~20g을 더 넣어 써야 한다.

【 方解 】

화(花)란 꽃과 같이 예쁜 태아를 말하는 것으로 탈화(脫花)는 탈태(脫胎)와 뜻이 통한다. 분만이 임박했을 때 사용하는 최생약으로 사용되거나 사태(死胎)를 내리는 데도 사용된다. 경악은 「婦人規」에서 최생(催生)이란 출산시기에 도달한 태아의 분만을 촉진하는 것이라 하였으며, 그 방법으로는 기혈을 돕는 것이 중요하지 출산시기가 되지도 않았는데 함부로 행기(行氣), 도혈

(導血)하는 약을 써서는 안된다고 하였다. 출산시기가 이르지 않은 경우에는 앞에서 말한 활태(滑胎)의 방법으로도 충분한 것이다.

이 처방에서 당귀와 천궁은 보혈하면서 동시에 활혈하는 작용을 한다. 홍화와 우슬·육계는 활혈하여 최생하는데, 특히 육계는 온경활혈하는 작용이 강하다. 차전자는 이수삼습(利水滲濕)하고 약력을 하행(下行)시킨다. 단 홍화는 활혈거어하는 작용이 강력하여 태아와 산모에 손상을 줄 우려가 있으므로 최생을 목적으로 사용할 때는 없애는 것이 좋으며, 「婦人規」에서는 분만이 시작되어 출산을 하려고 할 때 복통이 이미 심한 경우에는 탈화전에서 육계를 5~7分 정도만 쓴다고 하였다. 이것은 신열한 육계가 땀을 과다하게 내어 산모의 기를 손상시킬 우려가 있기 때문으로 생각된다. 그러나 이 두 약은 난산이 오래된 사태(死胎)를 내리는 경우에는 반드시 사용되어야 한다. 또 복약 후 술을 몇 잔 마시라는 것은 술의 약력을 빌어서 행혈하는 작용을 강하게 하는 것인데, 현재의 관점에서 보면 알콜은 염증을 더욱 심하게 하므로 신중하게 사용하여야 할 것이다.

사태가 뱃속에 단단히 맺혀 있어서 내려오지 않으면 박초(朴硝)를 써서 연견소적(軟堅消積)시키면서 적괴를 하행하여야 한다. 기허가 심하면 인삼을 적당히 더 넣어 보기시키는데, 「婦人規」에서는 기허로 무력하면 인삼 2~3전을 넣고 기허가 심하면 임의로 증량한다고 하였다. 음허한 경우에는 숙지황을 더 넣어서 보음시켜야 하는데, 산후에는 니체(膩滯)한 것을 소화시키지 못하는 경우가 있으므로 주의해서 사용하여야 한다.

【 按 】

이 처방은 조선후기 의서에 인용된 바가 없다.

九蜜煎 十二

【 原文 】

治産後陽氣虛寒, 或陰邪入臟, 心腹疼痛, 嘔吐不食, 四肢厥冷. 此與大岩蜜湯略同而稍勝之.

當歸 熟地 各三錢 芍藥 酒炒焦 茯苓 各錢半 炙甘草 乾薑 炒 肉桂 北細辛 各一錢 吳茱萸 製五分

水二鍾, 煎服.

【 解釋 】

산후에 양기가 허한(虛寒)하거나 혹은 음사(陰邪)가 장부(臟腑)에 침범하여 명치 밑이나 배가 아프고 토하고 음식을 먹지 못하며 팔다리가 찬 것을 치료한다. 이것은 대암밀탕(大岩蜜湯)과 유사하나 효과는 약간 더 낫다.

당귀 · 숙지황 각각 12g, 작약(술로 축여 눋도록 볶은 것) · 복령 각각 6g, 자감초 · 건강(볶은 것) · 육계 · 세신(북쪽에서 난 것) 각각 4g, 오수유(법제한 것) 2g.

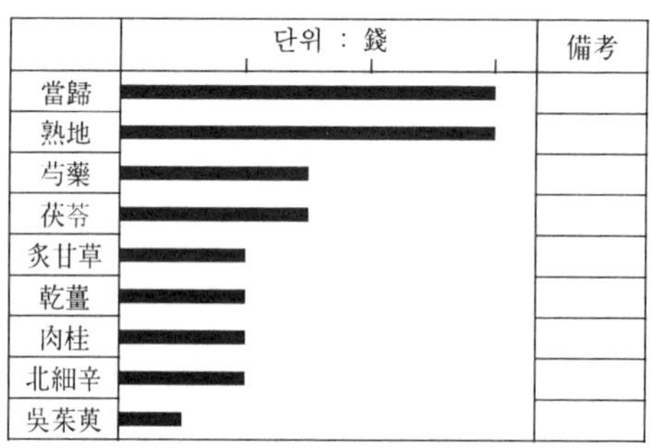

물 두 사발에 넣고 달여 먹는다.

【 方解 】

이 처방은 대암밀탕에서 생지를 숙지로 계심을 육계로 바꾸고, 독활과 소초(小草)[185]를 빼고 복령을 더 넣은 처방으로 모두 아홉 가지 약으로 구성되었으므로 구밀전이라고 하였다. 산후의 양기부족으로 허한하고 음사(陰邪)가 장부에 침입하여 발생하는 심복동통, 구토, 불식, 사지궐냉 등을 치료한다. 또한 이 처방은 『金匱要略』의 온경탕(溫經湯)의 계열에서 발전한 처방으로 볼 수 있으며, 주로 온경보혈(溫經補血)에 중점을 두고 산한지통(散寒止痛)하는 작용을 겸하고 있는 것이 특징이다.

산후의 출혈과다로 인한 허증이므로 숙지황·당귀·작약과 같은 사물지제(四物之劑)로 영혈을 보익하고, 허한증(虛寒證)이므로 건강·육계·오수유·세신 등의 온양산한(溫陽散寒)하고 지통하는 약물을 사용하여 한사를 흩는다. 또 자감초와 복령은 건비화중(健脾和中)하고 영심(寧心)하는 작용이 있어서 숙지의 니체(膩滯)함과 부자·건강·육계의 조열함을 억제하는 작용이 있다.

【 按 】

이 처방은 『醫宗損益』에 인용되어 있다.

이 처방과 온경탕, 대암밀탕은 모두 당귀·작약·육계·감초를 기본으로 온경지통하는 의미로 사용되었는데, 온경탕은 거기에 보기하는 인삼과 활혈하는 우슬·목단피·천궁·봉출을 가하였으며, 대암밀탕은 생지황을 추가하여 양혈생진(涼血生津)하면서 동시에 건강·오수유·독활·소초·세신 등을 추가하여 온경거풍(溫經祛風)하는 작용이 있으며, 구밀전은 숙지황·작약·건강·오수유·세신·복령으로 보혈하면서 온경지통(溫經止痛)하는 작용을 강화하였다.

	人蔘	牛膝	甘草	當歸	川芎	牧丹皮	蓬朮	肉桂	地黃	芍藥	乾薑	吳茱萸	獨活	小草	細辛	茯苓
溫經湯	*	*	*	*	*	*	*	心		*						
大岩蜜湯			*	*				心	生	*	*	*	*	*	*	
九蜜煎			*	*				*	熟	*	*	*			*	*

185) 遠志의 別名.

淸化飮 十三

【原文】

治婦人產後因火發熱, 及血熱妄行, 陰虧諸火不淸等證.
芍藥 麥冬 各二錢 丹皮 茯苓 黃芩 生地 各二·三錢 石斛 一錢
水一鍾半, 煎七分. 食遠溫服. 如覺骨蒸多汗者, 加地骨皮一錢半. 熱甚而渴或頭痛者, 加石膏一·二·三錢. 下熱便澁者, 加木通一·二錢, 或黃檗·梔子皆可隨證用之. 如兼外邪發熱, 加柴胡一·二錢.
愚按: 丹溪云: 芍藥酸寒, 大伐發生之氣, 產後忌用之. 此亦言之過也. 夫芍藥之寒, 不過於生血藥中稍覺其淸耳, 非若芩·連輩之大苦大寒者也. 使芍藥猶忌如此, 則他之更寒者, 尤爲不可用矣. 余每見產家過愼者, 或因太煖, 或因年力方壯, 而飮食藥餌太補過度, 以致產後動火者, 病熱極多. 若盡以產後爲虛, 必須皆補, 豈盡善哉! 且芍藥性淸, 微酸而收, 最宜於陰氣散失之證, 豈不爲產後之要藥乎? 不可不辨也.

【解釋】

부인이 산후에 화기(火氣)로 인해 열이 나는 것과 혈이 열을 받아 마음대로 돌아가는 것, 음이 허하여 여러 가지 화가 다 맑아지지 않는 것을 치료한다.

작약 · 맥문동 각각 8g, 목단피 · 복령 · 황금 · 생지황 각각 8~12g, 석곡 4g.

물 한 사발 반에 넣고 7할이 되게 달여 식후 한참 뒤에 따듯하게 먹는다. 골증열(骨蒸熱)이 나면서 땀을 많이 흘리면 지골피 6g을 더 넣어 쓴다. 열이 심하여 갈증이 나거나 머리가 아프면 석고 4~8~12g을 더 넣어 쓴다. 하초에 열이 있어서 소변이 잘 나오지 않으면 목통 4~8g을 더 넣거나 혹은 황벽·치자를 적당히 더 넣어 쓴다. 외사가 겸하여 있어서 열이 나면 시호 4~8g을 더 넣는다.

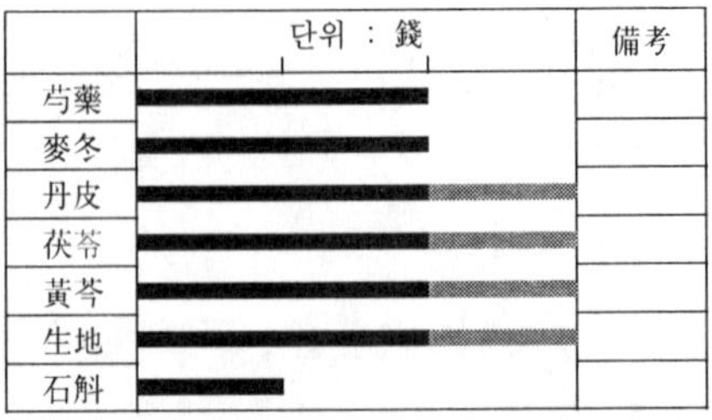

나의 견해[愚按] : 단계(丹溪)는 "작약은 시고 찬 약이므로 막 자라나는 생기[發生之氣]를 심하게 손상시키는 작용을 하므로 산후에는 사용을 꺼려야 한다"고 하였다. 이것은 너무 지나친 말이다. 비록 작약이 찬 성질이 있어도 피를 생성하는 약 중에서 약간 서늘한 정도이지 황금과 황련과 같은 약의 아주 찬 성질과 같지는 않다. 작약을 이와 같이 꺼린다면 더 차가운 다른 약들은 더욱 사용할 수 없을 것이다. 나는 출산한 집안에서 이것을 지나치게 꺼려하여 혹은 너무 따듯하게 하거나 혹은 아직 젊고 기력이 튼튼한데도 너무 보익하는 음식과 약을 먹어서 산후에 화가 동하게 되어 열이 아주 심한 병이 되는 경우를 여러 번 보았다. 만약 산후를 모두 허증으로만 보아서 반드시 보익하여야 한다면 어찌 이것을 좋다고 하겠는가! 또 작약의 서늘한 성질과 약간 신맛으로 수렴하는 작용은 음기가 흩어진 증세에 가장 적절한 것이니 산후에 아주 요긴한 약이 아니겠는가? 마땅히 잘 분별하여야 할 것이다.

【 方解 】

산후에 혈열망행(血熱妄行)하는 등의 화열로 인한 증세를 자음청열(滋陰淸熱)하므로 청화음이라고 하였다. 이 처방은 서각지황탕과 감로음을 기본으로 구성되었는데, 자음청열하고 양혈사화(凉血瀉火)하는 작용이 뛰어나므로 주로 음허로 화기가 동하는데 사용된다.

생지황·작약·목단피는 모두 서각지황탕(犀角地黃湯)[186]의 구성약물로 혈분으로 들어가 양혈지혈(凉血止血)하면서 거어생신(祛瘀生新)하는 작용이 있다. 또 황금·맥문동·석곡은 청열생진하는 작용이 있으며 감로음(甘露飮)[187]의 중요한 구성약물이다. 여기에 화중리습(和中利濕)하는 복령을 사용하여 열을 수습과 함께 배설시키는 작용을 한다.

골증열(骨蒸熱)로 땀이 많이 난다면 자음(滋陰)하고 청허열(淸虛熱)하는 지골피를 더 넣어 쓰고, 열이 심하여 갈증과 두통이 있는 경우에는 석고를 넣어 청열하여야 한다. 하초의 열로 대변이 비삽(秘澁)하면 목통을 넣어 이수(利水)하면서 하초의 습열을 제거하거나, 혹은 황백과 치자로 하초의 습열과 상초의 울열을 동시에 치료한다. 또 외사로 발열을 겸한 경우에는 시호를 넣어 양산(凉散)하여야 한다. 그리고 우안(愚按)에서 작약에 대한 단계의 견해를 비판한 것은 온보학파(溫補學派)로만 알려져 있던 경악의 새로운 모습을 보여준다. 경악은 결코 온보를 위한 온보를 주장한 것이 아니라 변증시치를 주장한 것이요, 그가 자음을

---

186) 生地黃, 芍藥, 牡丹皮, 犀角으로 구성되어 "勞心動火, 熱入血室, 吐血衄血, 發狂發黃, 及小兒瘡痘血熱等證"을 치료한다. 「古方八陣·寒陣79」에는 『和劑局方』의 처방으로 되어있으나, 현재의 『局方』에는 보이지 않으며 『千金要方』에서 유래된 처방이다.

187) 「古方八陣·寒陣10」에 수록되어 있으며 『千金方』에서 인용되었다. 枇杷葉, 生地黃, 熟地黃, 天門冬, 麥門冬, 黃芩, 石斛, 茵陳, 枳殼, 炙甘草로 구성되어 있으며, "男婦小兒胃中客熱, 口舌生瘡, 咽喉腫痛, 牙齦腫爛, 時出膿血" 등을 치료한다.

비판하고 온보를 주장한 것은 지나치게 자음에 치우친 세태를 비판하기 위한 것에 불과하다.

【 按 】

이 처방은『醫宗損益』에 인용되어 있다.

毓麟珠 十四

【 原文 】

治婦人氣血俱虛, 經脈不調, 或斷續, 或帶濁, 或腹痛, 或腰痠, 或飮食不甘, 瘦弱不孕, 服一·二斤卽可受胎. 凡種子諸方, 無以加此.

人蔘 白朮 土炒 茯苓 芍藥 酒炒, 各二兩 川芎 炙甘草 各一兩 當歸 熟地 蒸搗, 各四兩 菟絲子 製, 四兩 杜冲 酒炒 鹿角霜 川椒 各二兩

右爲末, 煉蜜丸, 彈子大. 每空心嚼服一·二丸, 用酒或白湯送下, 或爲小丸呑服亦可. 如男子製服, 宜加枸杞·胡桃肉·鹿角膠·山藥·山茱萸·巴戟肉各二兩. 如女人經遲腹痛, 宜加酒炒破故·肉桂各一兩, 甚者再加吳茱萸五錢, 湯泡一宿炒用. 如帶多腹痛, 加破故一兩, 北五味五錢, 或加龍骨一兩, 醋煆用. 如子宮寒甚, 或泄或痛, 加製附子·炮乾薑隨宜. 如多鬱怒, 氣有不順, 而爲脹爲滯者, 宜加酒炒香附二兩, 或甚者再加沈香五錢. 如血熱多火, 經早內熱者, 加川續斷·地骨皮各二兩, 或另以湯劑暫淸其火, 而後服此, 或以湯引酌宜送下亦可.

【 解釋 】

부인의 기혈(氣血)이 다 허하여 월경이 고르지 못하고 혹 끊어졌다 계속되거나 대하(帶下)와 백탁(白濁)이 있으면서 배가 아프고 허리가 시큰거리고 밥맛이 없으며 몸이 여위고 약해서 임신하지 못하는 데 이 약을 600~1200g을 먹으면 임신할 수 있다. 임신하게 하는 처방이 여러 가지 있으나 이보다 더 나은 것은 없다.

인삼·백출(흙과 함께 덖은 것)·복령·작약(술에 축여 덖은 것) 각각 80g, 천궁·자감초 각각 40g, 당귀·숙지황(쪄서 짓찧은 것) 각각 160g, 토사자(법제한 것) 160g, 두충(술에 축여 덖은 것)·녹각상·천초 각각 80g.

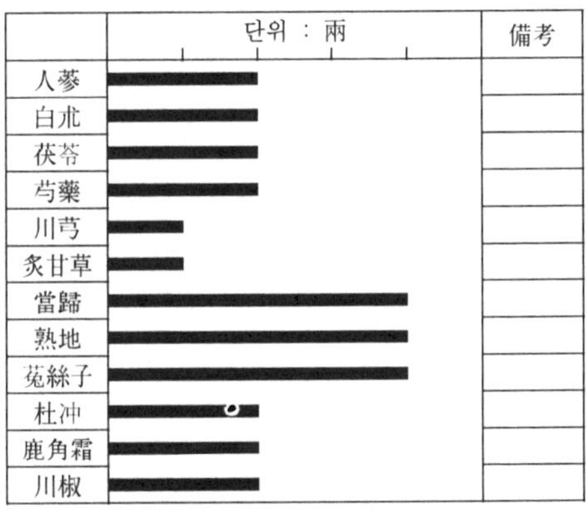

위의 약을 가루내어 졸인 꿀로 탄환만한 알약을 만든다. 한번에 1~2알씩 빈속에 잘 씹어서 술 혹은 끓인 물로 마시는데, 혹은 알을 작게 만들어 삼킬 수도 있다. 만일 남자가 만들어 먹으려면 구기자·호도육·녹각교·산약·산수유·파극육을 각각 80g 더 넣어 쓴다. 부인의 월경이 늦어지면서 배가 아프면 파고지(술에 축여 덖은 것)·육계 각각 40g을 더 넣어 쓰고, 심하면 오수유(끓는 물에 넣어 하루를 묵힌 것) 20g을 더 넣어 쓴다. 대하가 많으면서 배가 아프면 파고지 40g과 오미자(북쪽에서 난 것) 20g, 혹은 용골 40g을 더 넣어 쓴다. 자궁이 몹시 차면서 설사하거나 배가 아프면 부자(법제한 것)·건강(구운 것)을 적당히 더 넣어 쓴다. 울노(鬱怒)가 심하고 기가 순조롭지 못하여 배가 부어오르고 막힌 경우는 향부자(술에 축여 덖은 것) 80g을 더 넣어 쓰거나 심하면 침향 20g을 더 넣어 쓴다. 혈분에 화열(火熱)이 많아서 월경이 당겨지고 속에 열이 있으면 천속단(川續斷)·지골피 각각 80g씩을 별도로 끓여 먹어 화기를 맑힌 다음 이 약을 복용하거나, 혹은 이 약과 함께 타서 먹어도 좋다.

【 方解 】

육(毓)은 기른다는 의미이고 린(麟)은 기린아(麒麟兒)를 말하는 것이므로, 육린주란 기린과 같이 훌륭한 자손을 얻게 하는 옥구슬과 같은 훌륭한 약이란 뜻이다. 일반적으로 기린아는 선천적으로 뛰어난 자질을 타고난 아이를 말하지만 경악은 「宜麟策」에서 기린아는 신체적, 정신적, 사회적으로 훌륭한 자식을 말하는 것으로 정의하고 있으며, 이것은 단순히 약물이나 방술에 의하여 만들어지는 것이 아니라고 주장하였다. 이 처방은 주로 여성이 기혈구허(氣血俱虛)로 인하여 월경이 고르지 못하여 임신이 안되는 경우에 가장 뛰어난 처방으로서, 경악이 임신의 조건으로 남녀를 불문하고 기혈이 고르고 왕성한 것을 가장 중요시하여 기혈을 조리하는 것을 불임 치료의 가장 기본으로 생각한 것에 근거하여 입방된 것이다.

따라서 이 처방은 기혈을 모두 보익하고 조리하는 팔진탕(八珍湯)을 기본으로 토사자·두충·녹각상·천초를 가미하여 구성되었다. 특히 토사자와 두충은 보신익정(補腎益精)하여 요슬산연(腰膝酸軟)을 치료한다. 녹각상은 신양을 보익하는데, 자니(滋膩)하지 않는 점은 좋으나 약력이 부족하므로 녹용을 사용하는 것이 더 나을 것으로 생각된다. 천초는 신온하여 하초를 덥히면서 산한하는 효과가 뛰어나다. 따라서 이 처방은 기혈이 부족하면서 동시에 충임맥이 허한한 경우에 조리기혈(調理氣血)하는 팔진탕에 보신온양(補腎溫陽)하는 약을 첨가하여 여성의 생식력을 극대화하려는 것으로 생각된다. 청대의 장병성(張秉成)의『成方便讀』[188]에서는 "血家百病此方通"이라고 이 처방을 극찬하였는데, 실제 임상에서도 불임치료에 많이 사용되고 있다.

남성의 경우에는 불임의 원인이 신양허약에 기인하는 경우가 더 많으므로 구기자·호도육·녹각교·산약·산수유·파극 등을 더 넣어 보양하는 공능을 강화하여야 한다. 월경이 늦어지면서 복통이 있다는 것은 음한(陰寒)한 기로 혈응(血凝)한 것이므로 파고지나 육계·오수유 등을 넣어 하초를 온난하게 하여 혈행을 촉진시킨다. 대하가 많으면서 복통이 심하면 파고지를 넣어 하초를 온난하게 하고 오미자나 용골을 넣어 수렴시켜야 한다. 자궁에 한기가 심하여 설사와 복통이 있으면 부자나 건강으로 온중축한(溫中逐寒)시켜야 한다. 울노(鬱怒)가 심하여 나타나는 복창(腹脹)·기체(氣滞) 등의 증세에는 향부자나 침향으로 리기산울(理氣散鬱)하면서 지통하여야 한다. 혈분에 열이 많아서 월경이 빨라지는 것은 음허로 인한 허화인 경우가 많으므로 속단과 지골피를 더 넣어 자음청화(滋陰清火)하여야 한다.

【按】

이 처방은『醫門寶鑑』,『醫宗損益』,『方藥合編』에 인용되어 있다.

贊育丹 又十四

【原文】

治陽痿精衰, 虛寒無子等證妙方.

188) 清代 張秉成이 1904년에 간행한 4권의 책으로 古今의 常用成方 290여 방을 匯編하여 補養·發表·攻裏 등 21類로 나누었으며, 每方을 七言歌訣로 편성하고 病因·方義를 詳釋하여 초학자의 입문서가 되게 하였다.

熟地 八兩, 蒸搗 白朮 用冬朮, 八兩 當歸 枸杞 各六兩 杜冲 酒炒 仙茅 酒蒸一日 巴戟肉 甘草湯炒 山茱萸 淫羊藿 羊脂拌炒 肉蓯蓉 酒洗去甲 韭子 炒黃, 各四兩 蛇床子 微炒 附子 製 肉桂 各二兩

右煉蜜丸服. 或加人蔘·鹿茸亦妙.

【 解釋 】

양위증(陽痿證)이나 정기가 쇠약하며 하초(下焦)가 허하고 차서 아이를 낳지 못하는 증세를 치료하는데 매우 효과가 좋다.

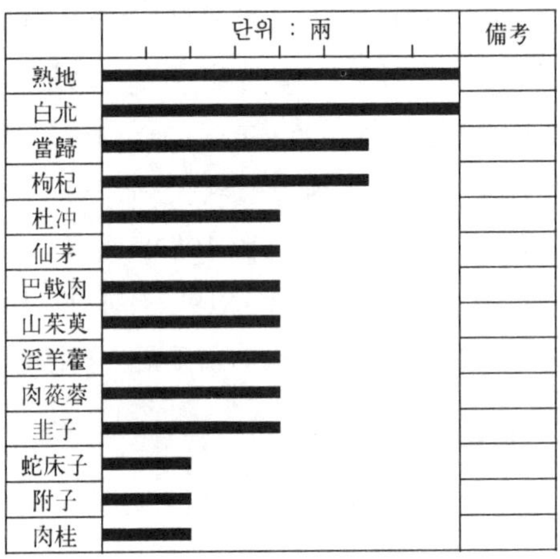

숙지황(쪄서 짓찧은 것) 320g, 백출(겨울에 난 것) 320g, 당귀·구기자 각각 240g, 두충(술에 축여 볶은 것)·선모(술에 하루 동안 찐 것)·파극육(감초 끓인 물로 볶은 것)·산수유·음양곽(양의 비계에 섞어 볶은 것)·육종용(술에 씻어 비늘을 벗긴 것)·구자(누렇게 볶은 것) 각각 160g, 사상자(약간 볶은 것)·부자(법제한 것)·육계 각각 80g.

위의 약을 졸인 꿀에 반죽하여 알약을 만들어 먹는다. 혹 인삼과 녹용을 더 넣어 써도 좋다.

【 方解 】

남성의 양기를 도와주어 신허로 인한 불육(不育)을 치료하여

주므로 찬육단이라고 하였다. 이 처방은 신양을 온보하는 약을 위주로 하면서 정혈을 보익하는 약을 배합하여 양허하면서 음정이 쇠갈하여 조로(早老)하고 무자(無子)한 경우나 여성의 자궁이 냉하여 불임이 된 경우를 치료한다.

부자와 육계 · 선모 · 음양곽 · 파극육 · 육종용 · 구자 · 사상자 등은 모두 신양을 온보하는 약인데, 부자와 선모 · 파극은 독성이 있으므로 포제(炮製)하거나 술로 찌거나 감초탕으로 초(炒)하여 독성을 줄여야만 장복할 수 있다. 숙지황과 당귀 · 구기 · 두충 · 산수유 등으로 정혈을 보익하여 양기의 근본을 튼튼히 한다. 그리고 백출은 건비익기(健脾益氣)하면서 비위의 기능을 좋게 하여 약물이 니체(膩滯)되지 않고 잘 소화되도록 하는 작용이 있다.

이상의 약을 환약으로 만들어 장복하도록 하는데 양기가 많이 부족한 경우에는 인삼과 녹용을 더 넣기도 하는 바, 이것은 육린주의 남자제복법(男子製服法)과 유사하다.

【 按 】

이 처방은 『醫門寶鑑』, 『醫宗損益』에 인용되어 있다.

육린주와 찬육단은 모두 구사(求嗣)하는 처방이므로 '인진(因陣)14'에 함께 수록하였다. 그러나 육린주는 불임의 원인이 주로 여성에 있을 때 사용하고, 찬육단은 남성에 있을 때 사용한다. 또한 육린주는 팔물탕을 기본으로 기혈을 조절하여 조경하는 데 치중하였고, 찬육단은 우귀음(右歸飮)과 같이 보양을 위주로 허한증을 치료하여 양위(陽痿), 정쇠(精衰) 등을 치료한다.

이상 소요음(逍遙飮)(「新方八陣 · 因陣1」)에서 찬육단까지의 처방은 모두 부인과에 해당하는 처방으로 「古方八陣 · 婦人規古方」에 상응한다.

柴歸飮 十五

【 原文 】

治痘瘡初起, 發熱未退, 無論是痘是邪, 疑似之間, 均宜用此平和養營之劑以爲先着. 有毒者可托, 有邪者可散, 實者不致助邪, 虛者不致損氣. 凡陽明實熱邪盛者, 宜升麻葛根湯; 如無實邪, 則悉宜用此增減主之.

當歸 二·三錢 芍藥 或生或炒, 一錢半 柴胡 一錢, 或錢半 荊芥穗 一錢 炙甘草 七分, 或一錢

水一鍾半, 煎服. 或加生薑三片. 血熱者, 加生地. 陰虛者, 加熟地. 氣虛脈弱者, 加人蔘. 虛寒者, 加炮薑·肉桂. 火盛者, 加黃芩. 熱渴者, 加乾葛. 腹痛者, 加木香·砂仁. 嘔惡者, 加炮薑·陳皮. 若治麻疹, 或以荊芥易乾葛. 陰寒盛而邪不能解者, 加麻黃·桂枝.

【 解釋 】

천연두[痘瘡]의 초기에 열이 나서 내리지 않아 두창 때문인지 사기로 인한 것인지 의심될 때는 모두 이 약과 같이 평화(平和)하고 영혈(營血)을 보양(補養)하는 약을 가장 먼저 써야 한다. 이 약은 독이 있으면 독을 밀어내고 사기가 있으면 사기를 발산시키고, 실증에도 사기를 도와주지 않고 허증에도 기를 더 손상시키지 않는다. 대체로 양명에 실열이 있어서 사기가 성한 데는 승마갈근탕(升麻葛根湯)을 써야 하지만 실사(實邪)가 없는 데는 모두 이 약을 가감하여 쓴다.

당귀 8~12g, 백작약(생 것이나 혹은 볶은 것) 6g, 시호 4~6g,

형개수 4g, 자감초 2.8g (혹은 4g).

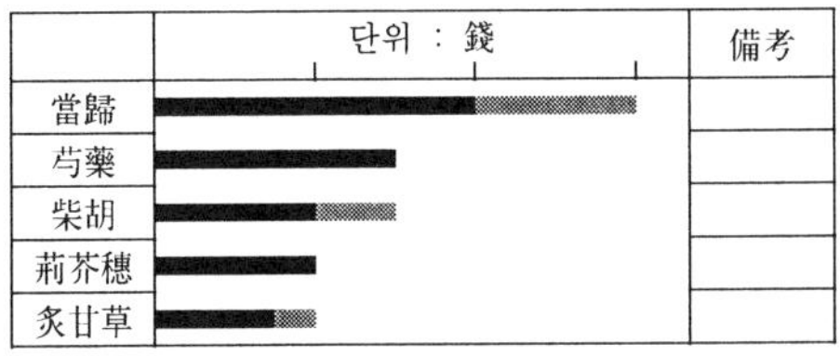

물 한 사발 반에 넣고 달여 먹는다. 혹은 생강 3쪽을 더 넣어 먹는다. 혈열(血熱)이 있으면 생지황을 더 넣어 쓴다. 음이 허하면 숙지황을 더 넣어 쓴다. 기가 허하고 맥이 약하면 인삼을 더 넣어 쓴다. 허한(虛寒)하면 건강(구운 것)·육계를 더 넣어 쓴다. 화기가 왕성하면 황금을 더 넣어 쓴다. 열이 있어서 갈증이 나면 건갈을 더 넣어 쓴다. 배가 아프면 목향, 사인을 더 넣어 쓴다. 메스껍고 구역질을 하면 건강(구운 것)·진피를 더 넣어 쓴다. 만일 홍역[痲疹]을 치료할 때는 형개 대신에 건갈을 더 넣어 쓰기도 한다. 음한이 성하여 사기가 풀어지지 않으면 마황·계지를 더 넣어 쓴다.

【 按 】

이 처방은 『痲科會通』, 『醫宗損益』, 『方藥合編』, 『醫鑑重磨』에 인용되어 있다.

疏邪飮 十六

【 原文 】

治痘疹初起發熱, 凡血氣强盛, 無藉滋補者, 單宜解邪, 用此方爲主, 以代升麻葛根湯及蘇葛湯等方, 最爲妥當.

柴胡 倍用 芍藥 倍用, 酒炒 蘇葉 荊芥穗 炙甘草 減半

水一鍾半, 煎服. 無火者, 加生薑三片. 火盛內熱者, 加黃芩. 渴者, 加乾葛.

【 解釋 】

두진(痘疹)이 처음 일어날 때 열이 나는 것을 치료하는데, 무릇 기혈이 왕성하여 보하는 것이 적당하지 않고 단지 사기를 풀어야 하는 데 이 처방을 쓴다. 승마갈근탕(升麻葛根湯)과 소갈탕(蘇葛湯) 등의 처방을 대신하여 쓰면 가장 좋다.

시호 두 배로 쓴다, 작약(술에 축여 볶은 것) 두 배로 쓴다, 소엽·형개수·자감초 절반으로 줄여 쓴다.

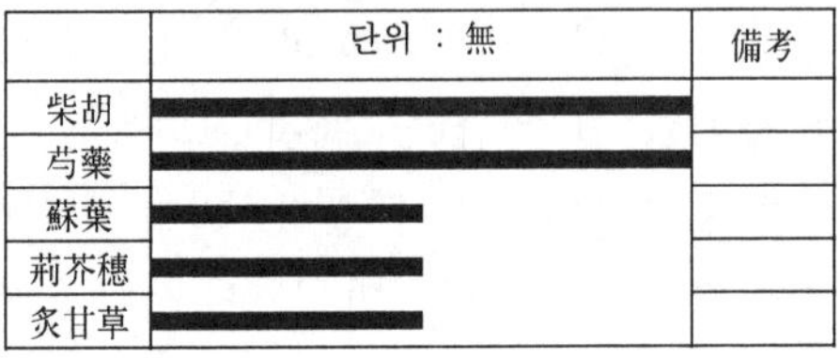

물 한 사발 반에 넣고 달여 먹는다. 화증(火症)이 없으면 생강 3쪽을 더 넣어 쓴다. 화기(火氣)가 성하고 속에 열이 있으면 황금을 더 넣어 쓴다. 갈증이 있으면 건갈(乾葛)을 더 넣어 쓴다.

【 按 】

이 처방은 『痲科會通』에 인용되어 있다.

凉血養營煎 十七

【 原文 】

治痘瘡血虛血熱, 地紅熱渴, 或色燥不起, 及便結溺赤, 凡陽盛陰虛等證, 悉宜用此.

生地黃 當歸 芍藥 生甘草 地骨皮 紫草 黃芩 紅花

水一鍾半, 煎服, 量兒大小加減用之. 渴, 加天花粉. 肌熱無汗, 加柴胡. 熱毒甚者, 加牛蒡子·木通·連翹之屬. 血熱毒不透者, 加犀角.

【 解釋 】

두창(痘瘡)에 혈허(血虛)나 혈열(血熱)로 살갗이 붉으며[189] 열이 나고 메말라서 혹은 빛깔이 까칠하여 솟아오르지 않고 또 대변이 굳고 소변이 붉은 것과 같은 양이 성하고 음이 허한 증세를 치료하는 데 이 처방을 쓴다.

생지황, 당귀, 작약, 생감초, 지골피, 자초, 황금, 홍화.

물 한 사발 반에 넣고 달여 먹는데, 나이에 따라 양을 가감하여 쓴다. 갈증이 있으면 천화분을 더 넣어 쓴다. 기육(肌肉)에 열이 나면서 땀이 나지 않으면 시호를 더 넣어 쓴다. 열독(熱毒)이 심하면 우방자 · 목통 · 연교 같은 약을 더 넣어 쓴다. 혈열(血熱)이 심하여 독을 발산시킬 수 없으면 서각을 더 넣어 쓴다.

	단위 : 無	備考
生地黃		
當歸		
芍藥		
生甘草		
地骨皮		
紫草		
黃芩		
紅花		

【 按 】

이 처방은 『麻科會通』, 『醫宗損益』에 인용되어 있다.

柴葛煎 十八

【 原文 】

治痘疹表裏俱熱, 散毒養陰, 及瘟疫等證.

---

189) 痘疹에서 地는 '地紅', '地白' 등의 용례로 쓰여서 피부의 색을 표현하는 말로 사용되었다.

柴胡 乾葛 芍藥 黃芩 甘草 連翹
水一鍾半, 煎服.

【 解釋 】

두진(痘疹)에 겉과 속이 모두 열이 나는 것을 치료하여 독기를 흩고 음기를 기르는 데 쓰거나 온역(瘟疫) 등을 치료한다.

시호, 건갈, 작약, 황금, 감초, 연교.

물 한 사발 반에 넣고 달여 먹는다.

	단위 : 無	備考
柴胡		
乾葛		
芍藥		
黃芩		
甘草		
連翹		

【 按 】

이 처방은 『痲科會通』, 『醫宗損益』에 인용되어 있다.

搜毒煎 十九

【 原文 】

解痘疹熱毒熾盛, 紫黑乾枯, 煩熱便結純陽等證.
紫草 地骨皮 牛蒡子 杵 黃芩 木通 連翹 蟬蛻 芍藥 等分
水一鍾半, 煎服. 渴者, 加天花粉·麥門冬. 陽明熱甚, 頭面牙齦腫痛者, 加石膏·知母. 大腸乾結實[190], 臍腹實脹者, 加大黃·芒硝. 血熱妄行者, 加犀角·童便. 小水熱閉者, 加山梔·車前子. 兼表熱者, 加柴胡.

【 解釋 】

190) 實은 衍字가 아닌가 의심된다.

천연두[痘疹]에 열독이 매우 성하여 빛이 검붉고 마르며 번열이 나고 대변이 굳은 등의 순양증(純陽症)을 치료한다.

자초, 지골피, 우방자(절구에 찧은 것), 황금, 목통, 연교, 선태, 작약 모두 같은 양.

	단위 : 無	備考
紫草		
地骨皮		
牛蒡子		
黃芩		
木通		
連翹		
蟬蛻		
芍藥		

물 한 사발 반에 넣고 닳여 먹는다. 갈증이 있으면 천화분·맥문동을 더 넣어 쓴다. 양명열이 심하여 머리, 얼굴, 잇몸이 붓고 아프면 석고·지모를 더 넣어 쓴다. 대변이 굳고 배꼽주위가 단단하게 불러오면 대황·망초를 더 넣어 쓴다. 혈이 열을 받아 마음대로 돌아다니면 서각과 동변을 더 넣어 쓴다. 열이 있어서 소변이 막힌 데는 치자와 차전자를 더 넣어 쓴다. 표(表)에 열이 있으면 시호를 더 넣어 쓴다.

【 按 】

이 처방은『痲科會通』,『醫宗損益』에 인용되어 있다.

六物煎 二十

【 原文 】

治痘疹血氣不充, 隨證加減用之, 神效不可盡述. 幷治男婦氣血俱虛等證.

炙甘草 當歸 熟地 或用生地 川芎 三·四分, 不宜多 芍藥 俱隨宜加減 人蔘 或有或無, 隨虛實用之. 氣不虛者不必用

右咀, 用水煎服. 如發熱不解, 或痘未出之先, 宜加柴胡以

疏表, 或加防風佐之. 如見點後, 痘不起發, 或起而不貫, 或貫而漿薄, 均宜單用此湯, 或加糯米·人乳·好酒·肉桂·川芎以助營氣. 如氣虛癢塌不起, 加穿山甲炒用. 如紅紫血熱不起, 宜加紫草或犀角. 如脾氣稍滯者, 宜加陳皮·山査. 如胃氣虛寒多嘔者, 加乾薑炒用, 或加丁香. 如腹痛兼滯者, 加木香·陳皮. 表虛氣陷不起, 或多汗者, 加黃芪. 氣血俱虛, 未起未貫而先癢者, 加肉桂·白芷. 如元氣大虛, 寒戰咬牙泄瀉, 宜去芍藥, 加黃芪·大附子·乾薑·肉桂.

【 解釋 】

천연두[痘疹]에 기혈이 충실하지 못할 때 증세에 따라 가감하여 쓰면 뛰어난 효과를 말로 다 할 수 없이 좋다. 또한 성인 남녀의 기혈이 모두 허한 증세도 치료할 수 있다.

	단위 : 錢	備考
炙甘草		隨宜
當歸		隨宜
熟地		隨宜
川芎		3~4分
芍藥		隨宜
人蔘		隨宜

자감초 · 당귀 · 숙지황(혹은 생지황을 쓴다) · 천궁 1.2~1.6g(많이 넣는 것은 좋지 않다) · 백작약(이상의 약들은 모두 증상에 따라 넣거나 뺀다), 인삼(있어도 좋고 없어도 좋은데 허실에 따라 사용하여야 한다. 기가 허하지 않으면 반드시 쓰지 않아도 좋다).

위의 약을 잘게 부수어 물에 달여 먹는다. 열이 내리지 않으면서 구슬이 돋지 않는 데는 시호를 더 넣어 표부(表部)를 통하게 하는데, 혹은 방풍을 더 넣어 약력을 돕기도 한다. 반점이 나타난 뒤 구슬은 아직 융기되지 않았거나 혹은 융기되었으나 물은 실리지 않고 혹은 물이 실렸다 해도 약간 실린 데는 다 이 약만을 쓰는 것이 좋다. 혹은 찹쌀[糯米], 젖[人乳], 좋은 술, 육계, 천궁을 더 넣어 영기(營氣)를 도와주기도 한다. 기가 허하여 가렵고 구슬이 얕고 제대로 융기되지 못한 데는 천산갑(덖어서 쓴다)을 더 넣어 쓴다. 구슬의 색이 붉으나 혈열(血熱)로 융기되지 못한 데는 자초나 서각을 더 넣어 쓴다. 비기(脾氣)가 약간 체하였으면 진피·산사를 더 넣어 쓴다. 위가 허하고 차서 구역질하는 데는 건강(덖은 것)을 더 넣거나 정향을 더 넣어 쓴다. 배가 아프면서 식체까지 겸했을 때는 목향·진피를 더 넣어 쓴다. 표(表)가 허해서 구슬이 푹 꺼지고 융기되지 못한 것과 땀이 많이 나는 데는 황기를 더 넣어 쓴다. 기혈이 다 허하여 융기되지 못하고 물이 실리지 않으면서 먼저 가려운 데는 육계·백지를 더 넣어 쓴다. 원기가 몹시 허하여 추워서 이를 쪼면서 떨고 설사하는 데는 작약을 빼고 황기·부자(큰 것)·건강·육계를 더 넣어 쓴다.

【 按 】

이 처방은『痲科會通』,『醫宗損益』에 인용되어 있다.

六氣煎 二一

【 原文 】

治痘瘡氣虛, 癢塌倒陷, 寒戰咬牙, 幷治男婦陽氣虛寒等證.
黃芪 炙 肉桂 人蔘 白朮 當歸 炙甘草
右咀, 水煎服. 加減法照前六物煎.

【 解釋 】

천연두[痘瘡]에 기가 허하여 가렵고 구슬이 얕거나 꺼져 들어가고 오한이 나서 떨면서 이빨을 꽉 무는 것을 치료한다. 아울러 성인 남녀의 양기가 허하고 찬 등의 증상을 치료한다.

황기(덖은 것), 육계, 인삼, 백출, 당귀, 자감초.

위의 약을 부수어 물에 넣고 달여 먹는다. 가감법은 앞의 육물전(六物煎)을 참고하기 바란다.

	단위 : 無	備考
黃芪		
肉桂		
人蔘		
白朮		
當歸		
炙甘草		

【 按 】

이 처방은『痲科會通』,『醫宗損益』에 인용되어 있다.

九味異功煎 二二

【 原文 】

治痘瘡寒戰咬牙倒陷, 嘔吐泄瀉, 腹痛虛寒等證. 用代陳氏十二味異功散等方.

人蔘 二·三錢 黃芪 炙, 一·二錢 當歸 熟地 各二·三錢 炙甘草 七分, 或一錢 丁香 三·五分, 或一錢 肉桂 一錢 乾薑 炮一·二錢 製附子 一·二錢

右量兒大小加減, 用水一鍾半, 煎七分, 徐徐與服之. 如泄瀉腹痛, 加肉豆蔻麪炒一錢, 或加白朮一·二錢.

【 解釋 】

천연두[痘瘡]에 추워 떨면서 이빨을 깨물면서 구슬이 꺼져 들어가고 토하거나 설사하며 배가 아픈 등의 허한한 증을 치료한다. 진문중(陳文中)의 십이미이공산(十二味異功散) 등의 처방을 대신하여 사용한다.

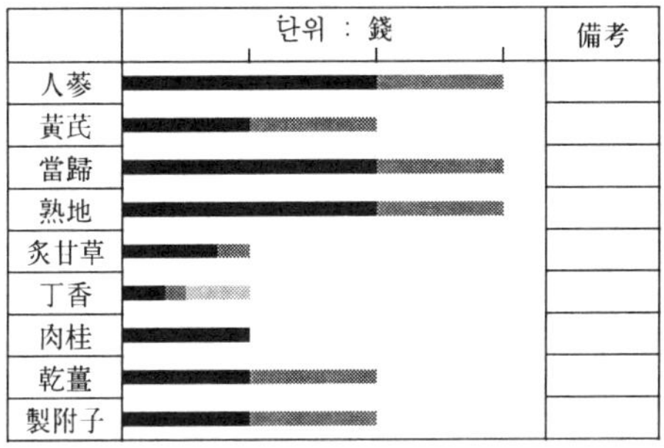

인삼 8~12g, 황기(덖은 것) 4~6g, 당귀 · 숙지황 각각 8~12g, 감초(구운 것) 2.8g(혹은 4g), 정향 1.2~2g(혹은 4g), 육계 4g, 건강(구운 것) 4~8g, 부자(법제한 것) 4~8g.

위의 분량을 나이에 따라 적절히 가감하여 물 한 사발 반에 넣고 7할이 되게 달여 천천히 먹는다. 설사가 나며 배가 아픈 데는 육두구(누룩에 덖은 것) 4g이나 백출 4~8g을 더 넣어 쓴다.

【 按 】

이 처방은 『醫門寶鑑』, 『痲科會通』, 『醫宗損益』에 인용되어 있다.

透邪煎 二三

【 原文 】

凡痲疹初熱未出之時, 惟恐誤藥, 故云未出之先, 不宜用藥. 然解利得宜, 則毒必易散而勢自輕減. 欲求妥當, 當先用此方爲主.

當歸 二·三錢 芍藥 酒炒, 一·二錢 防風 七·八分 荊芥 一錢 炙甘草 七分 升麻 三分

水一鍾半, 煎服. 如熱甚脈洪滑者, 加柴胡一錢. 此外, 凡有雜證, 俱可隨宜加減.

【 解釋 】

홍역[痲疹]의 초기에 열은 나는데 구슬이 아직 융기되지 않았을 때는 약을 잘못 쓰지 않을까 걱정하게 된다. 따라서 "구슬이 융기되기 전에는 먼저 약을 쓰지 않는 것이 좋다"고 하였다. 그러나 적절히 해리(解利)시켜 주면 독이 쉽게 흩어지고 병세가 저절로 경감된다. 이런 데 알맞은 약을 쓰려면 먼저 이 약을 위주로 쓴다.

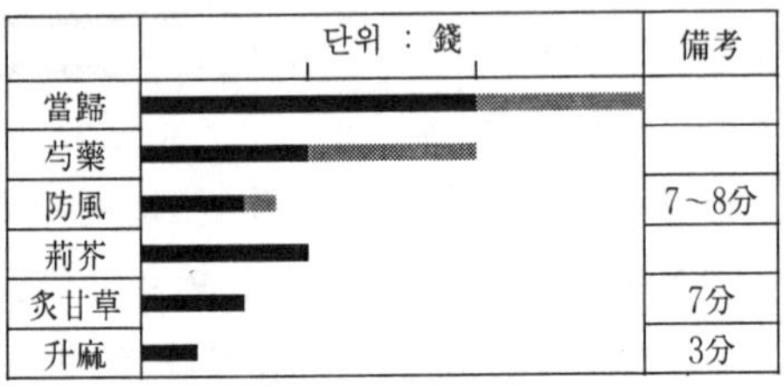

당귀 8~12g, 백작약(술로 덖은 것) 4~8g, 방풍 2.8~3.2g, 형개 4g, 자감초 2.8g, 승마 1.2g.

물 한 사발 반에 넣고 달여 먹는다. 열이 심하여 맥이 홍활(洪滑)하면 시호 4g을 더 넣어 쓴다. 그 밖의 잡증이 있으면 모두 적절히 가감하여 쓸 수 있다.

【 按 】

이 처방은 『醫宗損益』, 『痲科會通』에 인용되어 있다.

시귀음(「新方八陣 · 因陣15」)에서 투사전(「新方八陣 · 因陣23」)까지의 아홉 처방은 모두 마진(痲疹)이나 두진(痘疹)에 관련된 처방으로 「古方八陣」의 「痘疹詮古方」과 상응한다. 특히 시귀음과 소사음은 모두 두진(痘疹)의 초기(初起)에 사용되는 처방인데, 시귀음의 당귀가 소사음에서는 소엽으로 바뀌어 발산(發散)에 좀더 치중된 점이 다르다. 양혈양영전은 생지황 · 지골피 · 자초 · 황금 · 홍화 등을 사용하여 혈열로 인한 병증을 치료한다. 시갈전과 수독전은 모두 외사에 초점이 맞추어져 있는데, 수독전이 발산하는 작용이 강하므로 열독을 더 잘 치료할 수 있다. 육기전과 육물전, 구미이공전, 투사전은 모두 보익하는 의미가 있다. 특히 육기전과 육물전은 모두 기혈을 보익하는데, 육기전이 좀더 보기에 치중하고 있다. 구미이공전은 육계·부자·건강 등의 온성의 약물을 사용하여 한성에 치우친 병증을 치료한다. 투사전은 승마·방풍을 사용하여 보허(補虛)와 산사(散邪)를 동시에 고려하고 있다.

	當歸	芍藥	柴胡	荊芥	甘草	蘇葉	地黃	地骨皮	紫草	黃芩	紅花	葛根	連翹	牛蒡子	木通	蟬蛻	川芎	人蔘	黃芪	肉桂	白朮	丁香	乾薑	附子	防風	升麻
柴歸飮	*	*	*	穗	炙																					
疏邪飮		*	*	穗	炙	*																				
涼血養營煎	*	*			生		生	*	*	*	*															
柴葛煎		*	*		*					*		*	*													
搜毒煎		*						*	*	*			*	*	*	*										
六物煎	*	*			炙		熟										*	*								
六氣煎	*				炙													*	*	*	*					
九味異功煎					炙		熟											*	*	*		*	*	*		
透邪煎	*	*	*	*	炙																				*	*

牛膝煎 二四

【 原文 】

截瘧大效. 凡邪散已透, 而血氣微虛者, 宜此主之.

牛膝 二錢 當歸 陳皮 各三錢

右用好酒一鍾, 浸一宿, 次早加水一鍾, 煎至八分. 溫服.

【 解釋 】

학질을 치료하는 효과가 아주 좋다. 대체로 사기가 이미 없어지고 기혈이 약간 허한 데에 적당하다.

우슬 8g, 당귀·진피 각각 12g.

위의 약을 좋은 술 한 사발에 하룻밤 담가 두었다가 다음날 아침에 물 한 사발을 더 넣고 8할이 되게 달여 따듯하게 먹는다.

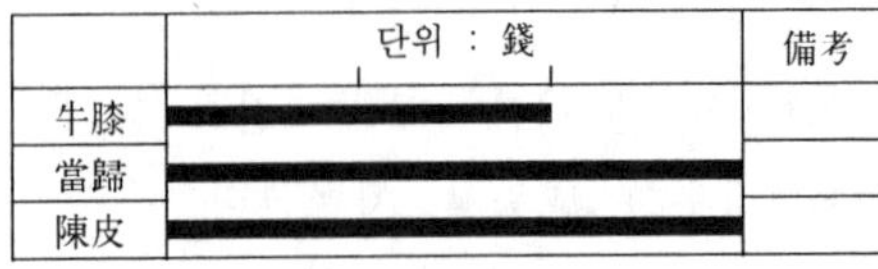

【 按 】

이 처방은 『醫宗損益』, 『方藥合編』에 인용되어 있다.

何人飮 二五

【 原文 】

截瘧如神. 凡氣血俱虛, 久瘧不止, 或急欲取效者, 宜此主之.
何首烏 自三錢以至一兩, 隨輕重用之 當歸 二·三錢 人蔘 三·五錢, 或一兩, 隨宜 陳皮 二·三錢. 大虛者不必用 煨生薑 三片, 多寒者用三·五錢
水二鍾, 煎八分. 於發前二·三時, 溫服之. 若善飮者, 以酒一鍾, 浸一宿, 次早加水一鍾煎服亦妙. 再煎不必用酒.

【 解釋 】

학질을 치료하는 데 효과가 아주 좋다. 대체로 기혈이 모두 허하거나 학질이 오래 낫지 않거나 혹은 치료효과를 빨리 보려고 할 때 쓴다.

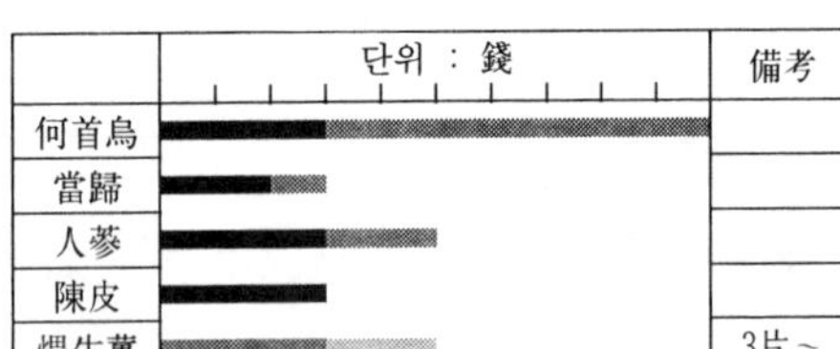

하수오 12～40g(병의 경중에 따라 쓴다), 당귀 8～12g, 인삼 12～20～40g(적당히 쓴다), 진피 8～12g(몹시 허하면 꼭 쓰지 않아도 좋다), 생강(잿불에 묻어 구운 것) 3쪽(오한이 심하면 12～20g을 쓴다).

물 두 사발에 넣고 8할이 되게 달여 먹는다. 발작하기 4~6시간 전에 따듯하게 먹는다. 술을 잘 마시는 사람은 술 한 사발에 하룻밤 담갔다가 다음날 아침에 물 한 사발을 더 넣고 달여 먹어도 좋다. 재탕을 할 때는 술을 쓸 필요가 없다.

【按】

이 처방은 『醫門寶鑑』, 『醫宗損益』, 『方藥合編』, 『醫鑑重磨』에 인용되어 있으며, 『東醫壽世保元』의 백하오이중탕(白何烏理中湯) 방후주(方後注)에 언급이 되어 있다.[191]

追瘧飮 又二五

【原文】

截瘧甚佳. 凡血氣未衰, 屢散之後而瘧有不止者, 用此截之, 已經屢驗.

何首烏 一兩, 製 當歸 甘草 半夏 靑皮 陳皮 柴胡 各三錢

右用井水·河水各一鍾, 煎一鍾, 柤亦如之, 同露一宿. 次早溫服一鍾, 飯後食遠再服一鍾.

【解釋】

학질 치료에 뛰어난 효과가 있다. 기혈이 아직 쇠약하지 않거나 여러 번 발산시킨 다음에도 학질이 낫지 않는 경우에 이 약을 써서 치료하는데, 여러 번 효과를 보았다.

하수오(법제한 것) 40g, 당귀 · 감초 · 반하 · 청피 · 진피 · 시호 각각 12g.

---

191) 李濟馬 : 東醫壽世保元, 서울, 杏林出版社, 1986, p.73

위의 약을 우물물과 강물 각각 한 사발씩에 넣고 달여서 한 종발이 되면 난간에 내 놓고 하룻밤 이슬을 맞힌 다 다음날 아침에 따뜻이 먹고 식사 후 한참 뒤에 다시 한 사발을 먹는다.

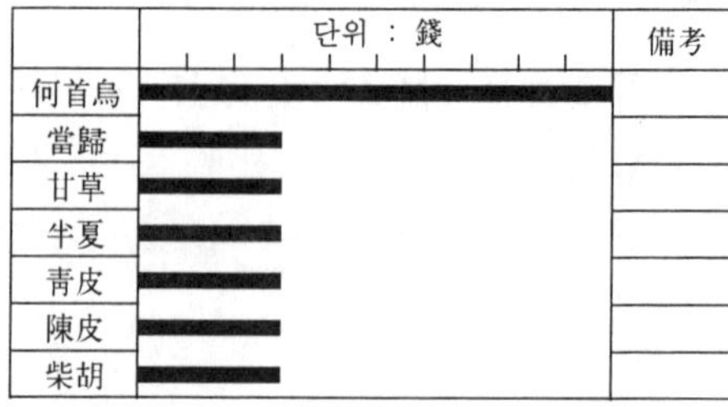

【 按 】

이 처방은『醫宗損益』,『方藥合編』에 인용되어 있다.

木賊煎 二六

【 原文 】

凡瘧疾形實氣强, 多濕多痰者, 宜此截之, 大效.
半夏 青皮 各五錢 木賊 厚朴 各三錢 白蒼朮 檳榔 各一錢
用陳酒二鍾, 煎八分, 露一宿. 於未發之先二時, 溫服.

【 解釋 】

학질 환자가 몸이 실하고 기운이 세며 습과 담이 많을 경우에 이 약으로 치료하면 효과가 매우 좋다.

반하 · 청피 각각 20g, 목적 · 후박 각각 12g, 백출 · 창출 · 빈랑 각각 8g.

위의 약을 오래 묵은 술 두 사발에 넣고 8할이 되게 달여 하룻밤 이슬을 맞힌다. 학질이 발작하기 4시간 전에 따뜻하게 먹는다.

【 按 】

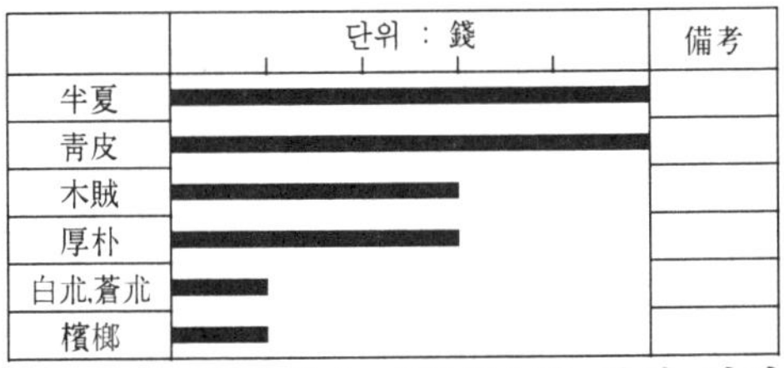

이 처방은『醫宗損益』에 인용되어 있다.

우슬전(「新方八陣 · 因陣24」)에서 목적전(「新方八陣 · 因陣26」)까지의 처방은 모두 학질에 관련되는 처방이다. 「新方八陣」에서 학질을 치료하는 처방은 휴학음(「新方八陣 · 補陣29」), 우슬전, 하인음(「新方八陣 · 因陣25」), 추학음(「新方八陣 · 因陣又25」), 목적전이 있다. 이들은 학질을 치료함에 있어서 특효방이란 의미에서 경악이 '인진(因陳)'에 따로 구분하고 있는데, 각 처방을 비교하면 다음 표와 같다.

	人蔘	白朮	當歸	何首烏	炙甘草	牛膝	陳皮	煨生薑	半夏	青皮	柴胡	木賊	厚朴	蒼朮	檳榔
休瘧飮	*	*	*	*	*										
牛膝煎			*			*	*								
何人飮	*		*	*			*	*							
追瘧飮			*	*	*		*		*	*	*				
木賊煎		*							*	*		*	*	*	*

먼저 휴학음은 정기허(正氣虛)에 중점을 두고 있어서 "元氣不復, 瘧有不能止"한 경우를 치료하므로 인삼 · 백출 · 당귀 · 하수오 · 자감초 등의 보익제로만 구성되었다. 우슬전은 정기허가 이보다 덜한 경우에 사용되어 "邪散已透, 而血氣微虛"를 치료하므로 당귀 · 우슬로 보익하고 진피로 행기거담(行氣祛痰)하는 방법을 쓰고 있다. 하인음은 "氣血俱虛, 久瘧不止"한 경우에 사용하여 속효를 보고자 할 경우에 사용하였는데, 진피가 있어서 약간의 행기거담의 작용을 하고 외강(煨薑)으로 온중하는 효과도 겸하고 있는 것이 특징이다. 추학음은 정기가 허하지 않고 사기가 실한 경우에 '절학(截瘧)'하는 방법으로 사용되는데, "血氣未衰, 屢散之後而瘧有不止"한 경우에 쓰이며 반하 · 진피 · 청피 · 시호 등으로 행기소담(行氣消痰)하

고 산사(散邪)하면서 동시에 하수오·당귀·감초 등으로 보익하는 면도 함께 고려하고 있다. 목적전은 더욱 실증인 경우에 사용하는데 "瘧疾形實氣强, 多濕多痰"한 경우에 사용하며 반하·청피·후박 등으로 행기거담하고, 목적으로 발산(發散)하고, 창출·백출로는 거습(袪濕)하고 빈랑으로 절학(截瘧)한다. 특히 빈랑과 목적이 가장 핵심적인데 목적은 주로 발산하면서 학질의 치료에 장점이 있고, 빈랑은 행기하고 거습하고 온중하는 등 학질의 치료에 가장 적합한 약물로 알려져 있다.

이상에서 경악은 학질이라는 동일한 질병을 치료함에 있어서 정기와 사기의 허실에 따라서 경중을 나누고 각각의 증에 알맞는 처방을 구성하였으며, 이를 허증에서 실증의 순서로 배열하여 후학들이 참고하기에 편리하도록 하였음을 알 수 있다. 경악은 이 외에도 일음전(一陰煎)(「新方八陣·補陣8」), 삼음전(三陰煎)(「新方八陣·補陣11」), 보음익기전(補陰益氣煎)(「新方八陣·補陣16」), 일시호음(一柴胡飮)(「新方八陣·散陣1」), 오시호음(五柴胡飮)(「新方八陣·散陣5」), 정시호음(正柴胡飮)(「新方八陣·散陣6」), 마계음(麻桂飮)(「新方八陣·散陣7」), 시금전(柴芩煎)(「新方八陣·散陣10) 등을 한열왕래에 사용할 수 있다고 하였으므로 참고하기 바란다.

牙皀散 二七

【原文】

治胃脘痛劇, 諸藥不效者, 服此如神.
用牙皀燒存性, 以烟將盡爲度, 硏末. 用燒酒調服一錢許卽效.

【解釋】

위완(胃脘)의 통증이 아주 심해서 여러 가지 약을 써도 효과가 없을 때 이 약을 쓰면 잘 낫는다.

좋은 조협을 약성이 남게 태워 연기가 없어지면 가루낸다. 한 번에 4g씩 소주에 타서 먹는다.

【 按 】

이 처방은 『醫宗損益』에 2회 인용되어 있다.

荔香散 二八

【 原文 】

治疝氣痛極. 凡在氣分者, 最宜用之, 幷治小腹氣痛等證, 神效. 又心腹久痛方如後.

荔枝核 炮微焦 大茴香 等分, 炒

右爲末. 用好酒調服二·三錢. 如寒甚者, 加制過吳茱萸減半用之. 凡心腹胃脘久痛, 屢觸屢發者, 惟婦人多有之, 用荔枝核一錢, 木香八分, 爲末, 每服一錢, 淸湯調服, 數服除根.

【 解釋 】

산기(疝氣)로 몹시 아픈 것을 치료한다. 대체로 기분(氣分)에 병이 있을 때는 이 약이 가장 좋으며, 아랫배가 기로 아픈 데[192]도 아주 좋다. 명치가 오래 아픈데 쓰는 처방은 다음과 같다.

여지핵(싸서 약간 구운 것), 대회향(볶은 것) 각각 같은 양.

	단위 : 無	備考
荔枝核		
大茴香		

192) 小腸氣痛과 동일한 것으로 생각된다.

위의 약을 가루내서 한번에 8~12g씩 좋은 술에 타서 먹는다. 한증(寒證)이 심하면 오수유를 다른 약의 절반 정도 더 넣어 쓴다. 대체로 명치와 위완이 오랫동안 아프며 자주 감촉되어 여러 번 발작하는 것은 특히 부인들에게 많은데, 여지핵 4g과 목향 3.2g을 가루내서 한번에 4g씩 끓인 물에 타서 먹는데 여러 번 먹어야 완전히 나을 수 있다.

【按】

이 처방은 『醫門寶鑑』과 『醫宗損益』에 인용되어 있으며, 여지핵과 회향은 온중행기(溫中行氣)하여 지통하는 작용이 있는데, 산기(疝氣)에 사용한 용례는 『證治準繩』의 여향산(荔香散)[193]에도 나타나 있다.

豕膏 二九

【原文】

內經曰: 癰發於嗌中, 名曰猛[194]疽, 猛疽不治, 化爲膿, 膿不寫, 塞咽, 半日死; 其化爲膿者, 寫則合豕膏, 冷食, 三日已. 此必以猪板油煉淨服之也.

又萬氏方: 治肺熱暴瘖. 用猪脂一斤, 煉過入白蜜一斤, 再煉少頃, 濾淨冷定, 不時挑服一匙, 卽愈. 按: 此方最能潤肺潤腸, 凡老人痰嗽不利, 及大腸秘結者, 最宜用之.

---

193) 荔香散 治疝氣, 陰核腫大, 痛不可忍方.
荔枝核 十四枚(用新鮮者, 燒炭成性), 八角回香(炒), 沈香, 木香, 青鹽, 食鹽 各一錢, 川練子肉, 小茴香 各二錢. 硏爲細末, 每服三錢, 空腹時熱酒調下.

194) 原文에는 '猛'으로 잘못되어 있었는데, 『靈樞·癰疽』에 근거하여 고친다.

又千金方: 治關格閉塞. 用猪脂·薑汁各二升, 微火煎至三升, 加酒五合和煎, 分服之.

愚意先以當歸半斤, 濃煎取汁, 煉過猪脂一斤, 同煉去其水氣, 乃入白蜜一斤, 再煉少頃, 濾淨收貯, 不時挑服, 用治老人之秘結, 及噎膈閉結等證, 必無不妙. 如果陽氣不行者, 仍加生薑四兩, 同當歸煎入; 或宜酒者, 以酒送服亦可. 或氣有不利者, 加杏仁二兩, 去皮尖, 同前煎入皆妙. 或有滯者, 當以餳代蜜更妙. 是卽內經所謂以辛潤之也.

【 解釋 】

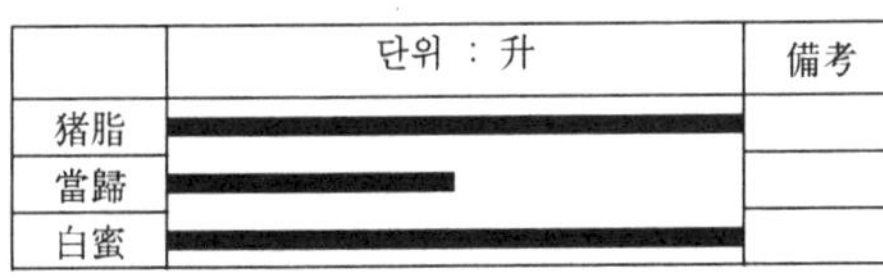

『내경』에는 "악창이 목구멍 속에 생긴 것을 맹저(猛疽)라고 하는데, 맹저는 치료하지 못하면 고름이 생기고 고름을 없애지 못하여 목구멍이 막히면 반나절 만에 죽는다. 고름이 생긴 것을 없애려면 돼지기름을 차게 해서 먹으면 삼일 만에 낫는다. 이것은 반드시 돼지껍질의 기름을 깨끗이 만든 다음 먹어야 한다"고 하였다.

또 만씨(萬氏)의 처방에는 "폐에 열이 있어서 갑자기 말을 못하는 것을 치료한다. 돼지기름 한 근을 끓인 다음 꿀 한 근을 넣고 다시 약간 끓인 다음에 걸러서 식혀 때때로 한 숟가락씩 떠서 먹으면 곧 낫는다"고 하였다. 내가 보기에, 이 처방은 폐와 장에 윤기를 주는 작용이 뛰어나므로 노인이 기침가래가 잘 뱉아지지 않고 대변이 딱딱하여 막힌 경우에 가장 적당하다고 생각된다.

또 『천금방』에는 "관격(關格)으로 막힌 것을 치료한다. 돼지기름과 생강즙 각각 두 되을 써서 약한 불에 달여 3되가 되면 술

다섯 홉을 넣고 달여서 나누어 먹는다"고 하였다.

내가 보기에는 앞의 처방에다 진하게 달여 즙을 낸 당귀 반 되를 끓인 돼지기름 한 되와 함께 끓여 물기를 제거하고 다시 꿀 한 되를 넣어 잠시 끓이다가 걸러서 식혀 저장했다가 때때로 떠서 먹으면 노인이 대변이 굳고 잘 나오지 않는 데나 열격(噎膈)으로 막힌 등의 증세를 치료하는 데 매우 효과가 있을 것이다. 만약 양기(陽氣)가 잘 가지 못하는 것에는 여기에 생강 160g을 당귀와 함께 달여서 넣으며 혹은 술에 타서 먹어도 좋다. 만약 기가 순조롭지 못하면 행인(껍질과 끝을 버린 것) 80g을 앞과 같이 넣고 달여도 좋다. 혹은 체한 것이 있으면 엿으로 꿀을 대신하여도 좋다. 이것은 『내경』에서 말한 "매운 것으로 윤기를 준다"는 것이다.

【 按 】

이 처방은 조선후기 의서에 인용된 바가 없다.

罨傷寒結胸法 三十

【 原文 】

凡病傷寒結胸, 其有中氣虛弱, 不堪攻擊內消者, 須以此法外罨之, 則滯行邪散, 其效如神.

葱白頭 生薑 生蘿蔔 此味加倍. 如無, 以子代之

右用葱薑各數兩, 蘿蔔倍之, 共搗一處炒熱, 用手巾或白布包作大餠. 罨胸前脹痛處. 此藥須分二包, 冷則輪換罨之, 無不卽時開通, 汗出而愈. 但不宜太熱, 恐炮烙難受也.

又法: 以大蒜一·二十頭, 搗爛, 攤厚紙或薄絹上, 貼於脹

處, 少頃卽散. 用治一切脹痛, 無不神妙.

【 解釋 】

상한병(傷寒病)의 결흉증(結胸證)에서 중초의 기운이 허약하여 심하게 치거나 속을 소모시키는 약을 감당하지 못할 경우에는 이 방법으로 밖을 덮어서 찜질하면[195] 막힌 것을 풀고 사기를 흩는데 매우 효과가 뛰어나다.

총백(수염뿌리)·생강·생무(이것은 두 배로 쓴다. 없으면 나복자를 대신 쓴다).

	단위 : 無	備考
葱白頭		
生薑		
生蘿蔔		

위의 약에서 총백과 생강을 몇 냥 정도를 쓰면 무는 그 두 배로 쓰는데, 모두 짓찧어 한 곳에 넣고 볶어서 익힌 다음 수건이나 흰 베에 싸서 큰 떡을 만들어 가슴 앞부분의 붓고 아픈 곳에 덮어 찜질한다. 이 약은 반드시 두 꾸러미를 만들어 식으면 바꿔서 계속 찜질하여야 즉시 막힌 것이 모두 뚫어지고 땀이 나면서 낫는다. 단 너무 뜨겁게 하여 살갗을 태우면 잘 낫지 않으므로 주의하여야 한다.

또 다른 방법으로 마늘 10~20알을 짓찧어 두꺼운 종이나 얇은 비단 위에 펴 놓고 부은 곳에 붙여서 잠시 지나면 곧 낫게 된다. 일체의 붓고 아픈 증세에 효과가 매우 뛰어나다.

【 按 】

이 처방은 조선후기 의서에 인용된 바가 없으며, 외치법인 위법(熨法)의 일종으로 볼 수 있다. 전체적으로 신온발산(辛溫發散)하는 총백·생강과 행기소식(行氣消食)하는 나복을 사용하여

195) 罨은 원래 '그물을 덮어씌운다'는 뜻이다.

행체산사(行滯散邪)하는 작용을 나타내고 있다.

아조산(牙皀散)(「新方八陣 · 因陣26」)에서 엄상한결흉법(罨傷寒結胸法)(「新方八陣 · 因陣30」)까지의 처방은 모두 동통의 치료방이다.

連翹金貝煎 三一

【 原文 】

治陽分癰毒, 或在臟腑肺膈胸乳之間者, 此方最佳. 甚者連用數服, 無有不愈.

金銀花 貝母 土者更佳 蒲公英 夏枯草 各三錢 紅藤 七·八錢 連翹 一兩, 或五·七錢

用好酒二碗, 煎一碗服. 服後煖臥片時. 火盛煩渴乳腫者, 加天花粉. 若陽毒內熱, 或在頭頂之間者, 用水煎亦可.

【 解釋 】

양분(陽分)에 생긴 옹독(癰毒)이거나 혹 장부(臟腑), 폐(肺), 흉격(胸膈), 유방 사이에 생긴 것을 치료하는 데 효과가 좋다. 심하면 연달아 몇 첩을 쓰는데, 낫지 않는 것이 없다.

금은화 · 패모(토패모가 더 좋다) · 포공영 · 하고초 각각 12g, 홍등[196] 28~32g, 연교 40g(혹은 20~28g).

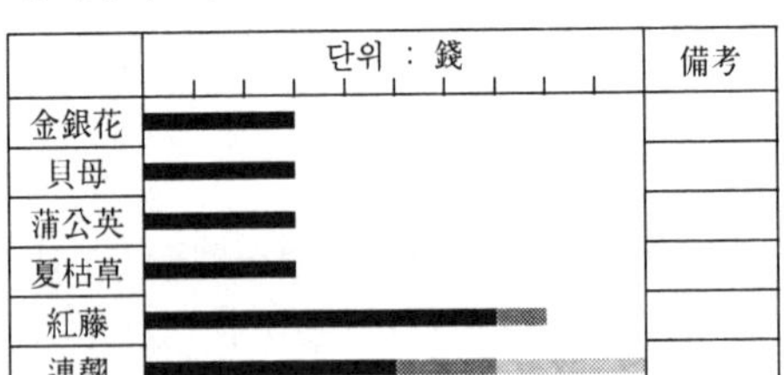

196) 紅藤은 「本草正」에는 수록되어 있지 않은 약물인데 淸熱解毒, 祛瘀止痛의 공능을 가지고 있으며 腸癰의 常用藥이다.

위의 약을 좋은 술 두 사발에 넣고 한 사발이 되게 달여 먹고 따뜻한 데 잠시 누워 있는다. 화기(火氣)가 성하여 번갈이 있으면서 유방이 부으면 천화분을 더 넣는다. 양독(陽毒)의 내열(內熱)이 정수리에 생겼으면 물에 달여 먹어도 좋다.

【 按 】

이 처방은 『醫宗損益』에 인용되어 있다.

連翹歸尾煎 三二

【 原文 】

治一切無名癰毒, 丹毒流注等毒, 有火者最宜用之.
連翹 七·八錢 歸尾 三錢 甘草 一錢 金銀花 紅藤 各四·五錢
用酒煎服如前. 如邪熱火盛者, 加槐蕊二·三錢.

【 解釋 】

일체의 이름 모를 옹독(癰毒), 단독(丹毒), 유주(流注) 등의 독기를 치료하는데, 열이 있을 경우에 가장 적합하다.

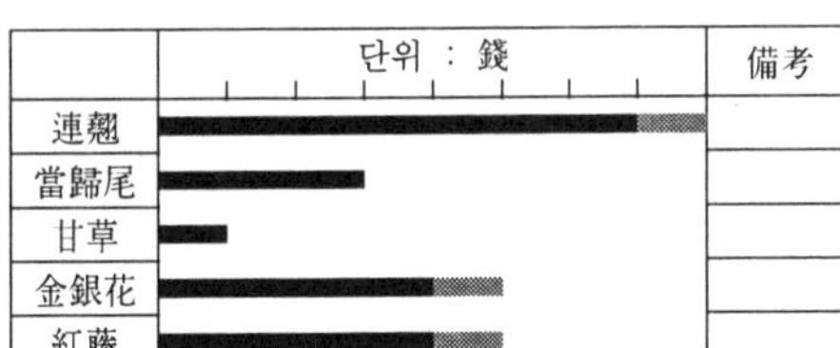

연교 28~32g, 당귀미 12g, 감초 4g, 금은화, 홍등 각각 16~20g.

위의 약을 앞과 같이 술에 달여 먹는다. 사열(邪熱)로 화기(火氣)가 성하면 괴예(槐蕊) 8~12g을 더 넣어 쓴다.

【 按 】

이 처방은 『醫宗損益』에 인용되어 있다.

桔梗杏仁煎 三三

【 原文 】

此桔梗湯之變方也. 治欬嗽吐膿, 痰中帶血, 或胸膈隱痛, 將成肺癰者, 此方爲第一.

桔梗 杏仁 甘草 各一錢 阿膠 金銀花 麥冬 百合 夏枯草 連翹 各二錢 貝母 三錢 枳殼 錢半 紅藤 三錢

水二鍾, 煎八分. 食遠服. 如火盛兼渴者, 加天花粉二錢.

【 解釋 】

이것은 길경탕(桔梗湯)의 변방이다. 기침을 하면서 고름을 토하고 가래에 피가 섞여 나오고 혹은 가슴이 은은하게 아픈 등 장차 폐옹(肺癰)이 되려는 것에는 이 처방이 가장 좋다.

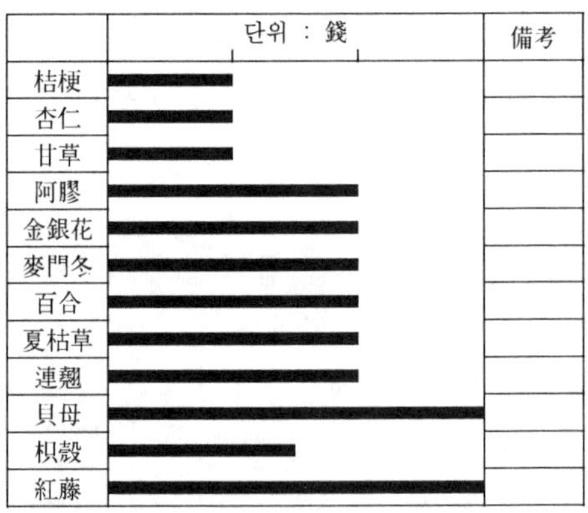

길경・행인・감초 각각 4g, 아교・금은화・맥문동・백합・하고초・연교 각각8g, 패모 12g, 지각 6g, 홍등 12g.

물 두 사발에 넣고 8할이 되게 달여 식후 한참 뒤에 먹는다. 화기(火氣)가 성하고 갈증이 있으면 천화분 8g을 더 넣어 쓴다.

【 按 】

이 처방은 조선후기 의서에 인용된 바가 없다.

길경탕은『傷寒論』311조에 수록된 처방으로 생감초·길경으로 구성되어 청열해독하고 개폐리인(開肺利咽)하는 작용을 한다. 이 처방은 길경탕에 청열해독하는 금은화·하고초·연교·홍등을 가하고 거담리인(祛痰利咽)하는 행인·패모와 자음청열하는 아교·맥문동·백합을 더 넣고 지각을 가하여 행기지통(行氣止痛)시켜 인통(咽痛)뿐 아니라 해수담다(咳嗽痰多), 격중은통(膈中隱痛) 등으로 인해 폐옹(肺癰)으로 발전되려는 증후를 치료한다.

當歸蒺藜煎 三四

【原文】

治癰疽瘡疹血氣不足, 邪毒不化, 內無實熱而腫痛淋漓者, 悉宜用之. 此與芍藥蒺藜煎相爲奇正也, 當酌其詳.

當歸 熟地 芍藥 酒炒 何首烏 各二錢 炙甘草 防風 川芎 荊芥穗 白芷 各一錢 白蒺藜 炒搗碎, 三錢, 或五錢

右或水或酒, 用二鍾煎服, 然水不如酒. 或以水煎服後, 飮酒數杯以行藥力亦可. 陽虛不能化毒者, 加桂枝, 甚者再加乾薑·附子. 氣虛不化者, 加黃芪·人參. 毒陷不能外達者, 加穿山甲或皂刺.

【解釋】

옹저(癰疽)와 창진(瘡疹)을 치료하는데 기혈이 부족하거나 사독(邪毒)이 풀리지 않거나 속에 실열(實熱)이 없으면서 붓고 아프며 오줌을 찔금찔금 누는 데는 모두 이것을 쓸 수 있다. 작약질려전(芍藥蒺藜煎)과 서로 짝을 이루는 처방이니 참고하기 바란다.

당귀·숙지·작약(술에 축여 덖은 것)·하수오 각각 8g, 자감초·방풍·천궁·형개수·백지 각각 4g, 백질려(덖어서 가루 낸 것) 12~20g.

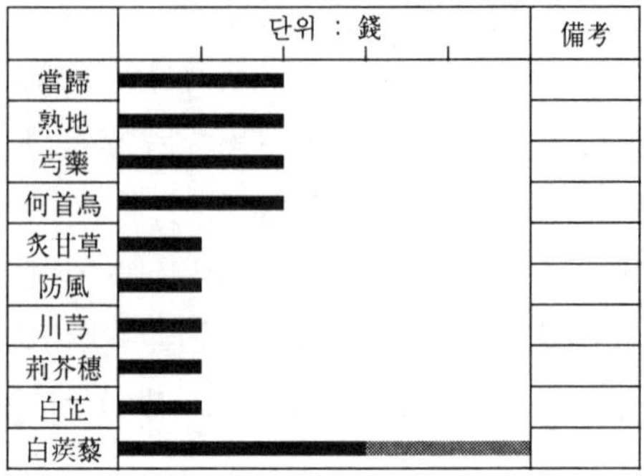

위의 약을 물이나 술 두 사발에 넣고 달여 먹는데 물은 술보다 못하다. 물에 달여 먹은 다음 술 몇 잔을 마셔서 약 기운을 잘 가게 하여도 좋다. 양이 허하여 독이 풀리지 않을 때는 계지를 더 넣어 쓰고 심하면 건강·부자를 더 넣어 쓴다. 기가 허한 데는 황기·인삼을 더 넣어 쓴다. 독이 속으로 들어가서 겉으로 빠지지 못하는 데는 천산갑이나 조각자를 더 넣어 쓴다.

【按】

이 처방은『醫宗損益』에 인용되어 있다.

芍藥蒺藜煎 三五

【原文】

治通身濕熱瘡疹, 及下部紅腫熱痛諸瘡, 神效. 外以螵蛸粉敷之.

龍膽草 梔子 黃芩 木通 澤瀉 各錢半 芍藥 生地 各二錢 白蒺藜 連刺搥碎, 五錢, 甚者一兩

水二鍾, 煎八分. 食遠服. 如火不甚者, 宜去龍膽·梔子, 加當歸·茯苓·薏仁之屬. 如濕毒甚者, 加土茯苓五錢或一·二兩.

【 解釋 】

온몸에 습열(濕熱)로 인한 부스럼과 두드러기가 난 것과 하초(下焦)에 붉게 부어올라 열나면서 아픈 등 여러 종류의 부스럼을 치료하는 데 효과가 매우 좋다. 외용으로 해표초 가루와 함께 붙인다.

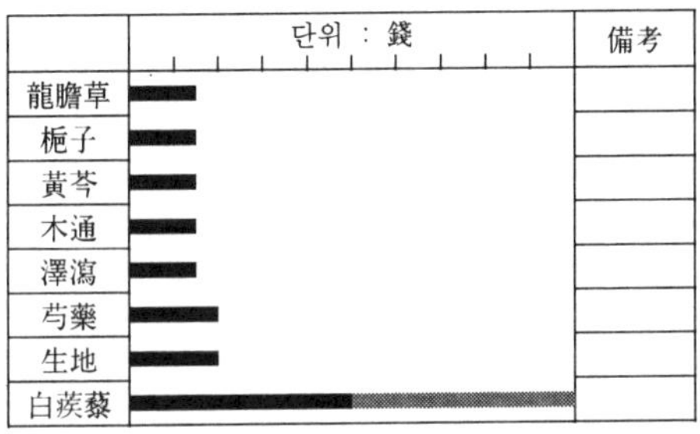

용담초·치자·황금·목통·택사 각각 6g, 작약·생지 각각 8g, 백질려(가시가 붙은 채 망치로 두들겨 부순다) 20g(심하면 40g).

물 두 사발에 넣고 8할이 되게 달여 식후 한참 뒤에 먹는다. 화기가 심하지 않으면 용담초와 치자를 빼고 당귀·복령·의이인을 더 넣어 쓴다. 습독(濕毒)이 심하면 토복령 20~40~80g을 더 넣어 쓴다.

【 按 】

이 처방은 조선후기 의서에 인용된 바가 없다.

降癰散 三六

【 原文 】

治癰疽諸毒, 消腫止痛散毒, 未成者卽消, 已成者斂毒速潰可愈. 若陽毒熾盛而疼痛勢凶者, 宜先用此方, 其解毒散毒之功, 神效最速. 若堅頑深固者, 宜用後方.

薄荷 辛佳者, 用葉 野菊花 連根葉各一握 土貝母 半之 茅根 一握

右乾者可爲末, 鮮者可擣爛, 同貝母研勻, 外將茅根煎濃湯去粗, 用調前末, 乘熱敷患處, 仍留前剩湯燉[197]煖, 不時

潤於藥上. 但不可用冷湯, 冷則不散不行, 反能爲痛. 約敷半日卽宜換之, 眞妙方也.

後方: 凡疽毒堅頑深固, 及結核痰滯, 宜用此方.

腦荷 倍用 生南星 土貝母 朴硝 各等分 石灰 風化者, 亦倍用, 或倍倍用之

右同爲末, 用鹽滷調杵稠粘, 敷患處, 經宿, 乾卽易之, 不必留頭, 若膿成者留頭亦可. 或炒熱攤絹上, 隔絹貼之亦可. 或用麻油調, 或用熱茅根湯調亦可. 若欲止痛速效, 加麝香或氷片少許更妙.

【 解釋 】

옹저(癰疽)와 여러 가지 독을 치료하는데, 부기를 삭이고 아픔을 멎게 하고 독을 풀며 곪지 않은 것은 삭게 하고 곪은 것은 독을 수렴하여 빨리 터지게 한다. 만일 양독이 왕성하여 아픈 증세가 심한 데는 먼저 이 처방을 쓰는 것이 좋다. 이 처방이 독을 풀고 헤치는 효력이 좋고 빠르기 때문이다. 만일 딴딴한 것이 오래되고 뿌리가 깊이 박혔으면 '후방(後方)'을 쓰는 것이 좋다.

	단위 : 握	備考
薄荷		
野菊花		
貝母		
茅根		

박하(매운 맛이 많은 것으로 골라 잎을 쓴다) · 야국화(뿌리와 잎이 달린 것) 각각 1줌, 토패모(위의 약의 절반), 모근 1줌.

위의 약을 가루내는데, 마르지 않은 풀은 찧어 패모와 함께 곱게 가루낸다. 모근을 진하게 달여 찌꺼기를 버리고 앞의 약가루를 버무려 뜨거운 것을 환처에 붙인다. 뒤이어 남겨 놓았던 약물

197) '燉'은 원래 '頓'으로 되어 있었으나 文意에 따라서 고친다.

을 따뜻하게 해서 아무 때나 붙인 약을 축여준다. 그렇지만 약물이 찬 것은 쓰지 말아야 한다. 차면 독기가 헤쳐지지도 않고 약 기운이 퍼지지도 못하니 오히려 아프게만 한다. 약을 붙여서 한나절쯤 되면 약을 바꾸어 붙여야 한다. 참으로 효과가 뛰어난 처방이다.

후방(後方)[198] : 저독(疽毒)으로 몹시 뜬뜬하고 깊이 뿌리박은 것과 멍울이 진 것[結核], 담이 몰린 데 쓴다.

뇌하(腦荷; 곱을 넣는다), 천남성(생것)·토패모·박초 각각 같은 양, 석회(풍화된 것, 곱을 넣거나 혹은 네 곱을 넣는다).

위의 약을 가루내어 간수[鹽滷]에 걸죽하게 개서 환처에 붙인다. 하룻밤 지나 마르면 갈아붙이는데, 붙일 때 반드시 창두(瘡頭)를 남기지 않아도 되는 바, 만일 곪았으면 꼭대기를 내놓는 것도 좋다. 혹은 뜨겁게 덖은 다음 비단에 발라서 비단을 깔고 붙인다. 혹 참기름에 개어 쓰거나 모근을 뜨겁게 달인 물에 개어 써도 좋다. 만일 아픈 것을 빨리 멎게 하려면 사향이나 빙편을 조금 넣어 쓰면 효과가 아주 좋다.

【 按 】

이 처방은 『醫宗損益』에 인용되어 있다.

百草煎 三七

【 原文 】

治百般癰毒諸瘡, 損傷疼痛, 腐肉腫脹, 或風寒濕氣留聚, 走注疼痛等證, 無不奇效.

---

198) 북역본 『醫宗損益』에서는 後方을 '뒤에 쓰는 처방'이라고 하여 두 개의 처방으로 구분하였다.

百草 凡田野山間者, 無論諸品, 皆可取用, 然猶以山草爲勝, 辛香者佳. 冬月可用乾者, 須預爲收採之

右不論多寡, 取以多, 煎濃湯, 乘熱薰洗患處, 仍用布帛蘸熨良久, 務令藥氣蒸透, 然後敷貼他藥, 每日二·三次不拘, 但以頻數爲善. 蓋其性之寒者可以除熱, 熱者可以散寒, 香者可以行氣, 毒者可以解毒, 無所不用, 亦無所不利. 湯得藥性則湯氣無害, 藥得湯氣則藥力愈行. 凡用百草以煎膏者, 其義亦此. 此誠外科中最要最佳之法, 亦傳之方外人者也. 若洗水鼓腫脹, 每次須用草二·三十斤, 煎濃湯二·三鍋, 用大盆盛貯, 以席簟遮風薰洗良久, 每日一次或二次, 內服廓清飮分利等劑妙甚.

【 解釋 】

여러 종류의 종기나 부스럼과 다쳐서 아픈 것, 살이 썩은 것과 혹처럼 부은 것 또는 풍한습(風寒濕)의 기운이 한 곳에 모여 돌아다니면서 아픈 등의 증상을 치료하는데, 매우 효과가 좋다.

백초(밭이나 들이나 산간에 있는 것을 막론하고 모두 사용할 수 있는데, 산간의 것이 좋고 맛이 맵고 향기가 나는 것이 좋다. 겨울에는 마른 것을 써도 좋으며 반드시 미리 채취해 둔 것이라야 한다).

위의 약을 분량에 상관없이 많이 넣고 진하게 달여 뜨거운 김을 쏘여 환부를 씻고 그 다음에 베나 비단을 담궈 오랫동안 찜질을 하여 약 기운이 쪄서 뚫고 들어가게 하고 나서 다른 약을 붙인다. 매일 두세 번에 구애받지 말고 자주 할수록 좋다. 무릇 성질이 찬 것은 열을 제거할 수 있고, 뜨거운 것은 한기를 흩을 수 있으며, 향기가 있으면 기를 돌아다니게 하고, 독이 있는 것은 독을 풀어주게 되니 쓰이지 않을 바가 없으며 이롭지 않은 것이 없는 것이다. 끓인 물이 약의 성질을 가지게 되니 끓는 기운이 해가 되지 않고, 약이 끓는 기운을 가지게 되니 약의 효력이 더욱 잘 드러난다. 여러 가지 풀을 달여서 고약을 만들어 사용하는 것도 그 의미가 이와 같은 것이다. 이것은 진실로 외과(外科)에서 가장 뛰어난 방법으로 외국인[方外人]이 전해 준 것이다. 수고(水鼓)와 종창(腫脹)을 씻을 때는 매번 풀 20~30근씩 진하게 2~3항아리씩 달여 큰 물동이에 담고 거적으로 바람을 막아주어 오랫동안 김을 쏘이게 한다. 매일 한 두 차례 실시하며 곽청음(廓淸飮)과 같은 분리(分利)하는 약을 함께 먹으면 더욱 효과가 좋다.

【按】

이 처방은 조선후기 의서에 인용된 바가 없다. 이 처방은 위법(熨法), 훈법(熏法), 세법(洗法), 부법(敷法)을 다 포괄하고 있으며 신향(辛香)한 약물이 좋다는 것은 향기요법(Aroma Therapy)의 원리와도 유사한 면이 있다.

螵蛸散 三八

【原文】

治濕熱破爛, 毒水淋漓等瘡, 或下部·腎囊·足股腫痛, 下疳諸瘡, 無不神效. 又海藏治下疳方, 在外科下疳門.

海螵蛸 不必浸淡 人中白 或人中黃, 硇砂亦可, 等分

右爲細末. 先以百草多煎濃湯, 乘熱薰洗, 後以此藥摻之. 如乾者, 以麻油或熬熟猪油, 或蜜水調敷之. 若腫而痛甚者, 加氷片少許更妙. 若濕瘡膿水甚者, 加密陀僧等分, 或煆過官粉亦可, 或煆製爐甘石更佳.

【 解釋 】

습열(濕熱)로 피부가 갈라지고 문드러져서 진물이 방울방울 흐르는 등의 부스럼이나 혹은 하초(下焦)와 사타구니, 허벅지가 붓고 아픈 하감창(下疳瘡)과 같은 증세에 효과가 아주 좋다. 또 왕해장(王海藏)의 치하감방(治下疳方)이 「外科鈐 · 下疳瘡」에 수록되어 있다.

해표초(반드시 물에 담가 소금을 우려낼 필요는 없다) · 인중백(혹은 인중황을 쓰기도 하며 뇨사도 좋다) 같은 양.

	단위 : 無	備考
海螵蛸		
人中白		

위의 약을 곱게 가루낸다. 먼저 여러 풀을 진하게 달여 뜨거운 김을 쏘여 찜질하고 그 후에 이 약을 바른다. 건조한 경우에는 참기름이나 졸인 돼지기름 혹은 꿀물에 타서 바른다. 붓고 매우 아픈 경우에는 빙편을 약간 더 넣으면 더욱 좋다. 습창(濕瘡)으로 농과 물이 심한 경우에는 밀타승을 같은 양으로 더 넣거나 구운 관분(官粉)이나 구워서 법제한 노감석을 더 넣어도 좋다.

【 按 】

이 처방은 조선후기 의서에 인용된 바가 없다.

【 參考 】

海藏治下疳久不愈方[199]

橡斗子二個, 合盛黃丹令滿, 以亂髮厚纏定, 燒烟盡爲度, 同硏爲細末. 先以葱白熱漿水洗瘡膿盡, 次上藥. 甚者不過三次, 如神.

又下疳方 : 下疳瘡內毒盛者, 必須治內方愈. 外治者, 須螵蛸散, 或

199) 「外科鈐 · 下疳瘡六十六」

此方亦可.

人中白 生用 官粉 煅黃 紅丹 飛炒

右等分爲末. 先用藥湯或濃茶洗淨, 然後敷藥, 每日二三次, 或用猪油, 或用蜜水調敷之.

腸癰秘方 三九

【 原文 】

凡腸癰生於小肚角, 微腫而小腹隱痛不止者是. 若毒氣不散, 漸大內攻而潰, 則成大患, 急宜以此藥治之.

先用紅藤一兩許, 以好酒二碗, 煎一碗. 午前一服, 醉臥之. 午後用紫花地丁一兩許, 亦如前煎服. 服後痛必漸止爲效, 然後服後末藥除根神妙.

當歸 五錢 蟬蛻 殭蠶 各二錢 天龍 大黃 各一錢 石蝎蚆[200] 五錢, 此草藥也 老蜘蛛[201] 二個, 捉放新瓦上, 以酒鍾蓋定, 外用火煅乾存性

右共爲末. 每空心用酒調送一錢許, 日逐漸服, 自消.

【 解釋 】

소두각(小肚角)에[202] 장옹(腸癰)이 생겨서 약간 붓고 아랫배가 계속하여 은은히 아픈 것을 치료한다. 독기가 흩어지지 않고 점차 커지고 속으로 들어가서 짓무르게 되면 큰 병이 되므로 급히

200) 『本草綱目拾遺』에서 石蛤蚆라고 하였다. 『景岳新方』에서 인용했는데, 두견화(杜鵑花)의 뿌리로서 活血止痛 등의 작용을 가지고 있다고 하였다.

201) 오래되고 큰 거미를 말한다.

202) 소복(小腹)의 한쪽 부분.

이 약을 써서 치료해야 한다.

먼저 홍등 40g 정도를 좋은 술 두 사발에 넣고 한 사발이 되도록 달인다. 오전에 한번 먹고서 취하여 누워 잔다. 오후에 자화지정 40g을 똑같이 끓여 먹는다. 먹은 후에 통증이 점차 줄어들면 효과가 있는 것인데, 그 다음에는 뒤에 나오는 가루약으로 병의 뿌리를 제거하면 효과가 매우 좋다.

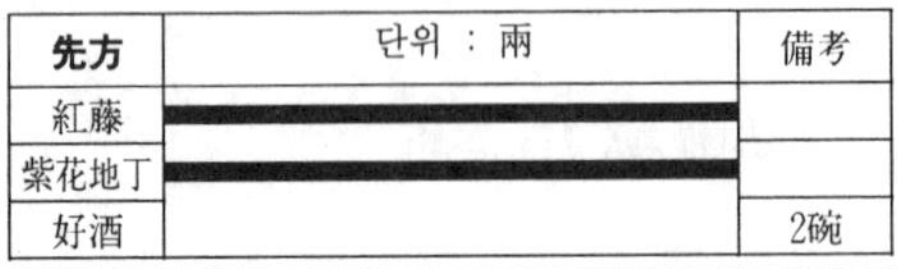

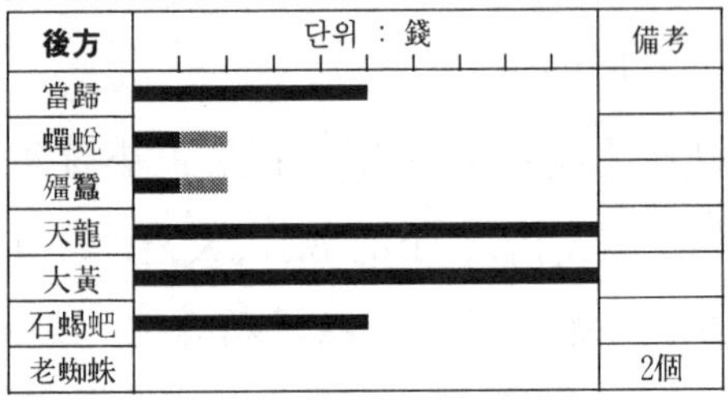

당귀 20g, 선태·백강잠 각각 8g, 천룡(天龍)[203]·대황 각각 4g, 석갈파 20g(이것은 초본약이다), 노지주(老蜘蛛) 2마리(새기와 위에 놓고 술잔을 덮은 다음 밖에서 불을 붙여 말리는데 약성이 있게 한 것).

위의 약을 가루내어 빈속에 4g 정도씩 술에 타서 매일 복용하면 병이 낫는다.

【 按 】

이 처방은 조선후기 의서에 인용된 바가 없다.

槐花蕊 四十

【 原文 】

治楊梅瘡·下疳神方.

凡綿花瘡毒及下疳初感, 或毒盛經久難愈者, 速用新槐蕊揀

203) 오공의 별칭.

淨, 不必炒, 每食前用淸酒呑下三錢許, 早午晩每日三服, 服至二·三升, 則熱毒盡去, 可免終身除毒之患, 亦無寒凉敗脾之慮, 此經驗神方也. 如不能飮, 卽用滾水·鹽湯俱可送下, 但不及酒送之效捷也.

【 解釋 】

양매창(楊梅瘡)과 하감(下疳)을 치료하는 데 매우 좋은 처방이다.

면화창독(綿花瘡毒)[204]과 하감(下疳)에 처음 감촉되었을 때나 혹은 독기가 성하고 시일이 오래되어 낫기 어려운 때에 급히 새로 난 괴화 꽃술을 깨끗한 것으로 가려서 볶지 않고 식전에 12g 정도씩 청주에 타서 먹는다. 새벽과 낮, 저녁 하루 세 번 먹는데, 두세 되 정도 먹으면 열독이 다 없어지고 독기로 인한 병을 영영 제거할 수 있으며, 또한 차고 서늘한 약으로 비기를 손상할 염려가 없으니 이것은 내가 여러 번 증험한 좋은 처방이다. 만약 술을 마실 수 없으면 끓는 물이나 소금물에 타서 먹어도 좋은데, 단지 술에 타서 먹으면 효과가 더욱 빠르다.

	단위 : 錢	備考
槐花蕊		
淸酒		

【 按 】

이 처방은 조선후기 의서에 인용된 바가 없다.

飛丹散 四一

【 原文 】

治寒濕風濕脚腿等瘡.

204) 棉子瘡이라고도 하며, 楊梅瘡을 말한다.

飛丹 人中黃 白更妙 輕粉 水粉 各等分
爲末, 凡濕爛者可以乾摻, 外用油紙包蓋. 若乾陷者, 以猪骨髓或猪油調貼之. 先以百草煎湯, 乘熱薰洗, 然後貼之, 日洗數次妙.

【 解釋 】

한습(寒濕)이나 풍습(風濕)으로 인한 다리나 허벅지의 부스럼을 치료한다.

수비한 단사(丹砂), 인중황(인중백이 더욱 좋다), 경분, 수분 모두 같은 양.

	단위 :	備考
丹砂	▬	
人中黃	▬	
輕粉	▬	
水粉	▬	

가루내어 진물이 나는 데는 마른 것을 쓰는데, 밖에 기름종이로 싸서 가린다. 마르고 움푹한 데는 돼지 골수나 기름에 섞어서 바른다. 먼저 백초전(百草煎)을 끓여 김을 쏘여 씻은 다음에 이 약을 붙이는데, 하루에 몇 차례 씻는 것이 좋다.

【 按 】

이 처방은 조선후기 의서에 인용된 바가 없다.

綿花瘡點藥 四二

【 原文 】

杏仁 取霜 輕粉 眞者
二味等分爲末, 敷於瘡上, 二·三日卽痂脫而落.
又武定侯方, 用雄黃錢半, 杏仁三十粒去皮, 輕粉一錢, 同爲末, 用雄猪膽汁調敷之. 二·三日卽愈, 百發百中, 天下第一方.

【 解釋 】

행인(기름기를 제거하고 가루낸 것), 경분(좋은 것을 쓴다).

두 약을 같은 양으로 가루내어 부스럼 위에 붙이는데, 이삼 일이면 딱지가 벗어져 떨어진다.

	단위 : 無	備考
杏仁		
輕粉		

또 무정후(武定侯)의 처방에는 웅황 6g과 행인 30알(껍질을 벗긴 것), 경분 4g을 함께 가루내어 수퇘지의 담즙에 섞어서 바른다. 이삼 일이면 곧 낫게 되고 효과가 매우 뛰어나다.

武定侯方	단위 : 錢	備考
雄黃		
杏仁		30粒
輕粉		

【 按 】

이 처방은 조선후기 의서에 인용된 바가 없다.

연교금패전(連翹金貝煎)(「新方八陣 · 因陣31」)에서 면화창점약(棉花瘡點藥)(「新方八陣 · 因陣42」)까지의 처방은 옹저와 창양의 치료방으로 「古方八陣 · 外科古方」에 상응한다.

鷄子黃連膏 四三

【 原文 】

治火眼暴赤疼痛, 熱在膚腠, 淺而易解者, 用此點之, 數次可愈. 若熱由內發, 火在陰分者, 不宜外用凉藥, 非惟不能去內熱, 而且以閉火邪也.

用鷄子一枚, 開一小竅, 單取其淸, 盛以磁碗, 外用黃連一錢, 硏爲粗末, 摻於鷄子淸上, 用筯徹底速打數百, 使成浮沫, 約得半碗許, 卽其度矣. 安放少頃, 用筯撥開浮沫, 傾出淸汁, 用點眼眥, 勿得緊閉眼胞, 擠出其藥, 必熱淚湧出, 數次卽愈. 內加氷片少許尤妙. 若鷄子小而淸少者, 加水二·三匙同打亦可.

【 解釋 】

화기(火氣)로 눈이 갑자기 붉어지고 아픈 것을 치료하는데, 열이 피부와 살갗에 있어서 사기가 아직 얕고 쉽게 풀리는 것에는 이것을 몇번 붙이면 나을 수 있다. 만약 열이 안에서 생겨나 화기(火氣)가 음분(陰分)에 있는 것이라면 서늘한 약을 외용할 수 없으니, 내열을 없애지 못할 뿐더러 화사(火邪)를 막기 때문이다.

계란 하나에 작은 구멍을 뚫어 흰자위만 취하여 사기그릇에 담고, 외용으로는 황련 4g을 거칠게 가루내어 계란 흰자위에 뿌리고 젓가락으로 아주 빨리 수백 번을 섞어서 거품이 일어 대략 반 사발 정도가 될 때까지 한다. 그대로 잠시 두었다가 젓가락으로 뜨는 거품을 걷어내고 기울여서 맑은 즙을 취하여 눈자위에 떨어뜨리는데, 눈꺼풀을 꼭 감지 못하게 하고서 약을 떨어뜨리면 뜨거운 눈물이 솟아나는데, 이렇게 몇 번을 하면 낫는다. 빙편을 약간 넣으면 더욱 좋다. 만약 계란이 작고 흰자가 적은 경우에는 물 두세 순갈을 함께 넣어 섞어도 좋다.

【 按 】

이 처방은 조선후기 의서에 인용된 바가 없다.

金露散 四四

【 原文 】

治赤目腫痛, 翳障諸疾.

天竺黃 擇辛香者用 海螵蛸 不必浸洗 月石 各一兩 硃砂 飛 爐甘石 片子者佳, 煅淬童便七次, 飛淨, 各八錢

右爲極細末, 磁瓶收貯. 每用時旋取數分, 研入氷片少許. 諸目疾皆妙. 若內外眥障, 取一錢許, 加珍珠八釐, 膽礬三釐. 內珍珠須放豆腐中蒸熟用. 若爛絃風眼, 每一錢加銅綠·飛丹各八釐. 如赤眼腫痛, 每一錢加乳香·沒藥各半分.

【 解釋 】

눈이 붉어지고 부으면서 아픈 것과 예장(翳障)으로 인한 여러 질환을 치료한다.

천축황(맵고 향긋한 것을 골라서 쓴다) · 해표초(물에 담가 씻지 않아도 된다) · 월석 각각 40g, 주사(수비한 것) · 노감석(납작한 조각이 좋고 불에 구워 동변에 일곱 번 담금질하여 깨끗하게 수비한다) 각각 32g.

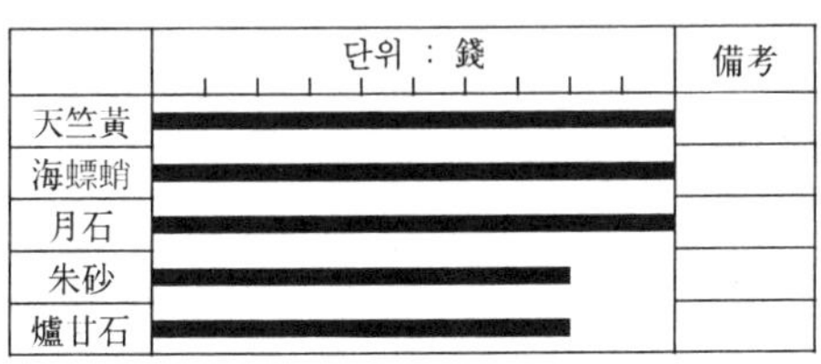

위의 약을 곱게 가루내어 사기 항아리에 담았다가 사용할 때 잘 저어서 몇 돈을 꺼내 빙편을 약간 갈아서 함께 넣는다. 여러 가지 눈병에 모두 효과가 있다. 만약 내장(內障)이나 외장(外障)이면 4g 정도를 진주 0.32g

과 담반 0.12g을 더 넣어 쓴다. 진주를 넣을 때는 반드시 두부 속에서 삶은 것을 쓴다. 난현풍(爛絃風)에는 4g에 동록과 단사(수비한 것)를 각각 0.32g씩 더 넣는다. 눈이 붉고 붓고 아픈 데는 4g에 유향과 몰약 0.2g씩 더 넣는다.

【 按 】

이 처방은 조선후기 의서에 인용된 바가 없다.

二辛煎 四五

【 原文 】

治陽明胃火, 牙根口舌腫疼不可當, 先用此湯漱之, 漱后傅以二香散, 或仍服淸胃等藥以治其本.

北細辛 三錢 生石膏 一兩

右二味, 用水二碗, 煎一碗. 乘熱頻漱之.

【 解釋 】

양명위화(陽明胃火)로 치주[牙根]와 입, 혀가 붓고 참을 수 없이 아픈 데는 먼저 이것을 끓여 양치한다. 양치한 후에는 이향산(二香散)을 붙이고 혹은 계속하여 청위음(淸胃飮) 등의 약을 먹어서 병의 근본을 치료한다.

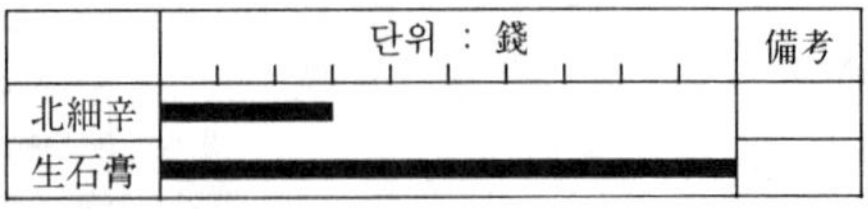

북세신 12g, 생석고 40g.

위의 약을 물 두 사발에 넣고 한 사발이 되게 달여 뜨거울 때 자주 양치한다.

【 按 】

이 처방은 『醫宗損益』에 인용되어 있다.

氷玉散 四六

【 原文 】

治牙疳牙痛, 口瘡齒衄喉痺.

生石膏 一兩 月石 七錢 氷片[205] 三分 殭蠶 一錢

右爲極細末, 小磁甁盛貯, 敷之吹之.

【 解釋 】

아감(牙疳)과 아통(牙痛), 구창(口瘡), 치뉵(齒衄), 후비(喉痺)를 치료한다.

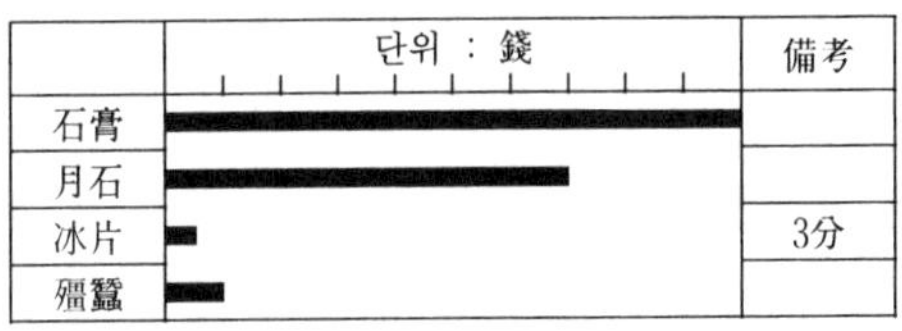

생석고 40g, 월석 28g, 빙편 3.2g, 백강잠 4g.

위의 약을 곱게 가루내어 작은 사기 항아리에 담았다가 붙이거나 불어 넣는다.

【 按 】

이 처방은 조선후기 의서에 인용된 바가 없다.

氷白散 四七

【 原文 】

治口舌糜爛, 及走馬牙疳等證.

人中白 倍用之 氷片 少許 銅綠 用醋製者 杏仁 二味等分

右爲細末, 敷患處. 此方按之古法, 有以人中白七分, 與枯

205) 片 : 原無. 據藥名 冰片 補.

礬三分同用者. 又有以蜜炙黃蘗, 與人中白等分, 仍加氷片同用者, 是皆可師之法, 諸當隨宜用之.

【 解釋 】

입과 혀가 문드러지는 것과 주마아감(走馬牙疳) 등의 증세를 치료한다.

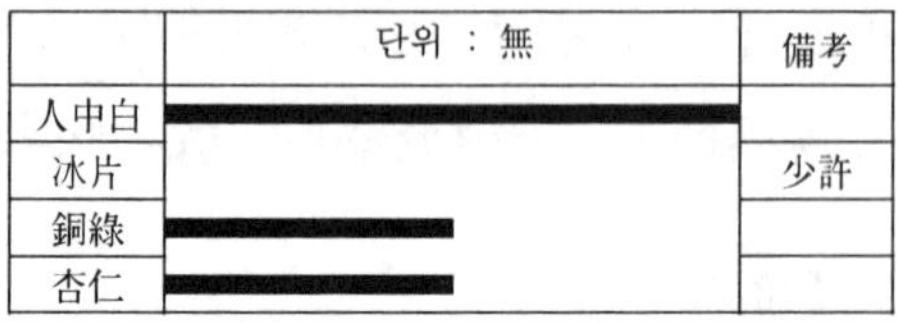

인중백 두 배를 쓴다, 빙편 약간, 동록(銅綠; 식초에 법제한 것), 행인 이 두 약은 같은 양을 쓴다.

위의 약을 곱게 갈아서 환부에 붙인다. 이 처방은 옛 방법에 따르면, 인중백 2.8g과 고백반 1.2g을 쓰는 것이 있다. 또 황벽(꿀로 볶은 것)과 인중백 같은 양과 또 빙편을 같은 양 사용한다고 되어 있는데, 이것은 모두 본받을 만한 방법으로 증세에 따라 적당히 사용하여야 한다.

【 按 】

이 처방은 『醫宗損益』에 인용되어 있다.

代匙散 四八

【 原文 】

治喉痺.

月石 石膏 各一錢 腦荷 五分 膽礬 五分 粉草 三分 殭蠶 炒, 五分 氷片[206] 一分 皂角 炙烟盡, 五分

206) 片 : 原無, 據藥名 冰片 補.

右爲細末, 用竹管頻吹喉中. 加牛黃五分更佳.

【 解釋 】

후비(喉痺)를 치료한다.

월석 · 석고 각각 4g, 뇌하(腦荷) 2g, 담반 2g, 분초(粉草) 1.2g, 강잠(덖은 것) 2g, 빙편 0.4g, 조각(덖어서 완전히 태운 것) 2g.

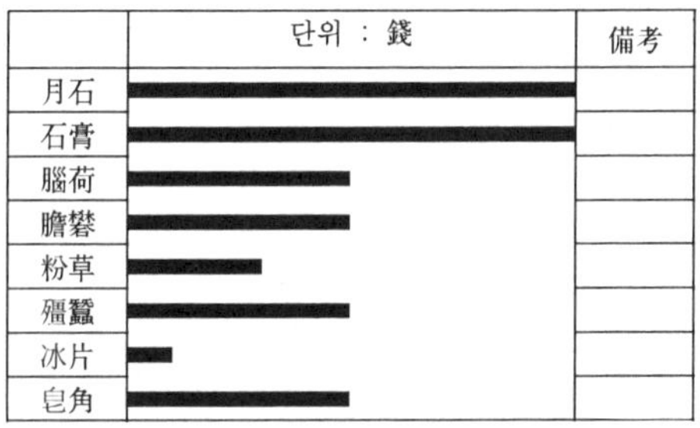

위의 약을 가루내어 대나무 대롱을 가지고 자주 목구멍에 불어 넣는다. 우황 2g을 넣으면 더욱 좋다.

【 按 】

이 처방은 조선후기 의서에 인용된 바가 없다.

三香散 四九

【 原文 】

治牙根腫痛.

丁香 川椒 取紅, 等分 氷片 少許

右爲末, 敷痛處. 如無川椒, 以蓽茇代之亦可.

【 解釋 】

치근(齒根)이 붓고 아픈 것을 치료한다.

정향 · 천초(붉은 것을 취한다) 같은 양, 빙편 약간.

위의 약을 갈아서 아픈 곳에 붙인다. 천초가 없으면 필발로 대신해도 좋다.

	단위 :	備考
丁香		
川椒		
冰片		少許

【 按 】

이 처방은 조선후기 의서에 인용된 바가 없다.

固齒將軍散 五十

【 原文 】

治牙痛牙傷, 胃火糜腫, 久之牢牙固齒[207].

錦紋大黃 炒微焦 杜冲 炒半黑, 各十兩 青鹽 四兩

右爲末, 每日清晨擦漱, 火盛者嚥之亦可.

【 解釋 】

치아가 아프고 상하고 위화(胃火)로 인해 문드러지고 붓는 것을 치료하는데, 오래 쓰면 치아를 튼튼하게 한다.

대황(무늬가 좋은 것을 약간 그을리게 덖는다)·두충(반쯤 검게 덖는다) 각각 400g, 청염 160g.

	단위 : 兩	備考
大黃		
杜冲		
青鹽		

위의 약을 가루내어 매일 새벽에 문지르고 양치한다. 화기가 성하면 삼켜도 좋다.

【 按 】

이 처방은 조선후기 의서에 인용된 바가 없다.

207) 牢牙固齒 : 牢固齒牙.

계자황련고(鷄子黃連膏)(「新方八陣 · 因陣43」)에서 고치장군산(「新方八陣 · 因陣50」)까지는 오관과(五官科) 질환을 치료하는 처방으로 「古方八陣 · 因陣」에 해당한다. 계자황련고와 금로산(金露散)(「新方八陣 · 因陣44」)은 안병(眼病)에 사용되는 처방이고, 이신전(二辛煎)(「新方八陣 · 因陣45」)과 빙옥산(氷玉散)(「新方八陣 · 因陣46」), 삼향산(三香散)(「新方八陣 · 因陣49」), 고치장군산은 치통(齒痛)을 치료한다. 또한 구창(口瘡)이나 구미(口糜) 등을 치료하는 처방으로는 빙옥산, 빙백산(氷白散)(「新方八陣 · 因陣47」)이 있으며, 대시산(代匙散)(「新方八陣 · 因陣48」)은 후비(喉痺)를 치료한다.

薰疥方 五一

【 原文 】

硃砂 雄黃 銀硃 各三分, 同研 大楓子 木鱉子 各三個

右將大楓·木鱉先搗碎, 乃入前三味拌勻, 外以乾艾鋪捲成筒, 約長二寸許足矣. 凡薰時, 須將全身疥痂悉行抓破, 薰之始效. 後五·六日, 復薰一筒, 無不悉愈.

【 解釋 】

주사 · 웅황 · 은주 각각 1.2g을 함께 갈아 쓴다. 대풍자 · 목별자 각각 3개.

위의 약 중에서 대풍자와 목별자를 먼저 짓찧어 부수고 그 뒤에 앞의 세 약을 잘 섞어서 밖에 마

	단위 : 分	備考
朱砂		
雄黃		
銀硃		
大風子		3個
木鱉子		3個
艾葉		

른 쑥을 감아서 대롱을 만드는데, 대략 2촌 정도면 적당하다. 훈증할 때에 반드시 온몸에 옴의 딱지가 모두 떨어지려 할 때에 김을 쏘여야 효과가 나타난다. 그런 뒤 닷새나 엿새 뒤에 또 한 대롱을 훈증하면 완전히 낫는다.

【 按 】

이 처방은 조선후기 의서에 인용된 바가 없다.

杖丹膏 五二

【 原文 】

猪板油 半斤 黃占[208] 二兩 輕粉 三錢 水銀 三錢 氷片 三分

先將水銀·輕粉同硏細，俟猪油熬熟，去滓，先下黃占熔化，後入末藥，攪匀收貯，以水浸二·三時，令出火毒. 用竹紙攤貼，覺熱卽換，輕者卽愈，重者不過旬日.

【 解釋 】

저판유(猪板油) 300g[209], 황점(黃占) 80g, 경분 12g, 수은 12g, 빙편 1.2g.

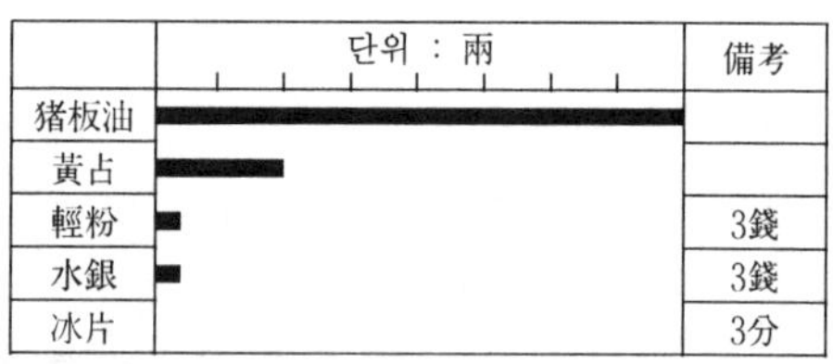

먼저 수은과 경분을 함께 곱게 갈아 놓고 돼지기름을 천천히 볶아서 찌꺼기를 버리고 황점을 먼저 넣어 녹인 다음에 다른 약을 넣고 잘 섞어서 저장했다가 물에

---

208) 黃占 : 黃蠟

209) 1錢을 4g으로 계산하면 半斤은 320g이지만 통상 600g을 一斤으로 보는 것에 의거하여 300g으로 계산하였다.

4~6시간 담궈 화독을 빼낸다. 대나무 종이를 펼쳐서 붙이고 열기가 느껴지면 바꾸는데 병이 가벼운 경우는 곧 낫고, 심한 경우라도 열흘을 넘지는 않는다.

【 按 】

이 처방은 조선후기 의서에 인용된 바가 없다.

銀硃烟 五三

【 原文 】

治頭髮生虱, 及諸瘡之有蟲者.
用銀硃四·五分, 揩擦厚紙上點着, 置一乾碗中, 上用一濕碗露縫覆之, 其烟皆着於濕碗之上, 乃用紙揩擦髮中, 覆以毡帽, 則蟣虱皆盡矣. 此烟以棗肉和捻作餅, 或作丸, 或擦於猪鷄熟肝之間, 用點諸瘡癬之有蟲者. 及蟲蝕肛門者, 以綿裹棗丸納肛門中一宿, 無不神效. 須留綿帶在外, 以便出之.

【 解釋 】

머리카락에 이가 생기는 것과 모든 부스럼에 벌레가 있는 것을 치료한다.

은주(銀硃) 1.6~2g을 두꺼운 종이에 비벼서 그 종이를 마른 그릇 가운데 붙이고 나서 그 위에 물기가 있는 그릇으로 덮어주고 불을 피우면 그릇에 그을음이 붙는다. 이때 종이로 이 그을음을 머리칼에 바르고 모자를 덮어쓰면 이가 모두 없어진다. 이 그을음을 대추살과 비벼서 떡이나 알약을 만들거나 혹은 돼지나 닭의 삶은 간에 비빈 것을 부스럼이나 옴의 벌레가 있는 곳에 붙이거

나. 벌레로 항문이 문드러진 경우에 대추살로 만든 알약을 명주로 싸서 항문에 하룻밤 넣어두면 효과가 매우 좋다. 반드시 명주 일부를 밖에 조금 남겨두어 쉽게 빼낼 수 있게 하여야 한다.

【 按 】

이 처방은 조선후기 의서에 인용된 바가 없다.

雷火鍼 五四

【 原文 】

治風寒濕毒之氣留滯經絡, 而爲痛爲腫不能散者.

五月五日取東引桃枝, 去皮, 兩頭削如鷄子尖樣, 長一·二寸許. 鍼時以鍼向燈上點着, 隨用紙三·五層, 或布亦可, 貼蓋患處, 將熱鍼按於紙上, 隨卽念咒三遍, 病深者再燃再刺之, 立愈. 咒曰: 天火地火, 三昧眞火, 鍼天天開, 鍼地地裂, 鍼鬼鬼滅, 鍼人人得長生, 百命消除, 萬病消滅. 吾奉太上老君急急如律令. 又雷火鍼新方, 乃以藥爲鍼者, 其法更妙.

白芷 獨活 川芎 細辛 牙皂 穿山甲 炮, 倍用 丁香 枳殼 松香 雄黃 乳香 沒藥 杜冲 桂枝 各一錢 硫黃 二錢 麝香 不拘 熟艾 二·三兩

右搗爲粗末, 和勻, 取艾鋪底, 摻藥於上, 用上好皮紙捲筒, 先須用線絆約兩頭, 防其伸長, 然後加紙再捍, 務令極實, 粗如鷄子尖樣, 是其度也. 乃用鷄子清盡刷外層, 捲而裹之, 陰乾. 用法如前. 一方有巴豆仁八分, 斑蝥三錢, 去頭·

足·翅用.

【 解釋 】

풍한습(風寒濕)의 독기운이 경락에 머물러 있어서 아프고 부으면서 흩어지지 않는 것을 치료한다.

단오날에 동쪽으로 뻗은 복숭아 가지를 꺾어서 껍질을 벗기고 양쪽 끝을 계란의 뾰족한 끝처럼 깎아 1~2촌 정도로 만든다. 침을 놓을 때 침이 등잔 위를 향하여 불을 붙이고 세 겹에서 다섯 겹의 종이로 환부를 덮거나 붙인 다음 뜨거운 침을 종이 위에 누르면서 아래의 주문을 세 번 왼다. 병이 심한 경우에는 다시 불을 붙여서 다시 찌르면 곧 낫는다. 주문은 "하늘의 불 땅의 불이여. 삼매(三昧)의 참된 불이여. 하늘을 찌르면 하늘이 열리고 땅을 찌르면 땅이 갈라지고 귀신을 찌르면 귀신을 물리치고 사람을 찌르면 장수하니 모든 악운을 제거하고 온갖 병을 없애는 도다. 내가 태상노군(太上老君)의 율령(律令)을 받들 듯 급히 들을 지어다"이다. 또 뇌화침(雷火鍼)의 새 처방은 곧 약을 침과 같이 쓰는 것인데, 효과가 더 뛰어나다.

백지 · 독활 · 천궁 · 세신 · 조협(좋은 것) · 천산갑(구운 것) 두 배를 쓴다, 정향 · 지각 · 송향 · 웅황 · 유향 · 몰약 · 두충 · 계지 각각 4g, 유황 8g, 사향(꼭 쓰지 않아도 된다) · 애엽(익힌 것) 80~120g.

위의 약을 짓찧어 거칠게 갈아 잘 섞어서 쑥을 바닥에 펼쳐 놓고 그 위에 약을 뿌려 좋은 피지(皮紙)로 대롱처럼 말아서 먼저 양쪽 끝을 실로 묶어서 길게 늘어나는 것을 막는다. 그 뒤에 종이로 다시 막아서 꽉 차도록 만들어 계란의 뾰족한 끝처럼 만든다. 그리고 계란 흰자위로 바깥층을 다 닦아내고 말아 싸서 그늘에서 말린다. 나머지 사용방법은 앞과 같다. 어떤 처방에는 파두씨 3.2g과 반묘(머리와 꼬리, 날개를 뗀 것) 12g이 있는 경우도 있다.

	단위 : 錢	備考
白芷		
獨活		
川芎		
細辛		
牙皂		
穿山甲		
丁香		
枳殼		
松香		
雄黃		
乳香		
沒藥		
杜冲		
桂枝		
硫黃		
麝香		不拘
熟艾		2~3兩

【 按 】

이 처방은 조선후기 의서에 인용된 바가 없다.

이 처방도 두 가지로 볼 수 있다. 앞의 처방은 도가적인 술법의 일종으로 생각되며, 뒤의 처방은 애권구(艾捲灸)나 태을신침(太乙神針)과 유사한 것으로 볼 수 있다. 또한 '又雷火鍼新方'이나 '一方'이라는 말로 보아 도가적인 술법과 민간요법을 수용하여 적절히 변용한 것으로 생각된다.

疥癬光 五五

【 原文 】

治疥瘡, 搽上卽愈. 癬瘡亦妙.

松香 一錢 水銀 硫黃 枯礬 各二錢 樟腦 各二錢, 此或一錢 麻油

右先將松香·水銀加麻油少許, 研如糊, 後入三味, 研細如膏, 擦之神效.

【 解釋 】

옴[疥瘡]을 치료하는 데 바르면 곧 낫는다. 버짐[癬瘡]을 치료하는 데도 좋다.

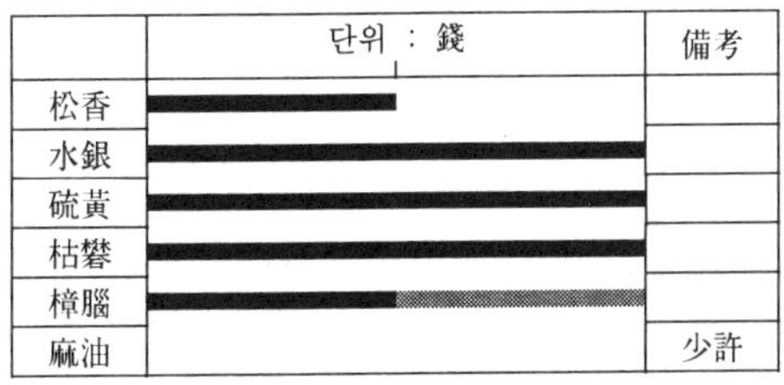

송향 4g, 수은·유황·고반 각각 8g, 장뇌 8g 혹은 4g, 참기름[麻油].

위의 약에서 송향과 수은에 참기름을 약간 넣고 갈아서 풀처럼 만들고 뒤의 세 약을 넣고 곱게 갈아서 고약처럼 만들어 바르면 효과가 매우 좋다.

【 按 】

이 처방은 조선후기 의서에 인용된 바가 없다.

鵝掌風四方 五六 附錄

【 原文 】

猪胰一具, 去油, 勿經水 花椒 三錢

右用好酒溫熱, 將二味同浸二·三日, 取胰, 不時擦手, 微火烘之, 自愈.

又方: 用白砒三錢, 打如豆粒, 以麻油一兩熬砒至黑, 去砒用油擦手, 微火烘之, 不過二·三次卽愈.

又方: 用葱五·六根, 椎破, 再用花椒一把, 同入磁瓦罐中, 入醋一碗, 後以滾湯衝入, 薰洗數次卽愈.

又方: 用穀樹葉煎湯溫洗, 以火烘乾, 隨用柏白油擦之, 再以火烘乾, 少頃又洗又烘, 如此日行三次, 不過三·五日卽愈.

【 解釋 】

돼지 췌장[猪胰] 1개(기름을 빼는데 물에 넣지는 않는다), 화초 12g.

	단위 : 錢	備考
猪胰		1具
花椒	▬	

좋은 술을 덥혀 위의 두 약을 이삼일 정도 담갔다가 췌장을 꺼내어 때때로 손에 문질렀다가 약한 불에 쪼이면 잘 낫는다.

또 다른 처방 : 흰 비석[白砒] 12g을 콩알만 하게 두들겨 참기름 40g을 넣고 볶아서 비석이 검게 되면 비석을 빼내고 기름으로 손을 문질렀다가 약한 불에 쪼이면 두세 번 만에 곧 낫게 된다.

또 다른 처방 : 파 5~6뿌리를 망치로 부수어 화초 한 줌과 함께 사기로 된 두레박 속에 넣고 식초 한 사발을 넣은 다음 끓는 물을 들이붓고 몇 번 김을 쏘이면 곧 낫는다.

또 다른 처방 : 곡수엽(穀樹葉)을 끓인 따듯한 물에 씻고 불에 쬐어 말린다. 경우에 따라서 백백유(柏白油)를 문질러 다시 불에 쬐어 말리고 잠시 뒤에 또 씻고 다시 말리기를 하루에 세 번씩 하면 3~5일이면 곧 낫는다.

【 按 】

이 처방은 조선후기 의서에 인용된 바가 없다.

秘傳水銀膏 五七

【 原文 】

擦治楊梅風毒潰爛危惡, 多年不愈者, 經驗神方.

黃蘗 黃連 各一錢 川大黃 五分, 三味另研 雄黃 膽礬 青黛 兒

茶 銅青 各三分 輕粉 枯礬 各四分 大楓子 去油, 取淨霜五分, 黑者勿用 珍珠 一分半, 生用 氷片 一分半, 二味另研 人言 人壯者七釐, 弱者半分, 中者六釐

右十四味爲極細末, 分作三分, 每分約一錢八分.

番打麻 另爲末. 若瘡重而人壯能食者, 每分用五分; 人弱不起者, 每分用三分; 中者四分. 以末入前藥各分內硏勻.

水銀 人健者, 每分用一兩或八·九錢; 中者或五·六錢; 臥床不起而極弱者, 只可用三錢, 決不可再多矣.

右先將麻·汞幷前藥各一分, 俱入盞內, 再入眞芝麻油少許, 用手指硏開, 務使汞藥混爲一家, 漸次增油, 久硏, 以不見汞星爲度, 大約如稀糊可矣. 一·擦法: 用此藥擦手足四腕動脈處, 每藥一分, 務分擦三日, 每日早晚各擦一次, 每次以六·七百數爲度, 擦完用布包之. 擦藥時, 凡周身略有破傷處, 俱用無麝膏藥貼之, 膏藥須厚攤, 每二日一換, 換時不可經風, 常須避帳幔中, 冬月須用厚被煖炕, 他時亦須常煖, 南方則多用被褥蓋墊可也. 擦至七日, 毒必從齒縫中發出, 口吐臭涎. 若口齒破爛出血, 但用甘草·蜂房煎湯, 候冷漱解, 不可嚥下. 輕者只以花椒湯漱之亦可. 擦處必皮破, 不可畏疼而少擦也. 忌鹽十餘日, 多更好, 幷魚腥·生冷·沙氣·發風等物一個月, 尤忌房事. 外如牛肉·燒酒·團魚之類, 須忌二·三年. 惟蕎麥麪·羊肉則終身忌之. 治楊梅瘡初發者, 五六日可愈. 但每分用汞四·五錢足矣. 若治蛀幹疳瘡, 或咽喉潰爛, 或遍身牛皮瘡癬, 俱照前中治法. 若治久爛臁瘡, 爛處難擦, 則擦脚心, 俱照前中治法, 亦布包貼膏如前. 一·

自擦起之日, 卽當服後敗毒散, 至七日後, 發口則止.

【 解釋 】

양매풍독(楊梅風毒)으로서 썩어 문드러지면서 오래도록 낫지 않는 것을 다스리는데 효험을 많이 본 좋은 처방이다.

황벽·황련 각각 4g, 대황(사천에서 난 것) 2g(이상의 세 약은 따로 갈아 둔다), 웅황·담반·청대·아다(兒茶)·동청(銅靑) 각각 1.2g, 경분·고백반 각각 1.6g, 대풍자(기름을 제거하고 깨끗한 가루만을 쓴다. 검은 것은 쓰지 않는다) 2g, 진주(생 것을 쓴다) 0.6g, 빙편 0.6g(이 두 약은 따로 갈아 둔다), 인언[210](건장한 사람은 0.28g을 쓰고 약한 사람은 0.2g을 쓰고 그 중간의 사람은 0.24g을 쓴다).

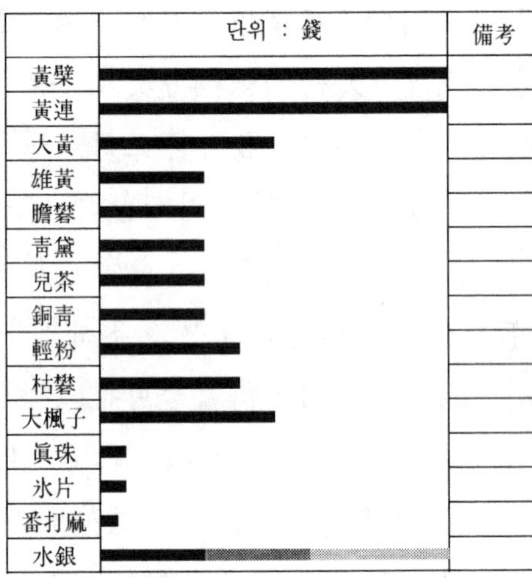

위의 14가지 약들을 아주 곱게 가루내어 약 7.2g씩 세 몫으로 나눈다.

번타마(番打麻)를 따로 갈아두었다가 만약 부스럼이 심하고 건장하며 음식을 잘 먹는 사람에게는 2g을 쓰고, 약하여 일어나지 못하는 사람에게는 1.2g, 그 중간의 사람에게는 1.6g을 쓴다. 가루낸 것을 앞의 약에 넣고 잘 섞어서 쓴다.

수은은 건장한 사람에게는 40g 혹은 32~36g, 중간 정도의 사람에게는 20~24g, 병상에서 일어나지도 못하는 매우 약한 사람에게

210) 비석(砒石), 신석(信石), 비상(砒霜)의 별칭

는 12g만을 써야지 결코 이보다 더 많아서는 안된다.

이 두 가지 약을 위의 약 각각 0.4g에 섞어서 모두 잔속에 넣고 거기에 좋은 참기름을 조금 넣어 손으로 대충 갈아주는데, 반드시 수은과 다른 약이 잘 섞이게 하여야 한다. 점차 기름을 더 넣고 오랫동안 갈아서 수은이 별빛처럼 반짝거림이 없을 정도로 하는데, 대략 묽은 죽처럼 되면 좋다. 첫째, 피부에 문지르는 방법 : 이 약을 손발과 사지의 맥박이 뛰는 곳에 문지르는데, 0.4g을 삼일에 나누어 쓰는 것이 좋다. 매일 새벽과 밤에 각각 한 차례씩 문지르는데, 매번 육백에서 칠백번씩 문지르고 다 문지른 다음에는 헝겊으로 싸맨다. 약을 문지를 때 몸에 찢어진 상처가 있으면 모두 사향이 없는 고약[無麝膏藥]을 붙이는데, 반드시 두텁게 펼쳐 붙이고 이틀에 한번씩 갈아준다. 갈아붙일 때 바람을 쐬어서는 안되며 천막 같은 곳에서 지내지 말아야 하며, 겨울에는 반드시 두껍게 입혀서 따듯하게 말리고 그 외도 항상 따듯하게 하여야 하는데, 남쪽 지방에서도 이부자리를 푹 덮고 누워 있는 것이 좋다. 문지른 지 이레가 되면 창독이 치은[齒縫]에서부터 나오기 시작하여 입에서 악취가 나는 침을 토하게 된다. 만약 입과 이빨이 짓물러 피가 나오면 감초와 노봉방을 끓여 차갑게 하여 양치질 하는데, 절대 삼켜서는 안된다. 증세가 가벼운 사람은 화초탕으로 양치질을 하여도 좋다. 문지르는 곳의 피부가 찢어졌으면 아픈 것을 걱정하지 말고 조금만 문질러야 한다. 소금은 열흘 동안 금해야 하는데, 기간이 길수록 더 좋다. 더불어 비린 물고기와 날것과 찬 것이나 모래바람, 돌개바람[發風] 등은 한 달 동안 금해야 하며, 성생활은 더욱 금기한다. 그 외에도 쇠고기와 소주, 자라[團魚] 등은 반드시 이삼 년을 금해야 하고, 오직 메밀국수와 양고기는 평생토록 금해야 한다. 생긴 지 오래지 않은 양매창을 치료할 때는 닷새나 엿새면 나을 수 있다. 단 매 몫마다 수은은

16~20g이면 충분하다. 그러나 주간감창(蛀幹疳瘡)이나 인후의 궤란, 혹은 전신의 우피창선(牛皮瘡癬)을 다스릴 때는 앞에 있는 치법을 모두 참고하여 사용한다. 또 오래되고 문드러진 염창(臁瘡)을 치료할 때는 문드러진 곳은 문지르기 어려우므로 족심[脚心]을 문지르는데, 앞에 있는 치법을 참고하여 사용하며, 앞과 같이 붙인 고약을 천으로 싸매어 준다. 둘째, 약을 문지르는 날부터 매일 뒤에 나오는 '이십사미패독산(二十四味敗毒散)'을 복용하는데, 이레가 지나서 창독이 구멍으로 나오기 시작하면 중지한다.

【 按 】

이 처방은 양매창(楊梅瘡, 매독)에 사용하던 처방으로, 웅황이나 경분·수은 등의 유독성 약물이 많으므로 현재 임상에서 사용하기에는 적합하지 않다. 『辨證方藥合編』의 增補361에 수록되어 있다.

二十四味敗毒散 隨前水銀膏

【 原文 】

當歸 川芎 生地 熟地 芍藥 牛膝 防風 荊芥 白芷 防己 忍冬 桔梗 羌活 獨活 白癬皮 薏仁 連翹 木通 陳皮 粉草 黃蘗 知母 梔子 黃連

右每貼加土茯苓乾者四兩, 鮮者須半斤, 用水六碗, 煎三碗, 分三次, 每日早午晚各服一碗. 右方後四味, 須察其人陰陽寒熱, 酌而用之.

按: 右水銀膏方, 凡用此者, 其於筋骨經絡無處不到, 旣能追毒, 亦善殺蟲. 若用治大麻風證, 必有奇效, 但未經試,故表諸此, 以俟後人試用之. 或於大風條擇煎劑之相宜者同用尤妙. 倘獲濟人, 其幸多矣.

【 解釋 】

앞의 수은고(水銀膏)에 따라 사용한다.

당귀, 천궁, 생지, 숙지, 작약, 우슬, 방풍, 형개, 백지, 방기, 인동, 길경, 강활, 독활, 백선피, 의이인, 연교, 목통, 진피, 분초(粉草), 황벽, 지모, 치자, 황련.

위의 1첩마다 토복령 160g(생것은 반드시 300g이 되게 한다)을 가하여 물 여섯 사발에 넣고 세 사발이 되게 끓여 세 번에 나누어 매일 아침과 오후, 저녁에 한 사발씩 먹는다. 그리고 위의 처방에서 뒤에 있는 네 약은 환자의 음양과 한열을 잘 살펴서 적절히 사용해야 한다.

내가 보기에, 위의 수은고(水銀膏)에 이것을 사용한 것은 근골이나 경락 어디에나 이르지 않는 데가 없어 능히 독을 몰아내고 살충하는 효과도 뛰어나기 때문이다. 대마풍을 치료하는 데 사용하면 좋은 효과가 있을 것으로 기대된다. 그러나 아직 내가 시험해 보지 못하였으므로 여기에 제출하여 뒷 사람들이 시험해 보기를 기다린다. 혹은 '대풍조(大風條)'에서 알맞은 탕약을 선택하여 함께 사용하면 더욱 좋을 것이라 생각된다. 혹시라도 생명을 구할 수가 있다면 그 얼마나 다행스러운 일이겠는가?

【 按 】

이 처방은 원래 수은고와 함께 사용되어 양매창을 치료하는 처방이다. 그런데 경악은 이 처방을 大痲風(大風瘡, 癩病)에 사용해 볼 것을 권유하면서도 자신은 이런 환자를 치료한 경험이 없음을 솔직히 고백하고 있으며, "倘獲濟人, 其幸多矣"라는 말로써 당시에는 천형(天刑)으로 여겨지던 나병에 대한 의사로서의 고뇌를 표현하고 있다. 이러한 경악의 태도는 현대의 여러 난치병에 도전하는 의사들이 본받아야 할 자세라고 생각된다.『辨證方藥合編』의 增補362에 수록되어 있다.

臁瘡隔紙膏 五八

【 原文 】

黃占 五兩 飛丹 鉛粉 各四兩 輕粉 乳香 沒藥 各二錢 氷片[211] 三分 麻油 春夏二兩, 秋冬三兩

右先將占油煎五·六沸, 下乳·沒, 再二·三服, 下輕粉, 隨下丹粉, 槐柳枝攪十餘沸, 取起冷定, 後下氷片[212]攪勻, 甁盛, 浸水中一宿出火毒. 先以苦茶洗瘡淨, 將膏用薄油紙刺孔厚攤, 間日番背面貼之, 三日一換, 三貼卽可愈.

【 解釋 】

황점 200g, 단사(수비한 것), 연분 각각 160g, 경분 · 유향 · 몰약 각각 8g, 빙편 1.2g, 마유(麻油) 봄과 여름에는 80g, 가을에는 120g.

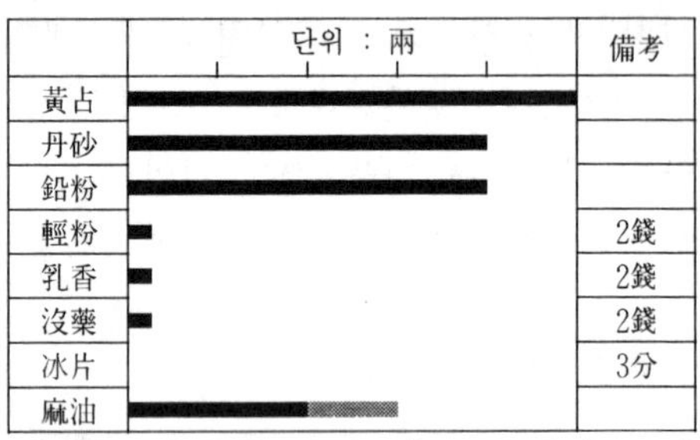

위의 약 중에서 황점과 마유를 대여섯 번 끓이고 유향과 몰약을 넣어 다시 두세 번 끓인 다. 그 다음 경분을 넣고 단분(丹粉)

---

211) 片 : 原無, 據藥名 冰片 補.

212) 片 : 原無, 據藥名 冰片 補.

을 뒤에 넣고서 홰나무나 버드나무 가지로 저으면서 십여 차례 끓여서 식힌 다음 빙편을 넣고 고루 저어 항아리에 가득 담아 물 속에 하루를 묵혀 화독(火毒)을 빼낸다. 먼저 쓴 차로 부스럼을 씻어 깨끗이 한 다음 고약을 얇은 기름종이에 구멍을 내고 두껍게 펴서 하루마다 앞뒤를 바꿔 붙여 삼일에 한번 갈아 주는데, 세 번만 붙이면 곧 낫는다.

【 按 】

이 처방은 조선후기 의서에 인용된 바가 없다.

收瘡散[213] 五九

【 原文 】

治濕爛諸瘡, 肉平不斂, 及諸瘡毒內肉旣平, 而口有不收者, 皆宜用此, 最妙.

滑石 飛, 一兩 赤石脂 飛, 五錢 粉甘草 三錢

右爲末, 乾摻, 或用麻油調敷. 或加枯礬一錢, 癢者極宜. 若癢甚者必有蟲, 先用水銀三·四錢, 同松香二錢研勻後, 拌前藥和勻敷之.

【 解釋 】

진물이 나고 문드러지는 모든 부스럼에 기육(肌肉)이 평평하면서 닫히지 않는 것과 모든 부스럼 독에 속살은 이미 평평하지만 창구(瘡口)가 아직 닫히지 않은 것에는 모두 이것을 쓰면 가장 효과가 좋다.

213) 原文에는 '完瘡散'으로 되어 있으나 目次에 의거하여 '收瘡散'으로 고친다.

활석(수비한 것) 40g, 적석지(수비한 것) 20g, 분감초 12g.

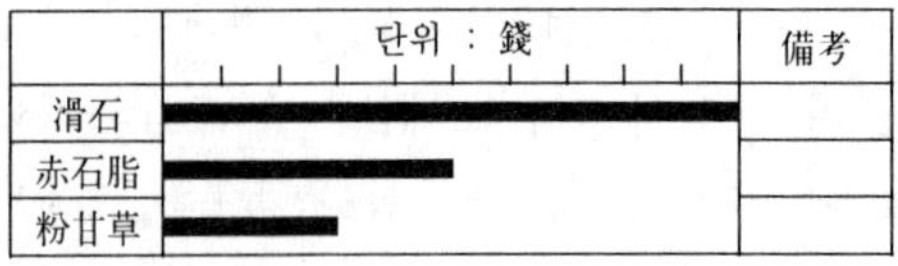

위의 약을 가루내어 말려서 뿌리거나 혹은 참기름에 섞어서 붙인다. 혹은 고반 4g을 더 넣기도 하는데, 가려울 때에 아주 좋다. 만약 가려움이 매우 심한 경우는 벌레가 있는 것이므로 먼저 수은 12~16g을 송향 8g에 잘 갈아서 앞의 약과 고루 잘 섞어서 붙인다.

【 按 】

이 처방은 조선후기 의서에 인용된 바가 없다.

훈개방(薰疥方)(「新方八陣・因陣51」)에서 수창산(收瘡散)(「新方八陣・因陣59」)까지의 처방은 개선(疥癬), 아장풍(鵝掌風), 양매창(楊梅瘡) 등 피부질환을 치료하는데, 「古方八陣」의 「外科古方」에 상응한다.

處方 索引

編譯者

- 최달영(崔達永)
  한의학박사(경희대학교)
  동국대학교 한의과대학 학장 역임
  대한동의병리학회 회장 역임
  현재 동국대학교 한의과대학 병리학교실 주임교수

- 김준기(金俊錡)
  한의학박사(동국대학교)
  동국대학교 한의학연구소 간사 역임
  중국 상해중의약대학 교환교수 역임
  동국대학교 한의과대학 병리학교실 교수 역임

- 염용하(廉龍河)
  한의학박사(동국대학교)
  현재 동국대학교 한의과대학 외래교수, 서울 대덕한의원 원장

景岳全書
新方八陣의 새로운 이해

수정재발행 / 2010년 3월 13일
원 저 / 明·張介賓
편역자 / 최달영·김준기·염용하
발행인 / 김 근 중
발행처 / 법인문화사
110-100 서울특별시 종로구 교남동 47번지
전 화 : 720-8004~6
팩시밀리 : 736-2325
등록번호 / 제2-459호(1988. 1. 22.)

ISBN 978-89-7896-149-3-93510
값 20,000원

http://www.bubinbooks.co.kr E-mail:bubinbooks@bubinbooks.co.kr

상한론용어사전

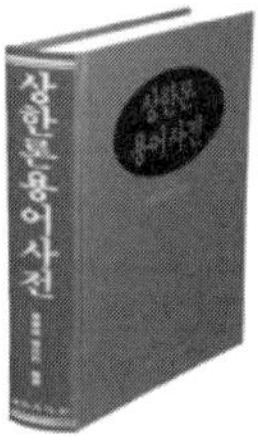

한의사 진주표 편역 / 4×6배판

본 사전은 『주해상한론』의 왕제천본을 기준으로 나오는 표제자 1039개, 표제어 1246개를 채록하여, 본편·처방편(113개)·본초편(93개)으로 구분하여 각 의가들의 주석을 싣고 해석하는 데 있어, 110종이나 되는 한·중·일 의서를 인용하고 있으므로, 그러한 연구의 어려움을 해결하는 데 큰 도움이 될 것임을 확신한다.

대역 만병회춘

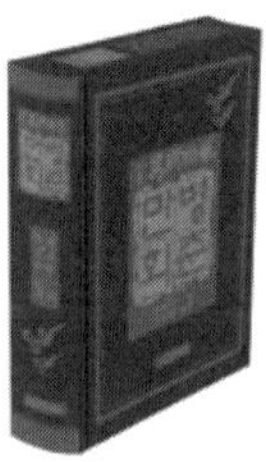

공정현 찬, 진주표 편역 / 4×6배판

『만병회춘』은 부친인 공신의 의업을 이은 명나라 공정현이 1588년 펴낸 종합의서이다. 그래서, 『만병회춘』은 가전방, 곧 대대로 내려온 훌륭한 명방을 많이 수록하고 있다. 또한, 도가의 신선술·연단술이 많이 실린 책으로서 『동의보감』의 토대가 되는 책이며, 명·어의들이 만든 입문서를 참고하여 만들어진 책이다.

중의질병예측학

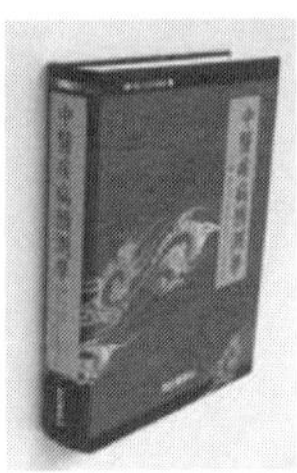

양력 저, 박경남·김남일·김정규 공역 / 4×6배판

이 책은 고대문헌과 임상서적에 산재되어 있는 중국인들의 질병의 예측에 대한 풍부하고 고귀한 경험들을 집대성한 것으로서, 역대의 질병예측을 체계적으로 정리하고 재고찰한 것이다. 또한 『주역』의 이론을 도입하여 질병예측학의 우수성을 더욱 빛나게 하였다.

일본의학사

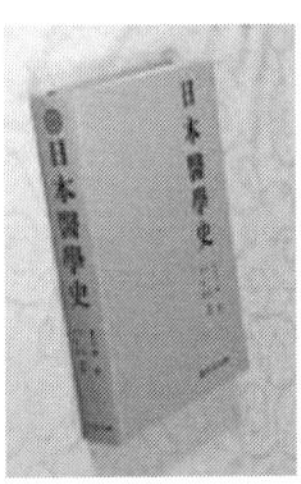

부사천유 저, 박경·이상권 공역 / 4×6배판

일본의 태고시대에서 메이지시대까지를 구분하여 각 시대별 의학적 지식뿐만 아니라 의가의 지위와 의학교육제도 등의 의사제도(醫事制度), 각종 전염병을 비롯한 질병의 역사, 각 시대 의가들의 학설과 전기 및 저술, 불교와 유교의 영향, 한국과 중국으로부터 전래된 한의학과 일본 고유의 의학, 유럽에서 들어온 서양 의학의 도입과 발전과정 등에 대하여 광범위하게 서술하였다.

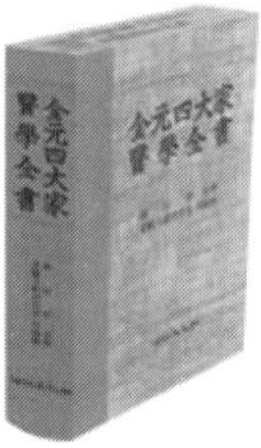

금원사대가 의학전서(상·하)

한의사 진주표 주석 / 4×6배판

금원사대가의 의학저작 38종을 모아 펴낸 『금원사대가 의학전서』(상·하)는 『동의보감』과 연계하여 볼 수 있도록 『동의보감』에 인용된 부분(1307곳)을 밝혀주고, 그에 따른 해석과 평석(699항목)을 덧붙였을 뿐만 아니라, 『동의보감』에 인용된 원방의 출전을 확인하여 그 변이과정을 밝힘으로써 이들 의서의 의미를 더욱 깊이 파악하는 데 도움이 되고 『동의보감』의 가치를 다시 확인하는 계기가 되도록 하였다.

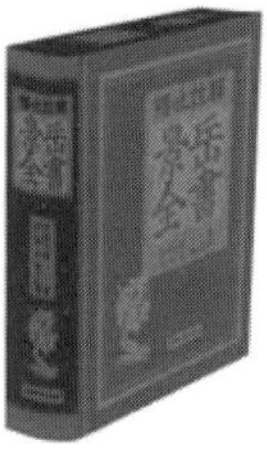

현토·주석 경악전서

명·장개빈 저, 이남구 현토·주석 / 4×6배판

본서는 1989년 인민위생출판사에서 간행한 것을 저본으로 사고전서와 비교하여 교감을 하고, 문의에 따라 현토하였으며, 난해한 문구에는 주석(6704항목)을 붙여 이해를 높이고자 하였다. 그리고 색인을 '일반색인·본초색인·처방색인'으로 구분하여 만들어 줌으로써 더욱 편리하게 이용될 수 있도록 하였다.

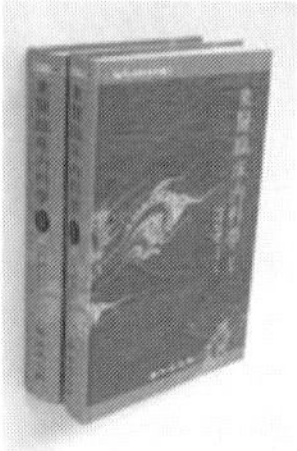

동의임상내과학 Ⅰ·Ⅱ

양사주·장수생·부경화 주편, 이장훈·안세영 역 / 4×6배판

'발열' '풍온'에서 '신혼' '경계·정충'에 이르기까지 총 89개 항목으로 나누어 해당 병증에 대한 전체적인 내용을 체계적으로 논술하여 놓은 이론서이자 고대 처방을 현대 임상으로 연구 검증한 의서이다.

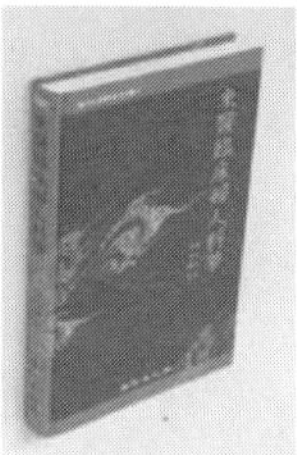

동의임상부인과학

초숙춘 편, 홍희탁 역 / 4×6배판

'월경부조' '월경선기'에서부터 '열입혈실' '매핵기'에 이르는 58개 항목으로 된 부인과 병증을 체계적으로 설명하고, 산부인과학에 대한 '개설'을 실어 부인과학에 대한 전반적인 이해를 돕고 있다.